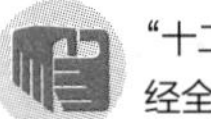

“十二五”职业教育国家规划教材
经全国职业教育教材审定委员会审定

护理学基础

（第四版）

主编 庄红 曹晓容

高等教育出版社·北京

内容提要

本书为“十二五”职业教育国家规划教材，依据教育部职业教育护理专业相关标准在上一版的基础上修订而成。

全书共 23 单元，每个单元分节编写，其中前 6 个单元为护理导论内容，后 17 个单元为基础护理技术内容，包括护理工作中常用的、具有普遍性的基本理论、基本知识和基本操作技术。在内容选取、单元顺序及操作程序的编排方面，结合护理行业标准和护士执业考试，充分体现了“以人为本”的护理理念及护理高职教育“理论知识必须、够用，操作技能适用、实用”的特点，使学生专业思想、专业能力逐步渗透。本次修订删除了过时陈旧的、与临床不相适应的内容，适当补充了与临床联系紧密的新理论、新技术、新方法及新进展等。

全书每节均列有学习要求，易于掌握。每项护理技术均以护理程序为基本框架，以满足服务对象身心需要为目的，从目的、操作程序（评估、计划、实施、评价）、指导要点及注意事项四方面进行训练引导；实施表格中列有实施流程、内容与要点说明，其逻辑性强、重点突出，且易理解、记忆，利于教与学。每单元设计了角色扮演活动，并配有大量插图及二维码，引导学生做中学、学中做，有利于提高学生自学能力及沟通能力。本书配套网络教学资源，通过封底所附学习卡，可登录网站，获取相关教学资源，获取方法参见书后郑重声明页下方说明。

本书内容新颖，系统性、实用性、可操作性及指导性强，可供高等职业院校护理、助产、卫生保健等专业使用，也可供在职医护人员阅读参考。

图书在版编目（CIP）数据

护理学基础/庄红，曹晓容主编.--4 版.--北京：高等教育出版社，2019.11

ISBN 978-7-04-053071-1

Ⅰ.①护… Ⅱ.①庄… ②曹… Ⅲ.①护理学-高等职业教育-教材 Ⅳ.①R47

中国版本图书馆 CIP 数据核字（2019）第 275221 号

Hulixue Jichu

策划编辑 崔 博　责任编辑 崔 博　封面设计 张 楠　版式设计 张 杰
责任校对 李大鹏　责任印制 耿 轩

出版发行 高等教育出版社
社 址 北京市西城区德外大街 4 号
邮政编码 100120
印 刷 人卫印务（北京）有限公司
开 本 787mm×1092mm 1/16
印 张 32.75
字 数 730 千字
插 页 1
购书热线 010-58581118
咨询电话 400-810-0598
网 址 http://www.hep.edu.cn
http://www.hep.com.cn
网上订购 http://www.hepmall.com.cn
http://www.hepmall.com
http://www.hepmall.cn
版 次 2004 年 6 月第 1 版
2019 年 11 月第 4 版
印 次 2019 年 11 月第 1 次印刷
定 价 69.80 元

物 料 号 53071-00

出版说明

教材是教学过程的重要载体,加强教材建设是深化职业教育教学改革的有效途径,推进人才培养模式改革的重要条件,也是推动中高职协调发展的基础性工程,对促进现代职业教育体系建设,切实提高职业教育人才培养质量具有十分重要的作用。

为了认真贯彻《教育部关于"十二五"职业教育教材建设的若干意见》(教职成〔2012〕9 号),2012 年 12 月,教育部职业教育与成人教育司启动了"十二五"职业教育国家规划教材(高等职业教育部分)的选题立项工作。作为全国最大的职业教育教材出版基地,高等教育出版社整合全国的优质出版资源,积极参与了该项工作,通过立项的选题品种最多、规模最大,充分发挥了教材建设主力军和国家队的作用。目前,已获立项的建筑工程技术、医药卫生、学前教育等专业的高等职业教育教材相继完成了编写工作,通过全国职业教育教材审定委员会审定并公示后,陆续出版。

高等教育出版社国家规划教材的作者中有参与制定高等职业教育新专业教学标准的专家,有高等职业教育国家专业教学资源库建设项目的主持人,有学科领域的领军人物,有企业的专业人员,他们是保证教材编写质量的基础。

高等教育出版社国家规划教材主要突出以下五个特点:

1. 执行新标准。以《高等职业学校专业教学标准(试行)》为依据,服务经济社会发展和人的全面发展。教材内容与职业标准对接,突出综合职业能力培养。

2. 构建新体系。教材整体规划、统筹安排,注重系统培养,兼顾多样成才。遵循技术技能人才培养规律,构建服务于中职高职衔接、职业教育与普通教育相互沟通的现代职业教育教材体系。

3. 找准新起点。教材编写遵循易用、易学、易教的原则,强调以学生为中心,符合职业教育的培养目标与学生认知规律。

4. 推进新模式。在高等职业教育工学结合、知行合一的人才培养模式下,改革教材编写体例,创新内容呈现形式,推进"任务驱动""项目化""工作过程导向""理实一

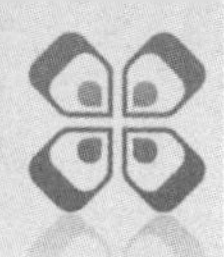

体化”等教学模式的实施，突显了“做中学、做中教”的职业教育特色。

5. 配套新资源。秉承高等教育出版社打造数字化教学资源的传统与优势，教材内容与高等职业教育国家专业教学资源库紧密结合，纸质教材配套多媒体、网络教学资源，形成数字化、立体化的教学资源体系，为促进职业教育教学信息化提供有力支持。

为了更好地为教学服务，高等教育出版社将以国家规划教材为基础，组织教师培训和教学研讨活动，通过与教师互动以及滚动建设立体化教学资源，把教材建设提高到一个新的水平。

高等教育出版社

2014 年 7 月

护理学基础

（第四版）

编写委员会

主　编　庄　红　曹晓容

副主编　侯玉华　温贤秀

编　者（以姓氏拼音为序）

曹晓容　成都大学医学院
陈　彬　成都大学医学院
侯玉华　济南护理职业学院
贾倩颖　重庆护理职业学院
敬　洁　四川省人民医院
凌　敏　大连大学护理学院
刘静馨　长沙卫生职业学院
刘晓云　成都大学医学院
刘远红　江汉大学医学院
汪　玲　四川国际标榜职业学院
王梅梅　四川中医药高等专科学校
温贤秀　四川省人民医院
余　静　内江卫生与健康职业学院
曾丽亚　长春市第二中等专业学校
赵　蓉　山东省烟台护士学校
庄　红　四川国际标榜职业学院

第四版前言

本教材是“十二五”职业教育国家规划教材，依据2019年教育部新颁布的《高等职业学校护理专业教学标准》培养目标与培养规格内容以及2019年国家护士执业资格考试新考纲对在特定的疾病背景下，应用所学的理论知识及技能完成护理工作任务的要求，遵循医药卫生类职业教育“教学做一体化”课程模式，在第三版的基础上进行修订，主要内容符合专业标准中相关课程的教学要求。《护理学基础》(第三版)得到了广大师生高度的评价。读者的认可和厚爱，也成为我们这次修订再版的强大动力。

护理学基础是护理专业最基本、最重要的专业核心课程，是连接基础课程与临床课程的桥梁。本教材遵循高等卫生职业教育的特点，以结果为导向，以患者为中心，以培养护理专业就业岗位所需要的基本素质、基本理论、基本知识及技能为目标，以现代护理教育理论为指南，确定教材内容的知识结构，将“以人为本”的现代护理理念有机的贯穿于教学内容中，培养学生运用护理学基础知识与技术满足服务对象的基本需要的能力。

随着科学技术的不断进步以及社会对健康需求的增加，护理行业标准及护士执业资格考试要求都随之变化。同时临床基础护理技术也在不断更新，尤其是更安全、更方便的一次性医疗器具的广泛使用，使得护理操作流程也随之改变。本教材在对护理临床、护理教育充分调研的基础上，去掉陈旧的、与之不相适应的内容；适当补充与临床联系紧密的护理新知识、新技术、新方法、新进展，如搬运方法、常用抢救技术、药物疗法、标本采集法、医疗与护理文件的书写等技术，尤其是医院感染的预防和控制单元内容，从消毒、灭菌、手卫生、隔离技术至消毒供应中心工作，均参照最新行业标准进行编写。力求实现本课程与护理岗位、职业标准的无缝对接。

为了更好的培养学生的人性化护理及沟通能力，使学生初步学会用护理程序的科学工作方法，每项护理技术在原有目的、操作程序(评估、计划、实施、评价)及注意事项三方面陈述的基础上，增加了“指导要点”。实施表格中列有实施“流程”“内容与要点

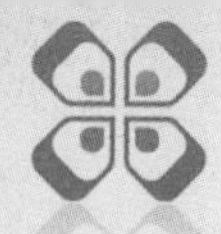

说明”，并配有大量插图。其结构新颖、逻辑性强、操作规范、重点突出，且有理有据，深入浅出，便于理解、记忆。每单元设计了角色扮演活动，包括① 设计护理工作场景；② 指导学生进行小组活动，利用所学护理技术完成护理工作任务；③ 给出评价标准，进行自评、小组评或教师评；并将健康教育及人文关怀内容纳入评价项目。引导学生在学中做、做中学，做到教学过程与护理过程的无缝对接，使学生亲自经历完整的护理工作过程成为可能。

配套丰富的数字化教学资源；纸质教材和数字化教学资源、支持线上线下混合式学习。本书配有所有单元的高质量电子教案及演示文稿的数字化资源，对重难点操作技术以视频形式通过扫二维码呈现。有利于强调重点、化解难点，增强教学效果；配套《护理学基础试题集及操作评分标准》方便师生及时测评及反馈，也有利于学生执业资格考试的顺利进行和在职护士的专业提高。

每节均列有学习要求（同国家护士执业资格考试考纲要求），用特殊符号表示，使其简单、明了，易于掌握。其中基础模块的要求为○—代表“了解”，⊙—代表“掌握”，●—代表“熟练掌握”；实践模块的要求为△—代表“会”，▲—代表“掌握”，★—代表“熟练掌握”。

“护理学基础”建议学时为180，具体分配建议见下表：

“护理学基础”学时分配建议

教学内容	学时数		
	理论	实践	合计
第一单元　护理学及其发展史	3	1	4
第二单元　护理学相关理论	7	2	9
第三单元　护理程序	4	2	6
第四单元　护理理论	4	1	5
第五单元　护士与患者	3	2	5
第六单元　护理与法律	2	1	3
第七单元　医院和住院环境	3	9	12
第八单元　入院和出院的护理	3	3	6
第九单元　舒适与安全	4	2	6
第十单元　医院感染的预防和控制	8	8	16
第十一单元　患者的清洁护理	6	6	12
第十二单元　休息与活动	3	1	4
第十三单元　生命体征的护理	8	2	10
第十四单元　冷热疗法	1	1	2
第十五单元　饮食护理	3	3	6
第十六单元　排泄护理	6	10	16
第十七单元　药物疗法	7	11	18
第十八单元　药物过敏试验法	2	2	4

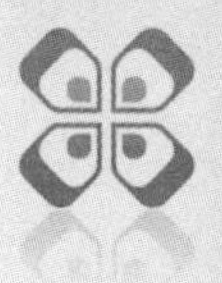

续表

教学内容	学时数		
	理论	实践	合计
第十九单元　静脉输液和输血法	4	8	12
第二十单元　标本采集	1	1	2
第二十一单元　危重患者的护理	4	8	12
第二十二单元　临终患者的护理	2	2	4
第二十三单元　医疗与护理文件的书写	2	4	6
总计	90	90	180

本书在编写过程中，得到了编者们所在单位领导及同事们的大力支持，同时也得到了四川省护理学会各位专家及其同仁的热心指导和帮助，在此谨表示诚挚的感谢。我们还要特别感谢本书配套电子课件制作单位内江医科学校的领导和护理同仁们。

限于编者的学识和能力，难免错漏，恳请专家、使用本教材的师生及读者谅察指正。读者意见反馈信箱：zz_dzyj@pub.hep.cn。

编　者

2019 年 9 月

第一版前言

本教材是依据教育部"中等职业学校护理专业教育指导方案"及国家护士执业考试大纲要求编写的。

本教材以培养具有良好职业素质的实用型护理人才为目标,以现代护理教育理论为指南,确定教材内容的知识智能结构,将"以服务对象为中心"的现代护理观有机地贯穿于教学内容中,培养学生运用护理学基础知识与技术满足服务对象基本需要的能力。

内容体现"理论够用,技能为重"以及"必要""中等""实用"的特点,在临床调研的基础上,去掉陈旧的、与护理临床不相适应的内容,适当补充了与临床联系紧密的护理新理论、新技术、新方法、新进展等,如补充了目前临床上较广泛应用的压缩雾化吸入机、密闭式输液分液袋等技术。

每项护理技术均从目的、操作程序(评估、计划、实施、评价)及注意事项三方面进行讲述,将"评估"及"计划"归入操作程序,更有利于学生建立以人为本的整体护理理念;实施表格中列有实施"流程""内容与要点说明",并配有大量插图。使学生初步学会用护理程序的科学工作方法,满足服务对象身心需要。

每节均列有学习要求(同教育指导方案要求),用特殊符号表示。其中基础模块的要求是:○为"了解",⊙为"熟悉",●为"掌握";实践模块的要求是:△为"会",▲为"掌握",★为"熟练掌握"。

本书由张功劢(第一、二、十五章)、白建英(第三、五章)、潘如萍(第四章)、辛瑞莲(第六、十六章)、侯玉华(第七、八、十一章)、马向莉(第九章)、庄红(第十章)、刘华(第十二、十三章)和曹晓容(第十四章)编写。在编写过程中,承蒙四川省成都市第三人民医院护理部李锐主任及其同仁的热心指导和帮助,在此谨致诚挚的感谢。

限于编者的学识和能力,书中难免错漏,恳请专家、使用本教材的师生及读者谅察指正。

庄　红

2004 年 12 月

目 录

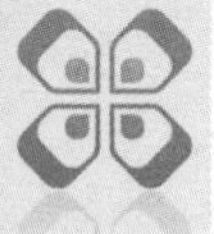

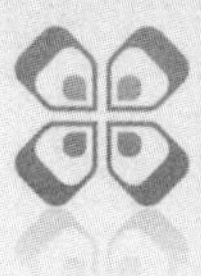

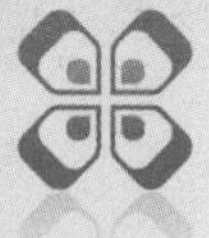

第一单元
护理学及其发展史

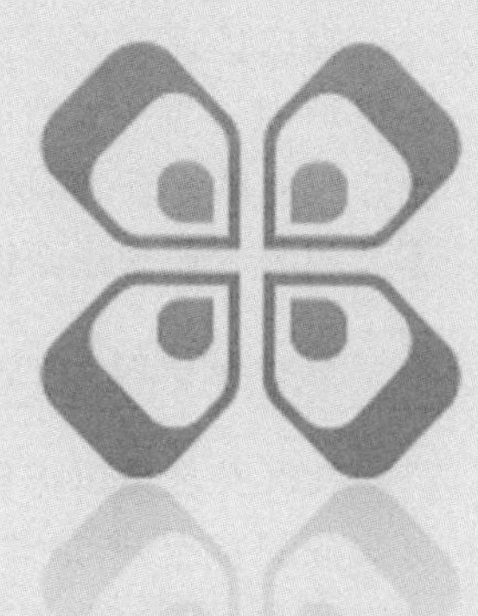

护理学是一门在自然科学和社会科学理论指导下的综合性应用学科，是研究有关预防保健、疾病治疗及康复过程中的护理理论与技术的科学。其研究对象是全人，包括现存的或有潜在健康问题的人和健康的人。护理学经过一百多年的发展，已经形成了护理的专业知识体系，成为健康科学中一门独立的学科。

PPT

护理学及其发展史

第一节 护理学概述

学习要求

- ⊙ 护理工作的任务
- ⊙ 护理学的实践范畴
- ⊙ 护理工作方式

护理学研究的内容与范畴涉及影响人类健康的生物、心理、社会、精神及文化等各个方面。护理工作的基本任务是促进健康、预防疾病、恢复健康、减轻病痛。

在生物-心理-社会医学模式指导下，护理工作的任务、范畴和工作方式随着护理学的发展在不断拓展和变化。

一、护理学的实践范畴

护理学实践范畴包括以下五个方面。

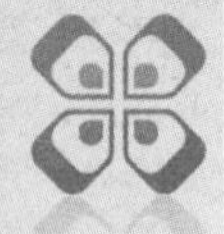

（一）临床护理

临床护理即医院护理，其服务对象是患者，包括基础护理和专科护理。基础护理是以护理学的基本理论知识、基本技能和基本态度为基础，结合患者生理、心理特点和治疗康复的需求，满足患者的基本需要。专科护理是在基础护理的基础上，运用护理学及相关专业理论知识，结合各专科患者的特点及诊疗要求，为患者提供整体护理。

（二）社区护理

社区护理是以护理学的理论知识和技能为基础，以社区人群为服务对象，结合社区服务的特点，通过健康促进、健康维护、管理协调和连续性照顾，为社区内的个体、家庭和群体实施护理，引导人们具有正确的健康认知，帮助人们养成健康的生活方式，最大限度地发挥机体的潜能，最终达到提高全民健康水平的目标。

（三）护理管理

护理管理是运用管理学的理论和方法，对护理工作中的人、物、财、时间、技术、信息等要素进行科学的计划、组织、指挥、协调和控制，以提高护理工作的效率和质量。

（四）护理教育

护理教育是以护理学和教育学理论为基础，有目的地培养现代护理人才。护理教育分为基本护理教育、毕业后护理教育和继续护理教育三大类。

（五）护理科研

护理科研是运用观察、实验、调查研究、经验总结、理论分析等方法揭示护理学的内在规律，从而解决新的护理问题，并促进护理理论、知识和技能的更新。

二、护理工作方式

护理工作方式是指护理人员在对患者进行护理时所采用的工作模式。各种工作方式各有利弊，临床工作中，护理管理者需要根据具体情况，恰当选择并综合运用。护理工作方式主要包括以下五种。

（一）个案护理

个案护理是由一名护士专门护理一位患者，实施专人负责的个体化护理。适用于危重患者或某些特殊患者和临床教学需要。这种护理方式，护士责任明确，能全面掌握患者的情况；但耗费人力，缺乏护理人员之间的合作。

（二）功能制护理

功能制护理是以护理工作任务为中心，以完成医嘱和各项护理常规为主要内容进

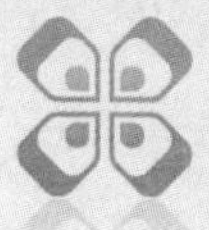

行工作分配，如护士分为“巡回护士”“治疗护士”“办公室护士”。这种护理方式，护士分工明确，易于组织管理，节省人力；但护士只是完成自己的工作任务，较难掌握患者的全面情况，患者得不到完整、连续的护理。

（三）小组制护理

小组制护理是以小组的形式对患者进行整体护理。将护士和患者分成多个小组，小组成员由不同级别的护士组成，各司其职，每组分管 10～15 名患者，由组长确定每位患者的护理计划，小组护士共同完成护理工作。这种护理方式能发挥各级护士的职能；但护士个人责任感相对减弱，难以做到对每位患者进行全面的整体护理。

（四）责任制护理

责任制护理是由责任护士和辅助护士按护理程序对患者进行有计划、有目的的个性化整体护理。其方法是以患者为中心，每位患者由一名责任护士负责，实行 8 h 在岗，24 h 负责制护理。这种护理方式护士责任明确，能全面了解患者情况，对护理人员的能力要求较高，护士自主性增强；但书写任务较多，人员需要多，护士工作压力较大，要求护士 24 h 对患者全面负责过于理想化，流于形式。

（五）小组式责任制护理

将责任制护理与小组制护理结合起来，是近年来新发展的一种护理方式。将一组护士，根据不同层次的工作能力、技术水平分工，分别负责不同数量、不同病情程度的患者，责任到人，进行整体护理。这种工作方式有利于护士为患者实施整体护理，工作效率高、成本低，有利于加强护士责任心，增强成就感，提高护士素质；但对护理人员的能力要求较高，护理人力投入较多。

第二节 护理学的发展史

学习要求

- ○ 护理学的形成
- ● 现代护理学的发展
- ○ 中国护理学的发展

护理学的形成与发展同人类的进步及健康需要密切相关。护理的起源可追溯到原始人类，可以说，自从有了人类，就有了护理活动。回顾历史，可以更好地了解护理专业发展过程中存在的问题，明确专业发展的方向，更好地服务于社会的健康需求，增进人类的健康水平。

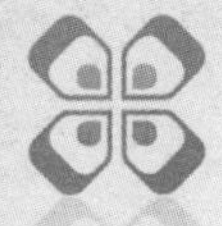

一、护理学的形成与发展

护理学的形成与发展经历了漫长的历史时期，主要分为早期护理学和现代护理学发展两个阶段。

（一）早期护理学的发展历程

1. 公元前后护理

公元前人类在与大自然斗争过程中，伴随着生、老、病、死的出现而产生了护理，包括远古时期的自我护理及古代的家庭护理。当时的护理没有科学依据，人们一般从迷信的角度来认识疾病，认为疾病是一种超自然的力量所致，采用巫术如祷告、念咒、拳击、放血等驱魔办法可治疗疾病。同时也有人应用草药、针灸或一些治疗手段治病，从巫、医不分到巫、医分开。

公元初年基督教兴起，开始了教会一千多年来对护理的影响，这个时期的护理带有浓厚的宗教色彩，没有科学的内容，也不必接受正规教育，护理多由修女出于爱心及宗教意识对患者提供生活照料、精神安慰。由于她们工作认真，服务热忱，有奉献精神，虽未受过专业训练，却获得了社会的赞誉和欢迎，逐渐形成了早期护理的雏形，由“家庭化”进入简单的“社会化、组织化”，对以后护理事业的发展有着良好的影响。

2. 中世纪的护理

中世纪的护理工作受宗教和战争的影响，形成宗教性、民俗性、军队性护理社团。由于欧洲政治、经济、宗教的发展，特别是教会权力的争夺，导致战争频繁、疾病流行，使社会对医院和护理的需求增加，不少医院应运而生。这些医院大多被教会控制，护理工作也由修女担任，她们以良好的道德品质提供护理，但由于未接受过专业培训，缺乏护理知识，没有护理设备，护理工作也仅限于简单的生活照顾。此期护理工作从家庭式转向社会化、组织化服务。

3. 文艺复兴时期的护理

随着意大利文艺复兴运动的兴起，使得欧洲的学习活动蓬勃发展，医学研究也迅速地发展，对疾病的治疗有了相对科学的依据，护理也因此得到发展。文艺复兴运动后，因慈善事业的发展，护理也逐渐脱离教会的控制，从事护理工作的人员开始接受专门的训练，以掌握照顾患者的技能，类似的培训机构相继成立，使得护理开始成为一种独立的、高尚的职业。但自 1517 年发生宗教革命后，社会结构和妇女的地位发生了变化，护理工作不再由具有仁慈博爱精神的修女担任，从事护理的人员多为谋生而来，他们既无护理经验又缺乏训练，只能做一些普通劳务工作，缺乏同情心，服务态度差，使护理质量大大下降，护理的发展进入了历史上的黑暗时期。

（二）现代护理学发展历程

1. 南丁格尔时期

19 世纪，随着社会学和医学的发展，社会对护理的需求日益增加，护理工作的地位

也有所提高。为了满足社会对护理的迫切需求，培训护士的教育机构相继成立。1836年德国牧师傅立德创办了护士训练班，专门招收健康状况良好、品行俱佳的年轻女性进行护理专业训练，这是最早的有组织的护理训练。弗洛伦斯·南丁格尔（Florence Nightingale）曾在此接受训练。

19世纪中叶，弗洛伦斯·南丁格尔首创了科学的护理专业，被尊称为护理事业的创始人。这是护理学发展的一个重要转折点，也是科学护理及护理专业化的开始。

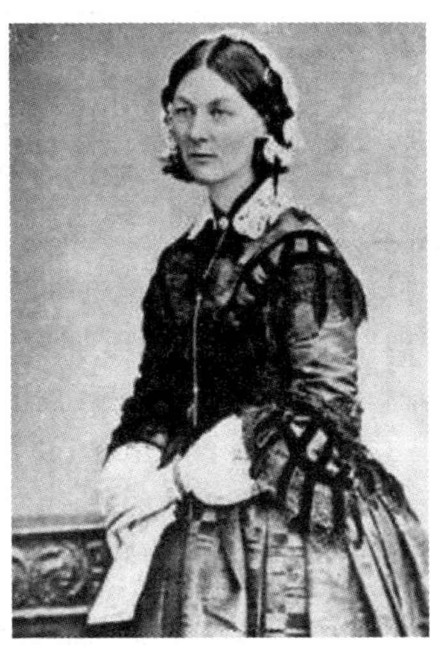

图1-1　弗洛伦斯·南丁格尔

弗洛伦斯·南丁格尔（图1-1），1820年5月12日出生于意大利佛罗伦萨，其家庭为英国贵族，5岁时随父母回英国定居。她从小受到良好的教育，精通英、法、德、意、希腊及拉丁语等多种语言，通晓历史、哲学、数学，并擅长数理统计，在音乐与绘画方面也有较高造诣，她具有较高的文化修养，有思想、有气质，在上流社会非常活跃。幼年时期，南丁格尔就表现出很强的慈爱心，她善于观察，性格坚毅，乐于助人，济贫扶困，照顾伤员。随着年龄的增长，她对护理事业更是表现出浓厚的兴趣，她不顾家庭的阻挠和社会对护理的鄙视，放弃了爱情和婚姻，毅然献身于护理事业。她考察了英、法、德国医院的护理工作，了解护理教育现状，在1850年，她力排众议，慕名去了当时最好的护士培训基地——德国开塞维慈参加了为期3个月的护理训练班的学习，随后又到爱尔兰护理团、巴黎慈善护理团等处学习，最后回到伦敦。1853年，她担任英国伦敦妇女医院的院长，采取了一系列的改革措施，使该院的护理工作大为改观，她的行政管理和组织能力得到了充分展现，为日后的伟大贡献奠定了良好的基础。

1854年克里米亚战争爆发，当时英国的战地医院管理不善，条件极差，缺乏医药设备和医护人员，英军前线的伤员得不到合理的照料而大批死亡，死亡率高达42%。这个消息被媒体披露后，引起社会的极大震惊。南丁格尔闻讯立即去信给当时的英国陆军大臣，自告奋勇率护士赴前线救护伤员。1854年10月，南丁格尔被任命为“驻土耳其英国总医院妇女护士团团长”，率38名护士克服重重困难，抵达战地医院，并顶住战地医院工作人员的抵制和非难，投入忙碌的救护工作中。她们改善医院环境，为伤病员清洗伤口，消毒物品，消灭害虫，积极做好清洁消毒工作；夜深人静的时候，南丁格尔常常手持油灯巡视病房，赢得了“提灯女神”的美称；她们还想方设法改善饮食，增加伤病员的营养；她们也创造条件设立了阅览室、文艺室，抽空为伤病员写家信，尽量满足伤病员的身心需求，使全体伤病员得到精神上的慰藉，从而加快了疾病康复和伤口愈合。半年后死亡率下降到2.2%，这一卓越的功绩让她名扬四海，改变了英国朝野对护士的看法。1856年战争结束，南丁格尔回到英国，受到全国人民的欢迎和爱戴，1907年英国政府授予她最高国民荣誉勋章。南丁格尔将毕生精力投身于护理事业，直到1910年8月13日去世，享年90岁。

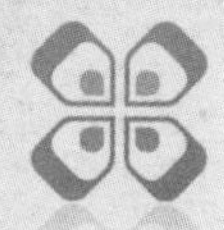

南丁格尔以她高尚的品德、渊博的知识、仁慈博爱的性格，投身于护理工作，开创了科学的护理事业，提高了护理人员的地位，促进了护理专业化的进程。为了纪念南丁格尔的功绩，1912 年国际护士会决定将她的生日(5 月 12 日)定为国际护士节；同年，国际护士会还设立了南丁格尔基金，用于奖励各国优秀护士进修学习。1912 年国际红十字会设立了南丁格尔奖章，作为各国优秀护士的最高荣誉奖，每两年颁发一次，从 1983 年第 29 届到 2015 年第 45 届，我国已有 75 位护士获此殊荣。

南丁格尔对护理的贡献包括以下五个方面。

(1) 为护理的科学化发展奠定了基础：南丁格尔对护理事业的杰出贡献，在于她使护理走向科学的专业化轨道。她认为“护理是一门艺术，需要有组织性、务实性和科学性”，她确立了护理学的概念和护士的任务，提出了公共卫生的护理思想，形成了独特的环境学说，她的护理理念为现代护理学的发展奠定了基础，确立了护理专业的社会地位和科学地位，使护理逐渐摆脱了教会的控制及管理而成为一门职业。

(2) 创建世界上第一所护士学校：经过克里米亚战场的护理实践，南丁格尔更加深信护理是一个正规的职业，护理工作必须由接受正规训练的护士担任。1860 年，南丁格尔在英国的圣托马斯医院创建了世界上第一所护士学校，命名为南丁格尔护士训练学校，为护理教育奠定了基础，开创了护理正式教育的新纪元。早年毕业于南丁格尔护士学校的学生成为护理骨干，她们在各地推行护理改革，创建护士学校，弘扬南丁格尔精神，使护理工作呈现了崭新的面貌。这一时期被称为“南丁格尔”时期，这是护理工作的转折点，也是护理专业化的开始。

(3) 著书立说：南丁格尔书写了大量的笔记、书信、报告和论著，她呈献给英国女王的报告《影响英军健康、效率与医院管理问题摘要》是当时医院管理最有价值的文献；1858 年，她撰写的《医院札记》阐述了改革医院管理及建筑方面的构思、意见及建议；1859 年撰写的《护理札记》阐明了护理工作应遵循的指导思想和原理，此书曾作为当时护士学校的教科书广泛应用，被认为是护理的经典著作。此外，她还写下有关福利、卫生统计、社会学等方面的著作，迄今对护理实践仍有指导意义。

(4) 创立了护理制度：南丁格尔首先提出护理要采用系统化的管理方式，使护士担负起管理患者的责任；制订了医院设备及环境方面的管理要求，促进了护理工作质量和效率的提高。

(5) 其他方面：强调了护理伦理及人道主义护理理念，她对护理行政制度的建立、护理事业的革新、家庭访视、环境卫生、生命统计及红十字会等也有卓著的贡献。

2. 现代护理的发展历程

19 世纪始，现代护理学的发展与各国经济、文化、教育、宗教、妇女地位和人民生活水平的发展有很大关系。现代护理学从职业向专业发展的历程，主要表现在以下四个方面。

(1) 护理教育体制的建立：1860 年以后，欧美许多国家的南丁格尔式的护士学校如雨后春笋般地出现。在美国，1901 年约翰-霍普金斯大学开设了专门的护理课程。1924 年耶鲁大学首先成立护理学院，学生毕业后取得护理学士学位，并于 1929 年开设硕士学位。1964 年加州大学旧金山分校开设了第一个护理博士学位课程。1965 年美

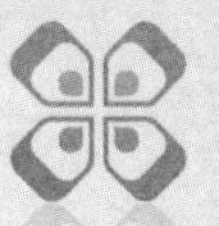

国护士协会提出凡是专业护士都应该有学士学位。世界其他国家及地区也创建了许多护士学校及护理学院,使护理教育形成了多层次的教育体制。

(2) 护理向专业化方向的发展:随着护理教育体制的不断完善、护理人员对护理理论的研究及探讨、对护理科研的重视及投入和各种护理专业团体的形成,促使护理走向专业化发展的道路。护理作为一门为人类健康事业服务的专业,得到了进一步的发展与提高。

(3) 护理管理体制的建立:自南丁格尔以后,世界各国都相继应用南丁格尔的护理管理模式,并将管理学的原理应用到护理管理中,强调了护理管理中的人性化管理,并指出护理管理的核心是质量管理。同时对护理管理者要求更加严格具体,如美国护理协会对护理管理者有具体的资格及角色要求。

(4) 临床护理分科的形成:从1841年开始,特别是第二次世界大战结束以后,随着科技的发展及现代治疗手段的进一步提高,护理专科化的趋势越来越明显。如在美国除了传统的内、外、妇、儿分科外,还有重症监护、职业病、社区及家庭等不同分科的护理。

二、现代护理学的发展

19世纪中叶南丁格尔首创了科学的护理专业,至20世纪50年代护理学已发展成为一门独立的学科,现代护理学的发展过程可概括为以下三个发展阶段。

(一) 以疾病为中心的阶段(19世纪60年代—20世纪40年代)

在现代护理学的发展初期,医学科学发展逐步摆脱了宗教和神学的影响,各种科学学说被揭示和建立,形成了生物医学模式,认为疾病是由于细菌或外伤所导致的损伤和功能异常,有疾病就是不健康,健康则是没有疾病,因此一切医疗行为都围绕着疾病进行,以消除病灶为基本目标。在当时,护理尚未形成自己独立的理论体系,协助医生诊断和治疗疾病成为这一时期护理工作的主要内容。

此阶段护理特点是:护理是一门职业,从业前护士要经过专门训练;护理从属于医疗,护士是医生的助手;护理工作是执行医嘱和按护理常规对各种疾病进行护理,各种疾病护理常规和技术操作常规在长期的护理实践中逐步形成并得到规范,护理操作技能被视为护理工作质量的关键。护理教育类同于医学教学课程,未突出护理内容。

这一时期的护理只注重患者局部的病症护理,忽视了对人的全面照顾。这种思想严重束缚了护理人员的思维,局限了护理学的研究领域。

(二) 以患者为中心的阶段(20世纪40年代—70年代)

20世纪初,社会科学中许多有影响的理论和学说如系统论、人类基本需要层次论、人和环境的相互关系学说等相继被提出和确立,促使人们重新认识人类健康和生理、心理、环境的关系。1948年世界卫生组织(World Health Organization,WHO)提出了新的健康观,指明了护理学发展的方向,扩展了健康研究和实践的领域。“护理程序”的提出,为护理实践提供了科学的工作方法。1977年,美国医学家恩格尔提出“生物-心

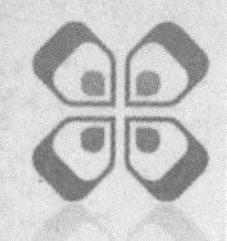

理-社会”医学模式，进一步强化了人是一个整体的思想。在这些新观念的指导下，护理工作也发生根本性变革，进入“以患者为中心”的发展阶段。

此阶段护理特点是：强调护理是一门专业，逐步形成了自己的理论知识体系。医护双方是合作的伙伴，护理工作不再是单纯的执行医嘱和护理常规，而是应用护理程序这种科学的工作方法对患者实施生理、心理及社会等全面的整体护理，满足患者健康的需要。护理教育开始摆脱类同医学教学课程设置的模式，建立了以患者为中心的护理教育和护理临床实践模式。

这一时期护理研究领域进一步扩展，但护士的工作场所局限于医院内，其服务对象仅限于医院的患者，尚未涉及群体保健和全民健康。

（三）以人的健康为中心的阶段（20世纪70年代至今）

随着社会的进步和科学发展，传统的疾病谱发生了很大的变化，过去威胁人类健康的急性传染病得到了较好的控制，而与人类生活方式和行为相关的疾病如糖尿病、心脏病、恶性肿瘤、意外伤害等成为威胁人类健康的主要问题。同时，伴随着人民物质生活水平的提高，人们的健康需求也日益提高。1977年WHO提出的“2000年人人享有卫生保健”的战略目标成为各国保健人员努力的方向，对护理工作的发展产生巨大的推动作用。因此，“以人的健康为中心”的阶段的发展成为必然。

此阶段护理特点是：护理学是一门综合自然科学、社会科学，为人类健康服务的独立的应用科学。护理的任务不再局限于对患者的护理，而是扩展到人的生命全过程的护理、从个体到群体的护理；护理工作的场所从医院扩展到家庭、社区和社会，扩展到所有有人类存在的地方。促进全民健康，成为每一位护理工作者的神圣使命。

三、中国护理学的发展

（一）中国传统医学与古代护理

中国的传统医学有着悠久的历史，一直保持着医、药、护不分的状况，护理寓于医药之中，所谓的“三分治七分养”强调的就是护理的重要性。祖国医学宝库记载了许多关于护理的论述。《黄帝内经》是我国最早的医学经典著作，其中记载了疾病与饮食调节、精神因素、自然环境和气候变化的关系，并强调要“扶正祛邪”，即加强自身的抵抗力以防御疾病，同时还提出了“圣人不治已病治未病”的预防观点；春秋时期名医扁鹊提出的“切脉、望色、听声、写形，言病之所在”，阐述了病情观察的方法和意义；东汉末年名医张仲景著有《伤寒杂病论》，发明了猪胆汁灌肠法、人工呼吸和舌下给药法；外科鼻祖华佗发明了“麻沸散”，在治疗疾病的同时，竭力宣传体育锻炼的重要性，并创造出一套模仿虎、鹿、熊、猿、鸟五种动物的动作姿态的“五禽之戏”锻炼法；唐代杰出医药家孙思邈《备急千金要方》中提出了“凡衣服、巾、栉、枕、镜不宜与人共之”的隔离观点，并创造了葱管导尿法；宋朝陈自明的《妇女大全良方》中对妇女产前、产后护理提供了大量资料；明清瘟疫流行，胡正心医生提出用蒸汽消毒和处理传染患者的衣服；明代著

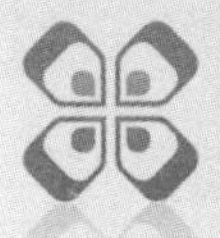

名医药学家李时珍的巨著《本草纲目》名扬海内外，至今仍是一部有重大学术价值的古代医学文献。

祖国医学蕴含着丰富的内容，中医护理是祖国医学中不可分割的组成部分，有着自己的特点、原则和技术。中医护理的基本观点是“整体观”和“辨证施护”，中医护理在长期实践中，以特有的护理技术为人群提供服务，常用的有针灸、推拿、拔火罐、刮痧、气功、太极拳、食疗、煎药和服药等。

祖国医学是中国几千年历史文化的灿烂瑰宝，为我国护理学的产生与发展奠定了丰富的理论和技术基础。

（二）中国近代护理

在鸦片战争以后，随着宗教和西方医学进入中国，中国的近代护理得到了发展。1835 年，英国传教士巴克尔在广州开设了第一所西医医院。1888 年，美国约翰逊女士在福州成立了中国第一所护士学校。1900 年以后，中国各大城市建立了许多教会医院，一些城市设立了护士学校，逐渐形成了我国护理专业队伍。1909 年，中国护理学术团体“中华护士会”在江西牯岭成立；1937 年改为中华护士学会；1964 年改为中华护理学会；1922 年中华护士会加入国际护士会，成为国际护士会第十一个会员国。1920 年北京协和医学院建立了协和高等护士专科学校，是中国第一所具有本科水平的护士学校，学制 4~5 年。1934 年教育部成立医学教育委员会，下设专门的护理教育委员会，护理教育纳入国家正式教育体系。1941 年在延安成立了“中华护士学会延安分会”。毛泽东同志于 1941 年和 1942 年两次为护士题词：“护理工作有很大的政治重要性”“尊重护士，爱护护士”。

（三）中国现代护理

1949 年新中国成立后，医疗卫生事业得到迅速发展，护理工作步入一个新时期。尤其是党的十一届三中全会后，改革开放政策提高了人民的生活水平，人们对健康的需求不断增加，促进了护理事业的蓬勃发展。

1. 护理教育

1950 年第一届全国卫生工作会议将中等专业教育作为培养护士的唯一途径，高等护理教育停止招生。1952 年后取消了高等护理教育，导致了护理教师、护理管理人员和科技人员青黄不接，严重阻碍了我国护理专业的发展。“文革”期间，全国几乎所有的护士学校被停办，护理教育处于停滞状态。直到 1979 年，被中断的护校才陆续恢复招生。

1983 年，天津医学院（现为天津医科大学）首先开设了五年制本科护理专业，学生毕业后获得学士学位。1984 年，原教育部和原卫生部召开全国高等护理专业教育座谈会，提出要建立多层次、多规格的护理教育体系，培养高层次护理人才，充实教学和管理岗位，提高护理工作质量。1985 年以后，除本科教育外，全国有 30 多所医学院校相继开设了护理专业的大专教育。1987 年北京市率先组织了护理大专的自学考试。1992 年，北京医科大学开始招收护理硕士研究生，逐渐在全国建立了百余个护理硕士

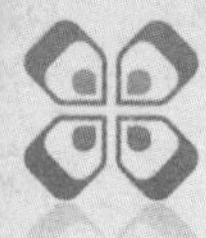

学位授予点。2004年协和医科大学及第二军医大学分别被批准为护理学博士学位授予点,我国现在陆续有20多所院校开设了护理学博士教育项目。目前我国已形成中职、高职、本科、硕士和博士5个层次的护理教育体系。

1996年卫生部继续医学教育委员会正式成立。1997年,卫生部继续教育委员会护理学组成立;1997年中华护理学会制定了护理继续教育的规章制度及学分授予办法,使护理继续教育更加制度化、规范化及标准化。

2. 临床护理

自1950年以来,我国临床护理工作实行以疾病为中心的护理服务。护理人员的工作场所是医院,医护分工明确,护士是医生的助手,护理工作被动而局限。1978年改革开放以后,随着国内外护理学术交流的不断深入,加之医学模式的转变、护理理念的更新,护理人员积极探讨和实践以人的健康为中心的整体护理。同时,器官移植、显微外科、重症监护、介入治疗等专科护理得到迅速发展。护理工作的范围延伸到社区和家庭,普及健康教育,广泛开展家庭护理、社区护理,推动护理实践的创新发展。

3. 护理管理

1979年国务院批准卫生部颁发《卫生技术人员职称及晋升条例(试行)》,其中明确规定了护理人员技术职称分为护士、护师、主管护师、副主任护师、主任护师五级,使护理专业具有完善的晋升考试制度。1982年,卫生部医政司成立护理处,负责全国的护理管理,制定有关政策、法规和护理技术质量标准。各省市自治区卫生厅(局)在医政处下设专职护理干部,负责管辖范围内的护理管理,300张床位以上的医院均设立护理部,实行护理三级管理制,300张床位以下的医院由总护士长负责,实行护理二级管理制。1993年颁发《中华人民共和国护士管理办法》。1995年6月全国举行了首次护士执业考试,考试合格者发给执业证书才可申请注册,护理管理工作开始走向法制化轨道。2008年5月12日起实施国务院颁布的《护士条例》,它以法规的形式,明确了各级卫生行政部门、医疗机构在护理工作管理方面的责任,保障护士的合法权益,强化管理职责,规范护士执业行为,以保障人民群众的健康和生命安全。

4. 护理科研

随着高等护理教育的发展,护理科学研究水平不断提高,护士撰写论文的数量和质量也显著提升,推动了护理期刊杂志工作快速发展。一些高等护理教育机构或医院设立了护理研究中心,为开展护理研究提供场所和条件,所进行的研究课题以及研究的成果对指导临床护理工作起到了积极作用。1993年中华护理学会第21届理事会设立了护理科技进步奖,每两年评选一次,标志着我国护理科研开始迈向科学发展的轨道。

5. 学术交流

1977年以来,中华护理学会和各地分会先后恢复学术活动,召开护理学术交流会,举办各种不同类型的专题学习班、研讨会等。中华护理学会及各地护理学会成立了学术委员会和各护理专科委员会。1954年创刊的《护理杂志》于1981年更名为《中华护理杂志》。1980年以后,与美国、加拿大、日本、澳大利亚、泰国、新加坡等国家的交流日

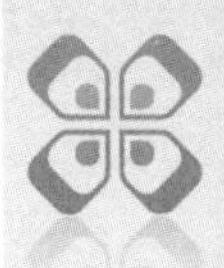

益增多，出国交流、考察、进修不断增加。1985 年，卫生部护理中心在北京成立，取得了世界卫生组织（WHO）对我国护理学科发展的支持。通过国际交流，我国护理界开阔了眼界，活跃了学术氛围，增进和发展了与世界各国护理界的友谊，促进了我国护理学科的发展。

文档

拓展与练习

角色扮演活动——演讲“我心目中的护士”

1. 活动情境

通过本单元的学习，根据学生对护理专业的理解，拟定演讲题目“我心目中的护士”，让学生收集资料，先分组进行演讲，最后每组选出一位同学在全班演讲。

2. 活动指导

（1）活动目的：加深学生对护理专业的认识，坚定学生的专业信念，提高学生的表达能力。

（2）活动要求：① 活动中注重提高学生参与的积极性，表现形式多样化；② 演讲内容体现现代护理理念，引导学生通过多种途径收集资料；③ 演讲时间 3~5 min。

3. 效果评价

效果评价见评价表。

演讲评价表

项目	评分要点	分值	自评	小组评	实得分
演讲内容	内容紧扣主题，充分展现护理学性质、南丁格尔精神、现代护理学的发展等内容；内容充实，能联系实际，有真情实意	40			
语言表达	普通话标准，脱稿演讲，合理运用肢体语言	20			
仪表姿态	仪表端庄，着装整洁，表情自然，举止大方	20			
演讲效果	声情并茂，感染力强，能使同学产生共鸣，增强同学对护理专业的认识	20			
总评分及教师评价：					

（庄　红　曹晓容）

第二单元 护理学相关理论

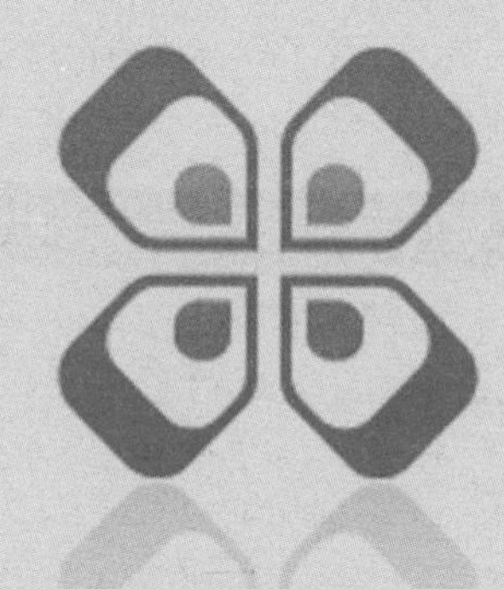

PPT 护理学相关理论

理论是对特定领域内的某种现象的本质及其规律进行目的性、系统性和抽象性的概括。20 世纪 20、30 年代，一些理论学家在吸取了社会心理学领域的研究成果后，相继建立了影响深远的人文社会学理论。其中一些与护理学相关的理论，从不同的角度促进了现代护理观的形成，进而促进了护理理论的产生。本单元将介绍一般系统论、人类基本需要层次论、压力与适应理论、成长与发展理论、人际沟通理论等与护理学相关的理论。

第一节 系统论

学习要求

- 系统的基本概念
- 系统的分类
- 系统的基本属性
- 系统论与护理程序

系统理论的创始人是美籍奥地利生物学家贝塔朗菲（Bertalanffy Ludwing von），他提出了把有机体当作一个整体或系统来考虑的观点，并发表《一般系统论——基础、发展与应用》，为系统科学提供了理论纲领。20 世纪 60 年代以后，系统论得到了广泛的发展与应用，其理论与方法渗透到了自然和社会的许多科学领域中，也构成了护理程序的框架理论。

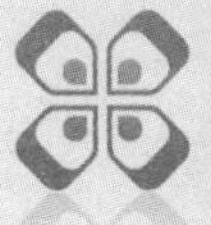

一、系统的基本概念

系统是指由若干个相互联系、相互作用的要素所组成的具有特定结构和功能的有机整体。系统的定义包括了两层含义:一是指组成系统的各个要素相互联系、相互作用;二是指组成系统的各个要素都有自己独特的结构和功能,但这些要素组成一个整体后,就具有了各孤立要素所不具备的整体功能。

二、系统的分类

系统在人类和自然界中的存在是千差万别的,人们可以从不同角度对其进行分类。按系统与环境的关系,可分为开放系统和闭合系统。

1. 开放系统

开放系统是指不断地与周围环境进行着物质、能量和信息交换的系统,如人体系统、教育系统等。开放系统与环境的联系是通过输入、输出和反馈的动态过程来实现的(图 2-1)。物质、能量和信息由环境进入系统的过程称为输入;经系统转换后的物质、能量、信息进入环境的过程则称为输出;系统的输出反过来影响系统的再输入,称为系统的反馈。开放系统与环境保持协调和平衡,并维持着自身的稳定。

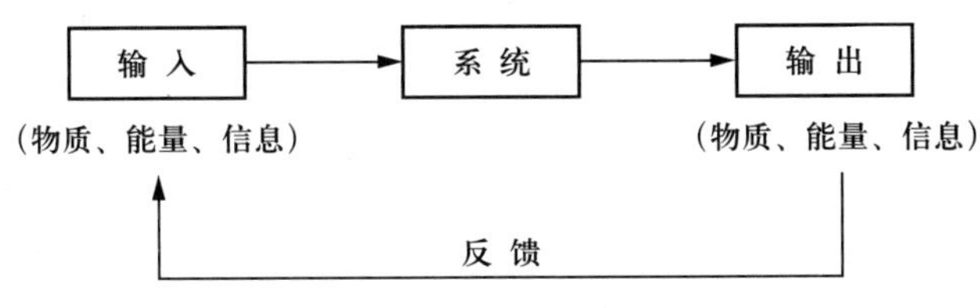

图 2-1 开放系统示意图

2. 闭合系统

闭合系统是指不与周围环境进行物质、能量和信息交换的系统,如真空采血系统。绝对的闭合系统并不存在,只有相对的、暂时的闭合系统。

系统的分类,也可按人类对系统是否施加影响,分为自然系统和人造系统;按组成系统的要素性质,分为实体系统和概念系统;按系统的运动状态,分为动态系统和静态系统。

三、系统的基本属性

(一)整体性

系统的整体性主要是指系统的整体功能大于各要素功能之和。系统将其要素以一定的方式组织起来构成一个整体之后,各要素间相互联系,要素、整体和环境之间相

互作用，在局部服从整体、部分服从全局和优化原则支配下，系统产生了各要素所不具备的特定功能。因为系统的整体功能建立在系统要素功能基础之上，所以要增强系统的整体功效，就要提高每个要素的质量，充分发挥每个要素的作用。

（二）相关性

系统的相关性是指系统各要素之间相互联系、相互制约，其中任何一要素发生了功能或作用的变化，都会引起其他各要素甚至整体功能或作用的相应变化。各要素与系统间相互联系和影响，各要素的变化都将影响整体功能的发挥。

（三）层次性

任何系统都是具有复杂层次的有机体，系统的组成要素称为该系统的子系统。对于一个系统来说，它既是由一系列的子系统组成的，同时，它自身又是更大系统的子系统，这个更大的系统称为超系统。系统的层次间存在着支配与服从的关系。超系统支配着次系统，从而起主导作用；次系统从属于超系统，是系统的基础结构。

（四）动态性

系统随着时间的变化而变化即系统的动态性。系统通过内部各要素相互作用，并与环境进行物质、能量、信息的交流，不断地调整其内部结构，适应环境，维持自身的生存和发展。

（五）目的性

系统的结构不是盲目建立的，而是根据其目的和功能需要设立的，每个系统都有其明确的目的。系统与环境相互作用及自身各要素的相互协调，不断调整自身以适应环境，其目的最终是维持系统内部协调一致，以求得生存与发展。

四、系统论与护理程序

一般系统论在护理学领域得到了广泛的应用，它不仅孕育了整体护理的概念，同时也是护理程序及其他护理理论或模式发展的框架，对护理实践具有重要的指导作用。

护理程序是临床护理中一种科学的工作方法，一般系统论是其重要的理论基础之一。护理程序系统（图 2-2）中，输入的信息是护理对象原来的健康状况、护士的知识与技能水平、医疗设施等，经过护士正确的评估和诊断，制订护理计划并实施护理计划；输出为实施护理计划后服务对象达到的健康状况，评价预期目标实现的程度并进行反馈。如护理对象达到预期健康目标，护理程序终止；反之，如未能达到预期健康目标，则重新收集资料，修改护理计划及实施过程，直至达到预期目标。

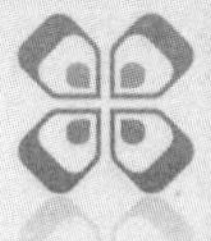

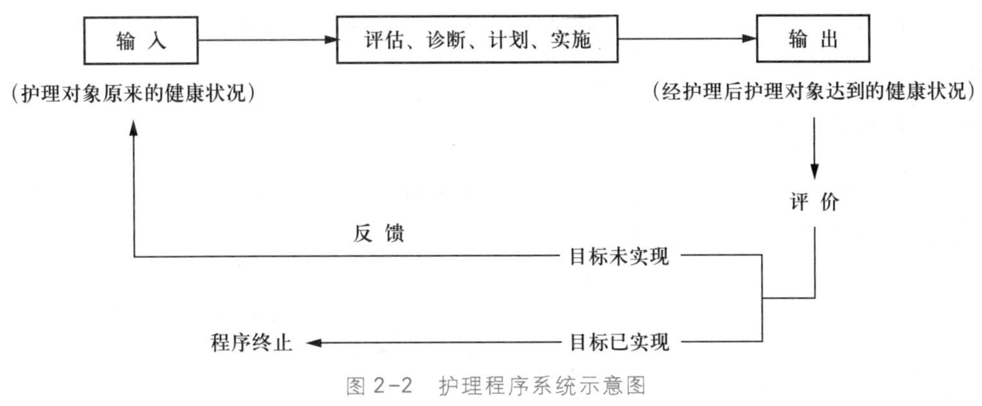

图 2-2　护理程序系统示意图

第二节　基本需要层次理论

学习要求

- ○ 需要的概念
- ○ 影响需要满足的因素
- ⊙ 马斯洛基本需要层次理论的内容
- ● 基本需要层次理论在护理中的应用

人作为社会的生物体有维持生存的最低限度需要。当个体需要得到满足时，就能维持身心健康，反之就会出现机体的失衡进而导致各种身心问题，甚至威胁到生命安全。护士应充分认识人类的基本需要及其重要性，在工作中及时预测并满足护理对象的需要，从而维持和促进其身心健康。

一、需要概述

（一）需要的概念

需要在汉语词典里的定义为"个体对事物的欲望或要求"。护理理论学家从不同的角度对需要进行了阐述，护理的创始人南丁格尔对需要的定义是"需要即新鲜的空气、阳光、温暖的环境及个体的清洁、排泄，以及各种防止疾病发生"。护理学家罗伊（Roy）认为"需要是个体的一种内在要求，它可激励个体产生一系列的行为反应，从而维持人的完整性"。

心理学理论认为，需要是个体的一种内部状态，或者是一种倾向，表现出个体对一定的生活和发展条件的要求。需要是形成动机的前提，与人的活动密切相关，每个人

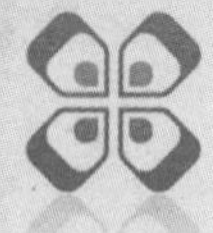

的活动都直接或间接、自觉或不自觉地为了满足机体的某种需要，从而促进个体的生存、成长与发展。

（二）影响需要满足的因素

人是一个具有生理、心理、社会属性的有机整体，人的基本需要的满足受多方面因素的影响，主要有以下几个方面。

1. 生理因素

影响需要满足的生理因素包括疾病、劳累、疼痛、躯体活动障碍等，这些因素会直接影响或限制需要的满足。如上消化道疾病可影响机体对营养需要的满足，肺部疾患可影响机体对氧气需要的满足。

2. 心理因素

个体处于焦虑、恐惧、愤怒、兴奋或抑郁等状态时会直接或间接影响其需要的满足。如焦虑引起失眠、食欲缺乏，同时又可导致精力不集中，影响工作、学习的质量，个体产生挫折感，从而间接影响个体自我实现需要的满足。

3. 认知因素

个体的认知水平会影响个体对有关信息的接受、理解和应用的能力，进而影响其基本需要的满足。此外，各种知识的缺乏也会影响个体有效地满足自身需要。

4. 其他因素

其他因素如环境的状况不佳，个体缺乏有效的沟通技巧、社交能力差、人际关系紧张，以及个体的生活习惯、文化背景、信仰、价值观和生活经历等都会影响个体需要的满足。

二、马斯洛基本需要层次理论的内容

（一）人的基本需要层次

美国人本主义心理学家马斯洛（Abraham Maslow）将人的基本需要按其重要性及发生的先后顺序，由低到高排成五个层次，并用“金字塔”形状来描述，形成了人类基本需要层次理论（图 2-3）。

1. 生理需要

生理需要是人类维持生存的最基本的需要，包括空气、水、食物、排泄、温度、休息、睡眠、活动、性、舒适与免于疼痛等的需要。生理需要是最低层次的需要，是其他需要产生的基础，因此应首先给予满足。

2. 安全需要

安全需要包括生理安全和心理安全两方面。生理安全是指个体需要防止现存或潜在的身体危害使机体处于一种生理上的安全状态，如行动不便者给予拐杖助行，视力弱者配戴眼镜以矫正视力等。心理安全则是指个体需要有一种心理上的安全感，以避免恐惧、害怕、焦虑等的发生。如人们更喜欢在熟悉的环境中生活，希望工作中有好

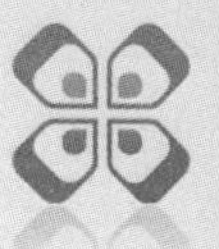

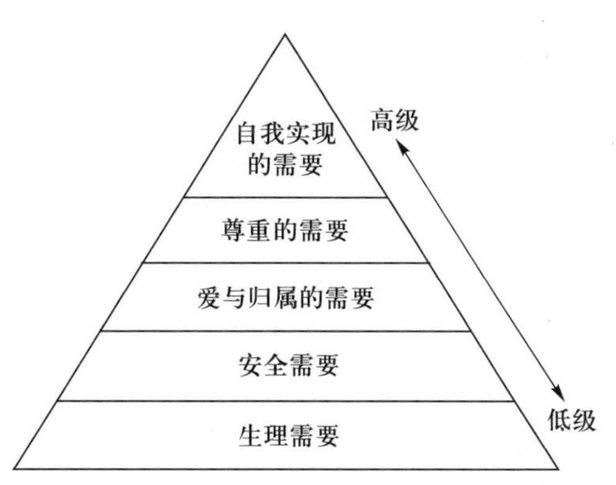

图 2-3 马斯洛的人类基本需要层次论示意图

的人际关系,祈求万事如意等都是为了更好地满足心理上的安全需要。

3. 爱与归属的需要

爱与归属的需要是指个体需要去爱别人、接纳别人,同时也需要被别人爱和接纳,归属于某一群体,从而避免孤独、被遗弃、空虚等。

4. 尊重的需要

尊重的需要包括自尊和被他人尊重两个方面。自尊指自信、自主,接纳自己,视自己是一个有价值的人;被他人尊重是指个体希望得到他人的认同、重视和赞赏。

5. 自我实现的需要

自我实现的需要是指个人的潜能得到最大限度的发挥,实现自己在工作及生活上的理想,并以此得到满足感。它是人类最高层次的基本需要,是其他较低层次的需要得到满足后,才出现并变得强烈,其需求程度及满足方式有很大的个体差异。

人在其生命历程中,总是设法满足自己各个层次的需要,但各个层次的需要的主要内容在不同时期是有差异的。马斯洛视人的一生为一个不断发展和完善的过程,人一生中的需要可能完全得以满足,也可能仅是部分得到满足或根本未能得到满足。

(二) 需要层次理论的一般规律

马斯洛认为,人类的基本需要由低级到高级构成不同层次的需求。不同层次需要间相互联系,有如下规律。

1. 基本需要在人类普遍存在,各层次需要相互依赖并重叠出现

较低层次需要的满足是较高层次需要出现的基础,较低层次的需要得到满足以后,更高一个层次的需要才会出现,并逐渐明显。高层次需要发展后,低层次需要依然存在。

2. 首先满足较低层次的需要再考虑较高层次需要

人类的生理需要是最基本、最低级的需要,只有当其得到满足以后,人才能得以生存,才有可能考虑其他的需要,因此必须首先得到满足。

3. 各种需要满足的时间性不同

人类的基本需要中维持生命的需要应立即给予满足,如氧气的需要;而有些需要可以暂缓满足,如食物、睡眠等,但这些需要始终存在,不可忽视。

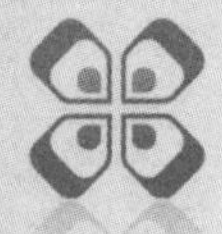

4. 需要之间的层次顺序并非一成不变

不同的人,在不同的条件下对需要满足的层次性会有所不同,首先满足的需要应该是最明显、最强烈的。古人"饿死不受嗟来之食",即体现了为自尊的需要而放弃了生理需要的满足。

5. 需要层次越高,其满足的方式和程度差异越大

人们对生理需要的满足方式基本相同,如呼吸空气、摄取食物、睡眠等。而对较高层次的需要如尊重、自我实现的满足却因个人性格、教育水平及社会文化背景等而有较大差异。

6. 基本需要的满足程度与健康密切相关

生理需要的满足是生存和健康的必要条件,而某些较高层次的需要虽不是生存所必需,但可促进生理机能更加旺盛,如不被满足,会引起焦虑、抑郁等负面情绪,并导致疾病的发生。

三、需要层次理论在护理中的应用

(一)马斯洛需要层次理论对护理工作的意义

马斯洛的人类基本需要层次理论在护理学上得到了广泛的应用,运用这一理论指导护理工作可以帮助护士。

1. 更好地识别患者需要

需要理论有助于护士领悟和理解服务对象的行为和情感,更好地识别患者需要,帮助其解决护理问题。如个体思念亲人,表明其爱与归属的需要尚未得到满足;患者住院期间担心得不到良好的治疗和照顾,对各种检查和治疗护理工作产生怀疑,则表明其安全的需要未能得到满足;患者担心因病影响工作和学习,则是在寻求自我实现的需要。

2. 预测服务对象尚未表达的需要

针对患者潜在的问题采取预防性的措施,以防止问题的发生。如为患者实施侵入性的护理操作前,预测患者可能出现的紧张心理,向其作必要的解释和承诺,使患者对护理人员产生信任感,减轻其紧张和焦虑的情绪。

3. 系统地评估服务对象的基本资料

人类基本需要层次理论可作为护理人员评估护理对象的理论框架,护理人员可按照需要层次系统地、有条理地收集和整理资料,避免遗漏。

4. 识别患者需要的轻重缓急

根据基本需要的层次及各层次需要间的相互关系,护士可识别护理问题的轻、重、缓、急,按优先次序科学地制订护理计划,满足患者的各种需要。

(二)患者的基本需要

人在健康的状态下能识别和满足自己的基本需要,但在机体患病时其自理能力下

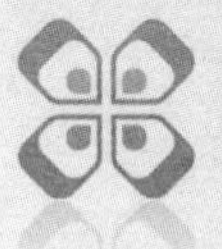

降，而疾病又可能导致个体某些需要的增加，从而出现个体的需求和能力间的失衡。因此，需要护理人员的介入并提供帮助，了解个体在疾病状态下有哪些特殊需要以及这些需要对健康的影响，设法给予满足。

1. 生理需要

疾病常常导致个体的生理需要得不到满足，如表现为呼吸困难、呼吸道阻塞、脱水、水肿、电解质紊乱、酸碱平衡失调、营养不良、特殊饮食需要、便秘、腹泻、大小便失禁、尿潴留、多尿、少尿、无尿、疲劳、各种睡眠型态紊乱、体温过高或过低、疼痛，甚至各器官功能衰竭。护理工作的重点是迅速评估患者的基本需要，采取有效措施予以满足。

2. 安全需要

患者患病期间由于环境陌生、舒适度改变，从而使安全感明显降低。患者的生理安全问题如坠床、跌倒、医源性损伤、医院感染；心理安全问题如对医院环境和医务人员陌生，信息缺乏，担心治疗效果，对检查、治疗的焦虑和恐惧，担心住院带来的经济问题等。护理人员应加强与患者的沟通，避免各种危险和损伤，提高医疗护理水平，增强患者的自信心和安全感。

3. 爱与归属的需要

患者住院期间，由于与亲人分离和生活方式的改变，爱与归属的需要变得更加强烈。一方面，他们希望得到亲友的关怀、爱护与理解；另一方面，又为自己不能像健康状态下给予亲友关爱而愧疚。护理人员应通过细致全面的护理，与患者建立良好的护患关系，使患者感受到护理人员的关爱、重视。同时创造条件允许亲友探视，介绍病友相互交流等，满足患者爱与归属的需要。

4. 尊重的需要

疾病可导致个体身体形象改变，影响其对自身价值的判断，担心自己成为他人的负担，担心被轻视，常见于截肢、烧伤患者。护理人员在与患者的交往中应注重其感受，尊重患者的隐私权，充分挖掘患者的自我护理潜能以增强其自尊感。

5. 自我实现的需要

这是患者在患病期间受影响较大且最难满足的需要。疾病不可避免地导致个体暂时或长期丧失某些能力，不得不离开学习和工作岗位。这常使患者陷入失落、沮丧，甚至悲观、绝望的情绪中。这种不良情绪反过来又会使个体的健康状况进一步恶化。由于自我实现需要的内容和满足方式因人而异，护理人员应鼓励患者表达自己的个性、追求，帮助患者认识自己的潜能，使患者重建人生目标，战胜疾病，为自我实现创造条件。

（三）满足患者需要的方式

1. 直接满足患者的需要

对暂时或永久性丧失满足自我需要能力的患者，护理人员应直接采取有效措施，满足患者的基本需要，以减轻痛苦，维持生命。

2. 协助患者满足其需要

对能部分满足自我需要的患者，有针对性地提供必要的帮助和支持，协助患者满

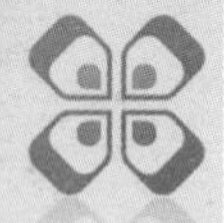

足需要；同时，护理人员可根据具体情况指导患者尽量依靠自己的力量满足需要，以提高患者的自护能力，促进患者早日康复。

3. 间接满足患者的需要

对有自护能力但缺乏知识的患者，通过健康教育、健康咨询、科普讲座等多种形式为其提供卫生保健知识，从而提高他们满足自我需要的能力。

将人类基本需要层次理论运用于护理实践中，护理人员必须把服务对象看作整体的人，在满足其低层次需要的同时应考虑其更高层次的需要，切不可把各层次需要割裂开来。虽然基本需要在人类普遍存在，但每个人的需要因人而异，且同一个体在不同的生命阶段其需要也有所不同，护理人员应重视个体需要的差异性，把识别和满足个体独特的需要作为工作重点。

第三节　压力与适应理论

学习要求

- 压力的概念
- 塞利的压力适应综合征学说
- 对压力的适应
- 对压力的防卫
- 压力理论在护理中的应用

压力是一种跨越时间、空间、社会、人格与文化的全人类体验。每个人一生中都会经历无数的压力，正确认识压力，并有效应对压力是现代社会中人们生存与生活的必备能力。

一、压力的概念

（一）压力

压力一词源于拉丁文“stringere”，有“紧紧地捆扎”之意。压力又称应激或紧张。近年来，有关压力的学说发展很快，在护理实践中得到广泛应用。学者们从不同角度解释压力，目前普遍认为，压力是个体对作用于自身的内外环境刺激做出认知评价后产生的非特异性反应。

（二）压力源

压力源是指能使机体产生压力反应的内外环境的刺激，只要对机体施加影响而促

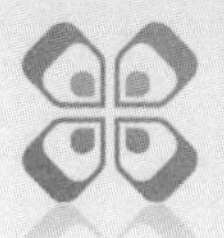

发机体产生压力的因素都被称作压力源。生活中常见的压力源有以下几类。

1. 躯体性压力源

躯体性压力源是指对身体直接产生刺激作用的刺激物，包括躯体的生理性变化、病理性变化、各种理化及微生物因素。生理因素如月经期、妊娠期、更年期、饥饿、口渴、缺少新鲜空气等；病理性因素如各种疾病引起的疼痛、乏力、缺氧等；物理因素如噪声、光线不适当、放射线、温度湿度不当等；化学性因素如空气和水源的污染、药物的毒副作用等。

2. 心理性压力源

心理性压力源是指来自大脑中的紧张信息而产生的压力，包括各种原因引起的焦虑、恐惧、挫折感、不祥感等，如考试成绩不理想、工作难以胜任等。

3. 社会性压力源

社会性压力源是指因各种社会因素及人际关系而产生的刺激。如战争、地震、丧失亲人、人际关系紧张、下岗等。

4. 文化性压力源

文化性压力源是指文化环境改变而产生的刺激。如个体从一个熟悉的文化环境到另一个陌生的文化环境，由于语言环境、风俗习惯不同而产生压力。

（三）压力反应

压力反应是指个体应对压力源所产生的反应，包括生理反应和心理反应两方面。

1. 生理反应

生理反应是表现为心率加快、血压升高、呼吸加快、血糖升高、胃液分泌增加、肠蠕动减慢、括约肌失去控制、免疫力下降等。

2. 心理反应

心理反应包括认知、情绪及行为反应。认知反应表现为注意力分散、记忆力下降等，情绪反应表现为焦虑、忧郁、怀疑、恐惧、愤怒、敌意等，行为反应表现为重复动作、行为紊乱或退化等。

二、塞利的压力适应综合征学说

塞利(Selye)是加拿大生理心理学家，被称为“压力理论之父”。塞利通过对人及动物的大量研究，提出了“压力与适应学说”，从基本的生理学角度说明压力，强调了人体神经内分泌系统与压力反应的关系。

（一）压力概念

塞利认为，压力是机体对内外环境中的各种不同刺激所产生的一种非特异性反应。所谓非特异性反应是指一种无选择性的影响全部或大部分系统的反应，即机体对任何作用于他的特殊因素所进行的反应。

(二) 压力反应

塞利认为压力的生理反应包括全身适应综合征和局部适应综合征。

1. 全身适应综合征(general adaptation syndrome,GAS)

塞利将压力理论与疾病的发生联系起来。他通过观察发现大多数疾病虽各有其独特性,但同时又有一些共同的症状和体征,如体重下降、疲乏、疼痛、失眠、颤抖、出汗、胃肠道反应等。因此,他认为无论是何种因素侵犯体内恒定系统时,都会引起一定的反应,但任何刺激都无法产生完全特异的反应,只会产生相同的反应群,他称之为全身适应综合征。

2. 局部适应综合征(local adaptation syndrome,LAS)

塞利同时指出,人体除了对压力的全身反应以外,还存在局部反应,他称这种发生在身体某一器官或区域内的反应为局部适应综合征,如局部炎症。

(三) 压力反应过程

塞利认为,全身适应综合征(GAS)和局部适应综合征(LAS)的反应过程分为三个不同的阶段。

第一阶段(警觉期):这是压力源作用于机体的直接反应。压力源刺激机体,引起机体出现一系列以交感神经兴奋为主的变化,表现为肾上腺皮质激素分泌增加,出现心率加快、血压升高等。如果机体持续地暴露于有害刺激中,在产生警告反应后就转入第二反应阶段。

第二阶段(抵抗期):人体与压力源处于抗衡阶段。机体的防御力量与压力源相互作用,形成动态平衡。如果机体适应成功,则内环境恢复稳定,激素水平、血压、心率也恢复正常,人体对外界刺激的敏感性下降;反之,机体出现持续性的损害继而进入第三阶段。

第三阶段(衰竭期):由于压力源强烈或长期侵袭机体,使机体内的适应性资源耗尽,抵抗力下降。表现为体重减轻,肾上腺增大,激素耗竭,淋巴系统功能紊乱,最后全身衰竭而危及生命。

三、对压力的适应

(一) 适应的概念

适应(adaptation)一词来源于拉丁语“adaptare”,意为“使配合”或“适应”。道氏医学词典将适应定义为:生物体以各种方式调整自己以适应环境的一种生存能力及过程。适应是所有生物的特征,是应对的最终目的。个体在遇到任何压力源时,都会尝试去适应它,如适应成功,身心的平衡就得以维持或恢复;反之,则会导致疾病。因此,生物体的适应行为是促使其更能适合生存的一个过程。

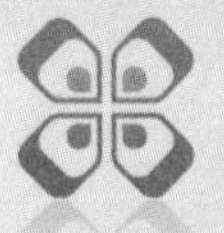

（二）适应的层次

适应是生命机体区别于无生命物体的一个特征。人类作为一种社会生物体其适应又较其他生物更为复杂，所涉及的范围更广。人类的适应可分为生理、心理、社会文化及技术四个层面。

1. 生理层次

生理适应是指个体通过机体生理功能的调整去适应外界环境的变化。人体有许多代偿性功能正是生理适应的表现，如个体的体温、血压、血糖等许多生理活动的昼夜节律性改变。例如初学跑步者会感觉心跳加快、呼吸急促、肌肉酸痛等，但坚持一段时间后，这些症状就会消失。某些时候机体的适应可以表现为感觉灵敏度的降低，这是由于某些固定刺激或持续反应所引起。例如，“久闻不知其臭”，就是因为持续受到特定气味的刺激而导致其敏感度降低所致。

2. 心理层次

心理适应是指当人们经受压力时调整自己的态度、情感去认识压力源，努力摆脱或消除压力，以恢复心理上的平衡。通常心理适应主要是通过心理防卫机制或学习新的行为（如松弛术）来应对压力源。

3. 社会文化层次

社会文化层次包括社会适应和文化适应。社会适应是指调整个人的行为以适应社会的法规、习俗和道德规范，如新上岗的护士要学习相关的规章制度、熟悉新的工作环境等，就是为了适应某一特定环境下的社会道德与行为规范的要求，以便与这一特定的群体相协调。文化适应是指个体调整自己的行为，使之符合某一特定文化的观念、思想、传统和习俗等的要求，如入乡随俗就是指文化适应。

4. 技术层次

技术适应是指人们在继承文化遗产的基础上不断创新科学工艺和技术，以改善生存环境，控制自然环境中的压力源。但是，随着现代技术的发展，人类在改造自然的活动中又制造了新的压力源，如水、空气和噪声污染等，这是人类面临的新课题。

四、对压力的防卫

不同的个体对同一种压力所做出的反应是千差万别的，其反应型态取决于个体对压力的感知及其应对能力和条件，也就是说，压力源并无绝对的强弱度。一般来说，没有适当防卫能力的人，感受到的压力相对严重，甚至会导致疾病的发生。反之，自然防卫能力强的人，能耐受许多压力源，甚至认为是适当的。人们除了具有自然防卫能力以外，还可以通过学习获得一些新的应对技能，以主动处理所面临的压力情况。以下防卫模式有助于人们避免严重压力反应。

（一）第一线防卫——生理与心理防卫

生理防卫是指包括遗传因素、营养状况、免疫机制等在内的生理状况。如完整的

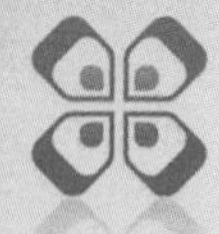

皮肤和健全的免疫系统可抵抗病毒、细菌等微生物的侵袭；营养不良的人，即使是受轻伤也容易发生感染等。

心理防卫是指心理上对压力做出适当反应的过程。个体常常在潜意识状态下运用一种或多种心理防卫机制，以达到解除心理冲突、避免焦虑及解决问题的目的。

（二）第二线防卫——自力救助

当个体处于压力源较强，而第一线防卫能力较弱时，就会出现一些身心应激反应，如反应严重，就必须进行自力救助，以减少疾病的发生。常用的自力救助方法有如下4种。

1. 正确对待问题

面临压力源时，人们应首先识别压力的来源，然后采取相应的措施进行针对性的处理。

（1）评估压力源：一般可以用提问的方式找出压力源。如可以问自己下列问题：是不是没有得到足够的休息或是精神太紧张？是不是担心自己可能生病了？是不是在工作、学习和生活上对自己要求过高？是不是人际关系处理得不当？是不是有麻烦事未能解决？是不是短期内出现了许多生活变化？

（2）采取应对措施：如果在以上问题中找到了一种或几种可能的情况，就应针对问题采取应对措施。尽量改变状况，当压力源无法改变时，应进行个体行为的改变，从而改变自己面临压力源时的感受和反应。如个体感觉工作繁忙，家务负担重，则可说服家庭中的其他成员共同分担家务，这样可减轻个体压力，从而达到适应的目的。

总之，面临压力时，要及时找出压力源，并尽可能早期处理，不能否认、回避问题的存在而任其发展，否则对身心健康有害。

2. 正确对待情感

一般来说，人们面临压力时可产生焦虑、沮丧、愤怒或其他情绪。这些情感体验持续时间过久会对个体的身心造成伤害，应及时处理。首先应找出引起这些情感体验的原因，有哪些伴随生理反应，如食欲缺乏、心悸、失眠等；其次，正确认识这些情感，并进行认真的分析、排解，处理好自己的情绪。可回忆过去经历过的有效的应对方法，如与朋友交谈或心理防卫机制的运用等。

3. 利用可能的支持力量

当个体经受压力时，如果有一个强有力的社会支持网予以支持，可有效地帮助其渡过难关。如当一个人因某些事件感到焦虑时，可采取如下方法。① 找一个曾有过类似经验并能设身处地为其着想的朋友交谈，这样可减轻其焦虑程度。② 寻求有关信息的过程也能减轻焦虑。③ 有心理障碍的人到心理咨询中心寻求帮助等。

就个体而言，社会支持系统成员可以是父母、配偶、子女和好友等，也可以是有关的专业机构。现有的研究证明，社会支持能有效缓解压力的不良影响，有社会支持的人较少发生心身疾病，其寿命也相对延长。

4. 减少压力的生理影响

良好的身体状况是有效抵抗压力源侵入的基础，而当个体身体状况不良时，容易

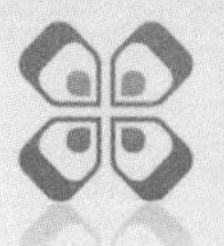

遭受严重压力反应的伤害。所以，提高人们的保健意识，如养成良好的生活行为习惯，注意改善营养状况、戒烟限酒等有助于加强第一线防卫。此外，传统的气功疗法、松弛锻炼，以及一些娱乐健身活动，如音乐欣赏、阅读、太极拳、散步等均是帮助人们缓解压力的实用方法。

（三）第三线防卫——专业辅助

当强烈的压力源突破了个体的第一、第二线防卫后导致个体出现身心疾病时，就必须及时寻求医护人员的帮助，由医护人员提供针对性的治疗和护理，如给予物理治疗、心理治疗及药物治疗等，并给予必要的健康教育来提高个体的应对能力，以利其康复。第三线防卫对于已经遭受严重压力侵袭的个体而言非常重要，若专业辅助不及时或不恰当，则会出现病情加重或演变成慢性疾病，如溃疡性结肠炎、慢性忧郁症。这些疾病又可成为新的压力源而加重个体的压力。

五、压力理论在护理中的应用

压力是每个人在生命活动中都不可避免的经历。一个健康状况良好的人如果在面临压力时不能进行有效的调适，就会出现一系列的压力反应而引起疾病；而一个患者就更有可能因面临更多的压力源难以适应，以至于病情加重。所以，护理人员应了解患者有可能面临的压力源，通过各种护理措施帮助其减轻压力反应，尽快达到全面的身心康复。

（一）医院中常见的压力源

1. 环境陌生

患者对就医环境感到陌生，对医护人员不了解，对饮食不习惯，对医院的作息制度不适应等。

2. 疾病威胁

患者感受到严重疾病对生命及健康造成的威胁，担心可能罹患了难治或不治之症，今后的生活及工作会受到影响等。

3. 缺少相关信息

患者对疾病的诊断、治疗和护理措施不了解，对医护人员所说的医学术语不理解，不能得到医护人员耐心的解答等。

4. 丧失自尊

患者因疾病的原因生活不能自理而依赖他人的照顾，不能按自己的意志行事，如不能独立完成进食、如厕、沐浴、穿衣等。

5. 不被重视

患者因与所熟悉的家庭环境、工作环境隔离，不能与家人和朋友交流，与病友之间缺乏沟通，感到不被他人重视等。

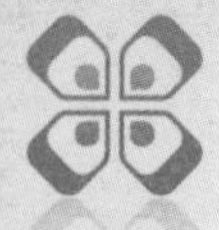

（二）与护理工作有关的压力源

护理人员为患者提供的专业服务是为了满足其身心的需要，有利于患者的康复，但如稍有不慎，护理工作也可能成为压力源，给患者带来负面影响，因此，在护理工作中必须注重护理质量，避免出现下列各项与护理工作有关的压力源。

1. 护理人员不了解或忽略了患者的需要（包括生理的、心理的和社会的需要）。
2. 护理人员业务技术不熟练或缺乏观察能力，对病情变化未能及时发现和处理。
3. 护理工作中对环境的安排不妥当，如有噪声、湿度和温度不适宜、光线过强等。
4. 护理工作中未重视建立相互信任的护患关系。
5. 护理工作中忽略了与患者家属的合作。

（三）帮助患者应对压力

患者面临压力时，护理人员是其社会支持网络中的重要成员，因此，护士应积极减轻患者压力，帮助其有效调适，促进其康复。

1. 评估分析压力源

评估患者压力的程度、持续时间、过去应对压力的经验，以及可能得到的社会支持，并与患者共同分析，找出压力源。

2. 创造良好的住院环境

适宜的环境是患者康复的必要条件，护士应该给患者创造一个安静、整洁、舒适、安全的环境，从而减少不良环境对患者的影响。

3. 针对实际情况解决问题

护士应根据患者压力源，针对性地解决实际问题。如消除或减轻患者的痛苦；尊重、接纳患者；及时为患者提供有关诊断、检查、治疗及护理等信息，以预防或减轻患者的压力反应。

4. 指导患者运用恰当应对方法

护士应鼓励患者表达自己内心的真实想法、感受，允许和理解其宣泄自己的情感，适时指导患者运用放松技巧缓解心理压力。

5. 调动患者的社会支持系统

社会支持系统是一种良好的社会资源，护士应积极利用。协助患者建立良好的人际关系，鼓励患者家人参与并配合治疗，从而减轻患者的压力。

（四）护士的职业压力

护理是卫生保健行业中压力最大的职业之一。近几年来，护理人员的压力状况受到越来越多的关注。护理职业压力过大不仅影响了护理人员的身心健康，还导致了护理质量下降、人员流失等现象的发生。因此，护理人员应利用压力理论对自身所面临的压力进行有效的调节，以达到适应的目的。

1. 护理工作所承受压力

（1）紧张忙碌的工作性质：护理工作直接关系到人的生命与健康，临床上患者病

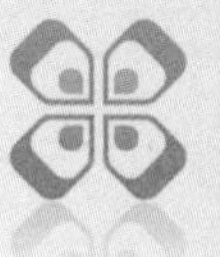

情变化多端，护士随时面临着急症抢救，同时还要满足患者的各种需要，这些都会使护士产生工作压力。

（2）超负荷的工作量：随着人们健康意识和保健需求的日益增长，以及护理人力资源不足，护士个体所承担的任务繁重，造成工作量普遍超负荷。

（3）工作时间不固定：由于护理工作的连续性要求高，护士工作需要三班倒，昼夜变更频繁，扰乱了正常的生理节律，增加了机体的调适难度。

（4）复杂的人际关系：护理工作所要面临的人际关系错综复杂，包括护患关系、医护关系、护理人员之间的关系，护士与后勤、行政人员关系等，这无疑增加了护理人员的压力。

（5）高风险的工作：担心发生差错事故是护士的主要工作压力源之一，随着患者法律意识、维权意识的增强，护士工作面临着更高的职业风险，这给护士带来更大的心理压力。

（6）不良的工作环境：医院是患者集中的地方，是治病救人的场所，护士随时可能受到细菌、病毒等诸多有害致病因子的侵害；同时还要应对许多血腥的场合及面对许多生离死别的场面。这些都给护理人员带来了一定的压力。

2. 护士工作压力的应对

（1）妥善处理人际关系：护理工作面对着复杂的人际关系，护士应设法积极应对，妥善处理，以减少因人际关系紧张或冲突所带来的压力。

（2）提高自身业务素质：加强学习，不断提高自身的专业知识和业务技能水平，树立正确的职业价值观，提高自我调适、解决问题等应对压力的能力。

（3）调动社会支持系统：建立社会支持系统，寻求适当的、可倾诉的对象，求得支持并宣泄自身压力。

（4）应用恰当的应对方法：① 培养个人业余兴趣、爱好，以利于工作之余自我放松调节。② 保持健康的生活方式，如适当运动、充足睡眠，保持舒畅、愉快的精神状态。③ 寻求适合自我情绪放松途径，如听音乐、画画、看书等。④ 学习一些松弛技巧并加以应用。

第四节　成长与发展理论

学习要求

○ 成长与发展概述

⊙ 心理社会发展理论及其在护理中的应用

成长和发展贯穿于人的生命全过程，人在成长发展的不同阶段都有不同的特点及需要解决的特殊问题。护理人员学习成长发展理论，了解服务对象不同成长发展阶段的身心特征，有助于提供适合护理对象所处生命阶段的护理服务。

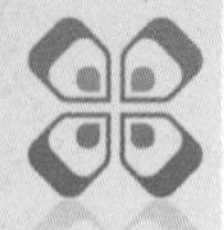

一、成长与发展概述

（一）成长与发展的概念及组成

成长与发展又称生长与发育，是人在整个生命历程中的一个自然而又不断变化的动态过程。成长又称生长，是指人生理方面的改变，是细胞增殖的结果，可用量化的指标来测量，如身高、体重、骨密度等的变化；发展又称发育，是指生命过程中有顺序、可预测、持续进行的功能改变，是学习的结果和成熟的象征。发展是质的变化，一般不易通过量化的指标来测量，如行为改变、技能增强等。

成长与发展由生理、认知、情感、精神、社会、道德等组成。

（二）成长与发展的规律及影响因素

人的成长发展是非常复杂的过程，具有一定的个体差异，但总体也遵循一定的规律。其特征性规律包括可预测性、顺序性、连续性和阶段性、不平衡性、个体差异性及关键期等。

成长发展过程受多种因素的影响，其中遗传和环境因素是影响成长发展的两个最基本的因素。遗传因素决定生长发育的潜力，而这种潜力又受到环境因素的作用和调节，两方面相互作用、相互影响，决定了生长发展的水平。

二、心理社会发展理论及其在护理中的应用

关于人的成长与发展的理论有很多，以下主要介绍在护理领域中广泛应用的有关人在心理社会方面的成长与发展理论。

（一）弗洛伊德的性心理发展学说

弗洛伊德（Sigmund Freud，1856—1939），奥地利著名的精神病学家，被誉为"现代心理学之父"，是精神分析学派的创始人。他用精神分析的方法观察人的行为，以多年对精神病患者的观察及治疗的过程为依据，创立了性心理发展学说。

弗洛伊德认为人的本能是追求生存、自卫及享乐，而原欲（libido）或称为性本能是刺激人活动的原动力。原欲是人的精神力量，也是性心理发展的基础。人的一切活动都是为了满足性本能，但条件及环境不允许人的欲望任意去满足，因此，人的本能压抑后会以潜意识的方式来表现，从而形成了性压抑后的精神疾患或变态心理。其学说包括意识的层次、人格结构和人格发展（性心理发展）阶段三个理论要点。

1. 意识层次理论

弗洛伊德把人的心理活动分为意识、潜意识和前意识三个层次，并将其形象地比喻为漂浮在大海上的一座冰山。

（1）意识：是指个体直接感知的心理活动部分，如感知觉、情绪、意志和思维等，被

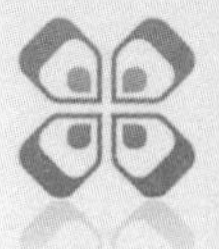

形容为海平面以上的冰山之巅部分。

（2）潜意识：是个体无法直接感知到的深层的心理活动部分。潜意识虽然不被意识所知觉，但它是整个心理活动中的原动力，被形容为海平面以下的冰山部分。潜意识的心理活动是一切意识活动的基础，人的大部分行为由潜意识所左右，被压抑到潜意识中的各种欲望，如果不被允许进入意识中，就会以各种变相的方式出现。其中潜伏的心理矛盾、心理冲突等常是导致个体产生焦虑乃至心理障碍的症结。

（3）前意识：是介于意识和潜意识之间，主要包括目前未被注意到或者不在意识之中，但通过自己关注或经他人提醒又能被带到意识区域的心理活动，被形容为介于海平面上下部分，随着波浪的起伏时隐时现。

2. 人格结构理论

弗洛伊德认为人格由三部分组成，即本我、自我和超我。三者彼此调节及互动，个体形成了独特的人格特质。当三者处于平衡状态时，个体能较好地适应社会。

（1）本我：是人格中最原始的部分，处于潜意识中，由先天的本能与原始的欲望组成，其中性本能对人格发展最为重要。本我完全是无意识的，受快乐原则支配，目标在于获取最大的快乐和最小的痛苦，是人类非理性心理活动的部分。

（2）自我：是人格中理智而符合现实的部分，介于本我与超我之间，大部分存在于意识中，小部分存在于潜意识中。自我不仅包含对自己的确认，还包括与外界接触后的各种感觉的确认。自我受唯实原则支配，在本我的冲动欲望与外部现实的制约之间起调节作用，从而使人的行为适应社会和环境。自我的发展及其功能决定着个体心理健康的水平。

（3）超我：是人格中最理性、构成良知与道德价值观的部分，大部分存在于意识中，由社会规范、道德观念等内化而成。超我遵循完美原则，对个体的动机进行监督和管制，按尽善尽美的原则指导自我、限制本我，达到自我完美的高度。

3. 人格发展（性心理发展）理论及护理应用

弗洛伊德认为个体发展的内在动力是“性本能”，又称“原欲”。人格的发展经历五个可重叠的阶段，其中前三个阶段是人格发展的关键期。由于弗洛伊德主要强调性的概念，人们认为他是泛性论者。因此，其人格发展理论又称为性心理发展理论。弗洛伊德将性心理发展分为口欲期、肛欲期、性蕾期、潜伏期及生殖期 5 个阶段。

不同发展阶段的特点及护理应用见表 2-1。

表 2-1　人格发展（性心理发展）各阶段特点及护理应用

阶段	特点	护理应用
口欲期 0～1 岁	原欲集中在口部，快乐和安全感通过吮吸、吞咽、咀嚼等与口有关的活动获得。如果口部的欲望得到满足，则有利于情绪及人格的正常发展	满足婴幼儿口部的欲望，通过恰当的喂养和抚触给婴幼儿带来舒适和安全感，以利于正常情绪及人格的发展
肛欲期 1～3 岁	原欲集中在肛门区，愉快感来自排泄所带来的快感和自己对排泄的控制。训练得当，养成良好习惯，是形成以后人际关系的基础	进行恰当排便训练，培养自我控制能力。鼓励和表扬，给幼儿愉快体验。但避免训练过早或过严

续表

阶段	特点	护理应用
性蕾期 3~6岁	原欲集中在生殖器,对自己性器官感兴趣,并产生性别差异,恋慕异性的父母,排斥同性的父母。此期能与同性别父母亲建立性别认同感,有利于儿童形成正确的性别行为和道德观念	引导儿童对性别的认同,帮助其解决恋母或恋父情结的矛盾冲突。有助于其日后走出家庭,建立良好的两性关系
潜伏期 6~12岁	早期的性冲动被压抑到潜意识中,把精力投入到学习、游戏等各种智力和体育活动上。快感来自对外界环境的体验,喜欢与同性别的伙伴一起游戏或活动。此期顺利发展,可获得许多人际交往经验,促进自我发展	为儿童提供各种活动的机会,鼓励追求知识,认真学习,积极锻炼;包括游戏、学习文化知识、身体活动等
生殖期 12岁以后	原欲重新回到生殖器,注意力转向年龄相近的异性,并逐渐培养独立性和自我决策的能力,性心理的发展趋向成熟	尊重青少年的自主意识,鼓励其独立性、自我决策能力,正确引导青少年与异性的交往

(二)艾瑞克森的心理社会发展理论

艾瑞克森(Erik Erikson,1902—1994年)是美国哈佛大学的心理分析学家,是弗洛伊德的女儿安娜·弗洛伊德的学生。他在弗洛伊德性心理学说的基础上,将理论扩展至社会方面,于1950年提出了解释整个生命过程的心理社会发展理论。

理论强调文化及社会环境在人格发展各个阶段中的重要作用,将人的发展分成8个阶段,每个阶段都有一个发展的危机或中心任务必须解决。危机处理成功与否直接导致正面或负面的心理社会发展结果,并直接影响其健康人格的发展。艾瑞克森的心理社会发展过程及护理应用见表2-2。

表2-2 艾瑞克森的心理社会发展过程及护理应用

发展阶段	发展危机	发展任务	发展结果		护理应用
			正面	负面	
婴儿期 0~18个月	信任对不信任	与照顾者(父母)建立信任感,让婴儿体验信任和不信任,信任>不信任	建立信任感,表现为信赖他人、有安全感、乐观,愿意与人交往,有信心,形成有希望的品质	不信任感,表现为焦虑不安、畏缩或疏远他人	满足食物和卫生等生理需求,拥抱、抚摸,轻柔交谈,提供视觉刺激,减轻父母焦虑
幼儿期 18个月~3岁	自主对羞愧或疑虑	适时学习最低限度的自我照顾及自我控制能力,获得自主感	产生自我控制感、自信和自主性,形成有意志的品质	缺乏自信,表现为怀疑自己的能力,过度自我限制或顺从,任性及反抗	赞赏、解释、抚慰。鼓励力所能及的自理活动,提供自己决定的机会

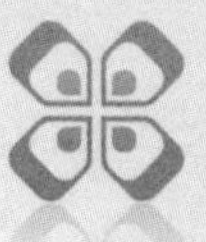

续表

发展阶段	发展危机	发展任务	发展结果		护理应用
			正面	负面	
学龄前期 3~6岁	主动对内疚	获得主动感,体验目标的实现	明确自己生活的目的和方向,能主动进取,有创造力,形成有目的的品质	缺乏自信,内疚或罪恶感;态度消极,怕出错,过于限制自己的活动	鼓励和表扬有益的主动行为,重视游戏的意义,提供创新机会,满足合理的要求,倾听、耐心回答
学龄期 6~12岁	勤奋对自卑	获得勤奋感	学会与他人竞争、合作、守规则,求得创造与自我发展,形成有能力的品质	自卑,充满失败感,从学校学习及同学交往中退缩下来	帮助继续完成学习任务,允许其业余爱好或帮助护士准备、整理用物,体验成就感
青春期 12~18岁	自我认同对角色紊乱	建立自我认同感	接受自我,明确生活目标,并为之努力	角色紊乱,难于进入角色要求	创造参与讨论机会,支持和赞赏其正确决定,尊重隐私,树立良好形象
青年期 18~35岁	亲密对孤独	发展亲密关系,承担责任和义务,建立友谊、爱情和婚姻关系	美满的感情生活、亲密的人际关系、良好的协作精神、尽职尽责	缺乏人际交往,逃避工作或家庭责任,性格孤僻	帮助保持亲友联系,多提供恋人相处机会,帮助重新设定现实的生活目标
中年期 35~65岁	繁殖或有成就对停滞	养育下一代,获得成就感	富有创造性,热爱家庭,生活充实,关心他人	自私,自我放纵和缺乏责任感	给予更多感情支持,帮助调整和适应角色,适当赞扬成就
老年期 65岁以上	完善对失望	建立完善感	感到人生值得,表现为乐观、满足、平静,安享晚年,形成智慧品质	出现挫折感、失落感和绝望感,追悔、消极	耐心倾听,肯定成就,发掘潜能,鼓励交往和参加活动,及时发现不良情绪,采取相应措施,避免意外发生

(三)皮亚杰的认知发展理论

皮亚杰(Jean Piaget,1896—1980)是瑞士杰出的心理学家和哲学家,基于对儿童数十年的观察和研究,提出了一套有关儿童思维、推理和问题解决的理论,即认知发展理论。

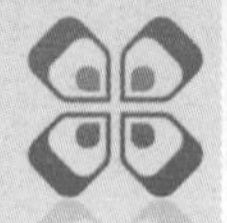

其理论认为人的智力发育是人与环境的相互作用，经同化及顺应两个基本认知过程而形成的。认知发展是一个有序的、连续的过程，分为四个阶段，各个阶段之间互相关联，相互影响。皮亚杰的认知发展理论及护理应用见表2-3。

表2-3　皮亚杰认知发展各阶段特点及护理应用

阶段	特点	护理应用
感觉运动期 0~2岁	是思维的萌芽期 通过身体动作及感觉认知周围的世界。分为：反射练习、初级循环反应、二级循环反应、二级图式协调、三级循环反应、表象思维开始等6个亚阶段	提供各种感觉和运动性刺激，如色彩的视觉刺激；轻柔悦耳的语言听觉刺激；轻柔抚摸的触觉刺激；提供玩具和游戏等；应注意不要触及危险物品
前运算思维期 2~7岁	以自我为中心的思维 能用语言及符号表达时间、地点及人物，但感知局限，思考方式固定。思维尚缺系统性和逻辑性，注意力集中在单一的事物上	利用其象征和表象思维，通过游戏、玩具等方式进行沟通，让其表达自己的感受；尽量从儿童的角度出发满足其需求。可通过适当的规则，要求服从及配合完成任务，如治疗与护理
具体运算思维期 7~11岁	脱离以自我为中心的思维方式 开始同时考虑多方面问题，获取逻辑思维能力，并在分类、数字、时间和空间概念上有了很大的进步，具有心理操作能力，并去认识及反映内外部世界，具有广泛性、灵活性及深刻性	可用图片、模型及配上简短的文字说明等具体方式进行沟通，不用抽象的词语。解释有关事情发生、过程及其必要性，并提供适当的机会让其进行选择
形式运算思维期 11岁起	思维能力得到迅速发展 从具体思维转向抽象逻辑思维。是一种新的自我为中心阶段，富于想象，迷恋科幻。能独立整理自己的思想，并按所有的可能性做出推测和判断	对有关事情发生、过程及其必要性做更详尽的解释，如治疗和护理过程，鼓励青少年做出合理地选择。尊重隐私，不要嘲笑或否定其天真的想法

第五节　人际沟通

学习要求

- ○ 人际沟通的概念和构成要素
- ⊙ 人际沟通的种类
- ⊙ 影响有效人际沟通的因素
- ● 常用的人际沟通技巧

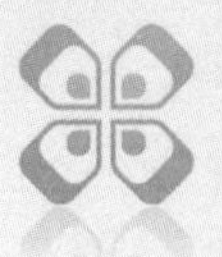

沟通是人际交往的主要形式及方法，沟通能传递信息、交换意见、表达思想及情感，建立各种人际交往。护理工作是为人的健康服务的，护理工作的对象是千差万别的人，因此，要求护理人员在为人提供健康服务时，熟练运用沟通的理论和技巧，才能进行有效的沟通，从而保证护理工作的顺利进行。

一、人际沟通的概念和构成要素

（一）概念

沟通是信息发送者遵循一系列共同规则，凭借一定渠道（又称媒介或通道），将信息发送给接收者以达到互通信息的过程。沟通是建立人际关系的基础。

人际沟通是指人们运用语言或非语言符号系统进行信息（思想、观念、动作等）交流沟通的过程。

（二）人际沟通的构成要素

1. 信息背景

信息背景是指沟通发生时的场所或环境，它包括物理的场所、特定的时间、参与沟通者的个人特征，如各种感知、情感、文化层次等。这些背景或情景是沟通的触发体，刺激机体产生沟通的需要及欲望。

2. 信息发出者

信息发出者是指发出信息的主体，这一主体可以是个人、群体或组织。信息发出者对信息的理解、整理受其社会文化背景、知识结构及沟通技巧等的影响。因此，同一个意思，不同的人表达的方式可能相差甚远。

3. 信息

信息是指信息发出者希望传递的观点、思想、情感等，包括语言和非语言的行为，以及这些行为所传达的所有内容。信息可以是语言、文字、图表，或是动作、眼神、表情等。信息是沟通的最基本的因素，是沟通的灵魂。

4. 信息传递途径

信息传递途径是指信息发出者和接受者之间的传递媒介。信息传递的途径包括视觉、触觉、听觉、味觉和嗅觉等感觉。

5. 信息接受者

信息接受者是信息接收的主体，对信息进行解码并加以理解。这一过程受信息接受者的个人经验、知识结构、生活背景、心理状态、沟通技巧及态度等的影响，从而对信息有不同的理解及诠释。

6. 反馈过程

反馈过程是指沟通双方彼此间的回应，了解信息是否准确传递。只有当信息发出者所发出的信息和信息接受者接收到的信息相同时，沟通才是最有效的。为保证沟通效果，在沟通过程中，信息发出者应注意寻找信息接受者的各种语言和非语言反馈。

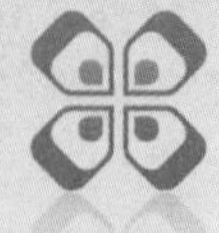

二、人际沟通的种类

根据沟通中所使用信息的种类，可将人际沟通分为两大类，即语言性沟通和非语言性沟通。

（一）语言性沟通

语言性沟通是指以语言、文字或符号的形式进行的沟通。语言沟通包括口头语言和书面语言的沟通，其效果受个人意识、文化程度及所处社会、经济的影响。人与人之间的沟通，大约有35%属于语言性沟通。在护理工作中，护士采集病史、做健康宣教、实施护理操作等都要用到语言性沟通。为了与服务对象之间进行有效沟通，护士应评估服务对象的语种及对语言的运用能力，以便选择适合的语言来清楚表达所需传递的信息，与患者沟通时尽量避免使用医学术语。

（二）非语言性沟通

非语言性沟通指信息传递是通过身体姿势、面部表情、手势、眼神、空间距离等方式。人与人之间的沟通约有65%是非语言沟通的形式，因此，非语言更能准确反映出人的思想及情感。由于一个人很难控制自己的非语言性反应，所以非语言的表现一般较能表达真实的感受或更接近事实。

1. 非语言沟通的特点

（1）真实性：非语言沟通往往比语言沟通更能够表露其真实含义。人的非语言行为更多是一种对外界刺激的无意识的直接反应；而在语言沟通中，人们可以控制词语的选择。

（2）广泛性：非语言沟通的运用是极为广泛的，即使在语言差异很大的环境中，也可以通过非语言信息了解对方的想法和感觉，从而实现有效的沟通。

（3）持续性：非语言沟通是一个持续的过程。从沟通开始，双方的仪表、举止就传递出相关的信息，双方的距离、表情、身体动作就显示着各种特定的关系。

（4）情景性：在不同的情境中，相同的非语言符号会表达不同甚至相反的含义。如在不同的情境下，流泪既可表达悲痛、委屈等情感，也可以表达幸福、兴奋、感激等情感。

2. 非语言沟通的形式

非语言沟通主要通过体语（包括仪表、面部表情、目光接触、身体姿势、触摸）、空间距离等形式表达。

（1）仪表：包括相貌、身材、衣着、装饰等。在护理工作中，患者的仪表可以为护士提供一些与患者健康状况有关的信息，如社会地位、身体状况、职业、宗教信仰、文化修养、自我概念；而护士的仪表同样会影响患者，护士整洁、美观、朴实、大方的仪表对建立良好护患关系能起到积极作用。

（2）面部表情：是常用的非语言沟通方式，是沟通中最丰富的内容。人可以通过

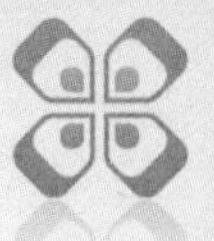

面部表情来表达“喜、怒、忧、思、悲、恐、惊”的情感体验，如担忧时会出现皱眉等。护士应注意患者的面部表情，从中寻找信息，了解患者的心理状态；患者也会从护士的面部表情中获取相关信息，并将它与自己的需要相联系，所以护士面对患者时，应控制自己的紧张、厌烦、害怕等负面情绪。

护士面部表情的基本功是“职业微笑”，它是美的象征、爱的体现。护士与患者交谈时应面带微笑，这种微笑是发自内心的，表现出真诚、亲切、关心、同情和理解，是患者不可缺少的精神安慰剂。护士在微笑中为患者创造出愉悦、安全、可信赖的气氛。

（3）目光接触：目光既可表达和传递情感，又可显示个性的某些特征，影响他人的行为。会谈时，护士镇定的目光，可使恐慌的患者有安全感；护士热情的目光，可使沮丧患者有信心，但目光接触不宜过长，否则可能会引起副作用。行为科学家认为只有相互注视对方才能彼此沟通。

注视角度：平视。以显示护士对患者的尊重和护患之间的平等。

注视部位：社交凝视区域，即以双眼为上线、唇心为下顶角所形成的倒三角区内。

注视的时间：与对方交谈注视的时间累计达到谈话时间的 30%～60% 才能使对方产生信赖和喜欢；每次不超过 10 s。

（4）身体姿势：包括手势及其他的身体姿势，可用挥手、点头、摇头、扬眉、耸肩等外表姿态进行沟通，如友善地点头，轻轻地挥手或拍拍背，也会使患者感到温暖或快乐，产生安全感和受尊重感。手势在日常沟通中使用频率很高，可以用来强调或澄清语言信息。在某些场合，手势与其他非语言行为结合起来可以代替语言信息，如请人坐下时可以用热情的手势来表达。身体的姿势可以反映一个人的精神状态、身体健康情况及自我概念。护士可以通过观察患者的身体姿态收集有关病情信息，为诊断治疗和护理提供依据。

（5）触摸：触摸是非语言沟通中的一种特殊形式，又称专业性皮肤接触，包括抚摸、拥抱、握手等。

触摸的生理作用：① 按摩和触摸刺激可以增强人体免疫系统功能，有益健康。② 皮肤接触可以治疗和预防婴儿某些疾患。新生儿抚触能促进其生长和智能发育，提高婴儿的免疫能力。③ 促进血液循环、预防压疮。④ 减轻疼痛。

触摸的心理作用：① 皮肤接触可作用于精神、神经系统，使患者感到愉快、放松，体会到人间真情，唤起对生命的珍惜等。② 怀抱婴儿可给予他最好的情感温暖，如果不能满足，则可出现食欲缺乏、发育不良、智力衰退、性格缺陷等“皮肤饥饿症”表现。

触摸在护理中的应用常见于以下方面。

1）通过为长期卧床患者按摩、翻身、擦浴等皮肤接触，促进血液循环，预防压疮。

2）当患者疼痛时，轻轻地抚摸他的手或拍拍他的肩，可减轻其痛苦；产妇分娩阵痛时紧握她的手，可以稳定她的情绪，按摩她的腹部，可促使顺利分娩，从而降低剖宫产率。

3）病情允许时，护士应经常将婴儿抱在怀中，抚摸其头、背、肢体等部位，怀抱与爱抚，对婴儿的身心健康能起到重要作用。新生儿抚触是通过专业医护人员对新生儿

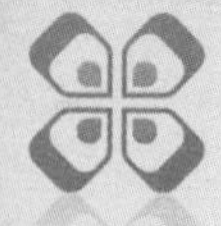

皮肤各部位进行有次序的、有手法技巧的抚摸，让大量温和的良好刺激通过皮肤传达到大脑，产生生理效应，促进婴儿的生长和智能发育，提高患儿的适应能力。

4）护士在护理视觉或听觉方面有障碍的患者时，触摸还可传递关怀之情。对悲痛欲绝的人，用手拍拍他的肩膀或紧紧握住他的手，表示安慰、理解、支持，比任何语言更有其特殊意义。

护士要恰当地、适宜地使用专业性触摸，不同的患者、不同的情景应采取不同的皮肤接触方法，避免因不恰当的接触产生负面效果。

（6）空间距离：空间距离为个体提供了安全感，每个人都需要有一个相对独立的空间去思考、感觉并与他人进行沟通。在人际交往中，人们常常根据自己的情感、沟通的内容、双方关系的性质以及沟通时的相互影响而有意无意地保持相互的距离。在护理人际沟通中，护士应重视距离在沟通的有效性和舒适感中所起的作用。美国人类学家爱德华·霍尔将人际沟通中的距离分为以下四种：

1）亲密距离：是指沟通双方相距不到 0.5 m，一般感情非常亲密的双方才会进入这一距离，否则会引起反感或冲突。在护理工作中，实施某些护理操作时护患之间的距离已进入亲密距离，因此要注意向患者做合理的解释，使之有所准备并保护患者的隐私权。

2）个人距离：是指沟通双方距离在 0.5~1.2 m，一般来说，此距离适合与亲朋好友交谈。护理工作中，个人距离是护患双方进行有效沟通的理想距离。

3）社交距离：是指沟通双方相距在 1.2~3.7 m 之间，此距离常用于工作性或一般性社会交往活动时。在临床护理工作中常用此距离。

4）公众距离：是一种大众性、群体性的沟通方式，双方相距在 3.7 m 以上。此距离常用于护理健康讲座、课堂教学时。

三、影响有效人际沟通的因素

人际沟通是一个复杂的过程，其效果受诸多因素的影响，这些因素主要包括个人和环境等方面。

（一）个人因素——信息发出者和接受者

1. 生理因素

影响沟通的生理因素包括年龄、性别及身体等因素。如沟通双方的年龄悬殊太大，可能会因“代沟”而影响沟通；个体处于疲劳或疼痛状态时，沟通将难以进行；如果有耳聋或失语，也会增加沟通的难度等。

2. 情绪状态

在沟通的双方情绪稳定、身心放松的情况下，就能系统或完整地表达他们的意见和想法；如果任何一方处于焦虑、烦躁、愤怒、兴奋等情绪不稳定状态时，则可能出现词不达意，非语言性行为过多，从而影响沟通的效果。

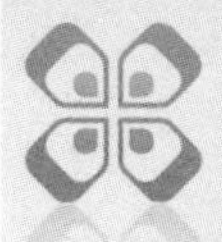

3. 知识水平

沟通双方的文化程度存在差异、使用的语言不同、对事物的理解存在分歧等都会影响沟通的效果。

4. 社会背景

沟通双方在种族、民族、职业、社会阶层等方面存在差异，对事物的理解、宗教信仰、价值观、生活习惯等存在差别，如未正确认识，也会导致沟通不能顺利进行。

5. 其他

沟通双方各自的个性特征、自我形象、沟通技巧等也是影响沟通的重要因素。

（二）信息因素

信息是否清楚、完整、组织有序，语言性信息和非语言性信息是否一致，信息能否被接受者了解和接受等均会影响沟通的效果。

（三）环境因素

沟通离不开特定的环境，因此，环境因素无疑会影响沟通的效果。

1. 物理环境

沟通环境中的光线、温度、噪声、整洁度、隐蔽性等都会影响沟通的效果。护理工作中，护患之间的沟通应在舒适安全、安静整洁、有利于保护患者隐私的环境下进行。

2. 社会环境

包括沟通的氛围、人际关系、沟通的距离等。良好的人际关系、融洽的氛围、适当的人际距离等都会促进沟通的有效进行。

（四）沟通技巧因素

缺乏沟通技巧自然会影响沟通的效果，以下几种情况常阻碍有效沟通的进行。

1. 改变话题

在沟通的过程中，如一方对另一方谈话内容中没有意义的部分缺乏耐心而很快改变话题，会阻止对方说出有意义的内容，同时也会让对方产生一种不愿意与之沟通的感觉。

2. 主观判断或匆忙下结论

在谈话过程中，沟通一方不顾对方的感受而做出主观判断或对对方的疑问匆忙下结论、做解释时，常会使沟通中断。

3. 虚假、不当的安慰及针对性不强的解释

当沟通的一方需要对方提供一些心理支持时，如果对方给予虚假、不恰当的安慰或没有针对性的解释，会给人一种敷衍了事、不负责任的感觉，从而阻碍沟通的有效进行。

四、常用的人际沟通技巧

为了使沟通有效进行，护理工作者除了熟悉沟通的一般知识外，还必须掌握一些

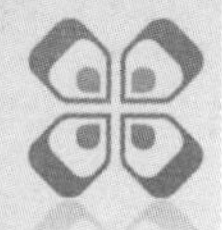

常用的沟通技巧,并能合理运用。

(一)倾听

倾听并非单纯地听别人说话,而应注意观察说话者的非语言行为所传递的信息,护士在与他人交往中不仅要学会交谈,更要学会倾听。倾听是一门艺术,是尊重他人的表现,是建立良好人际关系的需要。善于倾听,是沟通成功的秘诀。护士应注意以下几点,才能掌握好倾听的技巧。

1. 认真倾听

沟通应安排在合适的环境中进行,并留出足够的时间去倾听患者的谈话。护士在倾听过程中,要全神贯注、集中精力;身体前倾,保持平视位,正视对方,保持眼神交流,勿使患者处于仰视位;双方保持适当的距离,以双方都能听清对方说话较为适宜;不随意打断患者的讲话,不急于做判断。

2. 适当反应

护士在倾听过程中可以通过眼神、表情、赞许的点头或手势,或轻声说"嗯""是""请您继续说下去"等,向对方表示在认真的倾听,从而鼓励患者继续讲述;或将对方所说的全部内容回述给对方,尤其是患者语句中隐含的意义,使对方明确您已理解他的意思。一个出色的听者,具有强大的感染力,他能使说话人感到自己说话的重要性。

3. 获取信息

护士在倾听时,密切观察患者的面部表情、语音、语调、语速,正确理解患者用词意义,掌握患者的感受和想法;同时在聆听的空隙时间思索、回味、分析对方的话语,从中获取有效信息。

(二)反映

反映能表现出客观事物的实质,是一种帮助对方领悟自己真实情感的沟通技巧。在护患沟通中,反映不仅是核实信息的方法,也是护理人员向患者表达共鸣和反响的极好方式。为了有效地运用这一技巧,护理人员应做到以下几点。

1. 正确运用有关表达情感的词汇。
2. 适时应用引导性谈话,鼓励患者表达自己的情感。
3. 恰当运用移情,建立护患之间的相互信任关系。

(三)提问

在护患沟通中,提问是收集信息和核实信息的重要手段,护理人员适时恰当的提问,可以获取患者更多的信息,并有助于双方建立和谐的人际关系。

1. 提问的方式

提问在交谈中具有十分重要的作用,是收集信息和核对信息的手段。提问包括封闭式与开放式两种方法。

(1)封闭式提问:是将患者的应答限制在特定范围内的提问,患者回答问题的选择性很小,甚至于用简单的"是"或"不是"就能回答,封闭式提问较多地用于互通信息

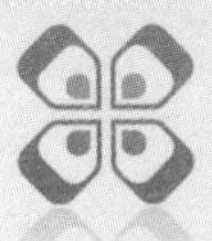

交谈，特别适用于收集患者资料。其优点是可在短时间内获得需要的信息；缺点是患者没有机会解释自己的想法。

（2）开放式提问：开放式提问问题范围较广，不限制患者的回答，可诱导其开阔思路，鼓励其说出自己的观点、意见、想法和感觉。护理人员可能从中更多地了解患者的想法、情感与行为。但是不能过多地诱导，否则很难获取真实的资料。虽然是开放式提问，但也要有中心，应围绕主要环节和主导线索进行。其优点是可获得更多更真实资料；缺点是获取资料需要的时间较长。

2. 提问的技巧

在沟通过程中，提问应掌握一定的技巧。

（1）善于组织提问内容：提问的目的是为了获取信息，因此，所提的问题应紧紧围绕谈话的内容，同时，所提问题的内容应该少而精并易于理解。

（2）注意把握提问的时机：沟通的过程中遇到某一问题未能获得明确解释，应在双方充分表达的基础上再提出问题，过早提问会打断对方思路从而影响沟通，并且显得没有礼貌。

（3）注意提问的语气、语调和句式：在提问时说话过快、语气生硬、语调过高、句式不协调都容易使对方产生反感而不愿回答问题；而语速过慢，容易使对方心里焦急，不耐烦。

（4）避免诱导式提问和不愉快的提问：沟通过程中应注意提问的方式，避免诱导对方说出自己希望的答案；同时，更应避免提一些不愉快的问题，不可借助提问把自己的观点强加给对方。

（四）重复

沟通中的重复包括将对方的语言复述和意述。复述是将对方的话重复一遍，特别是关键的内容；意述是将对方的话用自己的语言复述一遍，但保持原意。在沟通过程中正确运用重复，可以避免曲解对方的意思，同时也使对方感受到自己在全神贯注地倾听，从而获得鼓励并增强继续述说的信心。

（五）澄清

澄清是将对方陈述中一些模棱两可、含糊不清、不完整的叙述弄清楚，以求获得更具体、明确的信息。澄清有助于找出问题的症结所在，有助于增强护患沟通的准确性。常用的澄清话语有："请您再说一遍""我还不明白，您的意思是说……"

（六）沉默

沉默是一种超越语言力量的沟通方式。沉默是指沟通的一方对另一方的陈述暂不做出显性的反应；表面上看，沉默没有声音，但实际上是声音的延续与升华。护士可以通过沉默起到以下四个方面作用：① 表达护士对患者的同情和支持。② 给患者提供思考和回忆的时间、诉说和宣泄的机会。③ 缓解患者过激的情绪和行为。④ 给护士提供思考、冷静和观察的时间。

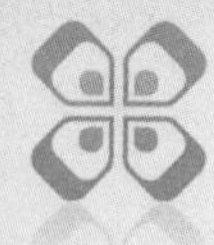

角色扮演活动——沟通技巧应用

1. 活动情境

李某，女，43岁，诊断为宫颈癌早期，得知病情后沉默不语，不愿与任何人交流。请你作为护士应用沟通技巧，对该患者进行护理。

学生分组进行角色扮演，每2~3人为一组，分别轮流扮演护士、患者和家属。

2. 活动指导

(1) 活动目的：掌握沟通技巧并能正确应用。

(2) 活动要求：① 活动中注重人文关怀及提高沟通能力。② 活动中强调应用语言和非语言技巧。

3. 效果评价(见评价表)

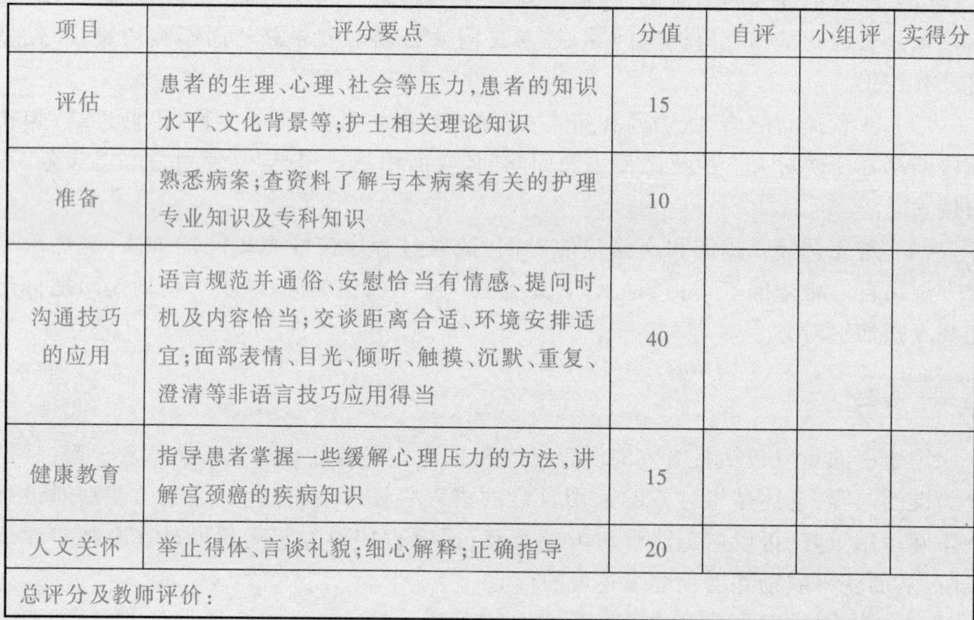

沟通技巧应用评价表

项目	评分要点	分值	自评	小组评	实得分
评估	患者的生理、心理、社会等压力，患者的知识水平、文化背景等；护士相关理论知识	15			
准备	熟悉病案；查资料了解与本病案有关的护理专业知识及专科知识	10			
沟通技巧的应用	语言规范并通俗、安慰恰当有情感、提问时机及内容恰当；交谈距离合适、环境安排适宜；面部表情、目光、倾听、触摸、沉默、重复、澄清等非语言技巧应用得当	40			
健康教育	指导患者掌握一些缓解心理压力的方法，讲解宫颈癌的疾病知识	15			
人文关怀	举止得体、言谈礼貌；细心解释；正确指导	20			
总评分及教师评价：					

（刘晓云）

第三单元
护 理 程 序

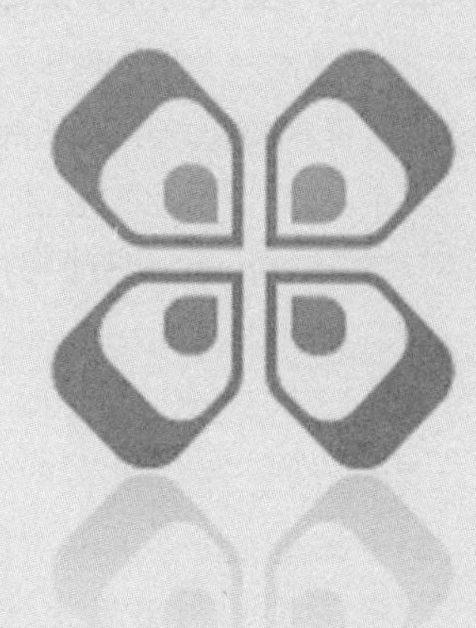

护理程序是护理活动中一个连续的工作过程，是一种科学地确认问题和系统解决问题的工作方法。它从收集资料入手，评估患者的健康状态，提出护理诊断，制订护理计划，付诸实施，最后进行护理评价，最大限度地满足患者的需要，解决患者的健康问题，为患者提供全面的个体性的整体护理。护理程序的应用，体现了护理工作的科学性、专业性和独特性，展示了护理的服务内涵、职业行为和专业形象，是现代护理理论逐步完善的标志。

PPT

护理程序

第一节　护理程序概述

学习要求

- ⊙ 护理程序的概念
- ○ 护理程序的理论基础

护理程序是一种科学的确认问题和系统的解决问题的方法、护理人员只有深刻了解整体护理思想，熟练运用护理程序，才能使自己适应现代护理的需要。

一、护理程序的概念

护理程序是以促进和恢复服务对象的健康为目标所进行的一系列有目的、有计划的护理活动，是一个综合的、动态的、具有决策和反馈功能的过程，对服务对象进行主动的、全面的整体护理，使其达到最佳健康状态。

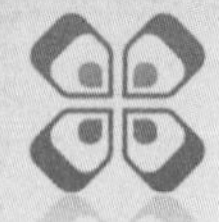

二、护理程序的理论基础

护理程序是以一般系统理论、人的基本需要层次论、解决问题理论、信息交流论、发展理论、沟通理论、应激与适应理论等为理论基础的。这些理论一方面相互联系、相互支持,共同为护理程序提供理论上的支持与解释;另一方面又分别在护理程序实践过程的不同阶段、不同方面发挥独特的指导作用。如一般系统理论构成了护理程序的基本结构框架,并解释了护理程序的功能和运行过程;需要层次理论为收集或整理患者的资料、评估患者的健康状况和身心需求提供理论依据;解决问题理论为确认患者的健康问题,寻求解决问题的最佳方案及评价效果,奠定了方法论的基础;信息交流论则赋予护士与患者交流能力和技巧的知识,从而确保程序的最佳运行。

第二节　护理程序的步骤

学习要求

- ● 护理评估
- ● 护理诊断
- ● 护理计划
- ⊙ 实施
- ⊙ 评价

护理程序包括五个步骤:评估、诊断、计划、实施和评价(图 3-1)。

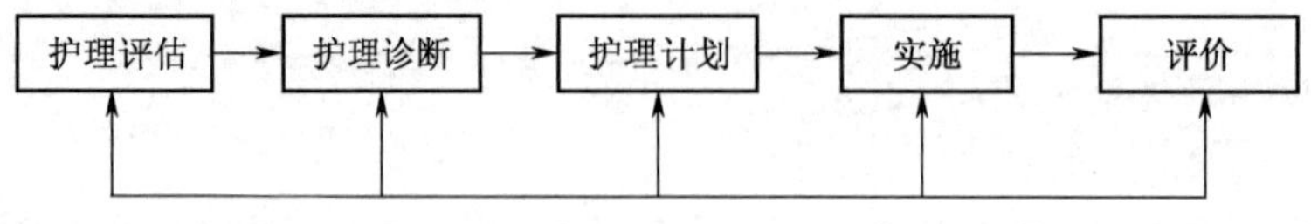

图 3-1　护理程序的基本步骤

一、护理评估

护理评估是护理程序的第一步,是整个护理程序的基础,并贯穿护理程序始终。

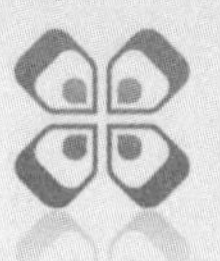

包括收集资料、整理分析资料和记录资料。收集资料是护士系统、连续地收集服务对象健康状态信息的过程,可根据医院设计的住院患者护理评估单(附3-1)进行。

(一)收集资料

1. 收集资料的目的

(1) 为正确作出护理诊断提供依据。

(2) 为制订合理护理计划提供依据。

(3) 为评价护理效果提供依据。

(4) 为护理教学和科研积累资料。

2. 资料的来源

(1) 直接来源:资料的直接来源是患者本人。通过患者的主诉、对患者的观察及体检等所获得的资料。

(2) 间接来源:① 与患者有关的人员,如亲属、同事、朋友。② 其他健康保健人员,如医生、营养师。③ 目前或既往的健康记录或病历,如儿童预防接种记录、健康体检记录或病历记录。④ 医疗、护理的相关文献记录,如各种实验室检查报告及相关文献。

3. 资料的种类

根据收集资料的方法不同,将所收集的资料分为主观资料和客观资料。

(1) 主观资料:指患者的主诉,包括患者的经历、感受及体会。主观资料是通过与患者及有关人员交谈获得的资料。如头晕、疼痛、麻木、瘙痒等。

(2) 客观资料:指护士通过观察、护理体检以及借助医疗仪器所获得有关患者的健康资料。如面色发绀、腹部肿块、心律失常、血压70/40 mmHg(1 mmHg=133.322 Pa)。

4. 资料的内容

(1) 一般资料:包括患者的姓名、性别、出生日期、民族、职业、文化程度、住址、宗教信仰、婚姻及个人爱好等;本次住院的主要原因与要求、入院方式及医疗诊断、收集资料的时间。

(2) 现在健康状况:包括现病史、主要病情、日常生活状况及自理程度。

(3) 既往健康状况:包括既往病史、婚育史、过敏史、传染病史、用药史等。

(4) 家族史:家族成员有无与患者类似疾病或家族遗传病史。

(5) 护理体检情况:包括生命体征、意识状态、营养状况、身体各系统的阳性体征等。

(6) 实验室及其他检查结果。

(7) 目前治疗和用药情况。

(8) 心理方面:包括情绪状态、自我概念、性格特征,对疾病的认识和态度,对护理的要求,希望达到的健康状态等。

(9) 社会方面:包括主要社会关系及密切程度、社会组织关系与支持程度、工作学习情况、经济状况与医疗条件等。

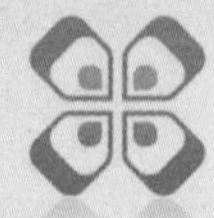

5. 收集资料的方法

收集资料的方法包括观察、交谈、护理体检和查阅资料。

（1）观察：观察是护士运用自己的感官或借助简单诊疗器具，系统地、有目的地收集患者健康资料的方法。观察是一个连续的过程，患者一入院就意味着观察的开始，护士必须随时都在观察，并能敏锐地做出适当的反应。常用的观察方法有：① 视觉观察：视觉观察是护士通过视觉观察患者病情、了解患者一般情况的一种检查方法，如观察患者的精神状态、营养发育状况、面容与表情、皮肤黏膜、呼吸节律和频率、四肢活动能力等。② 触觉观察：触觉观察是护士通过手的感觉来判断患者某些器官或组织的物理特征的一种检查方法，如脉搏的跳动、皮肤的温度和湿度、脏器的形状和大小、肿块的位置及表面性质等。③ 听觉观察：听觉观察是护士通过听觉辨别患者的各种声音，如患者语调改变、呼吸的声音、咳嗽声音、喉部有痰的声音等，护士还可借助听诊器听到心音、呼吸音及肠鸣音等。④ 嗅觉观察：嗅觉观察是护士通过嗅觉辨别发自患者体表、呼吸道、胃肠道的呕吐物或排泄物等的异常气味，以判断疾病的性质和变化。

（2）交谈：交谈是两人之间交换意见、观点、情况或情感的过程。护士通过与患者及其家属的交谈可以收集有关患者健康状况的信息，取得确立护理诊断的各种资料，同时与患者建立起相互信任的关系。因此，护士必须掌握交谈的方法与技巧，在交谈中应注意：① 安排合适的环境，谈话环境要安静、舒适、不受干扰，并有适宜的照明；让患者在轻松的环境下陈述自己的感受。② 说明交谈的目的及需要的时间，使患者有思想准备。③ 引导患者抓住交谈主题，护士应事先了解患者资料，准备交谈提纲，引导患者按顺序讲出，一般从主诉、一般资料开始，再引向过去健康状况、心理社会状况等。④ 患者叙述时，不要随便打断或提出新的话题，但要有意识地引导患者围绕主题，对患者的陈述和提出的问题，要给予解释和适当的反应，如点头、微笑、做手势等。⑤ 注意倾听，与患者保持目光接触，适当使用非语言沟通技巧鼓励患者继续陈述。⑥ 避免使用患者难以理解的医学术语，交谈语言应通俗易懂。⑦ 患者在极度痛苦或不适时不宜交谈。⑧ 交谈结束时，可按交谈的内容作一次小结，并征求患者意见，离开前要向患者致谢。

（3）护理体检：护理体检是评估中收集客观资料的方法之一。护士运用视诊、触诊、叩诊、听诊、嗅诊等方法，对患者进行全面的体格检查。其目的是了解患者的阳性体征，确定患者的护理诊断，从而制订护理计划。护理体检的具体方法及内容将在健康评估学中详细介绍。

（4）查阅资料：查阅资料包括查阅患者的病历、各种医疗与护理记录及有关文献资料等。

（二）整理分析资料

整理分析资料是将所收集到的资料进行分类、核实、筛选、分析的过程。

1. 资料分类

资料分类的方法较多。目前常用的有以下几种。

（1）按 Maslow 的需要层次论分类：包括生理需要、安全需要、爱与归属的需要、尊

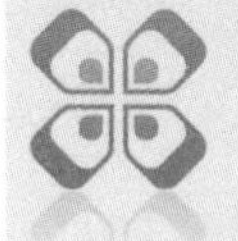

重的需要、自我实现的需要5类。详见第二单元第二节。

（2）按Majory Gordon的健康型态分类，Majory Gordon的11个功能性健康型态分别为：

健康感知-健康管理型态、营养代谢型态、排泄型态、活动-运动型态、睡眠-休息型态、认知-感知型态、自我感知-自我概念型态、角色-关系型态、应对-应激耐受型态、性-生殖型态、价值-信念型态。

（3）按北美护理诊断协会（North American Nursing Diagnosis Association，NANDA）的人类反应形态分类法Ⅱ进行诊断性分类，分为13类：促进健康、营养、排泄、活动/休息、感知/认知、自我感知、角色关系、性/生殖、应对/应激耐受性、生活准则、安全/防御、舒适、成长/发展。

2. 复查核实资料

对一些不清楚或有疑点的资料需重新调查、确认，补充新资料，确保收集到的资料真实、准确。

3. 筛选资料

将所收集的全部资料加以选择，剔除对患者健康无意义或无关的部分，以利于集中注意于要解决的问题。

4. 分析资料

将筛选的资料与正常值作比较，与患者健康时的状态作比较；注意预测潜在性问题；从而发现问题并找出相关因素，为确立护理诊断、制订护理措施打下基础。

（三）记录资料

记录资料应注意以下几个方面。

（1）收集的资料必须及时记录。

（2）主观资料的记录应尽量用患者自己的语言，并加引号。

（3）客观资料的记录要应用医学术语，描述的词语应确切，能正确反映患者的问题，避免护士的主观判断和结论。

（4）避免使用“好、坏、佳、尚可、正常、增加、严重”等无法衡量的词语。

二、护理诊断

护理诊断是护士对收集的健康资料进行分析和判断的过程。

（一）护理诊断的定义

护理诊断是关于个人、家庭、社区对现存的或潜在的健康问题及生命过程的反应的一种临床判断。

（二）护理诊断的分类

目前使用的分类方法是：① 在2000年NANDA第14次会议上提出并讨论通过的新的分类系统——分类法Ⅱ，包括13个范畴（附3-2）。② 在2005年NANDA按字母

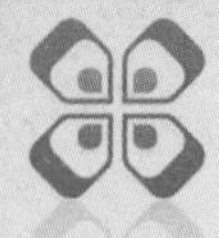

顺序排列分类,包括现存的护理诊断和“有……的危险”的护理诊断两大类,共 172 项(附 3-3)。

(三)护理诊断的组成

护理诊断由名称、定义、诊断依据和相关因素或危险因素 4 部分组成。

1. 名称

名称是对患者健康问题的概括性描述。分为以下类型。

(1) 现存的:指患者目前已存在的健康问题,如“体温过高”“皮肤完整性受损”。

(2) 危险的(潜在的):是对现在没有发生,但健康状况和生命过程中可能出现的反应的描述,若不采取护理措施,就会在将来发生的问题,如“有受伤的危险”。

(3) 健康的:指个人、家庭或社区从特定的健康水平向更高的健康水平发展的护理诊断,如“执行治疗方案有效”。

2. 定义

定义是对护理诊断名称的一种清晰、准确的描述和解释,并以此与其他诊断相鉴别。一个护理诊断的成立必须符合其定义特征。如“口腔黏膜改变”定义为口腔组织层的破坏状态。

3. 诊断依据

诊断依据是做出护理诊断的临床判断标准,是患者主诉和被检查出的阳性症状、体征以及实验室检查的阳性结果。分为主要依据和次要依据。

(1) 主要依据:主要依据指形成一个特定诊断所必须存在的症状、体征及相关病史,是护理诊断的必要条件。

(2) 次要依据:次要依据指形成一个特定诊断可能出现的症状、体征及相关病史,对护理诊断的形成起支持作用,是护理诊断的辅助条件。

4. 相关因素

相关因素是指影响个体健康状况,导致健康问题的直接因素、促发因素和危险因素。常见的有 4 种因素。

(1) 病理生理因素:指与病理生理改变有关的因素,如便秘的相关因素可能是痔疮;营养失调的相关因素可能是甲状腺功能亢进。

(2) 治疗因素:指与治疗措施有关的因素,如行气管插管使用呼吸机的患者可能出现语言沟通障碍;便秘的相关因素可能是使用麻醉药的副作用。

(3) 情境因素:指涉及环境、生活方式、生活习惯、生活经历、人际关系、适应等方面因素。

(4) 年龄因素:指在生长发育或成熟过程中与年龄有关的因素。

【护理诊断组成举例】

护理诊断组成举例见附 3-4。

(四)护理诊断的陈述方式

护理诊断的陈述包括 3 个结构要素,健康问题(problem,P),即护理诊断的名称;

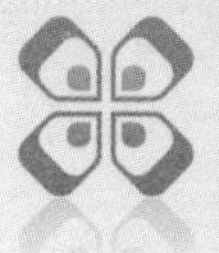

症状和体征(symptom and sign,S);相关因素(etiology,E),又称 PSE 公式。临床陈述常用以下几种方式。

1. 三部分陈述

PSE 陈述法,多用于现存的护理诊断。例如:体温过高(P):T 39.8 ℃,皮肤潮红、触摸发热(S),与肺部感染有关(E)。

2. 两部分陈述

PE 或 SE 陈述法。常用 PE 陈述法,即只有护理诊断名称和相关因素,而没有症状和体征。多用于危险的护理诊断,因危险目前尚未发生,因此没有 S,只有 P 和 E。例如:有受伤的危险(P):与视力障碍有关(E)。

3. 一部分陈述

P 陈述法,用于健康的护理诊断。例如:执行治疗方案有效(P)。

(五) 书写护理诊断的注意事项

(1) 应使用 NANDA 认可的护理诊断名称,所列护理诊断应简明、准确、规范,对相关因素的陈述必须详细、具体、容易理解。

(2) 一项护理诊断只针对一个护理问题。

(3) 避免与护理目标、护理措施、医疗诊断相混淆。

(4) 以收集资料作为诊断依据,能指出护理活动的方向,有利于制订护理计划。

(5) 确定的问题必须是护理措施能够解决的问题。

(6) 应贯彻整体护理原则,包括患者的生理、心理、社会各方面现存的和潜在的健康问题。

(7) 知识缺乏的正确描述应为"知识缺乏:缺乏……方面的知识"。

(8) 护理诊断不应有易引起法律纠纷的描述。

(六) 护理诊断与医疗诊断的区别

护理诊断与医疗诊断的区别见表 3-1。

表 3-1 护理诊断与医疗诊断的区别

项目	护理诊断	医疗诊断
临床判断对象	对个人、家庭、社区现存的或潜在的健康问题/生命过程反应的一种临床判断	对个体病理生理变化的一种临床判断
问题状态	现存的或潜在的	多是现存的
数量	可同时有多个	一种疾病一个诊断
稳定性	随患者反应的变化而变化	在疾病过程中保持不变
决策者	护理人员	医疗人员
解决方法	护理干预	药物、手术等治疗手段
陈述方式	PSE、PE、SE 公式	特定的疾病名称或专有名称
举例	胸痛:与心肌缺氧、缺血有关	冠心病

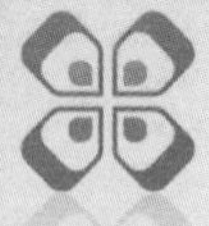

（七）医护合作性问题

医护合作性问题是指护士与其他医务人员共同合作才能解决的问题，多指由于各种原因造成的或可能造成的生理上的潜在并发症。

医护合作性问题有固定的陈述方式，即“潜在并发症：×××”，潜在并发症（potential complication），简写为PC，可陈述为“PC：充血性心力衰竭”。常见的医护合作性问题参见附3-5。

对于合作性问题，护理工作的重点在于监测问题的发生和发展，并与其他医务人员合作共同处理。护理诊断与医护合作性问题的区别见表3-2。

表3-2　护理诊断与医护合作性问题的区别

区别内容	护理诊断	医护合作性问题
决策者	护理人员	医生与护士合作处理
护理措施的原则	减轻、消除、预防病痛、排除病痛、促进健康	重点在于预防监测并发症的发生和病情的变化，为诊断、治疗提供依据
陈述方式（以冠心病为例）	胸痛：与心肌缺氧、缺血有关	潜在并发症：心律失常
预期结果	需要为患者确定预期目标，作为评价护理效果的标准	不需要确定预期目标，因其不是护理职责范围内能单独解决的问题

三、护理计划

护理计划是针对护理诊断制订的具体护理措施，是进行护理行动的指南。制订计划的目的是使患者得到个性化护理，保持护理工作的连续性，促进医护人员交流，有利于护理评价。按4个步骤进行计划。

（一）排列护理诊断顺序

一般情况下，患者有多个护理诊断，护士应按问题的轻、重、缓、急设定先后顺序，使护理工作能够高效、有序地进行。

1. 排序原则

（1）优先解决直接危及生命，须立即解决的问题。

（2）按马斯洛的需要层次论，先解决低层次问题，再解决高层次问题。

（3）在不违反治疗、护理原则的基础上，可优先解决患者主观上迫切需要解决的问题。

（4）优先解决现存问题，但不要忽视潜在问题。

2. 排列顺序

（1）首优问题：首优问题指直接威胁患者的生命、必须立即解决的问题。如气体交换受损、体液不足、心排血量减少等问题，如果不及时采取措施，将直接威胁患者的

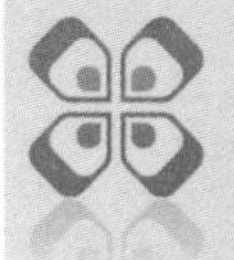

生命。急、危重患者在紧急状态下,常可能同时存在多个首优问题。

(2) 中优问题:中优问题指虽不直接威胁患者的生命,但可带来身体上或心理上的痛苦,严重影响健康的问题。如有感染的危险、腹泻、语言沟通障碍、压力型尿失禁等。

(3) 次优问题:次优问题指人们在应对发展和生活中变化时所产生的问题,与此次发病关系不大,不属于此次发病所反映的问题。这些问题并非不重要,而是指在安排护理工作时可稍后考虑。如急性心肌梗死的患者,伴有肥胖,存在"营养失调:高于机体需要量"与此次发病没有直接联系的护理问题,在急性期护士会把这一问题列为次优问题,待患者进入恢复期再进行处理。

(二) 设定预期目标(预期结果)

预期护理目标指患者在接受护理措施后,期望能够达到的健康状态或行为、情感的变化,即最理想的护理效果。

1. 目标的种类

根据实现目标所需的时间长短分为短期目标和长期目标两类。

(1) 短期目标:短期目标指在相对较短的时间内可达到的目标,一般少于一周。

(2) 长期目标:长期目标指需要相对较长时间才能实现的目标,通常需要几周甚至几个月。长期目标常需通过若干短期目标才能逐步实现,而且患者出院前可能不一定会达到。

2. 目标的陈述

目标的陈述包括以下几种要素:主语、谓语、行为标准、时间和条件状语。

(1) 主语:主语指患者,有时可省略"患者"二字。

(2) 谓语:谓语指患者能够完成的行为,该行为必须是可观察到的。

(3) 行为标准:行为标准即行动后所要达到的程度。包括时间、速度、距离、次数等。

(4) 条件状语:条件状语指主语完成某行动时所处的条件状况。如在护士的指导下、借助支撑物等。

(5) 时间状语:时间状语是限定患者应在何时达到目标中陈述的结果。

例如	3 日内	患者	学会	皮下注射胰岛素。	
	时间状语	主语	谓语	行为标准	
	3 周后	患者	拄拐杖	行走	20 m。
	时间状语	主语	条件状语	谓语	行为标准

3. 目标陈述的注意事项

(1) 目标陈述的主语是患者,而不是护士。目标是护理活动的结果,而非护士的行为或护理活动本身。

(2) 目标陈述应简单明了,切实可行,属于护理工作范畴。

(3) 陈述要有针对性,每个目标针对一个护理诊断,而一个护理诊断可有多个护理目标。

(4) 目标陈述的行为标准应具体,可评价和测量。

(5) 鼓励患者参与护理目标的制订。

(6) 护理目标应与其他专业人员的治疗保持一致。

(7) 目标陈述应包括具体的日期,甚至具体到钟点,为何时评价提供依据。

(三) 制订护理措施

护理措施是护士帮助患者实现护理目标的具体工作方案,也可称为护嘱。

1. 护理措施的类型

护理措施可分为 3 类。

(1) 依赖性护理措施:指护士执行医嘱的护理活动。

(2) 独立性护理措施:指护理职责范围内,护士根据所收集的资料,经独立思考、判断所决定的护理措施。

(3) 合作性护理措施:指护士与其他医务人员合作完成的护理活动。

2. 护理措施的内容

护理措施的内容主要包括饮食护理、病情观察、基础护理、检查及手术前后护理、心理护理、功能锻炼、健康教育、执行医嘱、对症护理等。

3. 制订护理措施的要求

(1) 护理措施应与医疗工作协调一致。

(2) 护理措施应针对护理目标,一个护理目标可通过几项护理措施来实现。

(3) 护理措施必须切实可行,制订措施时应考虑:① 患者的具体情况;② 护理的条件、设施;③ 护理人员数量和技术水平等。

(4) 护理措施的内容应明确、具体、全面,包括日期、具体的内容、执行的方法、执行的时间和签名。

(5) 护理措施应保证患者的安全,使患者乐于接受。

(6) 护理措施应有科学的理论依据。

(7) 鼓励患者及其家属参与护理措施的制订过程,有助于他们理解护理措施的意义和功能,更好地接受、配合护理活动,从而获得护理措施的最佳效果。

(四) 护理计划成文

将护理诊断、预期目标、护理措施等各种资料按一定格式组合而形成护理文件。一般医院把护理计划印成表格。各医院的格式不完全相同,护理计划主要包括时间、护理诊断、护理目标、护理措施、效果评价等内容(表 3-3)。

四、实施

实施是为达到护理目标而将计划中的各种措施付诸行动的过程。从理论上讲,实施在护理计划制订以后,但在实际工作中,特别是抢救危重患者时,实施常先于计划。

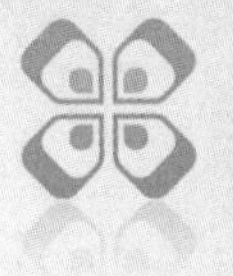

表 3-3 护理计划单

开始时间	护理诊断	护理目标	护理措施	效果评价	停止时间	签名
1月5日 8∶30	营养失调：高于机体需要量；肥胖，与摄入量过多有关	1. 1周内体重下降0.5~1 kg	1. 控制每天摄入量在6.8 MJ内 2. 鼓励患者户外运动，每天2次，每次30 min	体重下降0.8 kg	1月12日 8∶30	刘宏
		2. 8天内会制订低脂食谱	3. 指导患者制订低脂食谱每天1次	能独立制订低脂食谱	1月13日 8∶30	刘宏

（一）实施方法

（1）护士直接为患者提供护理。如物理降温、口腔护理等。

（2）与其他医护人员合作，为患者提供24 h连续不断的整体护理。在连续执行护理工作中，必须有书面或口头交接班。

（3）教育并指导患者及其家属共同参与护理。

（二）实施步骤

1. 准备

准备内容包括进一步熟悉和理解计划，分析实施计划所需要的护理知识与技术，预测可能发生的并发症及预防措施，合理安排、科学运用人力、物力和时间。

2. 执行

执行护理计划的过程是护士运用观察能力、沟通技巧、合作能力和应变能力，娴熟地应用各项护理操作技术的过程。在执行护理计划过程中，要充分发挥患者及其家属的积极性，与其他医护人员相互协调配合，同时密切观察执行计划后患者的反应及有无新的问题发生，及时收集资料，迅速、正确地处理一些新的健康问题。

3. 记录

实施各项护理措施后，护士要把各项护理活动的内容、时间、结果及患者的反应及时进行完整、准确的文字记录，称为护理记录或护理病程记录。护理记录可以反映护理活动的全过程，利于了解患者的身心状况，观察护理效果，为护理评价作准备。

常用的护理记录方法包括叙述法（主、客观资料，护理措施，护理效果）；PIO记录法（P：problem，护理问题，I：intervention，护理措施，O：outcome，护理结果）参见表3-4。

五、评价

评价是按照预期目标所规定的时间，将实施护理计划后患者的健康状况与预期护理目标进行比较，并做出评判及修订的过程。通过评价，可以了解患者是否达到预期的护理目标，患者的需求是否得到满足。评价贯穿护理活动的全过程，实际上，从收集

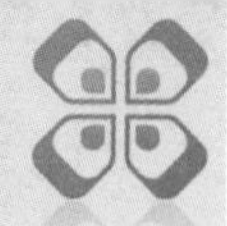

资料开始评价就在不断地在进行，而最后一步的评价是一个全面的检查与总结过程。

表 3-4 PIO 护理记录单

姓名________ 床号______ 科别______ 病室______ 住院号______

日期	时间	护理记录（PIO）	签名
1月8日	9∶30	P：体温过高（39 ℃）：与肺部感染有关 I：1. 全身（温水或乙醇）拭浴 st. 2. 多饮水，加速毒素的排泄 3. 定时测体温，以观察降温效果	王晓丽
	10∶00	O：体温降至 37 ℃	

（一）评价方式

（1）护士自我评价。

（2）护理查房进行同行评价。

（3）护士长、护理专家与护理教师的检查评定。

（4）医院质量控制委员会检查评定。

（二）评价内容

1. 护理过程的评价

护理过程的评价是评价护士进行护理活动的行为过程是否符合护理程序标准。如护理病历质量、护理措施实施情况、护理程序工作方法的理解与运用等是否符合标准。

2. 护理效果的评价

护理效果的评价是评价中最重要的部分。核心内容是评价患者的行为和身心健康的改善情况是否达到预期目标。目标实现程度大致可分为 3 种水平：① 目标完全实现；② 目标部分实现；③ 目标未实现。

（三）评价步骤

1. 收集资料

收集主、客观资料，列出执行护理措施后患者的反应。

2. 判断结果

将患者的反应与护理目标进行比较，判断目标实现程度。

3. 分析原因

对目标部分实现或未实现应从以下几方面进行原因分析：① 所收集的资料是否真实、正确、全面？② 做出的护理诊断是否正确？③ 制订目标的时间和行为标准是否合理？④ 护理措施是否适合患者？执行是否有效？⑤ 患者的病情是否发生了变化或有新的问题发生？原计划是否失去了有效性？⑥ 患者及其家属是否合作？

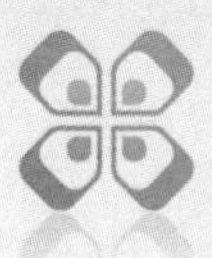

4. 修订计划

根据分析的结果，对护理计划进行调整。对已实现的护理目标和已解决的问题，停止原有的护理计划；护理目标正确，护理问题有一定程度改善，但未彻底解决，继续执行计划；原有的潜在护理问题危险性不存在了，可取消护理计划；目标未实现或部分实现，患者的健康问题仍然存在，应重新收集资料，应分析探讨导致的原因，修正不适当的诊断、目标或措施；对患者新出现的问题，重新收集资料、做出诊断、制订预期目标及护理措施，进行新的护理活动，直至最终达到患者的最佳健康状态。

图片

思维导图

附3：住院患者首次护理评估单
（供参考）

科别____ 姓名____床号____住院号______性别 男□女□ 年龄____岁 其他________________

入院方式：步行□轮椅□平车□担架□ 联系方式：________________

门/急诊诊断：________________

过敏史：无□有□（ ） 药物□食物□其他______（ ）既往病史：高血压□冠心病□糖尿病□其他________

神志：清醒□模糊□嗜睡□谵妄□昏迷□ 营养：正常□肥胖□消瘦□

饮食习惯有无特殊：无□有□________________

排泄：尿：正常□失禁□潴留□尿管□其他□ 大便：正常□失禁□便秘□腹泻 次/日□

皮肤：正常□潮红□苍白□青紫□黄染□其他□ 压疮：部位____面积____ Ⅰ度□Ⅱ度□Ⅲ度□Ⅳ度□

水肿：无□有□（部位____程度____）

活动：正常□能坐□轮椅□活动□床上活动□卧床不起□

护理安全隐患：有□无□

睡眠：正常□失眠□多梦□服药□其他□ 自理：自理□需要帮助□完全依赖□

疼痛：无□有□（部位________、性质______、程度________、持续时间______）

语言沟通：清楚□表述不清□失语□ 视听觉：正常□视力模糊□听力下降□聋□其他________

认知：对自身疾病：了解□不了解□ 情绪：正常□兴奋□易激动□悲哀□焦虑□恐惧□

家属态度：关心□不关心□无人照顾□请职业陪伴□ 医疗费用：省□市□区□农□自费□

护理体检：T：____℃，P：____次/min，R：____次/min，BP：____mmHg，身高：____cm，体重：____kg

主要病情（主诉、症状）：________________

专科情况：________________

入院介绍/指导：________________

护理诊断（护理问题）：________________

评估护士：________ 年 月 日

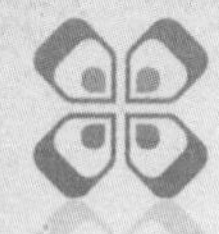

角色扮演活动——模拟对新入院患者进行护理评估

1. 活动情境

刘某，女性，36 岁。以“急性胆囊炎”收住院。责任护士王小莉第一时间收集患者的有关资料，对患者进行护理评估。

学生分组进行角色扮演，每 2 人为一组，分别轮流扮演护士和患者。

2. 活动指导

（1）活动目的：掌握收集资料的方法，正确运用沟通交流技巧。

（2）活动要求：① 活动中注重人文关怀及提高沟通能力。② 按收集资料的方法全面收集患者有关信息。强调观察、交谈及护理体检方法的合理应用。

3. 效果评价（见评价表）

模拟护理评估评价表

项目	评分要点	分值	自评	小组评	实得分
评估	患者情况；护士相关知识及能力	15			
准备	选择合适的地点和时间（口述）；患者配合，愿意交谈自己的病情；护士准备符合要求	10			
护理评估方法	收集资料方法正确；收集资料的内容完整；沟通交流技巧运用恰当	40			
健康教育	告知胆囊炎患者的饮食要求；缓解疼痛的方法；日常生活中注意事项	15			
人文关怀	举止得体、言谈礼貌，沟通过程中关心患者，沟通结束后诚恳致谢，亲切嘱咐	20			
总评分及教师评价：					

拓展与练习

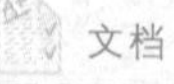

住院患者评估表

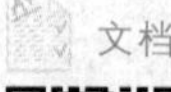

172 个护理诊断、举例、医护合作问题

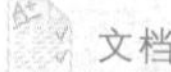

NANDA 护理诊断一览表（2015—2017）

（汪　玲）

第四单元

护 理 理 论

护理理论是对护理现象本质及其规律进行目的性、系统性和抽象性的概括;它包括护理理念及护理模式。护理理论清晰、准确、全面地描述和解释护理现象并揭示其规律,从而指导护理实践,预测护理活动的结果。

PPT

护理理论

第一节 护理理念

学习要求

- ⊙ 护理理念概念及内容
- ● 现代护理理念的基本要素
- ⊙ 整体护理

理念是人们思想与情感的信念系统,以一定的方式影响着人们的言行。护理理念是护士对护理专业的信念与价值观体系,这种体系不仅影响护士对护理现象及本质的认识,同时还影响其护理行为。因此,护理理念对护理专业的发展有着非常重要的作用。

一、护理理念概念及内容

(一) 概念

理念是指可指引一个人思考及行为的价值观与信念。

护理理念是指引导护士认识和判断护理专业及其相关方面的价值观和信念。它

是护理理论发展的奠基石。

（二）护理理念内容

目前西方护理界普遍认为，护理专业理念的内容主要包括：① 护理是一门专业；② 护理是一门科学，也是一门艺术；③ 护理的核心是健康照护；④ 护理服务于个人、家庭、团体及社会；⑤ 护理是助人的专业；⑥ 护理要对社会负责；⑦ 护士相信人是生理、心理、社会的统一体；⑧ 护士相信人是完整的、独特的个体；⑨ 护士相信人与环境持续互动并维持机体的平衡；⑩ 护士相信每个人都有权利接受最好的健康服务。

二、现代护理理念的基本要素

现代护理理念的基本要素包括人、环境、健康及护理四个护理学的基本概念，护理理论体系对这四个要素进行了深入的诠释。

（一）人

作为护理的服务对象，人是护理专业中最为关注的要素。护理中的人包括个人、家庭、社区、团体或整个社会中的人。

1. 人是一个统一的整体

人是一个具有生物和社会双重属性的整体。人既是一个由各个器官、系统所组成的受自然和生物学规律支配的生物人；人还是一个生活在社会中的有意识、思维、情感及创造性的社会人。人的整体性包括生理、心理、社会等方面，任何一方面失衡都会影响整体的协调统一。

2. 人是一个开放系统

人生活在环境中并与环境不断进行着物质、能量和信息的交换，从而维持机体的平衡。这种交换既包括机体自身为了维持内部环境稳定而进行的各器官系统之间的交换，也包括机体通过与外环境之间的交换来维持机体的平衡。护理的主要目标就是帮助人这个开放系统适应内外环境改变，从而维持健康。

3. 人有基本需要

作为一个生物的人，人的基本需要是为了满足生存、成长及发展。人在自身成长发展的过程中有不同的需求。在生理方面，人有维持生存所必需的呼吸、饮食、睡眠、排泄等需要；在心理社会方面有社会交往、情感、思维、尊重及自我实现等需要。马斯洛将人类的基本需要归纳为：生理需要、安全的需要、爱与归属的需要、自尊与被尊重的需要及自我实现的需要。

4. 人有自理能力并追求健康

每个人都是一个独特的个体，具有思考、判断、选择及适应的能力，人在生命过程中不断追求自身的健康。护理应该把每一个人看作是有自理能力的个体，在工作中充分调动其积极主动性，从而最大限度地发挥个体的潜能，满足需要，促进健康。

（二）环境

人类的一切活动都离不开环境，环境既包括外环境，即自然环境和社会环境；又包括内环境，即人的生理环境和心理环境。

1. 人与环境相互依存

人与环境不断互动，进行物质、能量和信息的交换，并维持着动态的平衡。人通过不断调整机体的内环境，以适应外环境的变化；同时，人又通过各种方式来改造环境，使其更利于自身的生存和发展。

2. 环境影响人的健康

人通过自身的活动来影响环境，改造环境，以利于生存、繁衍和发展。随着现代科技发展，人类在改造自然的同时，对环境的过度开发，资源的不合理利用导致生态失衡，空气和水的污染、土壤污染等都危及人的健康。因此，护理需要关注环境，为服务对象提供益于康复的最佳环境或帮助其适应环境，维持健康。

（三）健康

健康是人类追求的共同目标，它是人与环境维持着动态平衡的表现。

1. 现代健康观

1948 年，WHO 将健康定义为："健康不仅是没有疾病和身体的缺陷，还要有完整的生理、心理状态与良好的社会适应能力。"

1989 年，WHO 又提出了新的四维健康观："健康不仅是没有疾病，而且包括躯体健康、心理健康、社会适应良好和道德健康。"这表明健康概念已转变到生理、心理、社会和道德四个方面内容。"道德健康"强调从社会公德的层面维护人类健康，即每个社会成员不仅要为自己的健康承担责任，而且也要对社会群体的健康承担社会责任。

2. 健康是一个连续、动态的过程

健康与疾病都处于生命线的某一点上，每时每刻都在发生着变化（图 4-1）。当个体面临内外环境压力应对成功时，机体处于健康状态，如应对失败则由健康走向疾病甚至是死亡。护理的责任就是帮助人向健康完好状态发展。

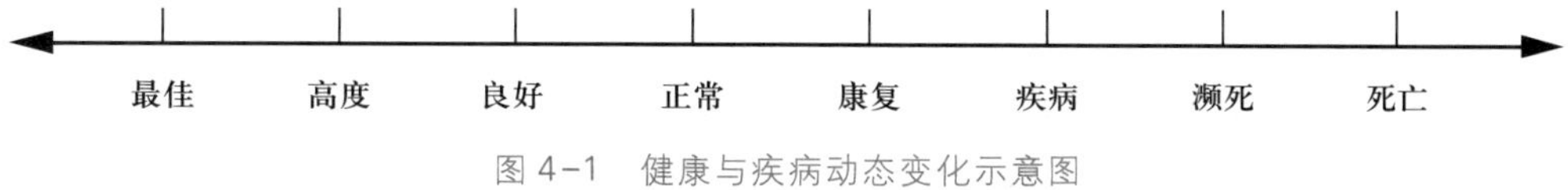

图 4-1　健康与疾病动态变化示意图

3. 健康受多因素影响

人生活的环境复杂多变，其健康也受多方面因素的影响，主要包括生物、心理环境及生活方式因素。

（1）生物因素：生物因素是影响人类健康的主要因素之一，包括生物性致病因素、遗传因素和生物性特征因素。生物性致病因素包括由病原微生物引起的传染病、寄生

虫病及感染性疾病，如结核病、肝炎、艾滋病等。遗传因素是指由生物遗传因素导致的人体发育畸形、代谢障碍、内分泌失调和免疫功能异常。如血友病、糖尿病、色盲等。个体生物性特征因素包括年龄、性别、种族、对某种疾病的易感性等，也是影响健康的因素。如肝硬化、鼻咽癌多见于男性；过敏性疾病多发生于高敏体质的人等。

（2）心理因素：心理因素主要通过情绪、情感的作用对健康产生影响。人的心理活动在生理活动的基础上产生，反过来又通过情绪、情感的媒介作用，经神经-体液调节，影响个体组织器官的生理、生化变化过程，严重时可导致机体功能紊乱、免疫功能下降等，增加多种疾病发生的机会。积极的情绪可以增进健康，延缓衰老，反之，消极的情绪则有损于健康。

（3）环境因素：环境是人类赖以生存和发展的社会和物质条件的总和。而环境无时无刻不在影响着人类的健康。环境因素包括物理环境和社会环境。在社会环境中与人类健康密切相关的有社会政治制度、社会经济因素、社会文化因素、医疗卫生服务体系等。

（4）行为与生活方式因素：行为与生活方式是指人们在一定的社会文化背景下，为满足生存和发展的需要而形成的一系列生活意识和生活习惯的统称。行为与生活方式直接影响人的健康。例如，不良的饮食习惯、吸烟、酗酒、吸毒、药物依赖、体育锻炼或体力活动过少、生活工作紧张、娱乐活动安排不当、家庭结构异常等均可导致机体内部失调而致病。WHO 指出影响人类健康的因素中，行为与生活方式因素占 60%。1992 年 WHO 发表的《维多利亚宣言》中健康的四大基石主要是指人们的生活方式，它的具体内容是合理膳食，适量运动，戒烟限酒，心理平衡。

（四）护理

护理的概念随着护理专业的发展而不断变化和发展。1859 年，南丁格尔提出“护理的独特功能在于协助患者置身于自然而良好的环境中，恢复身心健康。”1885 年她又指出“护理的主要功能在于维护人们良好的状态，协助他们免于疾病，达到可能的最高健康水平。”

1966 年美国护理学家韩德森（Henderson V）指出“护理的独特功能是协助个体（患病者或健康人）执行各项有利于健康或恢复健康（或安详死亡）的活动。护理的贡献在于协助个人早日不必依赖他人而能独立执行这些活动。”此定义阐明护理的对象为全体人类。

1970 年美国护理学家罗杰斯（Rogers ME）提出“护理是一种人文方面的艺术和科学，它直接服务于整体的人。护理要适应、支持或改革人的生命过程，促进个体适应内外环境，使人的生命潜能得到发挥。”

1980 年美国护士学会（American Nurses Association，ANA）将护理定义为“护理是诊断和处理人类对现存和潜在的健康问题的反应。”

我国护理专家王琇瑛认为“护理是保护人民健康，预防疾病，护理患者恢复健康的一门科学。”

综上所述，① 护理是助人的活动，其服务对象是全体人群，它帮助人们增进和恢复

健康、预防疾病、减轻痛苦。② 护理必须应用科学的工作方法即护理程序为服务对象提供高质量的照顾,满足其需要,增强其适应能力。③ 护理是处于不断发展变化中的一门综合性的应用性的学科。④ 护理是四个要素中的主动性因素,护士应正确认识人这个服务对象,把握健康和疾病的关系,为人提供适合的环境或帮助其适应环境,从而维持和促进健康。

人、环境、健康、护理四个概念密切相关,护理的服务对象是整体的人,而人生活在复杂的环境中,护理的目标是帮助人适应复杂多变的环境或改变环境以利于人适应,从而维持人与环境的和谐统一,促进健康。

三、整体护理

20 世纪 90 年代,美国乔治梅森大学护理教授袁剑云博士来华讲学,将整体护理的思想理念带入我国。《中国护理事业发展规划纲要》(2011—2015 年),对整体护理提出了新要求。即继续扎实推进"优质护理服务示范工程"活动,在各级各类医院深化"以患者为中心"的服务理念,全面推行责任制整体护理的服务模式,对患者提供全程规范化护理服务。

(一) 整体护理的概念

整体护理是指以整体的人为中心,以增进人类健康为目标,以现代护理观为指导,以护理程序为框架,根据人的身心、社会、精神、文化需要,提供最佳护理的护理思想和护理实践活动。

(二) 整体护理的思想内涵

整体护理是一种思想、理念,它确立了以人为中心的现代护理观,明确了护理的宗旨。整体护理的科学思想内涵主要体现在以下几方面。

1. 生命过程的整体性

护理服务的范围贯穿于生命周期的全过程,包括人的生、老、病、死各阶段。

2. 服务对象的整体性

将护理对象视为生物、心理、社会、精神、文化等多方面发展的人,强调从人的整体性角度来考虑健康行为的反应过程,并运用护理程序的工作方法来解决这些问题。

3. 服务范围的整体性

护理服务的对象从患者扩展到健康者;从个体扩展到群体包括家庭、社区、社会团体中的人群。

4. 护理工作的整体性

护理是由一些相互关联和相互作用的要素组成的一个整体系统,其中临床护理、社区护理、护理教育、护理管理、护理研究等各个环节,以及护理人员与护理对象及医务人员之间关系等要素,紧密联系、协调一致,才能体现护理工作的整体性。

第二节 奥瑞姆的自理模式

学习要求

⊙ 自理模式的主要内容

○ 自理模式对护理学四个基本概念的阐述

⊙ 自理模式在护理中的应用

自理模式理论是由美国著名护理理论家多萝西娅·奥瑞姆(Dorothea. E. Orem)提出的。奥瑞姆自理理论的目的在于说明什么是自理,以及在什么情况下个体需要护理照顾或在护理帮助下重建自理能力。

奥瑞姆的代表作《护理:实践的概念》1971年出版,书中系统地阐述了自理理论的内容。

一、自理模式的主要内容

奥瑞姆自理模式由三个相互关联的理论构成:自理理论、自理缺陷理论和护理系统理论。

(一)自理理论

自理是个体为维持自身的生命健康及幸福所采取的一系列自发性调节活动。自理理论主要阐述了什么是自理,其中有五个概念。

1. 自理

自理也称自我护理,是个体为了维持自身的结构完整及功能正常,维持生长发育的需要,采取的一系列自发性调节活动。自理是人的一种本能,但又是连续的、有意识的活动,是通过学习获得的,它是一种有目标和方向性的个体行为,完成自理活动需要智慧、经验和他人的指导与帮助。正常成人都能进行自理活动,但婴幼儿以及健康受到影响的个体如患者、残疾人则需要不同程度的帮助。

2. 自理能力

自理能力是人进行自我照顾的能力。正常人都有自我照顾的能力,目的是为了自身的成长、维护身体的功能及完整性。个体的自理能力受年龄、生活经历、社会文化背景、健康及经济状况的影响。护理所关心的是个体的自我照顾能力在特定的时期是否能满足其自理需求。

3. 自理主体

自理主体是指能完成自理活动的人。正常情况下,健康成人的自理主体是自己,

但儿童、患者或残疾人由于自理能力受限，不能独立承担自理主体，因此他们的自理主体部分是本人，部分是他人。

4. 自理需求

自理需求是指在特定的时期内，个体自理活动的总称，包括以下三个方面。

（1）一般性的自理需求：又称日常生活需要，它是满足个体生存的基本需要，与维持人体的结构完整和功能正常有联系。包括 6 个方面：① 摄入足够的空气、水分和食物；② 维持良好的排泄功能；③ 保持睡眠、休息和活动的平衡；④ 满足社交的需要；⑤ 避免有害刺激；⑥ 促进人的整体功能与发展。

（2）发展性的自理需求：在生命发展过程中各阶段特定的自理需要，以及在某些特殊情况下出现的新需求。人生的不同阶段，都有不同的发展性自理需求，如婴幼儿期、青春期、孕期、更年期的特殊自理需求；不同时期对教育、社会适应、角色转变的需求；失去至亲时的调整等。

（3）健康不佳时的自理需求：是指个体发生疾病、遭受创伤及特殊病理变化，或在诊断治疗过程中产生的需求。它包括寻找适当的医疗服务、处理疾病的多种反应、改变以往的健康观念、接受自己需要照顾的事实、重塑自我形象等，以促进个体健康的发展。这种需求表明机体处于一种非健康的状态，自理的需求不仅源于疾病本身，而且包括治疗和护理措施。如个体被诊断为糖尿病后，有控制血糖、检测尿糖等需要。

个体的一般性自理需求、发展性自理需求和健康不佳时的自理需求共同构成了个体在生命全过程中的所有自理需求。

（二）自理缺陷理论

这是奥瑞姆自理理论的核心部分，阐述了个体什么时候需要护理。奥瑞姆认为，在某一特定的时间内，个体有特定的自理能力和自理需求，当个体的自理需求大于自理能力时就出现了自理缺陷。图 4-2 描述了当一个人不能或不完全能进行持续有效的自我护理时，就需要护理照顾和帮助。

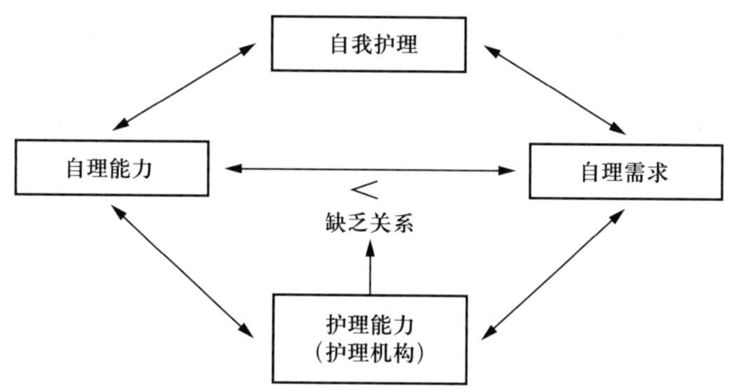

图 4-2 奥瑞姆自理缺陷理论结构示意图

（三）护理系统理论结构

护理系统理论阐述了服务对象的自理需求如何被满足。奥瑞姆在护理理论中指出护士应根据服务对象的自理需求和自理能力的不同分别采取三种不同的护理系统，即完全补偿系统、部分补偿系统和支持-教育系统。各护理系统的适用范围及护士和服务对象在各系统中所承担的职责均进行了详尽的叙述。

1. 完全补偿系统

当个体因生理或心理因素完全没有能力进行自理时，需要护理人员进行全面的帮助，以满足服务对象所有的自理需求。它适用于昏迷患者、高位截瘫的患者、精神疾病患者、智力低下者。

2. 部分补偿系统

护理人员与服务对象共同承担自理活动，在满足自理需要方面都能起部分作用。适用于手术后患者，尽管患者能满足大部分自理需求，但需护理人员提供不同程度的帮助，如协助如厕，帮助更换敷料等。

3. 支持-教育系统

服务对象有能力进行自理，并能学习一些相关的自理方法，但必须在护理人员的帮助下才能完成。护理人员指导自理方法、给予心理支持、发挥家属及服务对象的潜力、提供一个能满足康复与心理发展需要的环境、教育其提高自理能力。

二、自理模式对护理学四个基本概念的阐述

（一）人

人是具有生理、心理、社会及不同自理能力的整体。人具有学习和发展的潜力，个体的自理能力通过后天学习得到。

（二）环境

“存在人的周围并影响自理能力的所有因素”均为环境。人生活在社会中都希望能进行自我管理，并对自己以及依赖者的健康负责。大多数社会能接受那些不能满足自护需要的人，并在他们需要时为其提供帮助，因此自我帮助及帮助他人都被社会认为是有价值的活动。

（三）健康

良好的生理、心理、人际关系及社会适应是个体健康不可缺少的组成部分，健康就是一种最大限度的自理。

（四）护理

护理是艺术，是助人的服务，同时也是一种技能。护理是预防自理缺陷发展并为

有自理缺陷者提供治疗性自理的活动，是帮助人获得自理能力的过程。

三、自理模式在护理中的应用

奥瑞姆将自理理论与护理程序相结合，帮助服务对象更好地达到自理。其护理工作方法分以下三步。

（一）评估患者的自理能力和自理需要

通过收集资料确定服务对象存在哪些方面的自理缺陷以及引起自理缺陷的原因，评估其自理能力和自理需要，从而确定服务对象是否需要护理帮助。

（二）设计恰当的护理系统

根据服务对象的自理能力和自理需要，在完全补偿系统、部分补偿系统和支持-教育系统中选择一个恰当的护理系统，并确定预期护理目标，制订出详细的护理计划。

（三）实施护理措施，评价护理结果

根据护理计划实施护理，协调和帮助服务对象恢复及提高自理能力。同时，收集资料以评价护理结果，并根据服务对象当时的具体情况不断调整护理计划。

第三节　罗伊的适应模式

学习要求

⊙ 适应模式的主要内容

○ 适应模式在护理中的应用

适应模式是由美国的护理理论家卡利斯塔·罗伊（Sister Callista Roy）提出的。罗伊在其专著《护理学简介：适应模式》《护理理论架构：适应模式》和《罗伊的适应模式》中论述了其理论观点。罗伊适应模式理论的目的是描述和解释人类对压力源所产生的压力反应和进行调节适应的过程。罗伊的适应模式是围绕人的适应行为而组织。

一、适应模式的主要内容

罗伊的适应模式内容主要涉及对 5 个基本概念的描述，包括人、护理目标、护理活动、健康和环境，其中对人这个概念进行了极为深入、系统的阐述。

（一）人

1. 罗伊关于人的阐述

（1）人的范围：罗伊认为人作为护理的接受者，可以是个人，也可以是家庭、团体、社区或社会人群。

（2）人的整体性：人是具有生物、心理和社会属性的有机整体。

（3）人是开放系统：人作为一个有生命的系统，不断与其环境进行着互动的状态，在系统与环境间存在着物质、能量和信息的交换，所以人是一个开放系统。

（4）人是适应系统：适应系统包含了适应和系统两个方面。由于人与环境间的互动可能引起自身内在或外部的变化，而人在变化的环境中必须保持其完整性，因此每个人都需要去适应。故人被认为是一个适应系统，罗伊用下图说明人作为一个适应系统的适应过程（图 4-3）。

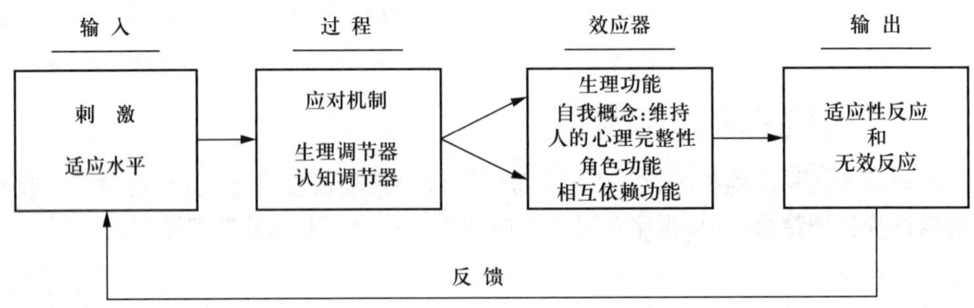

图 4-3　人作为一个适应系统示意图

2. 人的适应过程

（1）输入：输入内外环境的刺激和人的适应水平。罗伊认为刺激可有 3 类，即主要刺激、相关刺激和固有刺激。① 主要刺激：是指当时面对的、能立刻影响到人的、需立即适应的刺激。② 相关刺激：指所有现有的、内在的或外部的对当时的情景有影响的刺激，这些刺激是可以观察到的、可测量的或是由本人主动诉说的。③ 固有刺激：是指原有的、构成本人特性的、可能引起机体反应但未得到证实的刺激。如心绞痛患者，他当时所面临的主要刺激是心肌缺血缺氧；相关刺激包括气温变化、痛阈、饮酒、情绪变化等；固有刺激可能是吸烟史、家族遗传史及本人职业等。

适应水平是指个体对刺激产生适应性反应的能力。一个人面对刺激时，能否输出适应反应，取决于其适应水平，如果刺激的数量和强度在人的适应水平内，适应系统将输出适应性反应；如果超出人的适应水平，则输出无效反应。适应水平因人而异，并受应对机制的影响而不断地改变。

（2）过程：罗伊用应对机制来说明人作为适应系统的控制过程。她认为有些应对机制是先天获得的，如对抗细菌入侵的白细胞防御系统，称为生理调节器。而有些应对机制是由后天学习获得，如应用消毒剂清洗伤口，称为认知调节器。生理调节器是通过神经-化学-内分泌途径，调节及控制人对刺激的自主性反应；而认知调节器则通过感觉、加工、学习、判断和情感调试等途径，调节及控制人对刺激的自主性反应。生

理性和认知性的调节器常需协调一致共同发挥作用才能维护人的完整性。

（3）效应器：人对刺激调节与控制的结果是效应器，主要表现在生理功能、自我概念、角色功能、相互依赖四个方面。

1）生理功能：是与人的生理需要相关的反应，包括氧气、营养、排泄、活动与休息、皮肤完整性、感觉、体液、电解质与酸碱平衡、神经与内分泌功能等9个方面。

2）自我概念：是指个体在特定时间内对自己的感觉、评价和信念，包括自身的感知和他人的评价，经过自我内化而形成。自我概念由两部分组成，即躯体自我和人格自我。

3）角色功能：角色功能指个体在社会中所承担的角色的履行情况。罗伊认为人的角色分为主要角色、次要角色和临时角色。

4）相互依赖：是指个人与其重要关系者或社会支持系统间的相互关系，包括爱、尊重和价值观等方面的互动。

通过对以上四个方面个体行为的观察，护士可识别个体所做出的反应是适应性反应还是无效反应。

（4）输出：适应系统输出的是人的行为。这些行为都是可以被观察、测量并记录的。罗伊将输出行为分为适应性反应和无效反应，适应性反应可以促进人的完整性，使人得以生存、成长、繁衍、主宰及自我实现。而无效反应则不能维持人的完整性，容易导致疾病。如果输入的刺激在适应水平范围内，个体将输出适应性反应行为；如果超过适应水平的范围，则会输出无效反应的行为。

（二）环境

罗伊认为环境是围绕并影响个人或群体发展与行为的所有情况、事件及因素，环境中包含主要刺激、相关刺激和固有刺激。

（三）健康

罗伊认为健康是人对环境的刺激经调节控制产生适应反应的状态。保持健康是一种持续不断地适应各种环境改变的过程，而人的健康状态表现为有能力达到生存、成长、繁衍、主宰和自我实现。

（四）护理目标

罗伊认为护理目标是促进人在4个适应层面上的适应性反应，减少或消除无效反应，从而促进个体维持和恢复健康。

（五）护理活动

为了达到促进个体适应性反应的护理目标，护士可通过采取措施控制各种刺激，使刺激全部作用于个体的适应范围内。同时也可通过扩展人的适应范围，增强个体对刺激的耐受能力，促进适应性反应的发生。

二、适应模式在护理中的应用

罗伊适应模式在临床护理实践中得到广泛应用,其护理程序可分为6个步骤,即一级评估、二级评估、护理诊断、制订目标、干预和评价。

(一)一级评估

一级评估又称行为评估,是指收集与生理功能、自我概念、角色功能和相互依赖四个方面有关的输出性行为的资料。护士应注意这些行为是否有助于促进人的完整性,是否有助于促进健康;识别个体出现的无效反应和需要护士帮助才能达到的适应反应。

一级评估的内容包括:① 生理功能方面:常见的无效反应有缺氧、营养不良、腹泻、便秘、尿失禁、失眠、发热、疼痛、压疮、水肿、电解质紊乱、血糖过高、血压过高等。② 自我概念方面:常见的无效反应表现有自卑、自责、焦虑、恐惧、自我形象紊乱、无能为力感等。③ 角色功能方面:常见的无效反应表现有角色冲突、角色不一致、家庭作用改变、语言沟通障碍等。④ 相互依赖方面:常见的无效反应表现有社交孤立、分离性焦虑、功能障碍性悲哀等。

(二)二级评估

二级评估又称刺激评估,是对影响个体行为的三种刺激因素进行评估。通过二级评估,可帮助护士明确导致个体无效反应的原因。

(三)护理诊断

护理诊断是对个体适应状态的陈述或诊断。护士通过一级评估和二级评估,在明确个体的无效反应及其原因的基础上,找出个体的护理问题,进而做出护理诊断。如"皮肤完整性受损:与长期卧床有关""分离性焦虑:与住院有关"。

(四)制订目标

护理目标是维持和促进个体的适应性反应,减少或消除无效反应。制订目标是对个体进行护理干预后应达到的行为结果的陈述。制订目标时护士应注意激发个体参与计划的制订,尊重个体的选择,同时应注意目标应是可观察、可测量和可达到的。

(五)干预

干预是护理措施的制订和落实。在罗伊的适应理论中,护理干预可通过改变和控制各种作用于适应系统的刺激,使其全部作用于个体的适应范围内。控制刺激的方式包括消除刺激、增强刺激、减弱刺激或改变刺激。干预也可着重于提高个体的应对能力、扩大适应范围,使全部刺激能作用于适应范围内,以促进适应性反应。

（六）评价

在评价过程中，护士应将干预后个体的行为改变与目标行为进行比较，确定护理目标是否达到，衡量其中的差距并找出原因，然后根据评价结果对计划进行修订和调整。

文档

拓展与练习

角色扮演活动——自理模式的应用

1. 活动情境

王琳，女，16岁，因车祸左下肢胫骨骨折，入院后石膏固定，卧床休息，观察。请根据此案例，应用奥瑞姆的自理模式进行护理。

学生分组进行角色扮演，每2~3人为一组，分别轮流扮演护士、患者和家属。

2. 活动指导

（1）活动目的：掌握奥瑞姆自理模式并能正确应用。

（2）活动要求：① 活动中注重人文关怀及提高沟通能力。② 按奥瑞姆的护理程序进行活动；强调对患者自理需求的评估。

3. 效果评价（见评价表）

自理模式角色扮演评价表

项目	评分要点	分值	自评	小组评	实得分
评估	患者的自理能力，护士相关理论知识	15			
准备	熟悉病案；在教师的指导下查阅资料以了解与本病案有关的护理专业知识及专科知识	10			
自理模式的应用	收集资料全面（三个方面的自理需求、自理能力）、自理缺陷判断准确、自理缺陷原因分析正确、设计护理系统确切、护理措施具体、评价及时	40			
健康教育	指导患者和家属发掘自理能力方面的潜力、拟定下肢功能锻炼及康复的计划	15			
人文关怀	举止得体、言谈礼貌；细心解释；正确指导	20			
总评分及教师评价：					

（刘晓云）

第五单元 护士与患者

PPT

护士与患者

护士与患者是健康服务过程中的两个重要角色，具有不同的角色特征、权利和义务。护士必须培养良好的职业素质，与患者建立和谐的护患关系，为他们提供优质服务，促进患者早日康复。

第一节　角色概述

学习要求

○ 角色概念

⊙ 角色特征

一、角色概念

角色，又称社会角色。“角色”一词来源于戏剧，原指规定演员行为的脚本，即剧中的人物。社会心理学家认为这个概念有助于理解人的社会行为和个性，便将其引入社会心理学中。

角色是指处于一定社会地位的个体或群体，在实现与这种地位相联系的权利和义务中，所表现出的符合社会期望的模式化行为和态度。人的社会角色是人在一定社会背景中所处的地位或所起的作用。

二、角色特征

(一)角色丛

角色丛是指一组相互联系、相互依存、相互补充的角色。它的存在,说明了角色的复杂性和角色之间的相互关联性。也就是说,一个人要完成某一角色,必须要有与之互补的角色存在。如要完成患者的角色,必须有医生、护士、患者家属的存在。所有的角色都是在角色丛中进行功能运作的。

(二)角色的个体性

只有当个体存在的情况下,才能具有某一角色。社会对每一个角色都有一定的"角色期望",如学生必须遵守学生行为准则,教师必须具备良好的职业道德、职业素质和职业技能。个体根据对自身、对角色期望的认识与理解而表现出相应的角色行为,因而角色认知带有一定的主观性。个体要完成社会所期待的角色行为,必须对自身所拥有的角色有良好的认知。如果个体对角色的行为规范以及自身的角色扮演是否适宜没有一个准确的衡量和判断,就很难充分发挥角色的功能,甚至会发生角色冲突。

(三)角色转变

角色转变指个体承担并发展一种新角色的过程。

每个人在一生中会获得多种角色,不同的角色有不同的权利和义务,这些不同的权利和义务往往对个体在生理、心理和社会行为方面产生不同的要求。当个体承担并发展一种新角色时,便会经历角色转变的过程,在这个过程中,个体必须改变自己的情感、行为以符合社会对个体的角色期待,最终有效完成角色转变。

第二节 护士角色

学习要求

- ⊙ 现代护士的专业角色
- ○ 护士专业角色的扩展

国际护士协会(ICN)关于护士的定义是:护士是指一个人完成了基本的护理教育课程,经评定合格,在其护理工作领域中具有权威性。

护士角色是指护士应有的与职业相适应的社会行为模式。随着社会文明程度的

提高,科学技术的进步,尤其是随着护理事业的飞速发展,护士的角色在不断地发生着变化,由单一的照顾者角色发展成现代的复合角色,同时护士专业角色也在不断地扩展,护士角色功能发生了根本的变化。

一、现代护士的专业角色

1. 健康照顾者及保护者

患者因疾病原因会导致满足自身基本需求的能力缺陷,护士应用专业知识和技能满足患者生理、心理和社会文化的需求,帮助服务对象减轻痛苦、恢复健康。护士还应维护患者的利益并保护其安全。

2. 健康计划者及决策者

为了有效地满足患者的需要,护士应根据患者的具体情况制订出护理计划、执行计划并判断及评价。在整个护理活动中,护士是患者健康问题的判断者及护理决策者。

3. 健康教育者及咨询者

护士在医院、家庭、社区等场所,针对不同的服务对象开展健康教育或提供咨询,包括向服务对象及家属讲授或解答有关如何预防疾病、维持健康、减轻病痛和恢复健康,以提高人群的健康认知水平。

4. 护理管理者及协调者

护士应对日常护理工作有计划地组织、管理和协调,合理地利用各种资源,提高工作效率,满足患者的需求,为护理对象提供优质的护理服务。护士在为患者提供护理服务的过程中,为确保诊断、治疗、护理和其他卫生保健工作顺利进行,需做好与相关人员及机构间的联系、协调,保证护理对象获得最佳的整体性医护照顾。

5. 护理研究者及著作者

开展护理科研,可扩展护理理论知识、创新护理技术、提高护理质量、促进专业发展,从理论和实践上提高护理整体水平。并将科研成果撰写成论文或专著发表,有利于专业知识的交流。

6. 患者代言人及权威者

护士是患者权利的维护者,特别是对那些因各种原因不能表达其意愿的人,他们有责任保护患者的权益和权利不受损害。对有关护理方面的事务,护士具有权威性发言权,护士有专业的知识和技能,能自主地实施各种护理功能。

二、护士专业角色的扩展

在护理较发达的一些国家,护士专业角色在不断地扩展。随着护理教育水平的提高,出现了具有硕士或硕士以上学位的护士,担任不同专业角色的护理专家。护士的社会地位和形象随之在改变,我国护士也正在朝着这个方向快速发展。

1. 临床护理专家

如成人护理、老年护理、精神心理护理、妇儿护理、急救护理等临床护理专家，他们为患者提供高水平的护理，与其他专业人员合作，从事临床研究，解决复杂的临床护理问题。

2. 开业护士

开业护士的职责是帮助各年龄层次的个人及家庭，为他们提供有关信息，协助其做出重要的健康决定和选择正确的生活方式。开业护士能够独立诊断和治疗常见疾病，并于其他健康服务者通力合作，促进患者康复。有些开业护士具有一定的处方权。如儿科护理、家庭护理、成人护理、急症护理、老年护理等开业护士。

3. 助产士

助产士能够在社区独立为家庭提供产前、生产过程中和产后的护理。

4. 教育者

教育者指专门从事护理教育的教师。他们在护理院校不同层次的护理教育项目中传授知识，同时他们还参与临床护理实践。

5. 护理顾问

各领域的护理顾问在不同场所为需要信息者提供帮助，如学校中的护理顾问为课程设置提建议；医院中的护理顾问为如何提高护理质量提供解决办法；政府部门中的护理顾问为制定国家的健康政策出谋划策。

6. 研究者

研究者指专门从事护理科研的人员。他们大多具有博士学位，有较强的科研能力。从事临床研究以促进为患者提供服务的质量，以及进行护理理论的验证和研究。

7. 管理者

管理者指专业的护理管理人员。他们一般都具有相关的护理学位，同时有管理硕士学位。在学校、各种护理服务场所以及与健康有关的机构行使管理的职能。他们不仅应具备护理学知识，更要有丰富的管理学知识，计划、决策、解决问题的能力，与他人合作和经营的能力，同时具有诚实、乐观、敏锐、勇于变革等性格特点。

8. 个案管理者

个案管理强调为患者提供从患病到恢复健康全过程的照顾，以及帮助患者顺利地从一个健康机构转到其他场所。在个案管理系统中，充当个案管理者的人通常是护士。个案管理者参与患者每一阶段的护理活动，包括入院介绍、提供健康教育资料、与患者共同制订和实施护理计划、安排出院或转院事宜、向社区健康服务人员介绍患者情况、出院后随访以确认患者康复状况、评价护理结果等。这种服务方式可以达到减低医疗费用、促进与所有健康保健服务者的合作、有效地合理地利用社区服务资源、增加对患者患病整个过程的持续护理、并最终促进患者和家庭独立地应对生活的目的。个案管理者需要具有某一特殊领域的专业证书或学位，较强的沟通能力和合作能力。

9. 企业家

经营与健康保健有关的公司，提供护理服务，咨询和教育服务等。

第三节 患者角色

学习要求

○ 患者角色特征

● 患者角色适应中的问题

⊙ 患者的权利和义务

患者过去是指的患有疾病、忍受痛苦的人。目前国外文献中多用 client(服务对象)来代替 patient(患者),这意味着护理对象不仅仅是患有疾病的人,还包括享有保健服务的人。

当某人患病时,不论是否被医生证实,都可获得患者角色,并且原有的社会角色便部分或全部被患者角色所代替。患者的角色可以是暂时的,也可是持久的甚至是永久的。患者角色就是社会对一个人患病时的权利、义务和行为所做的规范。

一、患者角色特征

著名的美国社会学家帕森斯(Talcott Parsons)1951 年在《社会制度》一书中提出患者角色包括四方面内容。

1. 可免除或减轻社会角色职责

可免除或减轻社会角色职责即患者可以免除或减轻健康时所承担的一般社会角色职责,免除的程度取决于疾病的性质、严重程度、患者的责任心以及患者在其支持系统中所能得到的帮助等。

2. 患者对自己的疾病状态没有责任

患病是超出患者意志所能控制的范围的事情,不是患者的过错,因而也免除了因疾病所造成的问题的责任;当人生病时,不仅有生理改变,还有社会、心理、精神、情感等多方面的问题,不可能按自己的意愿去恢复健康,因而应该得到社会的照顾和帮助。

3. 患者有恢复健康的义务

患者虽然对患病没有责任,但社会要求每一个患者都要有主动恢复健康并承担应尽义务的责任。疾病给患者带来痛苦、不适、伤残、甚至死亡,因而大多数人患病后都期望早日恢复健康,并为恢复健康做各种各样的努力,如配合治疗和护理,进行适当的锻炼等。

4. 患者有配合医疗和护理的义务

在恢复健康的医疗和护理活动中,患者不能凭自己的意愿行事,必须和有关的医护人员合作,如按照医护人员的要求接受治疗,休息和配合治疗等;传染病患者有义务

接受隔离，避免疾病扩散。

二、患者角色适应中的问题

任何人都惧怕疾病，不愿意患病，很多人患病后不能很好地适应患者角色，出现许多心理和行为上的不适应，常见的有以下方面。

1. 角色行为缺如

患者没有进入患者角色，不承认自己有病，自我感觉良好，或认为医疗诊断不正确，或认为疾病没有严重到需要治疗的程度。这是患者的一种心理防御表现。常发生于由健康角色转向患者角色及疾病突然加重或恶化时，另外，精神病、性病患者多否认自己患病。

2. 角色行为冲突

在适应患者角色过程中，与其本人患病前的各种角色发生心理冲突而引起行为矛盾。常发生于由健康角色转向患者角色时，表现为烦躁不安、烦恼、悲伤等，可导致病情加重，是一种视疾病为挫折的心理表现。男性、A 型性格的人以及工作和生活中占主导地位的人容易出现这种角色适应问题。

3. 角色行为消退

患者经过一段时间的治疗与护理，已适应患者角色，但由于某些原因又重新承担其本应免除的其他社会角色的责任，并将其上升到主要位置而放弃患者角色。

4. 角色行为强化

患者安于患者角色，对承担原有的社会角色缺乏信心，产生退缩和依赖心理，害怕出院，害怕离开医护人员，对正常的生活缺乏信心，过分寻求医疗帮助。角色行为强化主要是由于患病后体力和能力下降，以及因病享受到一些特权所致，是患者角色适应中的一种变态现象。

5. 角色行为异常

患者由于病痛折磨后所产生的悲观、失望等不良心理而导致的行为异常，如质问、辱骂甚至殴打医务人员；抑郁、厌世，甚至自杀、杀人和毁物等异常行为反应。

三、患者的权利和义务

根据国际相关约定和我国的法律法规，患者享有一定的权利与义务，护士应尊重患者的权利并督促患者履行相应的义务，以提高护理服务质量。

（一）患者的权利

1. 患者有获得医疗及平等享受医疗的权利

公民在患有疾病时，有从国家和社会获得物质帮助的权利，国家应发展为公民享受这些权利所需要的医疗卫生事业。任何人患病后都有享受平等的医疗、护理、保健、康复服务的权利。

2. 患者有获得住院时和出院后完整的医疗的权利

患者应获得连续性的医疗服务。医生应告诉患者有关其出院后或治疗结束后的保健注意事项，如有需要也应告诉患者复诊、复查的时间。

3. 患者有获得全部实情的知情权、同意权

患者对自己的病况有知情权，有权利获知有关自己的病情、医生的诊断、病情的发展、医护人员为患者制订的治疗护理计划以及预后情形，包括治疗护理中的常见问题及其他可行的治疗护理方法。患者有权知道任何可能会影响患者的医疗护理决定的资料。如果基于医学、人道的考虑，护士认为患者不宜知道上述消息，或者有患者的特别要求，护士应将此消息告诉患者的重要亲属或经患者授权的委托代理人。对某些实验性治疗，患者有权知道其作用和可能产生的结果，并有权决定接受或拒绝。

4. 患者有参与决定个人健康的权利

患者在接受任何护理处置前，护士应告知其有关的详情，包括目的、危险性、其他可选择的方法等，以帮助患者做出决定。在未经患者同意，或未得到患者的重要亲属或经患者授权的委托代理人许可时，护士不能擅自治疗，除非在紧急情况下（须有医院负责人的许可）。根据我国法律规定，患者在接受手术、特殊治疗、特殊检查、人体实验时，必须签署同意书。此外，当治疗上有重要的改变，或当患者要求改变治疗时，患者有权利得到正确的讯息。

5. 患者有医疗服务监督权、选择权

患者可以对医疗机构的医疗、护理、管理、后勤保障、医德医风等各个方面进行监督。患者有权自主选择到任何一家合法医疗机构接受医疗服务。患者有选择和比较医疗机构、检查项目、治疗与护理方案的权利。

6. 患者有个人隐私和尊严被保护的权利

患者有权要求有关其病情资料、治疗内容和记录应如同个人隐私一样被保密。对患者的治疗计划，包括病例讨论、会诊、检查和治疗，不经患者同意不能泄露。不允许任意将患者姓名、身体状况、私人事务公开，更不能与其他不相关人员讨论患者的病情和治疗。

7. 患者有免除一定社会责任和义务的权利

患者可暂时或长期免除服兵役、献血等社会责任和义务。

8. 有获得赔偿的权利

由于医疗机构、医务人员的行为不当，给患者造成身心损害时，患者有权获得赔偿。

（二）患者的义务

1. 积极配合医疗护理

患者患病后，有责任和义务接受医疗护理，与医务人员合作，共同治疗疾病，恢复健康。患者要如实提供病史，不隐瞒有关信息。患者在同意治疗方案后，要遵从医嘱。

2. 自觉遵守医院规章制度

医院的各项规章制度是为了保障医院的正常诊疗秩序，患者有义务遵从医院的规

章制度，这是为了维护广大患者利益的需要。

3. 自觉维护医院秩序

患者应自觉维护医院秩序，包括安静、清洁，保证正常的医疗活动以及不损坏医院财产。

4. 保持和恢复健康

患者有责任选择合理的生活方式，养成良好的生活习惯，保持和促进健康。

5. 其他

有接受强制性治疗（急危患者、戒毒、传染病、精神病等）的义务、支付医疗费用及其他服务费用的义务；不影响他人治疗、不将疾病传染给他人的义务等。

第四节　护患关系

学习要求

- ⊙ 护患关系的性质
- ● 护患关系基本模式
- ⊙ 护患关系的分期

护患关系是指在护理工作过程中，护士与患者间产生和发展的一种工作性、专业性和帮助性的人际关系。

一、护患关系的性质

1. 护患关系是一种帮助关系

在医疗护理服务过程中，护士与患者通过提供帮助和寻求帮助形成特殊的人际关系，当患者无法满足自己的基本需要时，护士运用护理专业知识和技能对患者提供帮助，以解决患者的健康问题。

2. 护患关系是一种专业性的互动关系

护患关系是护患之间相互影响、相互作用的专业性互动关系，这种互动不仅仅局限于护士与患者之间，患者家属、朋友、同事等也是护患关系中的重要组成部分。这些关系会从不同的角度，以多方位的互动方式影响护患关系。

3. 护患关系是一种治疗性的工作关系

与其他的人际关系不同，护患关系是护理工作的需要，护士与患者之间的人际交往是一种职业行为。是一种有目标、需要认真促成和谨慎执行的关系，并具有一定强制性，不管面对何种身份、性别、年龄、职业、素质的患者，不管护士与这些人之间有无相互的人际吸引基础，出于工作的需要，护士都应与患者建立及保持良好的

护患关系。

4. 护患关系的实质是满足患者的需要

护士通过提供护理服务满足患者需要是区别于一般人际关系的重要内容。

5. 护士是护患关系后果的主要责任者

作为护理服务的提供者,护士在护患关系中处于主导地位,这就意味着护士的行为可能使双方关系健康发展,有利于患者恢复健康,但也有可能是消极的,使关系紧张,患者的病情更趋恶化。因此,护士是促进护患关系向积极方向发展的推动者,也是护患关系发生障碍的主要责任承担者。

二、护患关系基本模式

(一)主动-被动模式

主动-被动模式是一种传统的护患关系模式,也称支配服从型。

1. 特点

该模式是"护士为患者做治疗",模式关系的原型是母亲与婴儿的关系。由于护士在此模式中处于专业知识的优势地位和治疗护理的主动地位,因此护士常以"保护者"的形象出现在患者面前。该模式过分强调护士的权威性,忽视了患者的主动性,因而不能取得患者的主动配合,严重影响护理质量。

2. 临床应用

在临床护理工作中,主要适用于不能表达主观意愿,不能与护士进行沟通交流的患者,如休克、昏迷、痴呆以及某些精神病患者等。

(二)指导-合作模式

指导-合作模式是目前临床护理工作中护患关系的主要模式。

1. 特点

该模式是"护士告诉患者应该做什么和怎么做",模式关系的原型是母亲与儿童的关系。护士一般以"指导者"的形象出现在患者面前,根据患者病情制定护理方案和措施,开展健康教育和指导,处于护患关系的主要方面。在临床工作中,这种护患间的"合作"关系常常出现在护理操作中,如为患者注射、换药、测量血压等。该模式比主动—被动型模式有进步,但护士的权威性仍然起决定作用,患者还是处于"满足护士需要"的被动配合地位,护患关系仍不平等。

2. 临床应用

在临床护理过程中,主要适用于急性感染患者和外科手术恢复期患者。

(三)共同参与模式

共同参与模式是一种双向的、平等的、新型的护患关系模式。

1. 特点

该模式是“护士积极协助患者进行自我护理”。模式关系的原型是成人与成人的关系。这一模式是以护患间平等合作为基础，护患双方同时具有平等权利，共同参与治疗护理过程和决策及实施过程。该模式与前两种模式有着本质上的区别，是一种理想的护患关系模式，对于建立良好的护患关系，提高护理工作质量有着重要的作用。

2. 临床应用

在临床护理工作中，主要适用于有一定文化知识的慢性病患者。但要注意：不能将应由护士完成的工作交与患者或患者家属完成。

以上三种护患关系，在其特定的条件下都是可行的、有效的，但后两者更能发挥患者的主动性及提高护理效率。

三、护患关系的分期

护患关系的发展是一个动态的过程，一般分为初始期、工作期和结束期三个阶段，三个阶段可以相互重叠、相互影响。

1. 初始期（观察熟悉期）

这是护士与患者的初识阶段，也是护患之间开始建立信任关系的时期。这一时期的工作重点是护患双方彼此熟悉并建立初步的信任关系，确认患者需要。护士应通过得体的举止、热情的话语、真诚的服务在开始期为患者留下良好的第一印象，为以后的工作打下良好的基础。

2. 工作期（合作信任期）

护士与患者在信任的基础上开始了护患合作。是护士应用护理程序以解决患者的各种身心问题，满足患者的需要及患者接受治疗和护理的主要时期。此期的工作重点是通过护士高尚的医德、广博的专业知识、熟练的技能和良好的服务态度，进一步取得患者的信任与合作，满足患者的需要。同时应鼓励患者充分参与自己的康复及护理活动，使患者在接受护理服务的同时获得有关的健康知识，逐渐达到自理及康复。

3. 结束期（ 终止评价期）

护患之间通过密切合作达到了预期的护理目标，护士的健康服务即将终止时，护患关系也进入了结束阶段。这一时期的工作重点是护患双方共同进行有关评价，如评价护理目标是否达到，患者对自己目前健康状况的接受程度及满意程度。此外，护士也需要对患者进行有关的健康教育及咨询，并根据患者的具体情况制订出院计划或康复计划，以保证护理的连续性，预防患者在出院后由于健康知识缺乏而出现某些并发症。并愉快地终止护患关系。

护患关系的每个阶段都各有重点，三个阶段可以相互重叠，但满足患者需要始终是护患关系的实质，护士应以良好的沟通技巧，真诚的服务态度，熟练的专业技能，赢得患者的信任，促进护患关系向良好方向发展。

第五节　护士的素质与行为规范

学习要求

○ 素质的概念

⊙ 护士应具备的素质

●★ 护士的行为规范、护士仪表仪容

⊙▲ 护士的语言行为

● 护士的非语言行为

护士的素质高低决定着护士对待护理工作的态度，直接影响护理工作的质量和效果；同时护士作为医院的重要群体，其行为规范直接关系到护理队伍乃至医院的形象，并对患者的身心健康产生直接影响，因此，提高护士的素质、规范护士行为至关重要。

一、素质的概念

素质是指一个人的生理、心理、智能和知识等多方面的基本品质。各种角色均应具有其本身特有的素质，素质广义的解释分先天与后天两方面。先天自然性的一面是指机体与生俱来的某些特点和原有基础，即机体的结构形态、感知器官和神经系统，特别是大脑结构和功能上的一系列特点；后天社会性的一面是主要的，指通过社会、学校、家庭的教育和培养、自我修养、不断地学习而获得的一系列知识技能、行为习惯、文化涵养、品质特点等。素质的形成是一个长期的过程。

护士素质是在一般素质基础上，结合护理专业特性，对护理工作者提出的特殊的素质要求。包括护士的思想道德品质、业务能力、心理品质等内在素养；还包括仪表、风度、言谈举止等外在形象。护士应努力培养自身特殊的职业素质，以顺应社会和护理工作需要，充分实现个人的人生价值。

二、护士应具备的素质

（一）思想品德素质

1. 政治思想素质

护士应热爱祖国，热爱人民，热爱护理事业，具有为人民健康服务的奉献精神。树立正确的人生观和价值观，做到自尊、自爱、自重、自强。

2. 职业道德素质

护士应以救死扶伤、实行人道主义为己任；具有高尚的道德情操，较高的慎独修养品质，慎独是指护士在任何情况下，都忠实于患者的健康利益，不做有损于患者的事，应具有高度自觉性、一贯性、坚定性；具有忠于职守、廉洁奉公、锐意进取、勇于创新的精神；具有高度的责任心、同情心和爱心。

（二）专业素质

1. 良好的业务素质

护士应具备一定的科学文化修养，掌握自然科学、社会科学、人文科学等多学科相关知识；具有一定的外语水平，熟练掌握计算机的应用及网络技术；掌握医学、护理学理论，具有护理教育、护理管理、护理科研的基本知识，不断地钻研业务知识，提高专业素质。

2. 较强的实践能力

护士应具有较强的专业实践能力和规范的护理操作技能；具有敏锐的观察能力、逻辑思维及判断能力；具有较强的沟通能力；能运用护理程序的工作方法解决患者的健康问题。

3. 身心素质

护士应具有乐观、开朗、稳定的情绪和健康的心理，宽容豁达的胸怀和较强的自控能力，具有良好的人际关系。

有健美的身体，仪表文雅大方、举止端庄、稳重得体，衣着整洁美观；待人热情真诚，精力充沛、富有朝气。

三、护士的行为规范

行为规范是人们在社会活动中，其思想、行为应遵循的符合自身职业特征的准则和规范。护理学创始人南丁格尔曾经说过“护理是一门最精细的艺术”，人们赞美护士是白衣天使，是传播爱的使者。护士除遵循公认的行为规范准则外，其行为规范应符合护士的职业特点和要求，对其仪容仪表、言谈举止的要求更为严格，以体现良好的护士素质，更好地为人类健康服务。

（一）护士的仪表

仪表即人的外表，一般来说，它包括人的容貌、服饰和姿态等方面。仪表是一个人内在素质的外在表现。

1. 护士仪容

护士仪容修饰的基本原则是自然、美观、整洁。护理人员宜着淡妆上岗，勿浓妆艳抹。护士应具有良好的个人卫生习惯，做到头发、口腔、躯体无异味，勿在工作前进食有异味的食品。指甲长度以不超过手指指尖为宜，不涂彩色指甲油。

2. 护士服饰

护士的衣着服饰不仅体现出职业特征，还可以增强护士自信，提高与人沟通交流

的能力。

(1) 护士衣着服饰原则:整洁、简单、庄重、大方;适体、衣裙长短和松紧适度、方便工作;色彩协调统一,与工作环境和谐。

(2) 护士衣着服饰要求

1) 护士帽:护士帽有燕帽和圆帽两种,佩戴要求各有不同。护士在一般工作环境中应戴燕帽,燕帽应平整无折并挺立。佩戴燕帽时要求头发前不遮眉,后不过领,侧不掩耳;长发要梳理整齐盘于脑后,发饰素雅、庄重;燕帽要戴正戴稳,距前发际 4~5 cm,用本色发卡固定于帽后,发卡不得显露于帽的外面。佩戴圆帽时,前与眉毛平齐,后不露发际,边缝放在后面,边缘平整,头发全部遮在帽子里面。

2) 护士服:护士服一般为白色裙服,不同的科室,如手术室、产房、ICU 等可选用不同的色彩和样式,但护士服与护士帽颜色应一致。护士服穿着时应清洁、平整、合身、无破损;以衣长刚好过膝、袖长至腕部为宜。根据需要穿工作裤。

视频

护士姿态-坐姿

3) 护士鞋及袜子:护士鞋一般以白色为主。要求软底、舒适、防滑,鞋跟高度不超过 3 cm。袜子以肤色为宜,长度高于裙摆或裤脚边,不穿有破口、已脱丝的袜子。

4) 口罩:护士佩戴口罩是防止医院内感染发生的重要措施之一,佩戴时应完全遮盖口鼻,定时更换,口罩禁止悬挂于胸前。

5) 佩戴饰物:护士工作时不宜佩戴过分夸张饰物,以少、精为原则,可以选择小的耳钉和项链;可按要求佩戴工作牌,增强责任感和自我约束力;护士表佩戴于工作服左胸部,既美观大方又方便工作。

视频

护士姿态-蹲姿

3. 护士姿态(行为举止)

举止是指人们在活动或交往过程中所表现出的各种姿态。人的行为举止可表现出人类特有的形象美,它是一种无声的语言,表现着人们思想情感变化。护士的行为举止要自然、大方、优雅、文明,符合护士职业规范,尊重患者,维护患者利益;尊重习俗,与情境吻合;尊重自我,掌握分寸。护士的基本姿态:

视频

护士姿态-推治疗车

(1) 站姿:站姿是各种姿态的基础。要求头正、颈直、双眼向前平视、下颌内收;肩外展、挺胸、收腹、立腰、提臀;两腿自然伸直,双腿并拢,双脚成"V"字形或"丁"字形或"Ⅱ"字形;双手自然下垂在身体两侧或轻握于腹部。站立要平稳、优美、挺拔,精神饱满,做到"站如松"。

(2) 坐姿:在站姿的基础上单手或双手将衣裙后摆捋平,轻轻坐于椅面的前1/3~2/3处;上身端正挺直,两肩稍向后展,腰背与大腿呈直角;双腿并拢,小腿略后收或小交叉;两手自然并拢轻握于左腿上或双腿间还可以双手交叉相握于腹前。落座时从左侧走向自己的座位坐下,离座时从左侧离开自己的座位,即"左进左出"。落座后不要晃腿,女性两腿并拢,体现出谦逊、诚恳、娴静、端庄。男性两腿可略分开,但不宜超过肩宽,小腿垂直落于地面,两手放在两腿接近膝盖的部位或扶手上,体现稳重及阳刚之美。

视频

护士姿态-递病历夹

(3) 走姿:在站姿的基础上行走。行走时上身保持站立的基本姿势,双目平视、挺胸、收腹,背、腰、膝避免弯曲;双肩放松、两臂自然前后摆动,以胸带步,摆幅不超过30°;弹足有力,步履轻盈,步幅适中;双脚沿直线行进。在抢救患者需快步走时,应注意保持上身平稳,步履轻快有序,肌肉放松舒展自如,使患者及家属感到工作忙而不

乱，产生信赖感。

（4）蹲姿：在站姿的基础上，两脚前后分开约半步，单手或双手把衣裙下端捋平蹲下，注意护士服的后摆不要落地。蹲姿多用于拾捡物品、整理工作环境或帮助患者，拾捡物品时蹲下用单手或双手从正面或侧面拾起地面物品，下蹲时最好与他人侧身相向。

（5）推治疗车：在站姿的基础上，护士面向治疗车，双手置于车的扶手处，把稳方向，目光注视前方，身体正直，用力适宜，动作协调一致，推车前行。禁忌单手拖车行走，防止车上物品落地，勿用治疗车直接撞击开关门。

视频 护士姿态–翻病历夹

（6）持病历夹：在站姿的基础上，肩部自然放松，上臂贴近躯干，左手握病历夹右缘上段 6 cm 处，夹在肘关节与腰部之间，病历夹前缘略上翘，右手自然下垂或摆动。

（7）端治疗盘：在站姿的基础上，双手托住治疗盘中 1/3，双手拇、示指放在治疗盘的边缘，起固定作用，拇指不可跨越盘内，其余三指及手掌放于治疗盘底部，起支撑作用；双肘尽量靠近腰部，前臂与上臂呈 90°，治疗盘内缘距躯干 2～3 cm。护士应平稳的端治疗盘，进入病房时可侧身用肘部或肩背部推门。

视频 护士姿态–端治疗盘

（二）护士的语言行为

语言是人类特有的交往工具，人与人之间通过语言进行感情和信息交流，它能准确、迅速地将信息传递给对方。护士通过语言了解患者的病情及需要，通过语言建立良好的人际关系。护士正确地运用语言是知识结构、个人修养和道德水准的体现。

1. 护士语言的基本要求

（1）语言的规范性：护士语言要科学规范。语音清晰、温和，说普通话。内容严谨、高尚，符合伦理道德原则，具有教育意义。措辞适当，交代护理意图简洁、通俗、易懂、层次清楚。

（2）语言的情感性：语言是沟通护患之间情感的桥梁。护士应满腔热忱地面对患者，说话温柔，态度诚恳，将对患者的爱心、同情心、真诚相助的情感融化在言语中，良好的语言能给患者带来精神上的安慰。语言的情感性应在高尚的医德修养指导下不断地完善。

（3）语言的保密性：护患关系应体现平等、尊重、真诚。患者有知情权，一般情况下护士要如实地向患者告知病情和治疗情况，但对于某些特殊的疾病要因人而异，有的可直言，有的则委婉相告，而对危重患者要尽量减少其精神压力。护士必须尊重患者的隐私权，为患者的隐私，如生理缺陷、精神病、性病等保密。患者不愿陈述的问题不要追问。

2. 符合礼仪要求的日常护理用语

（1）见面用语：常用见面用语有“您好”“上午好”“对不起，打扰了”“劳驾”“李老师”“张先生”“王女士”“陈同志”“李默小朋友”等。应根据不同的对象如患者年龄、性别、职业等给予不同的称呼，同时要注意态度和蔼可亲，忌用患者床号数字代替称呼。

（2）介绍用语：如“李老师您好，我是某某某，是您的责任护士，您有事请找我”“请允许我为您介绍……”

(3) 电话用语：接电话时先自报科室、部门，如“您好！这里是内科病房，请讲。”给对方打电话应做到有称呼，如“您好，请您找某某某接电话，谢谢！”

(4) 安慰用语：使用安慰用语，声音应温和，表示真诚关怀，要使患者听后感到亲切，合情合理，以获得依靠和希望。如“请您别担心，我会用最好的技术为您服务”“请您多保重”。

(5) 迎送用语：患者入院时是建立良好护患关系的开始，护士应主动热情地接待患者，给患者以亲切温暖的感觉，增强其战胜疾病的信心，从而促使患者心身健康早日恢复。护士可以主动接过患者携带的物品，礼貌地了解患者的姓名，并护送患者到床边，热情地向患者作各项介绍。如“您好！这是骨科病房，请坐，我这就给您办入院手续。”当患者出院时，护士应护送到病房门口，与患者告别，可用“请多保重”“请按时服药”“请您按时到门诊复查”“请走好”等。但禁用“再见”“欢迎下次光临”等话语。

(6) 征询用语：在询问患者是否需要帮助或是否同意时使用。如“我帮您翻身好吗？”“我可以看一下伤口吗？”主动征询，及时帮助，会使患者享受到家庭般的温暖。

(7) 致歉用语：表示歉意时使用。如“很抱歉，让您久等了”“请原谅”“对不起”。

(8) 感谢用语：感谢用语常用的有“谢谢您的合作”“谢谢您对我们工作的大力支持”“谢谢您，谢谢您的鼓励”。

3. 护理操作时的解释用语

在临床护理工作中，护士每天为患者进行各种护理技术操作，如输液、各种注射、生命体征测量、导尿、灌肠，为使护理操作顺利进行，减轻患者痛苦，每次操作时护士都应和患者进行有效的沟通，取得患者支持。护理操作解释用语可分三大部分，即操作前解释、操作中指导和操作后嘱咐。

(1) 操作前解释

1) 目的：让患者了解操作的作用、过程，认真配合，使操作顺利进行。

2) 内容：① 操作名称；② 操作的目的；③ 交代患者操作前应做的准备工作；④ 简要介绍操作方法及在操作过程中患者可能会产生的感觉；⑤ 掌握患者对该项操作的态度和愿望，护士要给予适当的承诺，采用熟练的护理技术，尽量减轻操作过程中可能产生的不适。

(2) 操作中指导

1) 目的：及时了解在操作过程中患者的感受，指导患者配合。

2) 内容：① 交代患者在操作过程中具体配合的方法，了解患者的感受；② 使用鼓励性、安慰性语言，适当的保证性语言，增强患者的信心，消除患者的紧张和不安。

(3) 操作后嘱咐

1) 目的：了解患者接受护理后的情况，交代注意事项。

2) 内容：① 询问患者的感觉，是否达到预期效果；② 交代必要的注意事项；③ 感谢患者的密切配合。

（三）护士的非语言行为

护士的非语言行为包括倾听、面部表情、体态姿势、声音变化及身体的接触等方

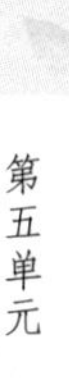

式，详见第二单元。

此外，在护患的交往过程中，辅助语言和类语言也起着十分重要的作用，如说话时的音调、节奏、速度、停顿、叹息等。“怎么说”比“说什么”更为重要。护士研究、掌握语言艺术，有利于护理工作顺利进行。

文档

拓展与练习

角色扮演活动——护士礼仪及行为规范

1. 活动情境

某护理学院为隆重庆祝5·12护士节，计划举行庆祝活动，某班护生准备表演节目“护士的一天”，进行护士礼仪及行为规范训练。

学生分组训练，每4人为一组，分别轮流训练护士礼仪及行为规范相关项目。训练结束后，以小组为单位进行护士礼仪及行为规范表演。

2. 活动指导

(1) 活动目的：掌握护士礼仪及行为规范内容。

(2) 活动要求：① 活动中加强职业精神培养，提高职业认同感和自豪感。② 增强人文关怀，培养人际沟通能力，体现团队协作精神。③ 动作规范、姿势正确，衣着得体，礼貌待人。

3. 效果评价(见评价表)

护士礼仪及行为规范训练评价表

项目	评分要点	分值	自评	小组评	实得分
评估	护士自身情况；护士相关知识及能力	5			
准备	用物齐全；环境宽敞	10			
护士仪表	护士仪表符合护士行为规范要求；具有良好的职业精神，态度端正，举止得体，着装整齐	10			
护士行为规范	站姿、行姿、坐姿、托治疗盘、推治疗车、拾物、递物、持病历夹等动作规范、姿势正确，符合节力原则	50			
沟通能力	具有较好的沟通能力；文明礼貌；微笑服务	15			
协作精神	训练及表演要充分体现团队协作精神	10			
总评分及教师评价：					

(刘静馨)

第六单元
护理与法律

随着社会经济文化的迅速发展,人们自身的健康需求和法律维权意识不断增强,护理工作中所涉及的法律问题日益增多。因此,护理人员应学习相关法律知识,明确自身法律职责,以法律手段有效维护患者和自身的权利。

PPT

护理与法律

第一节 医疗卫生法律法规

学习要求

○ 医疗卫生法律法规的概念

⊙ 医疗卫生违法行为及法律责任

● 医疗事故及处理

⊙ 侵权责任法——医疗损害责任

法律是国家制定或认可并由国家强制力保证实施的规范总称。

一、医疗卫生法律法规的概念

医疗卫生法律法规是由国家制定或认可,并由国家强制力保证实施的关于医疗卫生方面法律规范的总和,是我国法律体系的重要组成部分。医疗卫生法律法规通过规定人们在医疗活动中的各种权利和义务,以形成良好的医疗法律关系和医疗卫生秩序。

二、医疗卫生违法行为及法律责任

医疗卫生违法行为是指个人、组织所实施的违反医疗卫生法律、法规的行为。根据违法性质不同，可分为医疗卫生行政违法、医疗卫生民事违法、医疗卫生刑事违法。违法行为的个人和单位必须承担相应的行政责任、民事责任及刑事责任。

（一）行政责任

当医疗机构发生违法行为，医疗卫生行政部门对违法的医疗机构给予警告、罚款、没收违法所得、责令停产停业、吊销执业许可证，对负有责任的医务人员给予行政处分或纪律处分。

（二）民事责任

医疗机构及其医务人员在执业活动中发生医疗事故应承担损害的赔偿责任。

（三）刑事责任

对构成犯罪的医务人员，依法追究刑事责任。医务人员由于严重不负责任，造成就诊人死亡或严重损害就诊人健康的，处 3 年以下有期徒刑或拘役。

三、医疗事故及其处理

（一）医疗事故的概念

医疗事故是指医疗机构及其医务人员在医疗活动中，违反医疗卫生管理法律、法规、部门规章和诊疗护理规范、常规，过失造成患者人身损害的事故。

（二）医疗事故构成的要素

1. 医疗事故的责任主体

医疗事故的责任主体是指取得相应资格的医疗机构及其医务人员。

2. 主体的行为具有违法性

主体的行为违反了医疗卫生管理法律、法规、部门规章和诊疗护理规范、常规而导致医疗事故的发生。从医疗实践看，最常用、最直接的是部门关于医疗机构、医疗行为管理的规章、诊疗护理规范、常规。在判断是否医疗事故时，这是最好的判断标准。

3. 主体存在主观过失

主体存在主观过失即应当知道相关知识、规定及后果而不知道或虽然知道但轻信可以避免出现有危害的后果。

4. 患者存在人身损害后果

患者存在人身损害后果包括患者死亡、残疾、组织器官损伤导致功能障碍。

5. 过失行为与损害后果之间存在因果关系

过失行为与损害后果之间存在因果关系是判断是否属于医疗事故的一个重要方面。

（三）不属于医疗事故的情形

具有以下 6 种情况之一的,不属于医疗事故:

1. 在紧急情况下为抢救垂危患者生命而采取紧急医学措施造成不良后果的。
2. 在医疗活动中由于患者病情异常或患者体质特殊而发生的医疗意外的。
3. 在现有医学科学技术条件下,发生无法预料或者不能防范的不良后果的。
4. 无过错输血造成不良后果的。
5. 因患方原因延误诊疗导致不良后果的。
6. 因不可抗力造成不良后果的。

（四）医疗事故的分级

根据对患者人身造成的损害程度,将医疗事故分为四级。

1. 一级医疗事故

一级医疗事故是指造成患者死亡、重度残疾的事故。

2. 二级医疗事故

二级医疗事故是指造成患者中度残疾、器官组织损伤导致严重功能障碍的事故。

3. 三级医疗事故

三级医疗事故是指造成患者轻度残疾、器官组织损伤导致一般功能障碍的事故。

4. 四级医疗事故

四级医疗事故是指造成患者明显人身损害的其他后果的事故。

（五）医疗事故的预防

1. 严格遵守相关法律法规

加强医务机构及其医务人员的相关法律法规的学习,注重其职业道德教育,在医疗活动中,不得违规、违章操作。

2. 规范病历书写并妥善保管

护士应规范医疗护理文件的书写并妥善保管病历资料。病历书写应该客观、准确、完整、及时,因抢救危急病患时相关医务人员应在抢救结束后 6 h 内据实补记,并加以注明;不得涂改、伪造、隐匿、销毁或者抢夺病历资料。负责为患者提供所需病历资料复印件时除了需患者在场外,还需在复印件上加盖证明印记。

3. 维护患者知情权

在避免对患者产生不利后果的前提下,医疗机构及其医务人员应当将医疗活动中所涉及的患者的病情、医疗措施、医疗风险等向患者如实告知。

（六）医疗事故的处理

医疗事故的处置程序包括以下内容。

1. 报告医疗事故

发生医疗事故时应当立即按照规定逐级报告。发生重大医疗过失行为的，医疗机构应当在 12 h 内向所在地卫生行政部门报告。

2. 封存相关证据

与医疗事故有关的原始资料和现场实物应在医患双方在场的情况下封存和启封，封存的现场实物由医疗机构保管。

3. 调查医疗事故

负责医疗事故技术鉴定工作的医学会立即组织专家鉴定组进行调查鉴定，做出鉴定结论。

4. 查处与赔偿

医疗事故一旦确认，应对造成医疗事故的医疗机构和事故责任人进行查处，并根据事故等级依法承担相应的法律责任和对当事人的经济补偿。

从医疗事故的定义可知医疗事故的责任主体是医疗机构及其医务人员，可见医疗事故包含了护理事故。护理事故的分级及处理可根据《医疗事故处理条例》。

四、侵权责任法——医疗损害责任

《中华人民共和国侵权责任法》自 2010 年 7 月 1 日起施行，共十二章九十二条。该法主要解决民事权益受到侵害时所引发的责任承担问题。第七章（从第五十四条至第六十四条，共 11 条）是医疗损害责任，对明确医疗损害责任，化解医患矛盾纠纷有着重要意义，其主要内容如下。

1. 患者在诊疗活动中受到损害，医疗机构及其医务人员有过错的，由医疗机构承担赔偿责任。

2. 医务人员在诊疗活动中应当向患者说明病情和医疗措施。需要实施手术、特殊检查、特殊治疗的，医务人员应当及时向患者说明医疗风险、替代医疗方案等情况，并取得其书面同意；不宜向患者说明的，应当向患者的近亲属说明，并取得其书面同意。医务人员未尽到前款义务，造成患者损害的，医疗机构应当承担赔偿责任。

医务人员未尽到前款义务造成患者损害的，医疗机构应该承担赔偿责任。

3. 因抢救生命垂危的患者等紧急情况，不能取得患者或者其近亲属意见的，经医疗机构负责人或者授权的负责人批准，可以立即实施相应的医疗措施。

4. 医务人员在诊疗活动中未尽到与当时的医疗水平相应的诊疗义务，造成患者损害的，医疗机构应当承担赔偿责任。

5. 患者有损害，因下述情形之一的，推定医疗机构有过错：违反法律、行政法规、规章以及其他有关诊疗规范的规定；隐匿或者拒绝提供与纠纷有关的病历资料；伪造、篡改或者销毁病历资料。

6. 因药品、消毒药剂、医疗器械的缺陷，或输入不合格的血液造成患者损害的，患者可以向生产者或者血液提供机构请求赔偿，也可以向医疗机构请求赔偿。

患者向医疗机构请求赔偿的，医疗机构赔偿后，有权向负有责任的生产者或血液提供机构追偿。

7. 患者有损害，因下列情形之一的，医疗机构不承担赔偿责任：① 患者或者其近亲属不配合医疗机构进行符合诊疗规范的诊疗；② 医务人员在抢救生命垂危的患者等紧急情况下已经尽到合理诊疗义务；③ 限于当时的医疗水平难以诊疗。第一项情形中，医疗机构及其医务人员也有过错的，应当承担相应的赔偿责任。

8. 医疗机构及其医务人员应当按照规定填写并妥善保管住院志、医嘱单、检验报告、手术及麻醉记录、病理资料、护理记录、医疗费用等病历资料。患者要求查阅、复制前款规定的病历资料的，医疗机构应当提供。

9. 医疗机构及其医务人员应当对患者的隐私保密。泄露患者隐私或者未经患者同意公开其病历资料，造成患者损害的，应当承担侵权责任。

10. 医疗机构及其医务人员不得违反诊疗规范实施不必要的检查。

11. 医疗机构及其医务人员的合法权益受法律保护。干扰医疗秩序，妨害医务人员工作、生活的，应当依法承担法律责任。

第二节　护理工作中的法律问题

学习要求

- ⊙ 护士的法律责任
- ⊙ 护生的法律责任
- ⊙ 护理纠纷与差错
- ⊙ 护理工作中的法律问题的预防及处理

患者接受护理是受法律保护的，护士必须依法执护，防止法律纠纷的发生。

一、护士的法律责任

（一）举证责任与举证倒置

1. 举证责任

举证责任是指诉讼当事人对其主张的事实，提供证据予以证明及证明不了时需要承担不利后果的一种法律责任。

2. 举证倒置

举证倒置是指诉讼当事人提出的主张，由对方当事人否定其主张而承担责任的一种举证分配方式。如医疗事故举证责任倒置是指医疗事故引起的诉讼，由医疗方负责

举证无过错责任，否则，原告方的请求能成立。

举证责任倒置扩大了对患者的保护范围，护士该怎样应对举证倒置所带来的挑战，更好地维护患者及自身的合法权益，这就要求护士应该具备举证责任倒置的相关法律知识和法律意识，并在护理工作中规范自己的护理行为，注意收集记录的资料以作为重要的举证依据，从而降低职业风险。

（二）护士的法律责任

1. 处理及执行医嘱

应准确、及时地执行医嘱，随意篡改医嘱或无故不执行医嘱均属违法行为；如对医嘱有疑问，护士应向医生求证医嘱的准确性；如患者病情发生变化，及时报告医生，与医生协商暂停或调整医嘱；如患者对医嘱提出疑问时，护士应核实医嘱的准确性；慎重对待口头医嘱及“必要时”等形式的医嘱。

2. 实施护理措施

实施护理措施时，护士应明确自己的职责范围及工作规范。如自己不能独立实施护理措施时，应请求他人协助；在委派他人实施护理时，必须明确被委派人有胜任此项工作的资格、能力及知识。

3. 护理记录

护理记录作为医疗文件的组成部分，具有重要的法律意义。各种护理记录应及时、客观、准确和完整；错记、漏记均可导致误诊、误治，引起医疗纠纷。在诉讼之前对护理记录的原始资料进行隐匿、篡改、添删、伪造或销毁的行为都是违法的。

4. 患者入院与出院

医院接收患者入院的唯一标准是病情的需要。当接收急需抢救的危重患者时，护士应全力以赴配合抢救。护士无权将一个经济困难而生命垂危的患者拒之门外，若因护士拒绝、不积极参与或工作拖沓而使患者致残或死亡，可被起诉，以渎职罪论处。若患者病情好转或痊愈，护士根据医生医嘱按照医院规章制度办理出院；若患者拒绝继续治疗而自动要求出院，护士应耐心劝说，若患者或其法定监护人执意要求出院，应让其签字同时做好护理记录。

5. 麻醉药品及物品管理

麻醉药品应有严格的保管制度。若护士私自窃取、倒卖或自己使用这些药物，则构成贩毒、吸毒罪；应妥善保管其他贵重药品、医疗用品等，若护士利用职务之便将其占为己有，情节严重者，则构成盗窃公共财产罪。

二、护生的法律责任

护生是正在学习护理专业的学生，尚未获得执业资格，所以没有独立进行护理和操作的资格。护生只能在专业教师和注册护士的指导下，严格按照护理操作规范对患者实施护理。如果脱离专业护士和教师的监督指导，擅自独立操作并对患者造成损害时，护生应对自己的行为负法律责任。故护生在进入临床实习前，应该明确自己的法

定职责范围，护生的法律责任包括：① 熟悉所在实习医院的医疗护理规章制度和操作规程；② 为每个临床体验做好充分的思想和知识方面的准备；③ 对某项操作不熟悉或尚未做好准备时应告诉带教护士；④ 由于患者病情变化快，特别是急救情况下，应及时向带教护士或相关护士汇报患者的病情变化，即使并不能确定这些变化的临床意义。

带教护士对护生负有指导和监督的责任。若在带教护士的指导下，护生因操作不当给患者造成损害，发生护理差错或事故，带教护士应负主要的法律责任，护生自己负相关的法律责任，其所在的医院也应负相关的法律责任。

三、护理纠纷与差错

（一）概念

1. 护理纠纷

患者或其家属对护理过程、内容、结果、收费、服务态度等不满而发生的争执，或对同一护理事件护患双方对其原因及结果、处理方式或轻重程度产生分歧发生争议，称为护理纠纷。护理纠纷不一定是护理差错。

2. 护理差错

护理差错是指在护理活动中，由于责任心不强、工作疏忽、不严格执行规章制度、违反医疗卫生管理法律、行政法规、部门规章和诊疗护理规范、常规，过失造成患者直接或间接的影响，但未造成严重后果，未构成医疗事故的。

（二）护理差错的分级

护理差错分为Ⅰ类差错（严重差错）、Ⅱ类差错、Ⅲ类差错。

1. Ⅰ类差错（严重差错）

在护理工作中，由于责任心不强，查对不严，违反操作规程或技术水平低等原因所造成的错误，给患者造成痛苦，延长治疗时间，增加经济负担，但未造成死亡、残疾和组织器官损伤导致功能障碍的。

2. Ⅱ类差错

由于护理人员在工作中的错误，造成患者一般性痛苦；或错误性质虽严重，但未造成患者任何不良反应者。

3. Ⅲ类差错

护理工作中发生的一般性错误，不直接影响治疗，也未造成患者任何痛苦的。

（三）护理差错的报告、登记及处理

1. 护理差错上报程序

发生护理差错后，当事人应立即上报科室护士长及相关领导，护士长应在 24 h 内填写报表，上报护理部。发生差错的单位和个人，如不按规定报告，有意隐瞒，事后经

领导或他人发现时，须按情节轻重给予处分。

2. 护理差错的登记

各科室应建立差错登记本，当事人及时登记发生差错的原因、经过及后果。

3. 护理差错的处理

（1）发生差错后，要积极采取补救措施，以减少或消除由于差错造成的不良后果。

（2）护理单元组织护理人员讨论发生差错的原因，提出处理和改进措施；护理部根据科室上报的材料，深入病房进行核实调查，并注意倾听当事人的意见，找出改进的方法和措施。

（3）妥善保管严重差错的各种有关记录、检验报告及造成事故的药品、器械等，不得擅自涂改、销毁，并保留患者的标本，以备鉴定。

（4）差错发生后，按其性质与情节，给予当事人行政或经济处罚。

四、护理工作中法律问题的预防及处理

（一）强化法制观念

护士应不断学习法律知识，增强法律意识、强化法制观念，依法从事护理工作，准确履行护士职责。

（二）加强护理管理

医院护理主管部门应加强执业资格审查，合理配置人力；提供继续教育机会，掌握新技术、新仪器的操作，了解最新的护理质量标准及要求；加强法律意识的培训。

（三）规范护理行为

护士在工作中应严格执行护理操作规程及质量标准，尊重患者的各种权利，以保证患者安全，并建立良好的护患关系，防止法律纠纷的发生。

（四）做好护理记录

护理记录是重要的法律依据，护士应及时、客观、准确地做好各项护理记录，以作为解决法律纠纷的重要凭证。

（五）参加职业保险

职业保险是指从业者通过定期向保险公司缴纳一定数额保险费，使其一旦在职业保险范围内发生责任事故时，由保险公司向受害者提供相应的赔偿金。参加职业保险是护士保护自己从业及切身利益的重要措施之一，它虽然不能消除护士在护理纠纷或事故中的法律责任，但在一定程度上减轻了因事故发生对护士造成的负担。

角色扮演活动——医疗事故案例讨论

1. 活动情景

李某，男，37 岁，肺部感染，收入院后给予抗感染、对症治疗。医嘱：0.9%氯化钠 40 mL+某抗生素 0.5 g，静脉缓慢推注。实习护士自行配药，未严格三查七对，将 10%的氯化钾误当成 0.9%氯化钠作为溶媒稀释抗生素，推药过程中致患者心脏骤停，死亡。

学生分组进行案例讨论，每 5 人一组，然后每组派一代表发言。

2. 活动指导

(1) 活动目的：深入理解医疗事故，增强法律意识。

(2) 活动要求：① 积极主动参与，全面收集资料。② 正确分析医疗事故的发生，强调在护理临床工作中护生的法律责任。

3. 活动评价(见评价表)

文档

拓展与练习

医疗事故案例讨论评价表

项目	评分要点	分值	自评	小组评	实得分
评估	护士自身情况；护士相关知识及能力	10			
准备	收集资料全面；主动、积极参与，有协作精神	20			
讨论内容	医疗事故发生的原因、分级、预防、处理措施正确，护生的法律责任明确	50			
语言表达	表达准确、流畅，条理清楚，紧扣问题	10			
效果	思路清晰，层次分明，逻辑性强；法律意识强	10			
总评分及教师评价：					

（余　静）

第七单元 医院和住院环境

医院是为患者提供医疗卫生保健服务的重要机构，是社会系统的一个有机组成部分，是疾病预防、诊断、治疗和康复的场所。医院作为健康照顾环境之一，其环境的布局与安排应以患者为中心，最大限度地满足患者治疗、护理及休养的身心需要，以促进患者康复为最高目标。因此，创造一个安全、舒适、整洁、安静的治疗性环境是护士的重要职责之一。

PPT

医院和住院环境

第一节 医院概述

学习要求

- ○ 医院的概念
- ○ 医院的任务
- ○ 医院的种类
- ○ 医院的组织结构

一、医院的概念和任务

（一）医院的概念

医院是为个人、家庭、社区提供治疗、护理、康复与预防服务的医疗卫生机构。医院应备有一定数量的病床，一定规模的医疗设施以及具有救死扶伤精神，精湛的医学知识和技能的医务人员。

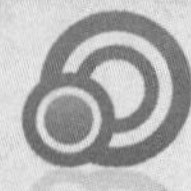

（二）医院的性质和任务

原卫生部颁发的《全国医院工作条例》明确了医院的基本性质："医院是治病防病，保障人民健康的社会主义卫生事业单位，必须贯彻党和国家的卫生工作方针政策，遵守政府法令，为社会主义现代化建设服务"。同时指出，医院的任务是"以医疗工作为中心，在提高医疗质量的基础上，保证教学和科研任务的完成，并不断提高教学质量和科研水平。同时做好扩大预防、指导基层和计划生育的技术工作"。

二、医院的种类

（一）按医院分级管理标准划分

根据原卫生部《综合医院分级管理标准》，我国医院实行标准化分级管理。医院按功能与任务的不同，以及技术力量、管理水平和服务质量等综合水平的不同，可划分为一、二、三级。每级又分为甲、乙、丙等，三级医院增设特等，共分为三级十等。

1. 一级医院

一级医院是直接为社区提供医疗卫生服务的基层医院。如农村乡镇卫生院、城市街道社区医院和社区卫生服务中心。

2. 二级医院

二级医院是跨社区提供医疗卫生服务并承担一定教学、科研任务的地区性医院。如一般市、县医院，省、自治区、直辖市的区级医院和一定规模的厂矿、企事业单位的职工医院。

3. 三级医院

三级医院是向几个地区甚至全国范围提供医疗卫生服务的医院，是医疗、护理、教学、科研的技术中心。三级医院可提供高水平的综合性或专科性医疗卫生服务并承担高等教育和科研任务。如国家、省、市直属的大医院以及医学院校的附属医院。

（二）按收治范围划分

1. 综合医院

综合医院是设有一定数量的病床、各类临床专科（如内科、外科、儿科、妇产科、眼科、耳鼻喉科、皮肤科等）、医技部门（如药剂、检验、影像等）以及相应人员与设备的医院。综合医院对患者具有综合诊治能力，通过医务人员协作会诊等手段，满足危、急、重症患者和疑难病症患者的诊疗需要。

2. 专科医院

专科医院是为诊治专科疾病及提供医疗保健服务的医院。如眼科医院、口腔医院、皮肤科医院、妇产医院、精神病医院、传染病医院等。设立专科医院有利于集中人力、物力，发挥技术设备优势，开展专科疾病的诊治和预防。

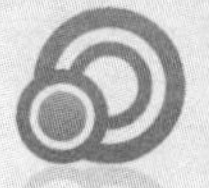

（三）按特定任务划分

医院按特定任务和服务对象可分为军队医院、企业医院等。

（四）按所有制划分

医院按所有制可分为全民所有制医院、集体所有制医院、个体所有制医院、中外合资医院和股份制医院等。

（五）按经营目的划分

医院按经营目的分为非营利性医院和营利性医院。

三、医院的组织结构

我国医院的组织结构是按照卫生部统一颁布的综合医院组织编制原则为依据设置的。不同级别的医院其社会职能与服务功能有所不同，但各医院的组织结构基本相似。医院实行院长负责制。医院的组织结构大致可分为：诊疗部门、辅助诊疗部门和行政后勤部门三大系统。

（一）诊疗部门

诊疗部门是医院的主要业务部门，包括病区和门诊的各临床科室，如内科、外科、妇产科、儿科等，急诊科、预防保健科通常也属于诊疗部门。

（二）辅助诊疗部门

辅助诊疗部门是为临床提供技术支持的专业科室，也称医技部门，包括药剂科、临床检验科、病理诊断科、影像科、手术室、理疗科、功能检查及内窥镜室、麻醉科、消毒器材供应室、营养科等。辅助诊疗部门以专门的技术和设备辅助临床诊疗工作的进行，是现代医院的重要组成部分。

（三）行政后勤部门

行政后勤部门是对医院的人、财、物进行管理的职能部门，它既包括对医疗、护理工作进行管理的业务管理机构，如医务科、护理部、门诊部等；也包括对医院整体进行管理的其他职能部门，如医院办公室、人事科、财务科、科教科、总务科、保卫科、设备科等；以及其他辅助性科室，如病案室、统计室、图书室、住院处、信息科等。

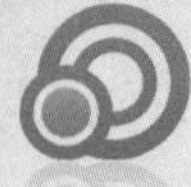

第二节 门诊部

学习要求

- ○ 门诊的设置和布局
- ● 门诊的护理工作
- ○ 急诊的设置和布局
- ● 急诊的护理工作

一、门诊

门诊作为医院组织结构中的一个重要部门，是医院面向社会的窗口，是医疗工作的第一线，是直接为人民群众提供诊断、治疗、护理及预防保健服务的场所。其医疗护理质量的高低直接反映医院的管理水平、技术水平和服务水平，也影响公众对医院的认知和评价。

（一）门诊的设置和布局

门诊特点：患者多、流动性大、病种繁杂、季节性强、就诊时间短等。

门诊设置：预检分诊处、挂号室以及与医院各科室相对应的诊疗室、检验科、放射科、综合治疗室、药房、收费处等。门诊环境应保持安静、整洁，同时注意美化、绿化。

门诊布局：诊疗室内备有诊察床、床前安置屏风、诊断桌和流水洗手池；诊疗桌上备齐并有序放置各种检查用物、处方、各种检查申请单、化验单等。综合治疗室内备有治疗用物以及必要的急救物品和设备，如氧气、电动吸引器和急救药品等。要求布局合理、路标醒目、标志清晰，以方便患者就诊，利于消毒隔离为原则。

（二）门诊的护理工作

1. 预检分诊

担任预检分诊的护士应具有丰富的实践经验和良好的职业素质。接诊患者时应主动热情，在简要询问病史、观察病情的基础上，做出初步的判断，再给予合理的分诊指导和恰当的传染病管理，做到先预检分诊，再指导患者挂号诊疗。

2. 安排候诊与就诊

（1）开诊前，整理候诊、就诊环境，备齐各种检查器械及用物等。

（2）开诊后，按照挂号的先后顺序安排就诊。整理初诊、复诊病历，以及各种检查报告单、化验单等。

（3）根据病情测量患者的生命体征，如体温、脉搏、呼吸、血压，并记录于门诊病历

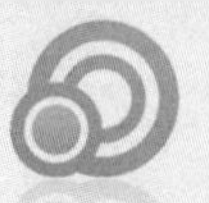

上。必要时协助医生进行诊察。

（4）观察候诊患者的病情变化，遇有高热、剧痛、呼吸困难、出血、休克等患者，应立即安排提前就诊或送急诊室处理；对病情较重或年老体弱者，可适当调整就诊顺序。

（5）门诊就诊结束后，整理、消毒门诊环境，必要时，回收患者门诊病历。

3. 开展健康教育

护士应充分利用候诊时间开展健康教育，提供有关疾病和健康方面的信息，其内容可根据不同季节、不同科室、不同病种的特点灵活掌握，形式应多样化，如图片、板报、讲座、视频、动画或赠送健康教育小手册等。

4. 实施治疗

实施需要在门诊进行的治疗，如各种注射、换药、灌肠、导尿、穿刺等，必须严格执行操作规程，认真执行查对制度，确保治疗安全、有效。

5. 严格消毒隔离

门诊具有患者集中且流动性大、病种繁杂的特点，容易发生交叉感染。因此，必须认真做好空气、地面、墙壁、各种物品的清洁消毒，对传染病或疑似传染病患者，应分诊到隔离门诊就诊并做好疫情报告。

6. 做好保健门诊的护理工作

门诊护士经过培训可直接参与健康体检、疾病普查、预防接种、健康教育等保健工作。各类保健门诊有妇女保健门诊、儿童保健门诊、围产保健门诊、高危门诊、产前诊断及遗传咨询门诊、妇科门诊、计划生育门诊、更年期门诊等。

二、急诊

急诊科（室）是医院接收诊治急诊患者的场所，是抢救患者生命的第一线。急诊科护士应具备良好的职业素质，丰富的急救知识和经验以及娴熟的急救技术。急诊科护理的组织管理和技术管理应做到标准化、程序化、制度化。

（一）急诊科的设置和布局

急诊科的设置和布局应以方便急诊患者就诊，优化抢救程序为原则。

急诊科要有醒目的标志和路标、专用的通道、宽敞的出入口，夜间有明显的灯光。室内环境宽敞、明亮、安静、整洁，空气流通，便于预防和控制感染。

急诊科设有预检分诊处、急救室、各专科诊疗室、治疗室、监护室、清创室、手术室、观察室等，并设挂号、收费、药房、化验、放射、心电图等辅助科室，组成一个相对独立的单元。

（二）急诊的护理工作

1. 预检分诊

患者到达急诊科，应有专人负责出迎。护士应具有预检和分诊能力，通过一问、二看、三检查、四分诊，初步判断患者疾病的轻重缓急，及时准确地将患者分诊到相应专科

诊室。遇有危重患者应立即通知值班医生和抢救室护士;遇有交通事故、刑事案件等应立即通知医院保卫部门或公安部门,同时请家属或陪送人员留下;遇有灾害性事件应立即通知护士长及有关科室。

2. 急救工作

(1) 准备急救物品:急诊常用的急救物品包括一般物品、无菌物品和急救包、急救器械、急救药品和通讯设备(详见第二十一单元)。急诊科的一切急救物品应做到"五定",即定数量品种、定点安置、定专人保管、定期消毒灭菌及定期检查维修,使急救物品完好率达到100%。护士应熟悉各种急救物品的性能及使用方法,并能排除一般性故障。

(2) 配合急救

1) 实施急救措施:在医生到达之前,护士应根据病情迅速做出分析、判断,给予紧急处理,如测血压、止血、给氧、吸痰、建立静脉输液通路、实施心肺复苏等;医生到达后,立即汇报处理情况和效果,积极配合医生急救,正确执行医嘱,严密观察病情变化。

2) 做好急救记录:记录内容包括患者和医生到达的时间、各项急救措施落实的时间,以及执行医嘱的内容和病情的动态变化。记录要及时、准确、字迹清晰。

3) 执行查对制度:在急救过程中,如为口头医嘱,护士必须向医生复述一遍,双方确认无误后方可执行;急救完毕,请医生及时补写医嘱与处方。各种急救药品的空安瓿要经两人核查、记录后方可弃去。输液瓶、输血袋等用后应统一放置,以便查对。

3. 急诊观察室的护理工作

急诊观察室设有一定数量的观察床。主要收治暂时未确诊的患者,已确诊但因各种原因暂时未能住院的患者,以及需短时间观察即可离院的患者。观察时间一般为3~7 d。其护理工作包括:

(1) 登记患者信息,建立病历,书写观察记录和病情报告。

(2) 主动巡视,密切观察,正确执行医嘱,认真完成各项基础护理工作,关注患者心理反应,做好心理护理。

(3) 做好患者及其家属的管理工作,保持观察室良好的秩序和环境。

第三节 病 区

学习要求

- ⊙ 病区的设置和布局
- ● 病区的环境
- ○ 病床单位设备
- ●★ 铺床法

病区是住院患者接受诊疗、护理及康复的场所,也是医护人员全面开展医疗、预

防、教学和科研活动的重要基地。一个安静、整洁、舒适、安全的疗养环境,可以满足患者生理、心理、治疗的需要,达到促进健康的目的。

一、病区的设置和布局

病区设有病室、危重病室及抢救室、治疗室、医生办公室、护士办公室、配膳室、盥洗室、浴室、厕所、库房、医护休息室、演示教室等,如有条件可设置娱乐室、会客室等。

病区实行科主任和科护士长领导下的主治医师、护士长分工负责制。每个病区设置病床 30~40 张,每间病室设病床 1~6 张。两床之间应设隔帘,有利于治疗、护理及维护患者的隐私权;两床之间距离不少于 1 m。

二、病区环境

(一) 物理环境

1. 安静

病区内应保持安静,避免噪声。噪声是指与环境不协调的、使人感到不愉快的、不需要的声音。世界卫生组织(WHO)规定,白天病区较理想的声音强度为 35~40 dB,如达 50~60 dB 患者可感到疲倦不安,影响休息与睡眠。长时间暴露在 90 dB 以上的环境中,可导致疲倦、焦躁、易怒、头痛、耳鸣、失眠以及血压升高等。当声音强度高达 120 dB以上,可造成听力丧失或永久性失聪。

病区噪声主要包括各种医疗仪器使用时所发出的机械摩擦声和人为的噪声,如在病区内大声喧哗、重步行走、器械撞击、开关门窗和车、椅、床轴处锈涩而发出的响声等。病区是特别安静区,应建立安静管理制度,对病区噪声要严加控制。

为控制病区噪声,应特别注意:

(1) 工作人员自觉做到"四轻":说话轻、走路轻、操作轻、开关门轻。

(2) 病室的门、窗、椅脚应钉上橡皮垫。

(3) 各种推车的轮轴应定期滴注润滑油。

(4) 向患者及家属宣传保持病区安静的重要性,共同创造安静的病区环境。

2. 整洁

主要指病区的病室、床单位、患者及工作人员的整洁。具体应做到:

(1) 病室内保持空气清新;物品清洁,规格统一,摆放整齐,使用方便。

(2) 床上用物保持清洁平整,如已污染及时更换;排泄物、污染敷料要及时清除。

(3) 保持患者清洁。

(4) 工作人员仪表端庄,服装整洁大方。

3. 舒适

(1) 温度和湿度:适宜的温、湿度,有利于患者的休息、治疗及护理工作的进行。

病室应备温、湿度计，以便随时评估室内温、湿度并加以调节。① 温度：病室温度宜保持在 18～22 ℃较为适宜；手术室、婴儿室、产房、老年病室、检查治疗室，室温应略高，以 22～24 ℃为宜。室温过高可使神经系统受到抑制，干扰消化和呼吸功能，不利于机体散热，影响体力恢复；室温过低，会使人畏缩，肌肉紧张而产生不安，同时易于着凉。② 湿度：病室的相对湿度一般在 50%～60%为宜。湿度过高，蒸发作用减弱，抑制出汗，使患者感到潮湿、憋闷，对患有心、肾疾病的患者不利；湿度过低，空气干燥，人体水分蒸发增加，可引起口渴、咽痛、鼻出血等，对呼吸道疾患或气管切开的患者尤为不利。

（2）通风：通风可以交换室内外空气，保持空气清新，并可调节室内的温湿度，增加患者的舒适感。同时，通风又是减少室内空气污染的有效措施，可以降低空气中微生物的密度，减少呼吸道疾病传播的机会。所以病室内应定时通风换气，或安装空气调节器，有条件者可设立生物净化室。每次通风 30 min 左右，避免吹对流风，以免患者着凉。

（3）光线：充足的光线可使患者感到舒适愉快，有利于病情观察、诊疗和护理工作的进行。病室采光有自然光源和人工光源。适量的日光照射可使照射部位温度升高，血管扩张，血流增快，改善皮肤和组织的营养状况，增进食欲。另外，日光中的紫外线有强大的杀菌作用，并可促进机体内生成维生素 D。因此，应经常打开病室门窗，使日光直接射入，或协助患者到户外接受阳光照射，但应注意避免阳光直接照射患者的眼睛，以免引起目眩。患者休息或午睡时应用窗帘遮挡光线。

人工光源常用于满足夜间照明及平时特殊检查和治疗的需要。护理人员应根据不同需要对光线进行调节。楼梯间、治疗室、急救室、监护室内的灯光要明亮；夜间使用壁灯或地灯，既能保证巡视工作的进行，又不干扰患者睡眠。

（4）装饰：病区装饰应注意简洁、美观，优美的环境使人感到愉快、舒适。病室布局应人性化，利于患者活动，方便医疗、护理工作的进行。医院装饰所用色调，应根据不同需求进行设计，如儿科病区，墙壁可采用柔和的暖色及可爱的卡通图案，护士服和病室的床单、被罩等可以采用粉色等暖色调，以减少患儿恐惧感，增加温馨亲切的感觉；手术室可选择蓝色或绿色，使人感到舒适、宁静，增加信任感，也可弱化血渍对人的视觉刺激；墙壁尽量不选择全白色，否则可使患者产生单调、冷漠的感觉，同时白色反光强，易刺激眼睛产生疲劳。

4. 安全

采取各种有效措施，预防及消除一切不安全的因素，安全标志醒目。常见的不安全因素有以下方面。

（1）物理性损伤：主要包括机械性损伤、温度性损伤、压力性损伤及放射性损伤。

1）机械性损伤：坠床和跌倒是医院中最常见的机械性损伤。对意识不清、躁动不安、婴幼儿、偏瘫等患者，应使用床档、约束带等进行保护；对长期卧床初次下床、服用镇静剂或麻醉药的患者、视力减退以及活动不便的患者应注意搀扶，以防跌倒，病区内的地面应保持干燥、整洁，减少障碍物；浴室、洗手间地面应防滑，应设置扶手和呼叫系统。

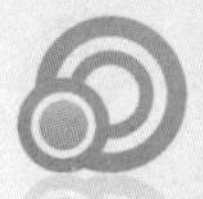

2）温度性损伤：护士在应用冷、热疗法时，严格掌握操作要领，注意观察局部皮肤的变化，防止冻伤、烫伤；注意易燃易爆物品的安全使用和保管。

3）压力性损伤：压力性损伤常见于因长期受压所致的压疮；高压氧舱治疗不当所致的气压伤。因此护士在工作中，必须加强对危重患者或长期卧床患者的护理，定时翻身、按摩等以促进受压部位的血液循环；应用高压氧舱治疗时，应掌握适应证，治疗时逐渐加压或减压，并注意观察副反应。

4）放射性损伤：放射性损伤常见于临床接受放射性诊断和治疗的患者，使用不当，易导致放射性皮炎、皮肤溃疡坏死。因此操作时应严格掌握照射剂量和时间，尽量减少患者身体不必要的暴露，同时工作人员自身也应做好防护措施。

（2）化学性损伤：应用各种化学药物时，药物剂量过大或浓度过高，用药次数过多、方法不合理、配伍不当，甚至用错药均可引起化学性损伤。护士应具备一定的药理知识，掌握常用药物的保管原则和药疗原则；用药时，严格执行"三查七对"，药物应新鲜配制，注意配伍禁忌。

（3）生物性损伤：生物性损伤包括微生物和昆虫导致的损伤。微生物损伤主要是指病区内各种微生物的感染，病区医务人员要严格执行医院预防、控制感染的各项制度。其次是昆虫造成的损伤，有效地灭蚊、灭虱、灭蝇、灭鼠等防范措施和制度可使患者免受损伤。

（4）医源性损伤：医务人员言语、行为不慎，导致患者心理、生理的损伤，称为医源性损伤。如个别医务人员对患者缺乏尊重，与患者交谈时用词不当，缺乏耐心，操作时动作粗暴，责任心不强，不按操作规程实施操作等，均可引起患者心理及生理上的损伤。因此，医务人员必须尊重患者，交谈时注意沟通技巧，操作时动作应轻稳，严格执行操作规程，加强工作责任心，避免医源性损伤。

（二）社会环境

医院是社会的一部分，病区是一个特殊的社会环境，护士要帮助患者尽快转变角色，适应环境的变化，建立良好的人际关系，促进疾病的康复。

1. 建立良好的护患关系

护士应尊重患者，让患者感到是受欢迎和被关心的，在护理活动中，无论年龄、性别、文化背景、职位，均应一视同仁；善于使用治疗性语言，帮助患者树立战胜疾病的信心；学会调控情绪，始终以乐观、开朗的情绪感染患者，使患者处于最佳的心理状态；操作熟练，进行护理操作时，动作应稳、准、轻、快，以增加患者的安全感和信任感；满足患者疾病不同阶段的身心需要，帮助患者自理、自立。

2. 建立良好的群体关系

护士是患者所处环境的调节者，应积极引导患者互相帮助、相互鼓励，建立良好的群体关系，使病室呈现愉快、和谐的气氛；引导患者共同遵守医院的规章制度，有效配合治疗和护理，促进疾病的康复；加强与家属的沟通，取得支持与合作，共同做好患者的身心护理。

三、病床单位设备

（一）病床单位

患者在住院期间使用的最基本的生活单位，称为病床单位（简称床单位）。病床单位的设备与管理要以保证患者舒适、安全和有利于康复为前提。

病床单位的设备包括：病床、床垫、床褥、棉胎或毛毯、枕芯、大单（或床垫罩）、被套、枕套、橡胶单与中单（需要时），床旁桌、床旁椅与跨床桌；床头墙壁上设呼叫装置、照明灯、供氧与负压吸引管道等设施（图 7-1）。

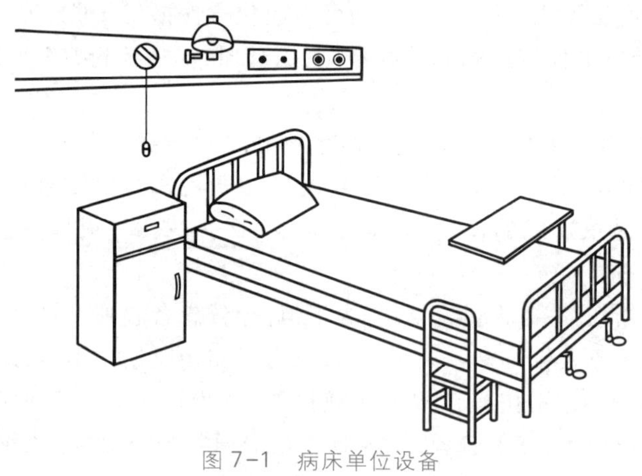

图 7-1　病床单位设备

（二）病床

病床是病室中的主要设备，是患者休息及睡眠的用具。卧床患者的休息、饮食、睡眠、排泄及活动等都在床上进行。因此病床要求符合舒适、安全、平紧、实用、耐用的原则。一般为不锈钢床，床头和床尾可抬高的手摇式摇床，以便于患者更换卧位；床脚有脚轮，便于移动。另一种是电动控制的多功能床，可以自由升降、变换患者的姿势、移动床档，控制按钮设在患者可触及的范围内，利于清醒患者随时自主地调节。

附 7：病床与被服规格

（1）病床：长 200 cm，宽 90 cm，高 60 cm。

（2）床垫：长 200 cm，宽 90 cm，厚 10 cm。用防水材料包裹，防止污染，便于清洁。

（3）床褥：长、宽与床垫相同。一般以棉布做褥面，以棉花做褥芯。

（4）枕芯：长 60 cm，宽 40 cm。内装羽绒、人造棉或荞麦皮等。

（5）棉胎：长 230 cm，宽 160 cm。内装棉花、羽绒或人造棉等。

（6）大单：长 250 cm，宽 180 cm。以棉布制作。

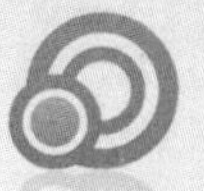

(7) 被套:长 250 cm,宽 170 cm。以棉布制作,尾端留开口并钉有布带或尼龙褡扣。

(8) 枕套:长 75 cm,宽 45 cm。以棉布制作。

(9) 中单:长 170 cm,宽 85 cm。以棉布制作或一次性成品。

(10) 橡胶单:长 85 cm,两端各加白棉布 40 cm,宽 65 cm。或应用一次性成品。

四、铺床法

床单位须保持整洁,床上用物应定期更换。常用的铺床法有:备用床、暂空床和麻醉床(图 7-2)。

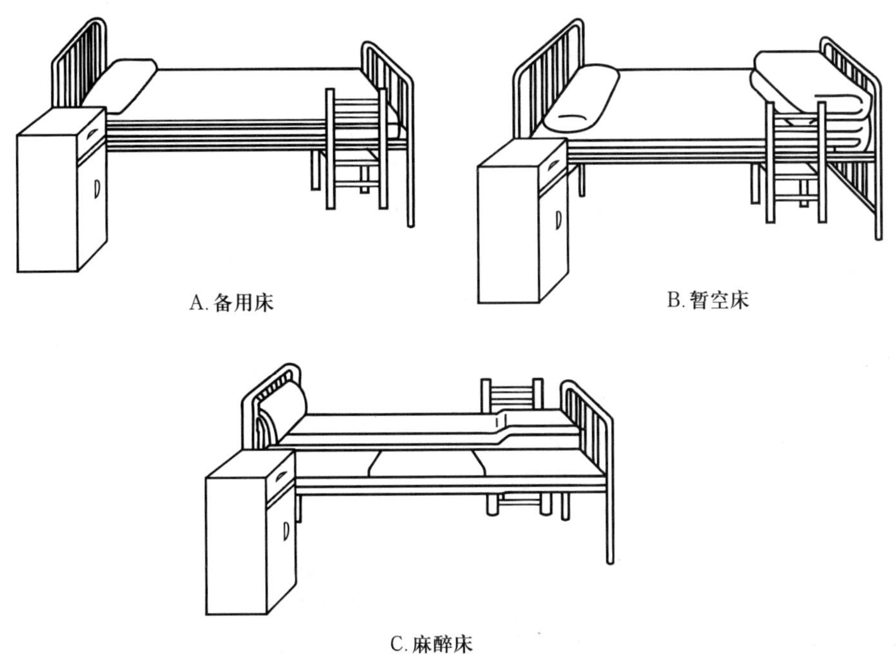

A. 备用床　B. 暂空床　C. 麻醉床

图 7-2　备用床、暂空床、麻醉床

技术 7-1　铺备用床法

【目的】

1. 保持病室整洁。

2. 准备迎接新患者。

【操作程序】

1. 评估

(1) 病室内患者有无进餐或进行治疗及护理。

(2) 病床有无损坏,床单(或床垫罩)、被套是否符合床及棉胎的尺寸要求且适合季节需要。

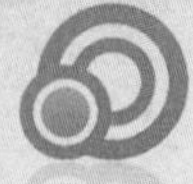

(3) 床旁设施是否完好，供氧、负压吸引管道是否通畅，有无漏气。

2. 计划

(1) 用物准备：床、床垫、床褥、棉胎或毛毯、枕芯、大单或床垫罩、被套、枕套、床刷及一次性床刷套（微湿，或一次性扫床巾）。

(2) 环境准备：病室内患者未进行治疗、护理或进餐。

3. 实施

流程	内容与要点说明
(1) 准备	• 护士着装整洁，洗手，戴口罩
	• 备齐用物（按铺床先后顺序放置在护理车上），携至床旁
	• 检查床的功能及床垫是否完好
(2) 移桌椅	• 移开床旁桌离床约 20 cm
	• 移床旁椅至床尾正中，距床尾约 15 cm
	• 放用物按顺序于床旁椅上
(3) 翻扫床垫	• 检查床垫并清扫，必要时翻转（横翻或纵翻）
(4) 铺床褥	• 将床褥齐床头平铺于床垫上
(5) 铺底单	
▲大单法	
① 展开大单	• 护士站在床的右侧
	• 将大单正面向上，平放于床褥上，大单中线对齐床的横、纵中线，展开大单顺序为床头—床尾—中间
② 铺床头角	• 右手将床头的床垫托起，左手伸过床头中线将大单平塞于床垫下
	• 在距离床头约 30 cm 处，向上提起大单边缘，使其与床边垂直，呈一等边三角形，以床沿为界将三角形分为两半，上半三角暂时覆盖于床上，将下半三角平整地塞于床垫下
斜角铺法	• 将上半三角翻下塞于床垫下（双手法），即为斜角（图 7-3）
直角铺法	• 在上半三角与床沿垂直交点，将其拉出，使拉出部分的边缘与地面垂直，再把拉出部分塞于床垫下，即为直角
③ 铺床尾角	• 左手将床尾的床垫托起，右手伸过床尾中线将大单平塞于床垫下，同法铺好床尾角
④ 铺床中部	• 双手将大单中部拉紧，掌心向上将大单平塞于床垫下
⑤ 铺对侧	• 转至对侧，同法铺好大单，确保大单平整、无皱褶
▲床垫罩法	• 将床垫罩正面向上放于床褥上，中线与床的中线对齐
	• 按先床头后床尾的顺序分别拉紧四角，罩于床垫和床褥上

续表

流程	内容与要点说明
(6) 套被套	
▲"S"形法	如图 7-4 所示
① 展开被套	• 被套封口端齐床头放置,正面向外,对齐中线,逐层打开 • 将床尾被套开口端的上层向上打开至 1/3 处
② 铺棉胎	• 将"S"形折叠的棉胎放入开口处,中线与被套中线对齐 • 拉棉胎上缘至被套封口端,将竖折的棉胎对好两上角,分别向两侧展开,使棉胎平铺于被套内 • 至床尾,自下向上逐层拉平被套及棉胎,系带
③ 折被筒	• 盖被上端与床头平齐,两侧边缘向内反折成被筒,与床沿平齐,尾端向内折叠齐床尾或塞于床垫下
▲卷筒法	如图 7-5 所示
① 展开被套	• 被套封口端齐床头,正面向内,平铺于床上,开口端向床尾
② 铺棉胎	• 将棉胎铺于被套上,使上缘与被套封口边齐 • 将棉胎与被套从床头卷至床尾(或从床尾卷至床头),将封口端翻转至床头,拉平各层,系带
③ 折被筒	• 同"S"形法折成被筒
(7) 套枕套	• 将枕套套于枕芯上,系带,拍松枕头,使四角充实 • 将枕头平放于床头盖被上,开口端背门
(8) 还原桌椅	• 移回床旁桌、椅

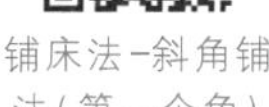

铺床法-斜角铺法(第一个角)

铺床法-斜角铺法(最后一个角)

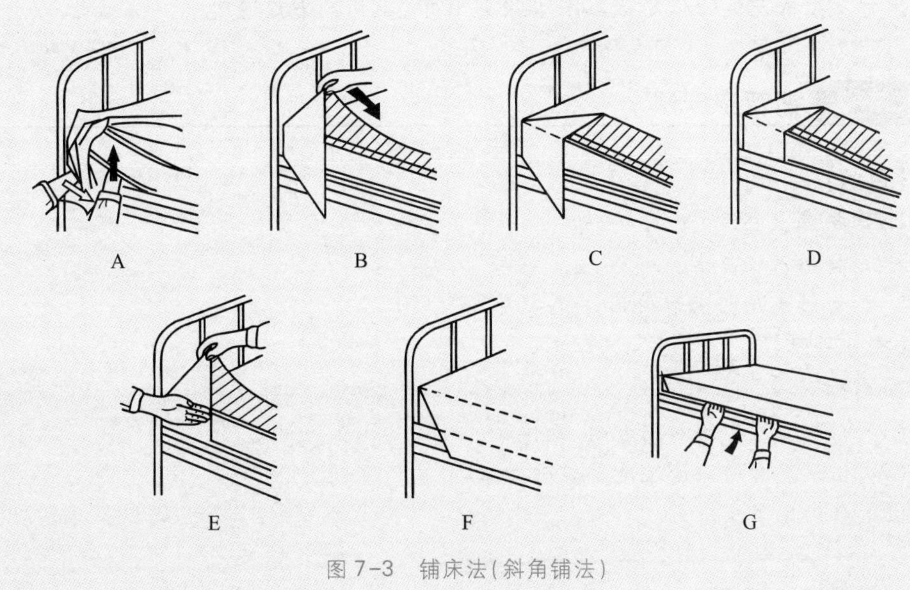

图 7-3 铺床法(斜角铺法)

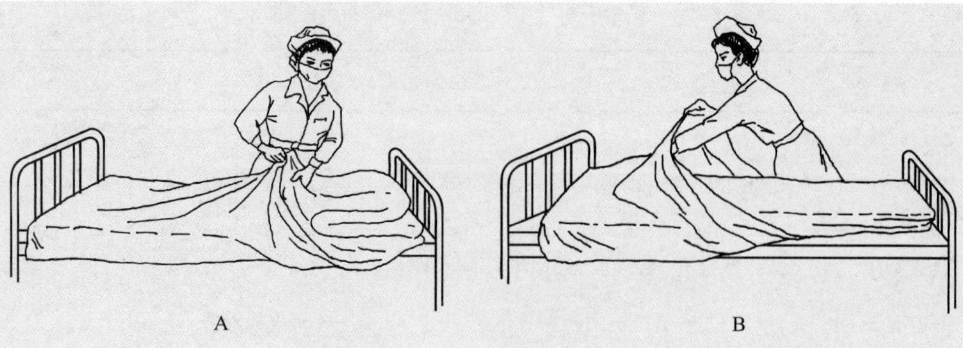

图 7-4 "S"形法套被套

4. 评价

(1) 病床符合平紧、美观、舒适、安全、实用、耐用的原则。

(2) 物品准备齐全,操作计划周密,操作动作协调、连贯,省时、节力。

(3) 病室及床单位环境整洁、美观。

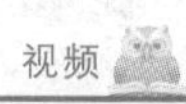

视频 "S"形法套被套-被套边缘整理

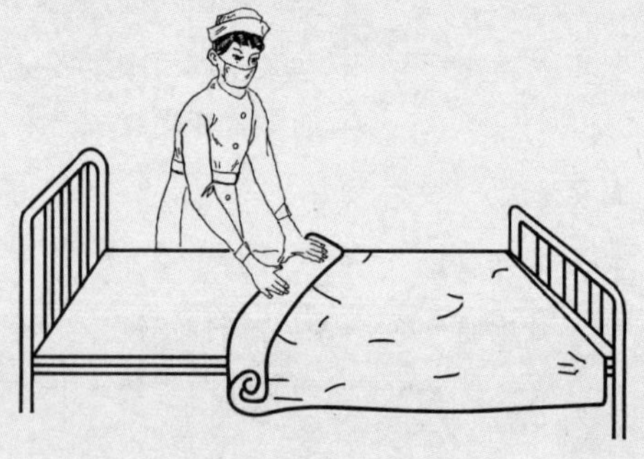
图 7-5 卷筒法套被套

【注意事项】

1. 病室内如有患者在进行治疗、护理或进餐时,应暂停铺床。

2. 遵循节力原则。① 操作前,要计划周到,应备齐物品,按使用顺序放置,以减少无效动作,避免多次走动。② 铺床前,能升降的床应将其升起,以防腰部过度弯曲。③ 铺床时,上身保持直立,身体尽量靠近床边,两脚根据活动情况左右或前后分开(扩大支撑面),两膝稍弯曲(降低重心),以利于操作及维持身体的稳定性。④ 操作过程中,动作应平稳连续。

技术 7-2 铺暂空床法

视频 铺暂空床法

【目的】

1. 保持病室整洁。

2. 迎接新入院患者。

3. 供暂时离床的患者使用。

【操作程序】

1. 评估

(1) 新入院患者的入院诊断、病情等。

(2) 住院患者的病情及是否暂时离床。

(3) 余同备用床。

2. 计划

(1) 用物准备:同备用床(必要时备橡胶单和中单)。

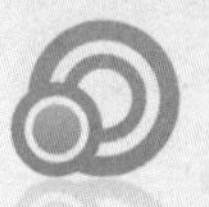

(2) 环境准备:整洁、安全。

3. 实施

流程	内容与要点说明
(1) 整理盖被	• 移开床旁椅放于床尾处,将枕头放置床旁椅上
	• 护士站在床的右侧
方法一	• 将备用床的床头盖被向内反折 1/4,再扇形三折于床尾
方法二	• 将备用床的床尾盖被端从床垫下拉出至床垫上,向内折叠与床尾齐,边缘向内反折,与床沿平齐
	• 将床头盖被向内反折 1/4,再扇形三折于床尾
	• 将枕头放回床头,移回床旁椅
(2) 酌情铺橡胶单和中单	• 将橡胶单、中单的中线和床中线对齐,如需铺在床中部,上端距床头 45~50 cm,床沿的下垂部分一同平整地塞入床垫下
	• 转至对侧,逐层拉紧橡胶单和中单后平塞于床垫下

4. 评价

(1) 橡胶单、中单所放位置合适,中线对齐,平整。

(2) 便于患者上、下床。

【注意事项】

注意事项同备用床。

技术 7-3 铺麻醉床法

麻醉床

【目的】

1. 便于接收、护理麻醉手术后患者。

2. 保证患者安全、舒适,预防并发症。

3. 避免被褥及患者衣物被血液、呕吐物、分泌物、排泄物等污染;便于更换。

【操作程序】

1. 评估

(1) 患者情况:患者的诊断和病情,手术名称、部位,麻醉方式。

(2) 术后抢救、治疗及护理需要。

(3) 余同备用床。

2. 计划

(1) 用物准备

1) 同备用床,另备橡胶单和中单各两条。

2) 全麻护理盘:① 无菌巾内备:开口器、舌钳、牙垫、通气导管、治疗碗、压舌板、平镊、棉签、纱布、输氧导管、吸痰导管。② 无菌巾外备:血压计、听诊器、弯盘、治疗巾、手电筒、胶布、护理记录单及笔。

3）其他用物：输液架，必要时备吸痰器、胃肠减压器和氧气筒，按需备毛毯、热水袋及布套等。

（2）环境准备：同备用床。

3. 实施

流程	内容与要点说明
（1）准备	• 撤除原有枕套、被套、大单（床褥罩）
（2）移桌椅	• 同备用床
（3）铺床褥	• 同备用床
（4）铺底单	• 同备用床
▲大单法	
① 铺大单	• 铺好一侧大单（同备用床）
② 铺橡胶单、中单	• 根据患者病情铺同侧橡胶单、中单，先铺床中部（同暂空床）。如铺在床头，应将中线和床中线对齐，上端与床头平齐，下端压在中部橡胶单与中单上，床沿的下垂部分一同平整的塞入床垫下。如铺在床尾，下端与床尾平齐
③ 铺对侧	• 转至对侧，同法铺好大单、橡胶单和中单，逐层拉紧后平塞于床垫下
▲床褥罩法	• 铺好床褥罩（同备用床）
	• 铺好橡胶单、中单（同大单法）
（5）套被套	• 按备用床方法套好被套，系好带
	• 盖被两侧边缘向内反折，与床沿平齐，上端与床头平齐，尾端内折与床尾平齐
	• 将盖被纵向呈扇形三折于床的一侧（接收患者的对侧），开口向门
（6）套枕套	• 按备用床方法套好枕套
	• 将枕头横立于床头，开口背门
（7）放置桌椅	• 移回床旁桌，床旁椅放在盖被折叠同侧
（8）备麻醉盘	• 将全麻护理盘置于床旁桌上
（9）放置其他用物	• 输液架置于床尾，其他用物按需放置

4. 评价

（1）同备用床（1）~（3）。

（2）患者所需用物放置合理，符合病情需要。

【注意事项】

1. 铺麻醉床时，应撤掉原有被单，全部换为清洁被单。
2. 全麻护理盘及其他用物应根据评估结果，按需准备。
3. 保证患者安全舒适。中单应全部遮住橡胶单，注意保暖，并防止烫伤。

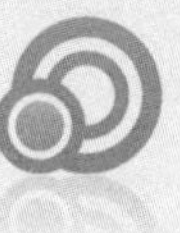

角色扮演活动——模拟门诊护理工作

1. 活动情境

姜某，女，72岁，有糖尿病史十二年，因着凉后发热、咳嗽、咳痰三天来医院就诊。作为门诊护士，你如何指导患者完成门诊的就诊工作？

学生分组进行角色扮演，每3~4人为一组，分别轮流扮演护士、患者和家属。

2. 活动指导

(1) 活动目的：掌握为门诊患者提供护理服务及其健康教育内容。

(2) 活动要求：① 活动中注重人文关怀及提高沟通能力。② 按护理程序进行活动；强调对患者病情的评估及运用所学知识为门诊患者提供优质护理服务。

3. 效果评价(见评价表)

模拟门诊护理工作评价表

项目	评分要点	分值	自评	小组评	实得分
评估	患者病情；护士具备相关知识及能力	15			
准备	门诊候诊、就诊环境(口述)；护士着装符合要求	10			
门诊护理	预检分诊、挂号、组织候诊与就诊、测量生命体征，指导患者进行相关检查、门诊治疗操作(口述)	40			
健康教育	提供有关疾病和就诊治疗相关信息，形式应多样化，如口述讲解、图片、板报、视频、动画或赠送健康教育手册等	15			
人文关怀	护士举止端庄得体、言谈亲切礼貌、解释耐心细心、操作规范正确	20			
总评分及教师评价：					

(凌　敏)

第八单元
入院和出院的护理

门诊或急诊患者需住院治疗时，需要到住院处办理入院手续。护士应为患者提供优质护理服务，帮助其顺利入院并尽快适应住院环境，密切配合医疗护理活动。当患者需要出院时，护士应根据医嘱做好出院护理，使患者接受系统、全面的整体护理。对活动不便的患者，护士还需要选用不同的运送方法，方便患者入院、出院和外出检查或治疗。

PPT

入院和出院的护理

第一节　患者入院的护理

学习要求

- ⊙ 住院处的护理
- ●△ 患者入病区后的初步护理
- ● 分级护理

患者入院护理是指患者经门诊或急诊诊察后，因病情需要住院进一步观察、检查和治疗时，护理人员对其进行的一系列有目的、有计划、有程序的护理活动。目的是使患者尽快适应医院住院环境，减轻各种压力，满足患者的身心需要，调动患者配合治疗和护理的积极性，促进其早日康复。

一、住院处的护理

（一）办理入院手续

患者或家属持门诊或急诊医生签发的住院证到住院处办理入院手续。护士应态

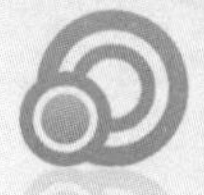

度热情、耐心指导患者或家属填写住院登记表,缴纳住院保证金,同时通知病区值班护士做好迎接新患者的准备。对急、危重症患者应先抢救后补办入院手续。

(二) 实施卫生处置

护士根据患者的病情和身体状况对其实施个人卫生处置,如沐浴、更衣、修剪指(趾)甲等。对危、急、重症患者,即将分娩者和体质虚弱者可酌情免于卫生处置。对有头虱、体虱者,应先行灭虱处理。患者的贵重物品或换下的衣服交家属带回,或按手续暂时存放于住院处。对传染病或疑似传染病患者,立即送隔离室处置。

(三) 护送患者入病区

护士携带患者的病历护送患者入病区。根据患者病情可步行,也可选用轮椅、平车或担架护送。护送时应注意安全和保暖,不可停止必要的治疗,如输液、吸氧等;对外伤患者应注意卧位。护送患者到达病区后,要及时与病区值班护士进行交接,内容包括患者的病情、治疗与护理措施、个人卫生、物品等。

二、患者入病区后的初步护理

(一) 一般患者入病区后的护理

1. 准备床单位

接到住院处通知后,病区护士应立即根据患者病情准备床单位。将备用床改为暂空床,备齐患者所需生活用品,必要时病床加铺橡胶单和中单。传染病患者应安置于隔离病室。

2. 迎接新患者

护士应主动、热情迎接新患者向患者做自我介绍;安置患者到指定床位,协助患者佩戴腕带标志;为患者介绍同室病友;以自己的语言和行动消除患者的不安情绪,增强患者的安全感和对护士的信任感。

3. 通知医生

护士在必要时协助医生诊察或治疗。

4. 测量与记录

测量体温、脉搏、呼吸、血压及体重、身高,并记录于体温单上。

5. 建立住院病历,填写有关护理表格

(1) 用蓝钢笔或碳素墨水笔逐页填写住院病历及各种表格眉栏项目。

(2) 在体温单 40~42 ℃之间的相应时间栏内用红色水笔纵行填写入院时间。

(3) 按正确顺序排列住院病历:详见第二十三单元第一节。

(4) 填写入院登记本、诊断卡(插在患者住院一览表上)、床头(尾)卡(插在床头或床尾牌内)。

6. 介绍与指导

向患者及家属介绍病区环境、病区规章制度、作息时间、探视时间、床单位及其床

头呼叫系统的使用方法等。指导常规标本留取的时间、方法，告知注意事项。

7. 入院护理评估

按护理程序为患者实施入院护理评估，了解患者的身体情况、心理需要以及健康问题，并填写入院护理评估单。

8. 实施护理

正确执行入院医嘱及治疗、护理措施，通知营养室为患者准备膳食，按分级护理要求进行护理。

（二）急诊患者入病区后的护理

1. 通知医生并做好急救准备

接到通知后，护士应立即通知有关医生做好急救准备。立即在危重病室或抢救室准备床单位，若为急诊手术后患者应铺好麻醉床。同时准备好急救物品和药品，如急救车、氧气、吸引器、心电监护设备、输液物品及各种无菌包等，确保急救物品设备处于良好备用状态。

2. 认真交接

患者入病区后，护士立即与护送人员进行认真交接，为患者佩戴腕带标识，对存在意识障碍或语言障碍的患者、婴幼儿等，需暂留陪送人员，以便询问病史。

3. 配合抢救

密切观察病情变化，积极配合医生急救，并做好护理记录。

三、分级护理

分级护理是指患者在住院期间，医护人员根据患者病情和（或）自理能力进行评定，而确定的护理级别。分为：特级护理、一级护理、二级护理和三级护理四个级别。各级护理级别的适用对象和相应的护理要点见表 8-1。

表 8-1　分级护理的适用对象和护理要点

护理级别	使用对象	护理内容
特级护理	① 病情危重，随时可能发生病情变化需要进行抢救的患者 ② 重症监护患者 ③ 各种复杂或者大手术后的患者 ④ 严重创伤或大面积烧伤的患者 ⑤ 使用呼吸机辅助呼吸，并需要严密监护病情的患者 ⑥ 实施连续性肾脏替代治疗（CRRT），并需要严密监护生命体征的患者 ⑦ 其他有生命危险，需要严密监护生命体征的患者	① 严密观察患者病情变化，监测生命体征 ② 根据医嘱，正确实施治疗、给药措施 ③ 根据医嘱，准确测量出入量 ④ 根据患者病情，正确实施基础护理和专科护理，如口腔护理、压疮护理、气道护理及管路护理等，实施安全措施 ⑤ 保持患者的舒适和功能体位 ⑥ 实施床旁交接班

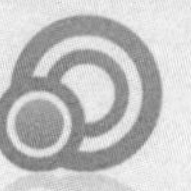

续表

护理级别	使用对象	护理内容
一级护理	① 病情趋向稳定的重症患者 ② 手术后或者治疗期间需要严格卧床的患者 ③ 生活完全不能自理且病情不稳定的患者 ④ 生活部分自理,病情随时可能发生变化的患者	① 每小时巡视患者,观察患者病情变化 ② 根据患者病情,测量生命体征 ③ 根据医嘱,正确实施治疗、给药措施 ④ 根据患者病情,正确实施基础护理和专科护理,如口腔护理、压疮护理、气道护理及管路护理等,实施安全措施 ⑤ 提供护理相关的健康指导
二级护理	① 病情稳定,仍需卧床的患者 ② 生活部分自理的患者	① 每 2 h 巡视患者,观察患者病情变化 ② 根据患者病情,测量生命体征 ③ 根据医嘱正确实施治疗给药措施 ④ 根据患者病情,正确实施护理措施和安全措施 ⑤ 提供护理相关的健康指导
三级护理	① 生活完全自理且病情稳定的患者 ② 生活完全自理且处于康复期的患者	① 每 3 h 巡视患者,观察患者病情变化 ② 根据患者病情,测量生命体征 ③ 根据医,正确实施治疗、给药措施 ④ 提供护理相关的健康指导

护理分级方法包括:① 患者入院后应根据患者病情严重程度确定病情等级;② 根据患者 Barthel 指数得分,确定自理能力的等级;③ 将病情等级和/或自理能力等级进行评定,确定患者护理分级;④ 临床医护人员应根据患者的病情和自理能力的变化动态调整患者护理分级。

根据 Barthel 指数得分(表 8-2),将自理能力分为重度依赖、中度依赖、轻度依赖和无需依赖四个级别(表 8-3)

表 8-2 Barthel 指数评定量表

项目	完全独立	需部分帮助	需极大帮助	完全依赖
1.进食	10	5	0	—
2.洗澡	5	0	—	—
3.修饰	5	0	—	—
4.穿衣	10	5	0	—
5.控制大便	10	5	0	—
6.控制小便	10	5	0	—
7.如厕	10	5	0	—
8.床椅移动	15	10	5	0
9.平地行走	15	10	5	0
10.上下楼梯	10	5	0	—

注:根据患者的实际情况,在每个项目对应的得分上画"√"。

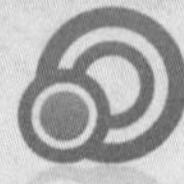

表 8-3 自理能力分级

自理能力等级	Barthel 得分范围	需要照护程度
重度依赖	≤40 分	完全不能自理，全部需要他人照护
中度依赖	41～60 分	部分不能自理，大部分需他人照护
轻度依赖	61～99 分	极少部分不能自理，部分需他人照
无需依赖	100 分	完全能自理，无需他人照护

第二节 患者出院的护理

学习要求

- ⊙ 患者出院前的护理
- ● 出院文件的处理
- ● 出院后病床单位的处理

出院护理是指患者经过全面的治疗、护理，病情好转、稳定、痊愈需出院或转院，或因各种原因自动离院时，护理人员对其进行的一系列护理活动。目的是满足患者身心需要，协助患者尽快适应社会生活。

一、患者出院前的护理

（一）执行出院医嘱

医生根据患者康复情况，决定出院日期并开具出院医嘱。

1. 护士根据出院医嘱，提前通知患者及家属出院日期，协助做好出院准备。
2. 填写出院通知单，结算患者在住院期间所用药品及检查、治疗、护理的费用。
3. 指导患者或家属到出院处办理出院手续。
4. 患者出院后如需继续服药，护士凭处方到药房领取药物，并详细指导患者或家属正确用药。

（二）出院指导

评估患者的身心需要，填写出院护理评估单，做好出院指导，如饮食、休息、用药、功能锻炼、定期复查、心理调适等方面的注意事项，必要时提供有关书面出院指导资料。

（三）征求意见

征求患者及家属对医院各项工作的意见及建议，以利于医疗、护理质量的不断提高。

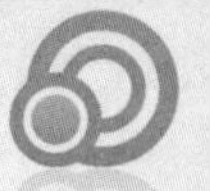

（四）护送患者出院

护士收到患者或家属交回的出院证后，协助患者及家属整理用物，并护送患者出院，必要时可采用轮椅或平车护送。

二、出院文件的处理

1. 填写出院时间

用红色水笔在体温单 40~42 ℃之间的相应时间栏内纵行填写出院时间。

2. 注销卡片

注销各种卡片，包括：诊断卡、床头（尾）卡、服药卡、饮食卡等。

3. 整理病历

按正确顺序排列出院病历，交病案室保管。出院病历的排列顺序：详见第二十三单元第一节。

4. 填写患者出院登记本。

三、出院后床单位的处理

患者出院后方可处理床单位，以避免给患者带来心理上的不舒适感。

1. 撤下病床上的污被服，放入污衣袋，送洗衣房处理。

2. 床垫、床褥、棉胎、枕芯等用臭氧机或用紫外线灯照射消毒，也可在日光下曝晒 6 h。

3. 病床及床旁桌、椅用消毒溶液擦拭，非一次性的脸盆、痰杯用消毒液浸泡。

4. 病室开窗通风。

5. 铺好备用床，准备迎接新患者。

6. 传染病患者的病室及床单位，需按传染病终末消毒法处理。

第三节　运送患者法

学习要求

⊙ 人体力学在护理中的应用

⊙▲ 轮椅运送法

●▲ 平车运送法

○△ 担架运送法

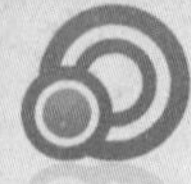

因病情所限不能自行活动的患者，在入院、出院、住院期间的检查、治疗、手术或者到室外活动时，护士可酌情使用轮椅、平车或担架等工具运送患者。在运送过程中，护士应正确运用人体力学的原理，保证患者安全和减少护患双方的疲劳。

一、人体力学在护理中的应用

人体力学是将力学原理应用于人体活动中，研究维持和掌握身体姿势和平衡，以及协调身体姿势变换，以促进人体活动的有效性和安全性的科学。

在医疗护理实践中，护理人员正确应用人体力学有利于维持身体的正常生理功能，以较小的体能消耗，发挥较大的工作效能，减少肌肉的紧张、疲劳甚至损伤，提高工作效率。同时，协助患者采取正确的姿势和体位，以增进患者的舒适和安全。

（一）常用的力学原理

1. 杠杆作用

杠杆是利用直杆或曲杆在外力作用下，能绕杆上一固定点转动的一种简单机械。杠杆的受力点称为力点，固定点称为支点，克服阻力的点称为阻力点。支点到力的作用线的垂直距离称为动力臂，支点到阻力作用线的垂直距离称为阻力臂。当动力臂大于阻力臂时，可以省力；动力臂小于阻力臂时就费力。而支点在力点和阻力点之间时，可以改变力的方向。人体的活动大部分是利用杠杆原理来完成的。整个运动系统由骨骼、关节、骨骼肌共同组成，在运动中，骨骼好比杠杆，关节是运动的支点，骨骼肌是运动的动力。它们在神经系统的调节和各系统的配合下，对身体起着保护、支持和运动的作用。根据杠杆上的力点、支点和阻力点的相互位置不同，杠杆可分为三类。

（1）平衡杠杆：支点位于力点和阻力点之间的杠杆。这类杠杆的动力臂与阻力臂可等长，也可不等长。例如，人的头部在寰枕关节上进行前屈、后仰的活动，即属此类。寰椎为支点，其支点前后的两组肌群产生作用力（F_1，F_2），头部重量为阻力（L）。当前部肌群产生的力（F_2）与阻力（L）的力矩之和与后部肌群产生的力（F_1）的力矩相等时，头部趋于平衡（图 8-1）。

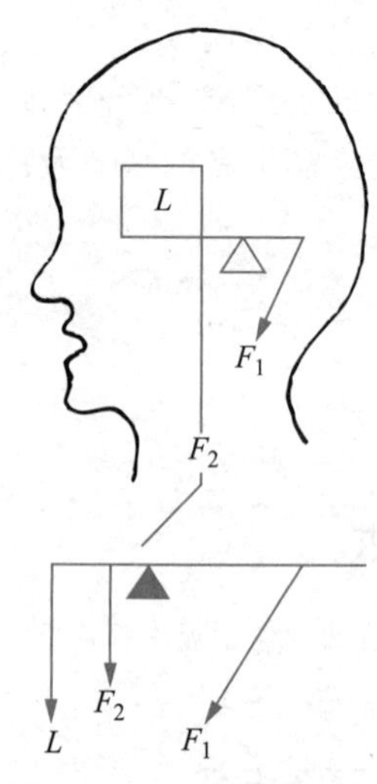

图 8-1　头部平衡杠杆作用

F_1，F_2 分别是前后两组肌肉产生的作用力 L 为头的重量

（2）省力杠杆：阻力点位于力点和支点之间。这类杠杆的动力臂较阻力臂长，所以省力。例如，人用脚尖走路或站立时，脚尖是支点，脚跟后的深肌群收缩为作用力（F），体重（L）则落在两者之间的距骨上。由于动力臂较长，所以用较小的力就可以支持体重，达到省力（图 8-2）。

（3）速度杠杆：力点位于阻力点和支点之间。此类杠杆是人体最常见的杠杆作用，其动力臂比阻力臂短，总是费力，却能换来较大距离

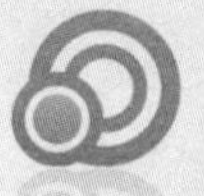

的移动和运动速度。例如,用手臂举起重物时的肘关节运动,肘关节是支点,手臂前肌群(肱二头肌)的力作用于支点和重物之间,由于动力臂较短,就得用较大的力,这种杠杆虽费力,但却赢得了速度和运动范围(图 8-3)。肱二头肌的力矩使手臂向上弯曲,手臂后肌群(肱三头肌)的力和手中重物的力矩使手臂伸直,当二者相等时,手臂则处于平衡状态。

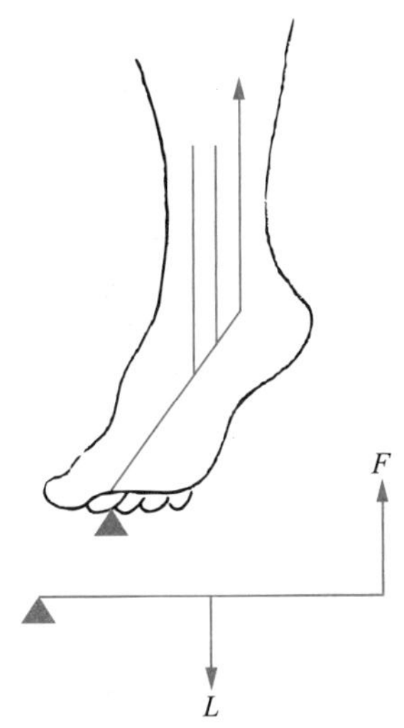

图 8-2 足部省力杠杆作用

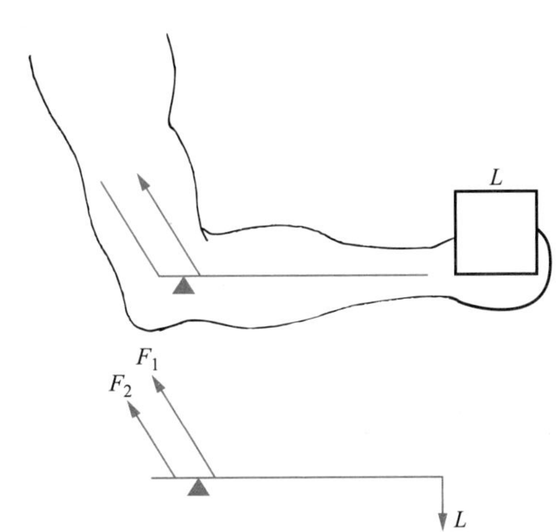

图 8-3 手臂速度杠杆作用

2. 摩擦力

摩擦力是发生于接触物体相对运动时产生的一种力。摩擦力的方向与运动的方向相反,其大小取决于正压力的大小和摩擦系数的大小,粗糙、干燥平面的摩擦系数大于光滑平面的摩擦系数,如在手杖末端钉上橡胶可增加摩擦系数。护士要移动、搬运物品或在床上移动患者时,都必须克服摩擦力。在护理工作中,应根据具体情况增加或减少摩擦力。如轮椅、平车的轮子应定时加油,可减少接触面的摩擦系数;而在轮椅的轮子上加闸,可增加车轮的压力,因而产生较大的摩擦力,使车轮平稳的停住;将患者抬起或用中单移动患者,可减少患者皮肤与床面的摩擦力。

3. 平衡与稳定

人或物体的平衡与稳定,是由人或物体的重量、支撑面(人或物体所接触的面积)的大小、重心的高低以及重力线和支撑面边缘的距离而决定的。这些因素与平衡稳定的关系是包括以下方面。

(1) 物体重与稳定度成正比:物体越重,稳定度越大。推倒一个较重的物体所用的力比推倒一个较轻物体所用的力要大。例如在护理操作中,如需将患者移到较轻的椅子上,应注意借助其他的力量支持椅子,如扶住椅子的靠背或将椅子靠墙。

(2) 物体的重心高度与稳定度成反比:当物体的组成成分均匀时,重心位于它的几何中心(即重力的作用集中的一点)。人或物体的重心越低,稳定度越大。当物体的形状发生变化时,重心的位置也会随之变化。人体重心的位置随着躯干和四肢的姿势

改变而改变。当人垂直双臂直立时，重心的位置在骨盆第二骶椎前约 7 cm 处，约为人体直立高度的 55%～57%（图 8-4）。如把手臂举过头顶，重心则随之升高，而当身体下蹲时，重心也下降（图 8-5）。

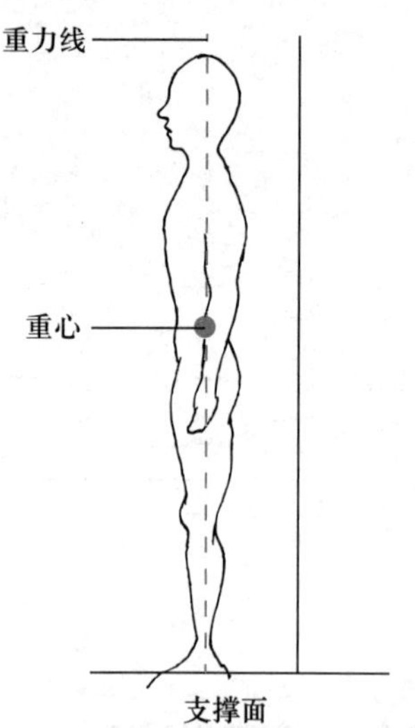

图 8-4　人体直立时重心在骨盆中部

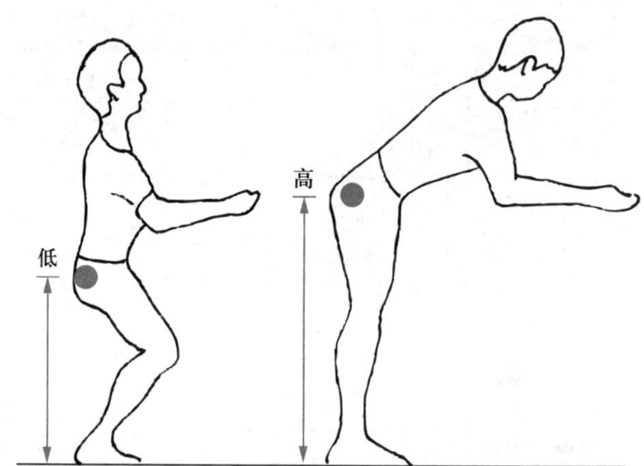

图 8-5　重心高度与稳定性成反比

（3）支撑面的大小与稳定度成正比：支撑面是人或物体与地面接触时，支持重力的面积。支撑面积越大，人和物体越稳定。支撑面小，则需付出较大的肌肉拉力，以保持平衡稳定，如用一只脚站立时，肌肉必须付出较大的拉力，才能维持人体平衡稳定。因此，扩大支撑面可以增加人或物体的稳定度，如老年人或体弱的患者站立或行走时，可用手杖、手扶车等扩大支撑面，以增加稳定性。

（4）重力线、支撑面与稳定的关系：重力线是重力的作用线，是一条垂直通过重心的假想的线。人体只有在重力线通过支撑面时，才能保持动态平衡。当人从椅子上站起来时，应先将身体前倾，两脚一前一后，使重力线落在扩大的支撑面内，这样可以不费力而平稳地站起来（图 8-6）。否则，人体还需用腰部力量来保持平衡。对体弱者，可因无法用力而产生一个回复力，使人又重新落到原来的座位上。

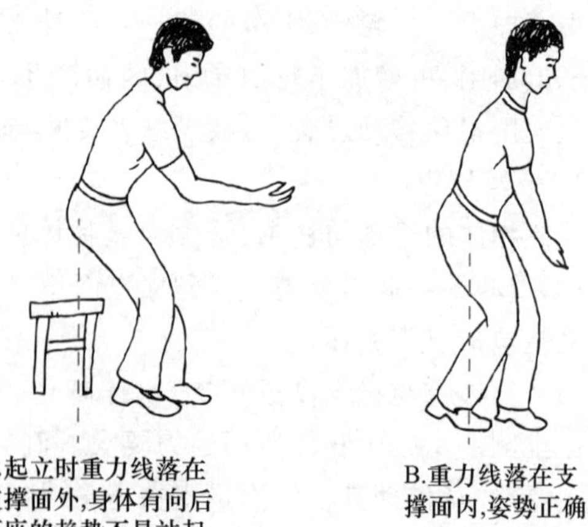

图 8-6　从坐位变立位时重力线改变情况

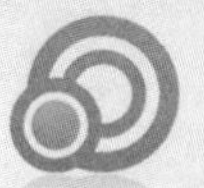

（二）应用人体力学原理指导护理工作

1. 利用杠杆作用

护理人员操作时应靠近物体；两臂持物时，如端治疗盘等，两肘应紧靠身体两侧，上臂下垂，前臂和所持物体靠近身体，使阻力臂缩短，从而省力。在必须提取重物时，最好把重物分成相等的两部分，由两手分别提取。若由一只手臂提取重物，另一只手臂则向外伸展，以保持平衡。

2. 扩大支撑面

护理人员在操作时，应根据需要双脚前后或左右分开，以扩大支撑面，以保持平衡与稳定。协助患者移动或安置体位时，也应尽量扩大支撑面，如安置患者侧卧时，使两臂屈肘，一手放于枕旁，一手放于胸前，两腿前后分开，上腿弯曲在前，下腿稍伸直，这样可扩大支撑面，使患者保持稳定。

3. 降低重心

护理人员在进行低平面的护理操作或低位取物时，上身应保持近似直立状态，以减轻腰背部肌肉负荷与疲劳。双下肢则随身体重力作用的方向前后或左右分开，以增加支撑面，同时屈膝屈髋，由于身体取下蹲姿势，降低了重心，重力线在支撑面内，保持了身体的稳定性。

4. 减少身体重力线的偏移程度

护理人员在搬运患者或提起重物时应尽量将患者或物体靠近自己，以使重力线落在支撑面内。同时，应面向移动方向，转身时要以全身转动代替躯干转动，避免负重时扭转脊柱而造成损伤。

5. 尽量使用大肌肉或多肌群

护理人员在进行护理操作时，能使用上肢臂力时，避免只用手指力进行操作；能使用躯干部和下肢肌肉的力量时，尽量避免只使用上肢的力量。例如，端治疗盘时，应五指分开，托住治疗盘并与手臂一起用力，由于多肌群用力，故不易疲劳。

6. 使用最小肌力做功

在护理操作中，移动重物时，如可以用推车运送，就尽量避免人工搬运或提取的方法；同时应注意平衡、有节奏并计划好所要移动的位置和方向，朝直线方向移动，以减轻负重。

二、轮椅运送法

技术 8-1 轮椅运送法

【目的】

1. 运送能坐起但不能行走的患者。
2. 帮助患者离床活动，以促进血液循环及体力恢复。

【操作程序】

1. 评估

(1) 患者的病情、意识状态、体重、肢体损伤部位和躯体活动能力。

(2) 患者的心理反应,是否有坐轮椅的体验及合作程度。

(3) 轮椅各部件的性能是否良好。

(4) 室外温度。

2. 计划

(1) 用物准备:轮椅,根据季节备毛毯,需要时备软枕、别针。

(2) 环境准备:地面平整,环境宽敞,便于轮椅通行。

3. 实施

流程	内容与要点说明
▲上轮椅法	
(1) 准备	• 护士洗手,着装整洁
(2) 核对与解释	• 推轮椅及用物至患者床旁,称呼患者,解释坐轮椅的目的、方法和注意事项,以取得合作
(3) 放置轮椅	• 轮椅应放在患者健侧,椅背与床尾平齐,面向床头,翻起脚踏板,固定车闸,保证患者安全
(4) 患者准备	• 扶助患者坐起,指导患者以两手掌撑在床面维持坐姿,协助穿袜、穿鞋,根据天气穿外出衣服
(5) 上轮椅	• 对能自行下床的患者,护士站在轮椅后固定轮椅,协助患者坐于轮椅上 • 对不能自行下床的患者,护士可将患者搬运至轮椅上(图 8-7) • 翻下脚踏板,嘱患者双脚置于踏板上,双手扶住两侧扶手
(6) 加盖毛毯	• 天冷时备毛毯,在患者未上轮椅前,将毛毯铺于轮椅上,使毛毯上端高过患者颈部 15 cm,待患者坐于轮椅后,将毛毯上端的边缘向外翻折 10 cm,围住患者颈部,用别针固定,同时用毛毯围住两臂,做成两个袖筒,各用别针固定在腕部,围好上身,脱鞋后用毛毯将下肢和脚包裹(图 8-8)
(7) 整理	• 整理床单位,使成暂空床
(8) 推轮椅	• 观察患者,确定无不适后,系好安全带,松开车闸,嘱患者身体尽量向后靠,双手扶好扶手,推轮椅送患者至目的地
▲下轮椅法	
(1) 放置轮椅	• 将轮椅推至床尾,椅背与床尾平齐面向床头,固定车闸,翻起脚踏板
(2) 下轮椅	• 对能自行下轮椅的患者,护士可固定轮椅,协助患者坐于床边 • 对不能自行下轮椅的患者,护士可将患者搬运至床上
(3) 整理	• 协助患者盖好盖被,取舒适卧位,观察病情 • 整理床单位 • 轮椅放回原处

4. 评价

(1) 护士动作轻稳、协调,搬运患者安全、顺利。

(2) 患者感觉舒适、无疲劳,病情无变化,患者配合良好。

【指导要点】

1. 告知患者在使用轮椅时的安全要点以及配合方法。

2. 告知患者感觉不适时,及时通知医务人员。

【注意事项】

1. 使用前应仔细检查轮椅各部件的性能,以保证正常使用。

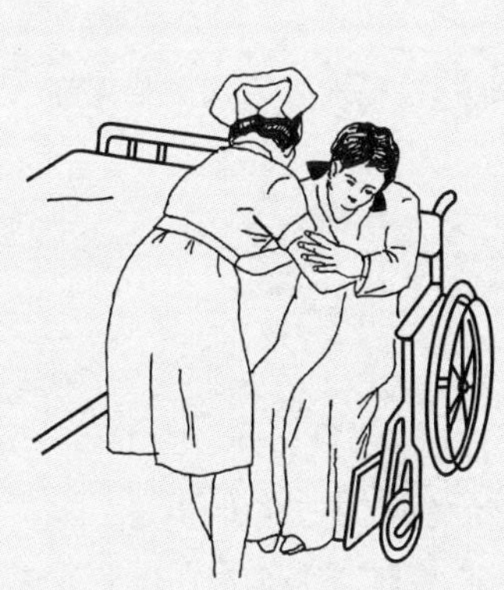

图 8-7　协助患者上轮椅

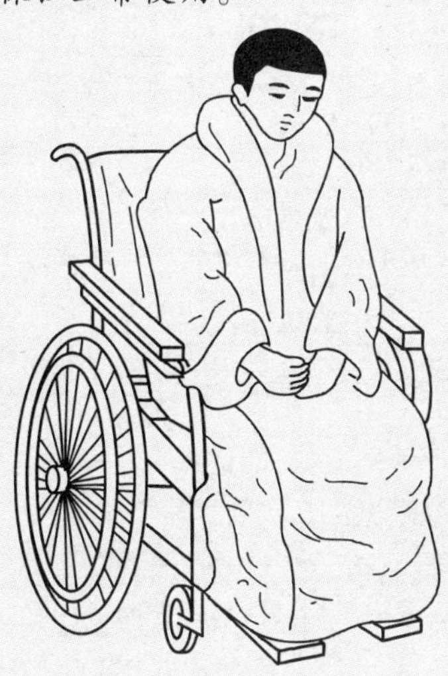

图 8-8　轮椅上患者包盖保暖

2. 推轮椅时嘱患者尽量向后靠;若患者有下肢水肿,溃疡或关节疼痛,可将脚踏板抬起,垫以软枕,双脚踏于软枕上;为确保患者安全,须系好安全带;下坡时倒转轮椅并缓慢下行,以免患者感觉不适或发生意外。

3. 随时观察患者病情,发现头晕、面色苍白、呼吸急促等应及时处理。

4. 注意保暖。

三、平车运送法

技术 8-2　平车运送法

【目的】

运送不能起床的患者。

【操作程序】

1. 评估

(1) 患者的病情、意识状态、体重、肢体损伤部位和躯体活动能力。

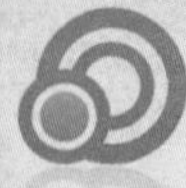

(2) 患者的心理反应及合作程度。

(3) 平车的性能是否良好。

2. 计划

(1) 用物准备:平车、大单、枕头,根据季节备棉被或毛毯;根据患者病情备以下物品:如骨折患者,平车上应垫木板;颈椎骨折或病情危重患者应备大单或帆布单。

(2) 环境准备:地面整洁平坦,通道宽敞,利于平车通行。

3. 实施

流程	内容与要点说明
(1) 准备	• 护士洗手,着装整洁
(2) 核对与解释	• 推平车及用物至患者床旁,称呼患者,向患者或家属解释操作目的、配合方法及注意事项,以取得合作
(3) 安置导管	• 妥善安置患者身上的各种导管(如引流管、输液管等),避免脱落、受压或液体逆流
(4) 搬运患者	• 根据评估结果选择不同的搬运方法
▲挪动法	(适用于病情允许,能在床上配合的患者)
① 移桌椅、松被	• 移开床旁桌、椅,松开盖被
② 移患者	• 协助患者移至床边
③ 放置平车	• 平车与床平行放置,紧靠床边,头端(大轮端)靠近床头,固定车闸
④ 挪动上车	• 护士在旁抵住平车,协助患者按上半身、臀部、下肢的顺序向平车挪动(回床时,顺序相反,即先协助移动下肢,再移上半身)(图 8-9)
▲单人搬运法	(适用于病情允许,体重较轻的患者)
① 移椅、松被	• 移开床旁椅至对侧床尾,松开盖被
② 患者准备	• 协助患者穿衣
③ 放置平车	• 推平车至床尾,使平车头端与床尾呈钝角,固定车闸
④ 搬运患者	• 搬运者立于床边,两脚前后分开,屈膝;一手自患者近侧腋下伸至对侧肩部外侧,另一手在同侧伸入患者大腿下面,嘱患者双臂交叉,依附于搬运者颈部(图 8-10) • 抱起患者,移步转向平车,轻放于平车中央,盖好棉被
▲二人搬运法	(适用于病情较轻,自己不能活动且体重较重的患者)
① 移椅、松被	• 移开床旁椅至对侧床尾,松开盖被
② 患者准备	• 协助患者穿衣
③ 放置平车	• 推平车至床尾,使平车头端与床尾呈钝角,固定车闸
④ 搬运患者	• 搬运者甲、乙站在患者床同一侧,两脚前后分开,屈膝,将患者双手交叉置于胸腹部 • 甲一手托住患者头、颈、肩部,另一手托住腰部;乙一手托住臀部,另一手托住腘窝处,二人同时抬起,移患者至床边(图 8-11)

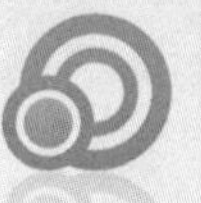

续表

流程	内容与要点说明
	• 将患者身体向搬运者倾斜，二人同时托住患者并移步向平车（图 8-12），将患者轻放于平车中央，盖好棉被
▲三人搬运法	（适用于病情较轻，自己不能活动且体重较重的患者）
① 移椅、松被	• 移开床旁椅至对侧床尾，松开盖被
② 患者准备	• 协助患者穿衣
③ 放置平车	• 推平车至床尾，使平车头端与床尾呈钝角，固定车闸
④ 搬运患者	• 搬运者甲、乙、丙站在患者床同一侧，两脚前后分开，屈膝，将患者双手交叉置于胸腹部
	• 甲托住患者头、颈、肩和背部，乙托住腰和臀部，丙托住腘窝和小腿部。3人合力托起患者，移至床边
	• 将患者身体向搬运者倾斜，同时托起患者并移步向平车（图 8-13），将患者轻放于平车中央，盖好棉被
▲四人搬运法	（适用于颈椎、腰椎骨折或病情危重患者）
① 移桌椅、松被	• 移开床旁桌、椅，松开盖被
② 患者准备	• 必要时协助患者穿衣
③ 放置平车	• 平车与床平行放置，紧靠床边，头端靠近床头，固定车闸
④ 搬运患者	• 在患者身下放置大单或腰、臀下铺帆布单
	• 甲站在床头托住患者头、颈、肩部；乙站在床尾，握大单尾端，或托住患者双小腿；丙和丁分别站在病床和平车两侧，紧握大单或帆布单（图 8-14），四人合力轻轻将患者同时抬起，平稳放于平车中央，盖好棉被
(5) 整理平车	• 将棉被边缘向内翻折，使其整洁美观
(6) 整理床单位	• 铺暂空床，保持病室整洁、美观
(7) 运送患者	• 松开车闸，运送患者至指定地点（图 8-15）

注：颈椎、腰椎骨折也可采用四人平托搬运，一人固定头颈部，三人分别平托患者的肩背、腰臀和下肢到木板上，以保持患者躯干不被扭转或弯曲，防止脊椎断裂和下肢瘫痪的严重后果。

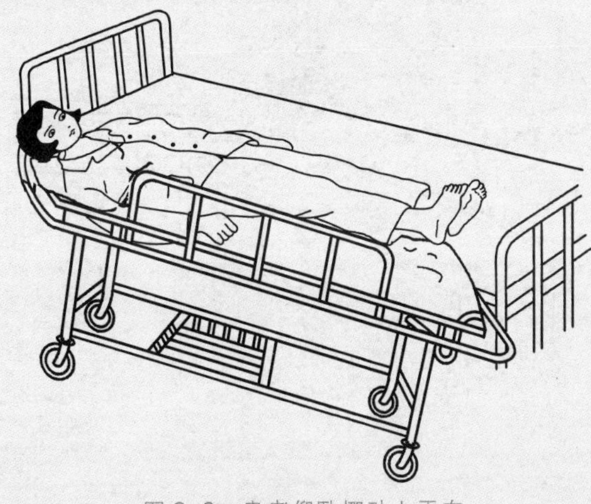

图 8-9 患者仰卧挪动上平车

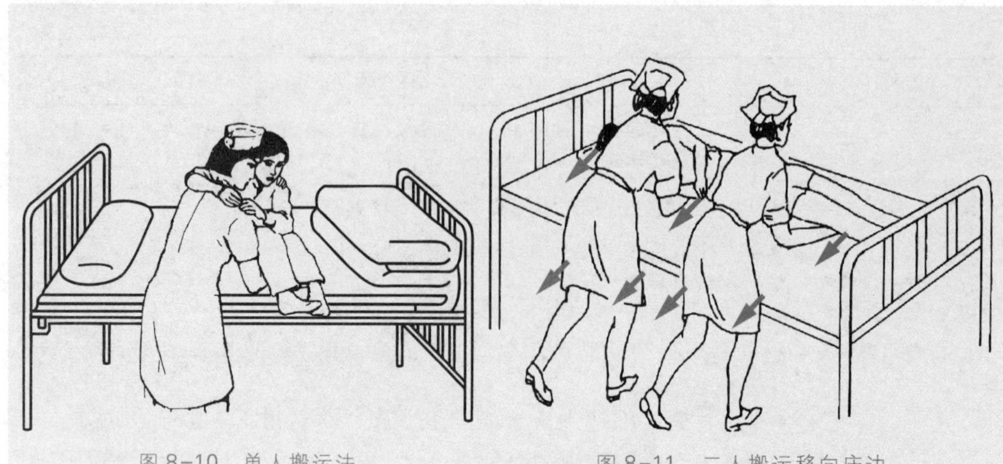

图 8-10　单人搬运法

图 8-11　二人搬运移向床边

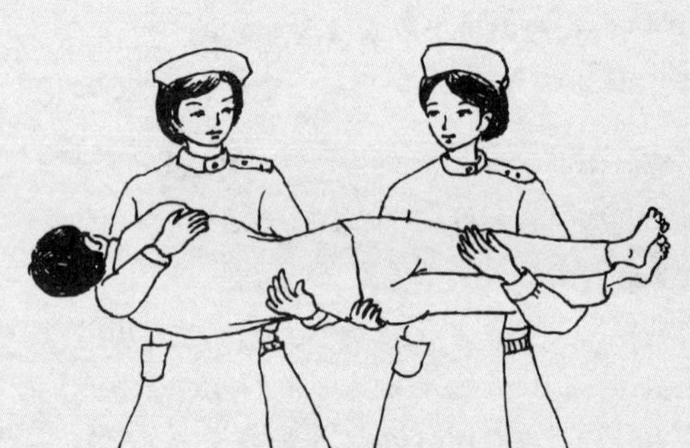

图 8-12　二人搬运法

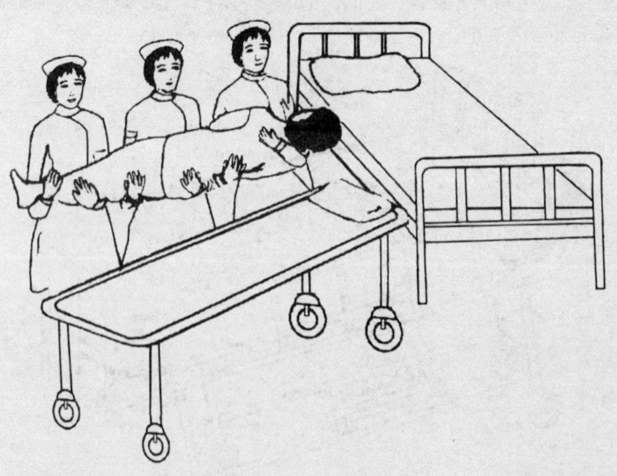

图 8-13　三人搬运法

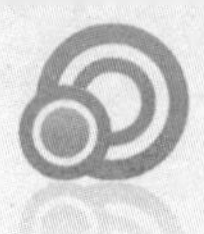

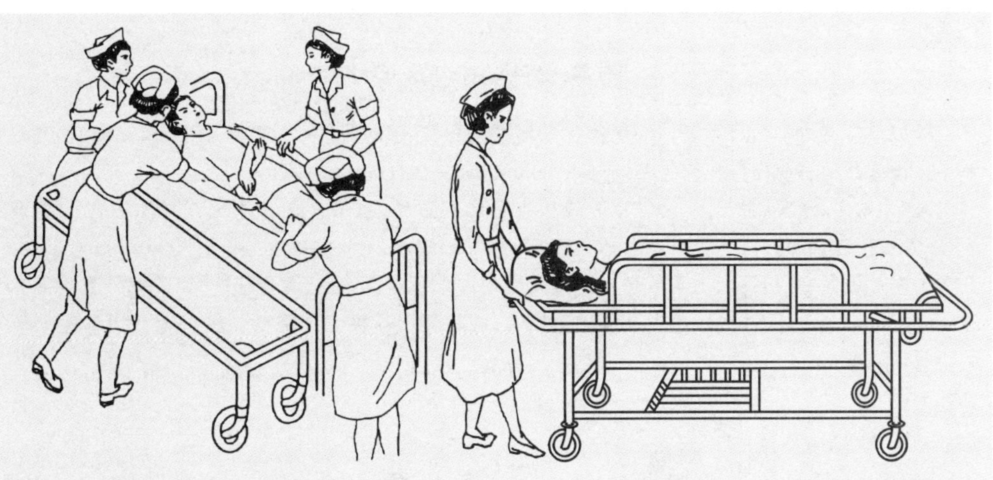

图 8-14 四人搬运法　　图 8-15 平车运送患者

4. 评价

(1) 护士搬运轻稳、准确、协调、节力。

(2) 患者感觉安全、舒适,无病情变化和并发症;患者的引流管、输液管维持通畅。

【指导要点】

1. 告知患者在使用平车时的安全要点以及配合方法。

2. 告知患者感觉不适时,及时通知医务人员。

【注意事项】

1. 搬运前应仔细检查平车各部位性能,以确保患者的安全。

2. 搬运过程中:① 节力,身体尽量靠近患者,同时两腿分开,以扩大支撑面。② 动作轻稳,多人搬运时动作协调一致,以保证患者舒适、安全。

3. 运送过程中:① 患者头部应卧于平车大轮端,以减轻由于转动过频或震荡所引起的不适;② 护士应站在患者头侧,以利于随时观察病情变化;③ 上下坡时,患者的头部应始终处于高处一端,以免引起不适;④ 若有引流管及输液管,应保持通畅,防止受压、扭曲和脱落;⑤ 若为骨折患者,车上需垫木板,并将骨折部位固定好;⑥ 运送过程中要保持车速平稳,进出门时,应先将门打开,不可用车撞门,以免震动患者及损坏设施;⑦ 冬季要注意保暖,以免着凉。

附 8-1:担架运送法

除轮椅和平车外,搬运患者还可用担架,运送不能起床的患者作检查、治疗等,特别是在野外急救过程中,担架是运送患者最基本、最常用的工具,其特点是运送患者舒适平稳,乘各种交通工具时上下方便,对体位影响小。

使用时,要由两人将担架抬起与床平齐,以便搬动患者。运送时步调一致,确保平稳。其余操作要点同平车运送法。

附 8-2:医用过床器

医用过床器也称为过床易(图 8-16),是辅助搬运、过床的器具。具有过床平稳、安全、省力的特点。过床器是利用高科技材料之间的平滑滚动,来实现医护人员将患者非常平稳安全的过床或移位,在手术台、平车、病床、CT 台、X 射线检查台之间过床,也可使用在康复或危重患者的护理中,患者被移位、侧身、清洁等。尤其适用于搬运肥胖、超重(100 kg以上)患者,全麻无知觉患者,危重手术后患者,骨伤及大手术后患者。因为使用过床易时,可使患者全身被同时平移,避免了在过床过程中产生意外,并减轻患者被搬动的痛苦,同时过床易极大地降低了医护人员搬移过床患者的劳动强度。

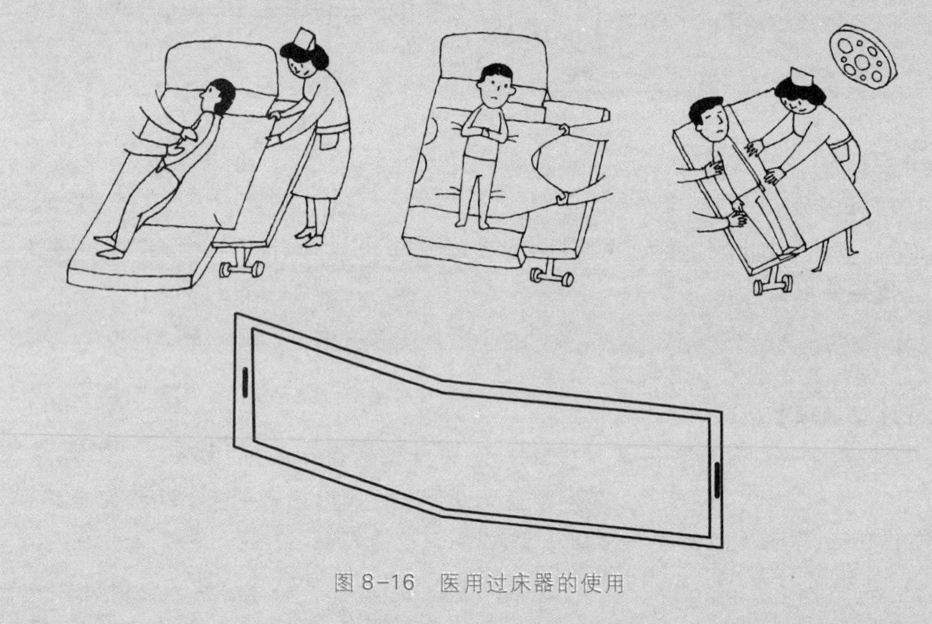

图 8-16 医用过床器的使用

角色扮演活动——模拟一般患者入病区后的初步护理

文档

拓展与练习

1. 活动情境

刘某,男,42 岁,因受凉后头痛、发热、全身乏力三天来医院就诊,患者面色潮红、呼吸急促,咳嗽、咳铁锈色痰。门诊诊断为“大叶性肺炎”收入院。作为病区护士,你如何为新入院患者提供护理服务?

学生分组进行角色扮演,每 3~4 人为一组,分别轮流扮演护士、患者和家属。

2. 活动指导

(1) 活动目的:掌握一般患者入病区后的初步护理及其健康教育内容。

(2) 活动要求:① 活动中注重人文关怀及提高沟通能力。② 按护理程序进行活动;强调对患者病情的评估及运用所学知识为新入院患者提供护理服务。

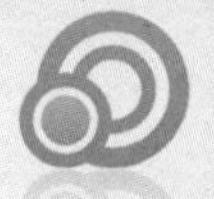

3. 效果评价(见评价表)

模拟新入院患者护理评价表

项目	评分要点	分值	自评	小组评	实得分
评估	患者情况;护士具备相关知识及能力	15			
准备	准备病床单位及用物;护士着装符合要求	10			
入院护理	迎接新患者、通知医生、测量与记录生命体征、建立住院病历、填写护理表格、按护理程序为患者实施入院护理评估、执行医嘱均正确	40			
健康教育	提供有关疾病和住院治疗相关信息,向患者及家属介绍病区环境、病区规章制度、床单位及其床头呼叫系统的使用方法等。指导常规标本留取的时间、方法及注意事项	15			
人文关怀	护士主动热情、举止端庄得体、言谈亲切礼貌、解释耐心细心、操作规范正确	20			
总评分及教师评价:					

(凌　敏)

第九单元
舒适与安全

PPT

舒适与安全

舒适与安全是人类的基本需要，个体在正常状态下都会调节机体去适应环境的改变，以满足自己对舒适与安全的需要。当个体健康受到威胁，机体无法适应环境改变时，舒适与安全状态即遭到破坏。因此，护士应及时评估患者不舒适及不安全的原因，采取有效的护理措施，满足患者舒适与安全的需要。在维护患者安全的同时，护理人员也要注重职业防护，共同构成护理安全。

第一节 舒适概述

学习要求

- ⊙ 舒适的概念
- ⊙ 舒适的内容
- ⊙ 不舒适的原因
- ⊙ 护理不舒适患者的原则

个体每时每刻都处在舒适与不舒适之间连线的某一点上，且不断变化着，护士应研究患者的舒适需求以及舒适措施，设法消除患者的不舒适，促进患者的舒适。

一、舒适

（一）舒适概念

舒适是指个体处于身心健康、对生活满意、没有疼痛、没有焦虑、轻松自在的一种

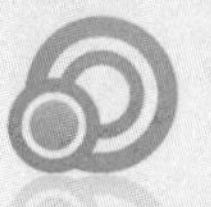

自我感觉状态。

（二）舒适内容

舒适内容包括四个方面：① 生理舒适，指个体身体上的舒适感觉。② 心理、精神舒适，指个体内在的自我意识，包括信仰、信念、尊重、自尊和生命价值等精神需求的满足。③ 环境舒适，指与个体生存的物理环境相关的各种因素，如光线、色彩、温湿度、声音等使个体产生舒适的感觉。④ 社会舒适，指个体、家庭和社会的相互关系，如个体人际关系的协调，家庭与社会关系的协调统一等为个体带来舒适的感觉。

最高水平的舒适是一种健康状态。表现为情绪稳定、心情舒畅、精力充沛、感到安全和完全放松，身心需要均能得到满足。

二、不舒适

（一）不舒适概念

不舒适是指个体身心不健全或有缺陷，生理、心理需求不能全部满足，或周围环境有不良刺激、身体出现病理改变、身心负荷过重的一种自我感觉。表现为烦躁不安、紧张、精神不振、消极失望、失眠、疼痛、乏力，难以坚持日常工作和生活。不舒适最严重的表现形式为疼痛。

（二）不舒适的原因

1. 身体因素

（1）疾病所致的症状和体征：疾病所致的恶心、呕吐、咳嗽、呼吸困难、发热、腹痛、腹泻等均可造成机体不适。

（2）姿势和体位不当：关节过度屈曲和伸张、肌肉过度紧张或牵张、疾病所致强迫体位、局部组织长期受压等使局部关节、肌肉疲劳、疼痛而引起不适。

（3）保护具与矫形器使用不当：如约束带、石膏、绷带、夹板过紧，使局部皮肤和肌肉受压，引起不适。

（4）个人卫生不良：患者因疾病而致日常活动受限，导致个人卫生不良，如口臭、汗臭、皮肤污垢等可引起个体不适。

2. 心理社会因素

（1）焦虑、恐惧：担心疾病给自己身心、家庭、经济和工作带来影响，使患者产生心理压力，进而出现烦躁、紧张、失眠等心理不适的表现。

（2）自尊受损：被医护人员疏忽、冷落或操作时身体暴露过多，缺少遮挡等，均可使患者感觉不被尊重或自尊心受挫而引起不舒适。

（3）角色适应不良：因担心家庭、工作和学习，患者可能出现角色行为冲突、角色行为紊乱等角色适应不良的状态；同时，环境和生活习惯的改变，如新入院患者环境陌

生，缺乏安全感，也可导致患者角色适应不良而引起不舒适。

（4）缺乏社会支持系统：住院后与家人隔离或被亲戚、朋友忽视，缺乏经济支持等而引起不舒适。

3. 环境因素

（1）物理环境的不适宜：环境中的声音、温湿度、色彩、光线等不适宜，均可使患者感到不舒适。

（2）社会环境的不适应：新入院患者对同病室患者、医护人员及医院规章等不适应，缺乏安全感而产生紧张、焦虑等心理不适。

三、护理不舒适患者的原则

患者由于受疾病、心理、社会、外界环境等多种因素的影响，经常处于不舒适的状态，常常会造成个体焦虑而影响健康。护士应认真观察，仔细听取患者的主诉和家属提供的信息，评估导致患者不舒适的原因，及时采取护理措施，解除不适，满足其对舒适的需求。

（一）全面评估，促进舒适

护士全面评估导致不舒适的原因，积极促进患者舒适。尤其是意识障碍或沟通障碍者，更需要护士细心的观察，通过患者的非语言行为，如面部表情、手势、体态、姿势等，预知患者的舒适程度，及时发现不舒适的诱因，并积极去除。如协助患者做好清洁护理、创建良好的病室环境等，让患者感觉安全、舒适。护士要不断地听取患者对治疗、护理的意见，并鼓励其参与护理活动，满足患者对舒适的需求。

（二）采取措施，减轻不适

对身体不适的患者，积极采取安置合适卧位、对症处理等有效措施，消除或减轻患者的不适感。如对尿潴留的患者，可采取适当的方法诱导排尿，必要时行导尿术，以解除膀胱高度膨胀引起的不适；长期卧床患者，适时改变卧位，减轻不适感。

（三）相互信任，心理支持

护士和患者、家属之间相互信任的关系是提供心理护理的基础，护士应积极通过有效的沟通，正确指导患者调节情绪，使患者郁积在内心的苦闷、压抑得以宣泄，并与家属或朋友及时联系，取得配合与支持，共同做好患者的心理护理。

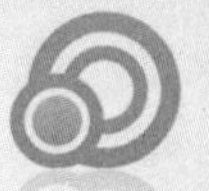

第二节　疼痛患者的护理

学习要求

- ⊙ 疼痛的概述
- ⊙ 疼痛的原因及影响因素
- ● 疼痛患者的护理评估
- ● 疼痛患者的护理措施

疼痛是人人都有过的主观体验，是不舒适的最严重表现形式，也是临床护理工作中最常见、最重要的疾病征象，疼痛与疾病的发生、发展和转归有着密切的联系。由于个体对疼痛的感受和经验不同，所以，疼痛给机体造成的身体、心理、情感与感觉变化难以估计。疼痛是个体身体和心理的防御功能被破坏所致。如果不能采取有效的护理，那将对患者身心造成不良影响和严重的后果。因此，护士应当掌握疼痛的相关知识，做好疼痛患者的护理，尽可能帮助患者避免、解除或缓解疼痛。

一、概述

（一）疼痛的概念

疼痛是一种令人不快的感觉和情绪上的感受，伴随着现有的或潜在的组织损伤。疼痛具有痛觉和痛反应双重含义，故有以下共同特征：① 是一种身心不舒适的感觉；② 是个体受到侵害的危险警告，常伴有生理、情绪和行为反应；如面色苍白、血压升高、呼吸急促、出汗、肌肉收缩、紧张、焦虑等。1995 年，美国正式将疼痛确定为继体温、脉搏、呼吸、血压之后的第五生命体征。

（二）疼痛的发生机制

痛觉感受器是位于皮肤和其他组织内的游离神经末梢。当各种伤害性刺激作用于机体，并达到一定强度时，可引起受损部位的组织释放某些致痛物质，如组胺、缓激肽、5-羟色胺、乙酰胆碱、前列腺素等，这些物质作用于神经末梢兴奋痛觉感受器，产生痛觉冲动，并迅速经传入神经传导至脊髓，通过脊髓丘脑束和脊髓网状束上行，传至丘脑，投射到大脑皮质的一定部位引起疼痛。不同部位的神经末梢对疼痛的敏感度不同，依次为：皮肤>血管、肌肉、关节>内脏、深层组织。

二、疼痛的原因及影响因素

（一）疼痛的原因

1. 物理损伤

灼伤、冻伤、刀伤、针刺伤、碰撞伤、肌肉受压、组织受牵拉等，均可刺激神经末梢引起疼痛。

2. 化学损伤

强碱、强酸等化学物质，既能直接刺激神经末梢，引起疼痛；又可以使被损伤组织细胞释放化学物质，再次作用于痛觉感受器，使疼痛加剧。

3. 病理改变

疾病造成的局部管腔堵塞，组织缺血、缺氧，平滑肌痉挛或过度收缩，空腔脏器过度扩张和局部炎症等均可引起疼痛。

4. 心理因素

情绪过度紧张、悲痛、恐惧、愤怒等均可以引起局部血管过度收缩和扩张而导致疼痛。另外，疲劳、用脑过度等可导致功能性头痛。

（二）影响疼痛的因素

个体对疼痛的感受和耐受力因人而异，同样性质和强度的刺激可以引起不同个体的不同反应。人体能感觉到的最小疼痛称为疼痛阈。个体能忍受的疼痛强度和持续时间称为疼痛耐受力。疼痛阈和疼痛耐受力受个体生理、心理及社会因素的影响。

1. 年龄

年龄是影响疼痛的重要因素之一，个体对疼痛的敏感程度随年龄的不同而变化。婴幼儿对疼痛的敏感性不如成年人，随着年龄的增长对疼痛的敏感性逐渐增加，但老年人对疼痛的敏感性逐渐下降。

2. 个人经历

个人经历即个体以往对疼痛的经验及对疼痛原因的理解和态度。疼痛的经验是个体自身对刺激体验所获得的感受，并再从行动中表现出来。个人对疼痛的经验很大程度上来源于幼时父母和周围环境的影响。而个人对疼痛的态度则直接影响其行为表现。

3. 注意力

个体对疼痛的注意力会影响到对疼痛的感觉程度。如在赛场上下肢踝部扭伤，因注意力高度集中在比赛上，疼痛感轻微或无疼痛感觉。分散注意力如松弛疗法、看电视、听音乐等可以减轻疼痛。

4. 情绪

积极愉快的情绪可以提高痛阈，减轻疼痛，而消极情绪可以使疼痛加剧。

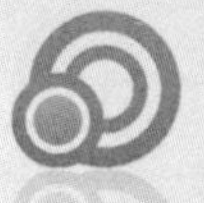

5. 疲乏

身体非常疲乏且睡眠不佳时，对疼痛的感觉增强，耐受力下降。

6. 个体差异

自尊心及自控力较强的患者常常能够忍受疼痛，主诉疼痛较少；善于情感表达，耐受性较差的患者常主诉疼痛较多。

7. 社会文化背景

患者生活在不同社会文化环境下所受到的影响，可产生不同的态度、人生观、价值观，因而对疼痛的反应也不一样。当患者生活在鼓励坚强、忍耐，推崇勇敢的文化氛围中，往往能够忍受更多的疼痛。

8. 社会支持系统

家属的支持、帮助、保护、陪伴，可以减少患者的孤独和恐惧感，从而减轻疼痛。

9. 治疗和护理

某些治疗和护理工作，可使患者产生疼痛的感觉。如各种注射、输液等操作可能给患者带来疼痛感；患者疼痛时得不到必要、有效的镇痛处理；对患者的疼痛评估方法不当，会使部分患者得不到及时处置等。

三、疼痛患者的护理评估

（一）评估内容

评估内容除患者的姓名、性别、职业、文化程度、社会背景、性格等一般情况外，重点内容如下。

1. 疼痛部位

了解疼痛的部位，是否明确而固定，是否局限在某一部位，疼痛范围有无扩大等。

2. 疼痛时间

疼痛开始时间、持续时间、有无周期或规律性、停止时间。最近产生并可能持续时间较短的疼痛为急性疼痛；持续一个月以上（以前为三个月或半年）的疼痛为慢性疼痛。

3. 疼痛性质

可以分为灼痛、刺痛、酸痛、胀痛、压痛、钝痛、触痛、剧痛、绞痛等。

4. 疼痛表达方式

患者表达疼痛的方式，如儿童常用哭泣、面部表情及身体动作来表达；成人多用语言表达。

5. 疼痛伴随的症状及对患者影响

是否伴有头晕、呕吐、发热、便秘、虚脱等症状；是否影响患者睡眠、食欲等。

6. 影响疼痛的因素

了解有哪些因素可引起或加重疼痛，并评估患者疼痛控制方法的有效性。

此外，对疼痛程度的判断有不同的评估方法，可根据患者的具体情况进行选择。

(二) 评估方法

1. 询问健康史

健康史包括现病史和既往史。护士应主动关心患者,认真听取主诉,了解患者疼痛的程度、部位、感受、持续时间以及以往疼痛的规律、使用止痛药物的情况等,切不可根据自己对疼痛的理解和体验而主观判断患者的疼痛程度。在与患者的交流过程中,要注意患者的语言和非语言表达,从而获得较为客观的资料。

2. 观察及体格检查

注意患者疼痛时的生理、行为和情绪反应。

(1) 观察患者的身体动作:护士可通过患者的身体动作判断其疼痛的程度、部位等,如① 静止不动:即患者维持在某一种舒适的体位或姿势,也可以因为患者某个部位疼痛不愿意他人移动他的身体。② 保护性动作:即患者为了减少疼痛的一种反射性防御动作。③ 无目的动作:即患者在严重疼痛时常会出现无目的的辗转乱动,烦躁不安,为分散自己对疼痛的注意力。④ 规律性动作:即患者为了减少疼痛的程度和感受会做出规律性按摩动作,如:感冒引起头痛,用手按摩太阳穴位。

(2) 倾听声音:患者因为疼痛会发出呻吟声、叹息声、尖叫声、哭泣声等,可根据音调强弱、快慢、大小、节律性、持续时间等变化,判断疼痛患者的痛觉行为。

(3) 观察生理及行为反应:剧烈疼痛时,常伴有面色苍白、眉头紧锁、出汗、咬唇等痛苦表情。

(4) 检查患者疼痛部位、局部肌肉的紧张度,测量脉搏、呼吸、血压有无改变等。

3. 疼痛程度常用的评估工具

(1) 世界卫生组织(WHO)对疼痛程度的分级。

0 级:无疼痛。

1 级(轻度疼痛):有疼痛感但不严重,可忍受,睡眠不受影响。

2 级(中度疼痛):疼痛明显,不能忍受,睡眠受干扰,要求用镇痛药。

3 级(重度疼痛):疼痛剧烈,不能忍受,睡眠严重受干扰,需要用镇痛药。

(2) 数字评分法:数字代替文字表示疼痛程度。将一条直线等分 10 段,一端为"0"代表无痛,另一端为"10"代表剧烈疼痛。患者选择一个能代表自己疼痛感受的数字表示疼痛程度,请患者自己评分(图 9-1)。

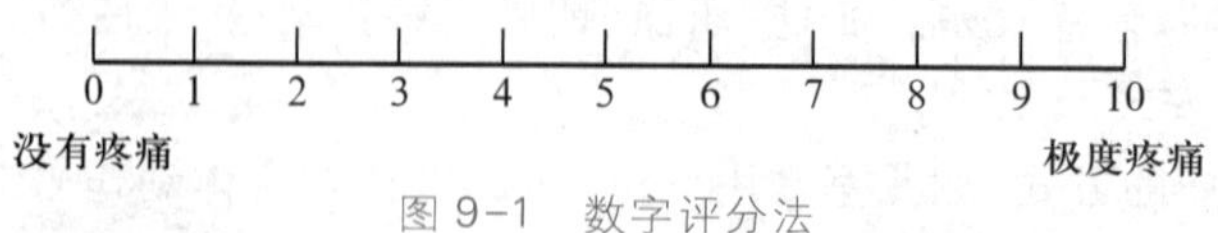

图 9-1 数字评分法

(3) 文字描述评定法:将一条直线等分成 5 份。每个点有相应描述疼痛不同程度的文字,患者选择一个能代表自己疼痛感受程度的描述文字(图 9-2)。

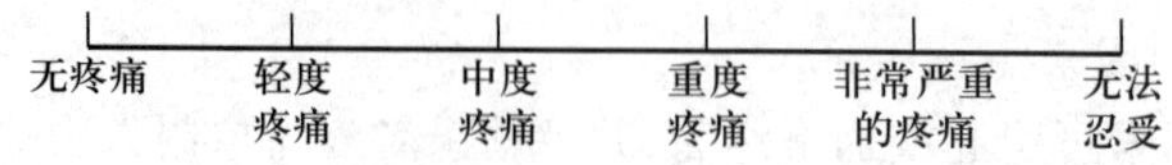

图 9-2 文字描述评定法

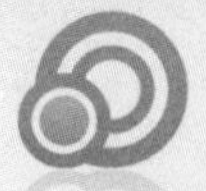

(4) 视觉模拟评分法：用一条直线，不作任何划分，在直线两端分别注明不痛和剧痛。患者根据自己对疼痛的感受在线上标记疼痛的程度(图 9-3)。这种评分法较灵活且方便，患者选择较自由。

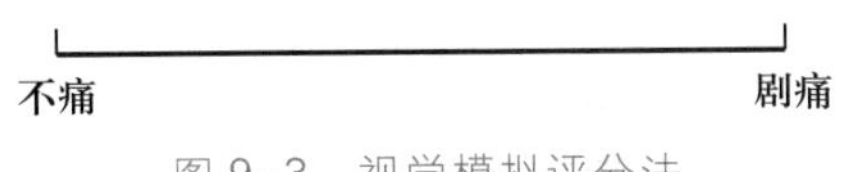

图 9-3　视觉模拟评分法

(5) 面部表情疼痛测量图：适用于 3 岁以上的儿童。采用从微笑到哭泣的六种面部表情来表达疼痛的程度，儿童从中选择一个面孔来代表自己疼痛感受。(见图 9-4)。

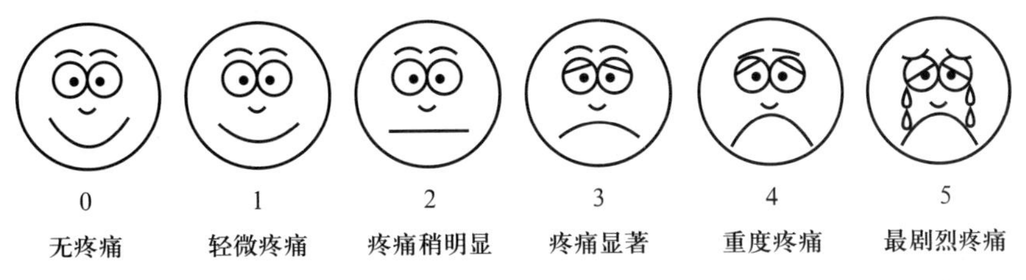

图 9-4　面部表情疼痛测量图

四、疼痛患者的护理措施

(一) 减少或消除引起疼痛的原因

面对疼痛患者，首先应设法减少或消除引起疼痛的原因，如胸部手术后，患者因为怕伤口疼痛而不敢咳嗽和深呼吸，护士除了术前进行有效咳嗽的健康指导外，术后可协助患者按压伤口后，再鼓励其咳嗽和深呼吸。

(二) 缓解或解除疼痛

1. 药物止痛

药物止痛是解除疼痛的重要措施之一。镇痛药物种类很多，护理人员应掌握相关的药理知识，正确使用止疼药物。

(1) 止痛原则：① 在诊断未明确前不得随意使用镇痛药，以免掩盖症状，延误病情。② 对慢性疼痛患者，应掌握疼痛发作的规律性，尽量在疼痛发作前给药，使之疼痛容易控制。③ 患者的护理活动应安排在药物显效时限内，使患者容易接受。④ 疼痛缓解或停止应及时停药，防止药物的副作用及产生耐药性。⑤ 用药后应评估并记录使用镇痛药物的效果及其不良反应，对不良反应积极处理。⑥ 癌症患者疼痛的药物治疗原则是根据药效的强弱按阶梯顺序使用；使用口服药；按时给药；用药剂量个体化。

(2)止痛方法。

1) 镇痛药物的分类：主要分 3 类，① 阿片类镇痛药：如吗啡、哌替啶、芬太尼等。

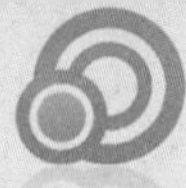

② 非阿片类镇痛药:如水杨酸类药物、苯胺类药物,非甾体抗炎药等。③ 其他辅助类药物:如激素、解痉药、维生素类药物、局部麻醉药和抗抑郁类药物等。

2) 三阶梯止痛疗法:癌症患者疼痛的药物治疗,临床普遍推行 WHO 建议的三阶梯止痛疗法。① 第一阶段:适用于轻度疼痛患者。可选用非阿片类药物,如布洛芬、阿司匹林、对乙酰氨基酚等;酌情加用辅助药。② 第二阶段:适用于中度疼痛患者。使用非阿片类药物止痛无效时,可选用弱阿片类药物,如可卡因、曲马朵等。③ 第三阶段:适用于重度疼痛和剧烈性癌痛患者。可选用强阿片类药物,如吗啡、哌替啶、芬太尼、美沙酮等。

2. 物理止痛

应用冷热疗法、电疗法、光疗法、超声波疗法等物理止痛方法,以治疗和预防患者的疼痛,如冷、热湿敷、理疗等。

3. 中医止痛

通过针灸、推拿、按摩等中医方法,刺激患者相应的经络和穴位,从而达到治疗和预防疼痛的目的。如偏头痛时可针刺太阳穴、外关穴止痛。

(三) 心理护理

1. 建立护患信赖友好关系

护士应与患者进行良好的沟通交流,使患者能对自己产生信赖感,借助情感支持协助患者克服疼痛。

2. 尊重患者对疼痛的反应

护士应认真倾听患者有关疼痛反应的诉说,尊重患者对疼痛的反应;鼓励患者努力去适应疼痛,帮助患者及家属接受疼痛的行为反应。

3. 减轻心理压力

护士要关心、同情、安慰、鼓励支持患者,设法减轻患者的心理压力。协助患者保持情绪稳定、心境平和、精神放松,可提高疼痛阈。

4. 社会支持

护士应多陪伴患者,同时鼓励患者积极参加社会活动,争取亲属、朋友及社会的支持,使患者受到正性的影响,以积极的心理情感阻断疼痛的恶性循环。

5. 分散注意力

(1) 组织活动:针对患者的性格和喜好,组织患者参加有兴趣的活动,如看电视、做游戏等,能够有效地转移患者对疼痛的注意力。

(2) 音乐疗法:用音乐分散患者对疼痛的注意力。根据患者的个性和爱好选择不同类型的音乐。

(3) 深呼吸:指导患者有节奏的用鼻深吸气,然后再慢慢用口呼气,反复进行。

(4) 有节律地按摩:指导患者双眼凝视一个定点,同时在患者疼痛部位或某一部分皮肤上做环形按摩。

(5) 治疗性的想象:是将患者的注意力,诱导到对某特定事物的想象,而达到特定正向效果,可达到松弛和减轻疼痛的目的。如让患者回忆一次有趣的活动、一件愉快的事

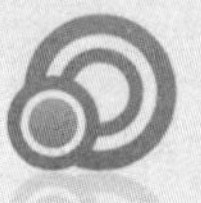

情等。

(6) 松弛疗法:集中患者注意力,指导患者保持舒适体位,做全身肌肉放松练习,同时让患者闭目凝神,平静呼吸。松弛可以减轻患者的疼痛强度,消除紧张情绪,缓解焦虑,促进睡眠。

(四) 促进舒适

通过护理活动促进患者舒适,是减轻和解除疼痛的重要措施。如协助患者采取正确姿势、经常变换体位、室内空气新鲜、温度湿度适宜等均可使患者感到舒适,减轻疼痛。

(五) 健康教育

根据患者的情况,选择相应的健康教育内容,包括疼痛原因、影响疼痛的因素、如何面对疼痛、减轻或解除疼痛的方法和技巧等。指导患者准确描述疼痛,客观地向医务人员讲述疼痛的感受,正确使用止痛药物并进行正确的评价。

第三节　卧　　位

学习要求

- ⊙ 卧位的性质
- ● 常用卧位的临床意义
- ●★ 安置卧位的方法
- ●★ 帮助患者翻身侧卧法
- ⊙★ 帮助患者移向床头法

正确、舒适、安全的卧位不仅能促进患者身心舒适,增加患者的安全感,而且能减轻症状,协助诊断和治疗。不同的卧位有不同的临床意义,护士应根据患者的病情、治疗、护理及舒适需要,指导或协助患者采取合适的卧位,如支气管哮喘发作时采取端坐位,胸腹部手术后采取半坐卧位,妇科检查时采取截石位等。

一、卧位的性质

(一) 主动卧位

患者身体活动自如,可根据自己的意愿采取舒适的体位,适用于轻症患者。

（二）被动卧位

患者自身无力改变体位，处于被他人安置的卧位，称被动卧位，适用于昏迷、瘫痪、极度衰弱等患者。

（三）被迫卧位

患者意识清楚，也有变换卧位的能力，由于为了减轻疾病所致的痛苦或检查、治疗需要被迫采取的卧位，称被迫卧位。如哮喘发作引起呼吸困难的患者，常采取端坐位。

二、常用卧位的临床应用

（一）仰卧位

1. 去枕（或薄枕）仰卧位

【姿势】

患者去枕（或头下垫薄枕）仰卧，枕横立于床头，患者头偏向一侧，两臂放在身体两侧，两腿自然放平（图 9-5）。

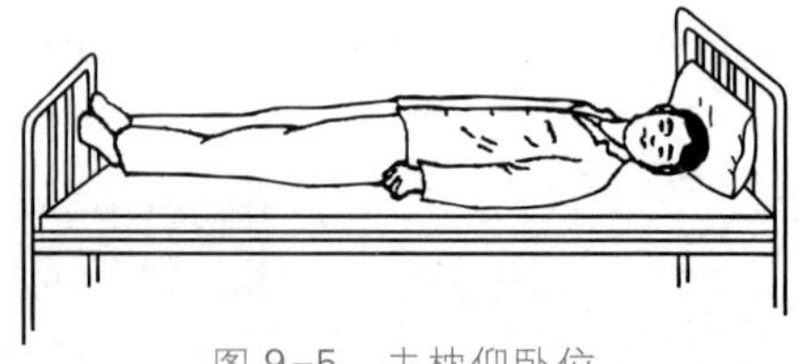

图 9-5　去枕仰卧位

【临床意义】

（1）适用于昏迷、全身麻醉未清醒及呕吐的患者，防止呕吐物吸入呼吸道引起窒息或肺部并发症。昏迷患者注意观察神志变化，全麻尚未清醒患者，应预防发生坠床，必要时使用约束带。

（2）适用于椎管内麻醉或脊髓腔穿刺后的患者，防止因脑脊液外漏，造成颅内压降低引起头痛。

2. 中凹卧位（休克卧位）

【姿势】

患者头胸部抬高 10°～20°，下肢抬高 20°～30°（图 9-6）。

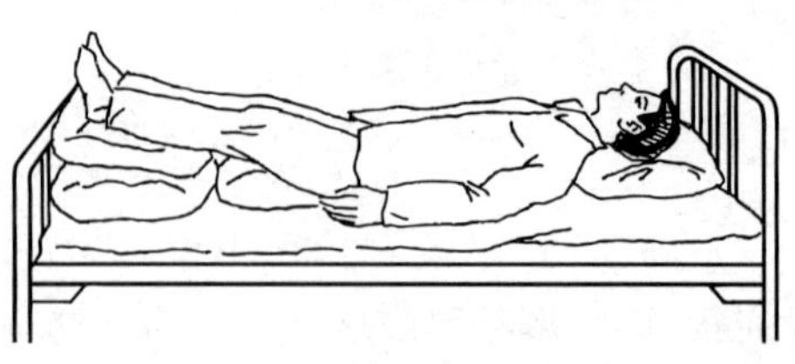

图 9-6　中凹卧位

【临床意义】

中凹卧位适用于休克患者。抬高头胸部有利于保持呼吸道通畅，改善缺氧症状；抬高下肢有利于静脉血回流，增加心排出量而缓解休克症状。

3. 屈膝仰卧位

【姿势】

患者仰卧，两臂自然放在身体两侧，两膝屈起，略向外分开（图 9-7）。

【临床意义】

（1）适用于腹部检查，可使腹肌放松，利于检查。

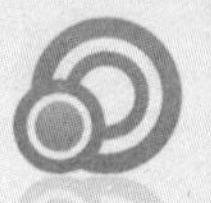

(2) 适用于导尿术及女患者会阴冲洗术等操作，利于暴露操作部位。注意保暖，保护隐私。

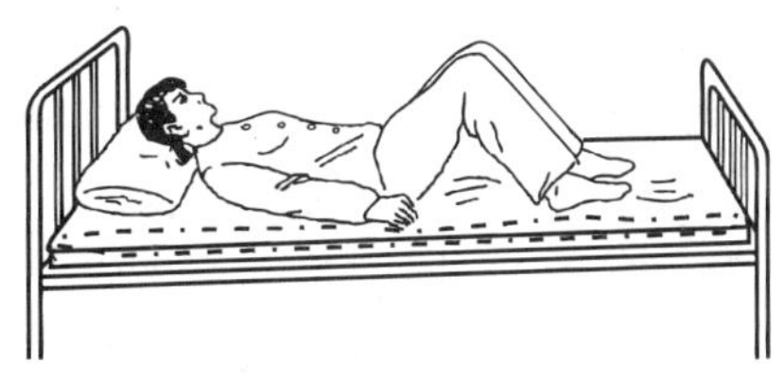

图 9-7　屈膝仰卧位

（二）侧卧位

【姿势】

患者侧卧，两臂屈肘，一手放在枕旁，一手放在胸前；上腿弯曲，下腿稍直。腿部姿势可根据治疗检查目的不同而改变，如臀部肌内注射时，下腿弯曲，上腿伸直，以放松臀部肌肉；灌肠时，双腿屈曲，利于暴露肛门等。必要时两膝之间、后背和胸前放置软枕，以扩大支撑面，增进舒适与安全(图 9-8)。

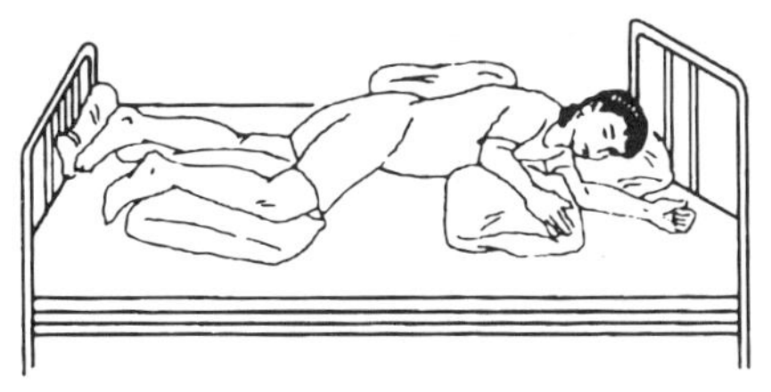

图 9-8　侧卧位

【临床意义】

1. 侧卧位与仰卧位交替更换，避免局部组织长期受压，预防压疮。
2. 适合于臀部肌内注射、灌肠、肛门检查及配合胃镜、肠镜检查等操作。
3. 适用于背部护理和为卧床患者更换床单。

（三）半坐卧位

【姿势】

患者仰卧，先摇起床头支架 30°~50°，再摇起膝下支架，以防患者下滑，必要时床尾可置一软枕，垫于患者的足底，增进舒适。放平时，先摇平膝下支架，再摇平床头支架(图 9-9)。若无摇床，可用靠背架将患者上半身抬高，下肢屈膝，用中单包裹的膝枕垫在膝下中单两端的带子固定于床沿，以防患者下滑。床尾足底放软枕(图 9-10)。

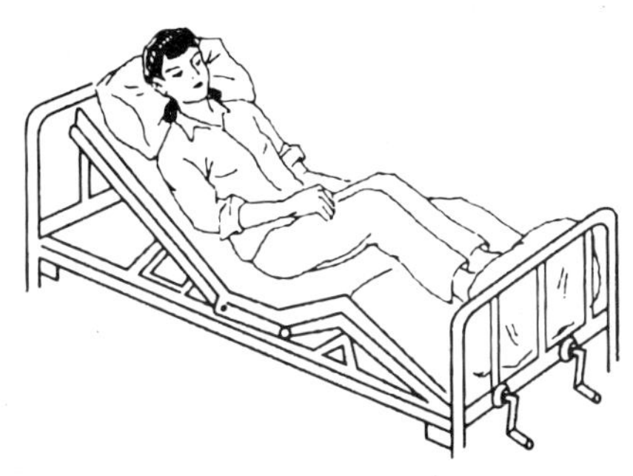

图 9-9　半坐卧位——摇床法

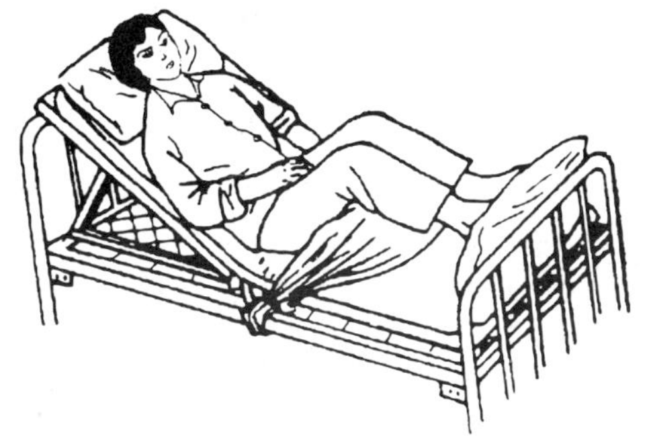

图 9-10　半坐卧位——靠背架

1. 适用于心肺疾病引起的呼吸困难患者

采取半坐卧位，由于重力作用，使膈肌下移，胸腔容量扩大，腹腔内脏器对心、肺的压力减轻，改善呼吸困难等症状；同时使部分血液滞留在下肢和盆腔脏器，回心血量减

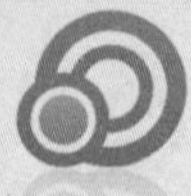

少，从而减轻肺淤血及心脏负担。

2. 适用于胸、腹、盆腔术后或有炎症的患者

采取半坐卧位，可使腹腔内的渗出物流入盆腔，因为盆腔腹膜抗感染性强，而吸收较弱，故可防止炎症扩散和毒素吸收，减少中毒反应。同时可避免感染向上蔓延引起膈下脓肿。此外，腹部手术后患者，采取半坐卧位可减轻腹部切口缝合处张力，减轻疼痛，促进愈合。

3. 适用于某些颜面部、颈部手术后的患者

采取半坐卧位可减少局部出血。

4. 适用于疾病恢复期体质虚弱的患者

采取半坐卧位有利于患者向站立过渡。

（四）端坐位

【姿势】

协助患者坐于床上，摇起床头支架（或用靠背架）70°～80°，背部垫软枕，再摇起膝下支架15°～20°，防止下滑。胸前放一跨床小桌，桌上放软枕，便于患者伏于桌上休息，注意背部保暖。必要时加床档，以保证患者安全（图 9-11）。

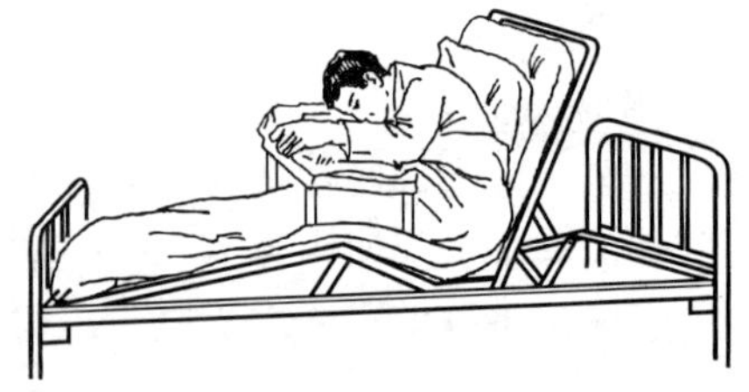

图 9-11　端坐位

【临床意义】

适用于急性肺水肿、心力衰竭、心包积液及支气管哮喘发作时的患者。由于极度呼吸困难，患者被迫日夜端坐。采取端坐位可减少回心血量，减轻肺淤血和心脏负荷，改善呼吸状况，增加有效通气量。

（五）俯卧位

【姿势】

患者俯卧，头偏向一侧，两臂屈曲放于头的两侧，两腿伸直，胸下、髋部及踝部各放一软枕，酌情在患者腋下用一小软枕支托（图 9-12）。气管切开、颈部伤、呼吸困难者不宜采取此体位。

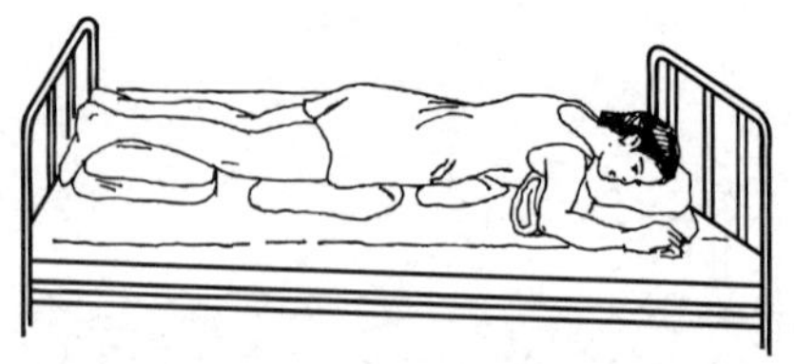

图 9-12　俯卧位

【临床意义】

1. 适用于腰背部检查或配合胰、胆管造影检查。
2. 适用于腰、背、臀部有伤口或实施脊椎等背部手术后，不能平卧或侧卧者。
3. 适用于缓解胃肠胀气所致的腹痛，俯卧位时腹腔容积相对增大。

（六）头高足低位

【姿势】

患者仰卧于床上，用支托物适当垫高床头 15～30 cm，并将枕横立于床尾，防止足部触及床栏杆（图 9-13）。如为电动床可使整个床面向床尾倾斜。

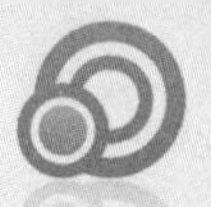

【临床意义】

1. 适用于颈椎骨折进行颅骨牵引时作反牵引力。

2. 适用于颅内高压及颅脑手术后的患者，预防脑水肿。

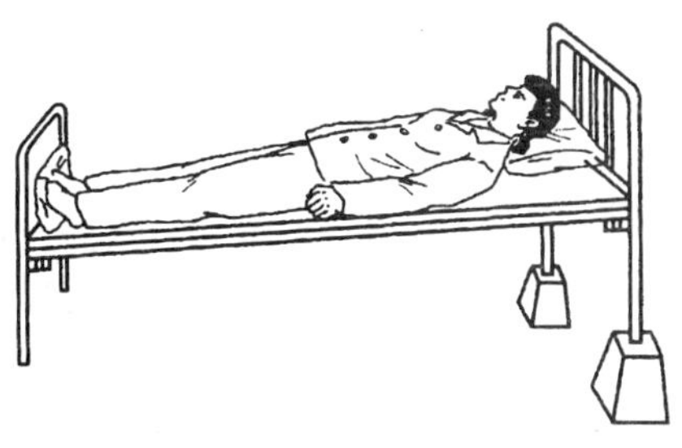

图 9-13　头高足低位

（七）头低足高位

【姿势】

患者仰卧于床上，将枕横立于床头，防止头部碰伤，根据病情将床尾用支托物垫高15~30 cm（图 9-14）。这种体位使患者感到不适，使用时间不宜过长。颅内高压者禁用。

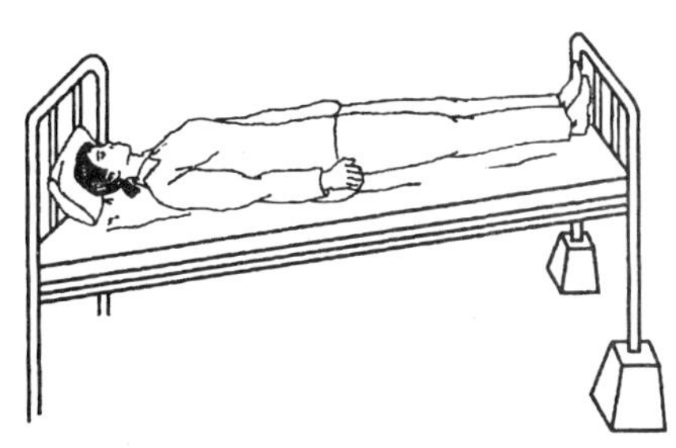

图 9-14　头低足高位

【临床意义】

1. 适用于肺部分泌物引流，便于痰液咳出。

2. 适用于十二指肠引流，有利于胆汁引流（需同时采取右侧卧位）。

3. 适用于妊娠时胎膜早破患者，防止脐带脱垂。

4. 适用于跟骨牵引或胫骨结节牵引，利用人体重力作反牵引力。

（八）膝胸卧位

【姿势】

患者跪于床面，两小腿平放在床上，稍分开，大腿和床面垂直，胸贴于床面，腹部悬空，臀部抬起，头偏向一侧，两臂屈肘，放于头两侧（图 9-15）。女患者在胸部下放一软枕，注意保护膝盖皮肤；心、肾疾病的孕妇禁用此体位。

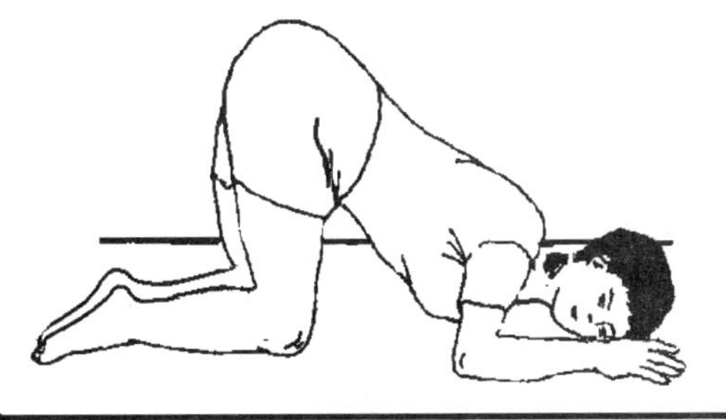

图 9-15　膝胸卧位

【临床意义】

1. 适用于肛门、直肠、乙状结肠等检查及治疗。

2. 适用于矫正子宫后倾或胎位不正。

3. 适用于促进产后子宫复原。

（九）截石位

【姿势】

协助患者脱去一侧裤腿（注意遮挡及保暖），仰卧于检查床上，臀下垫治疗巾，两腿分

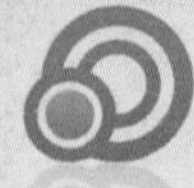

开，放于支腿架上，臀部齐床尾，两臂放在胸部或身体两侧（图 9-16）。

【临床意义】

1. 适用于肛门、会阴、阴道、子宫颈等部位的检查、治疗或手术。

2. 适用于人工流产、引产及分娩。

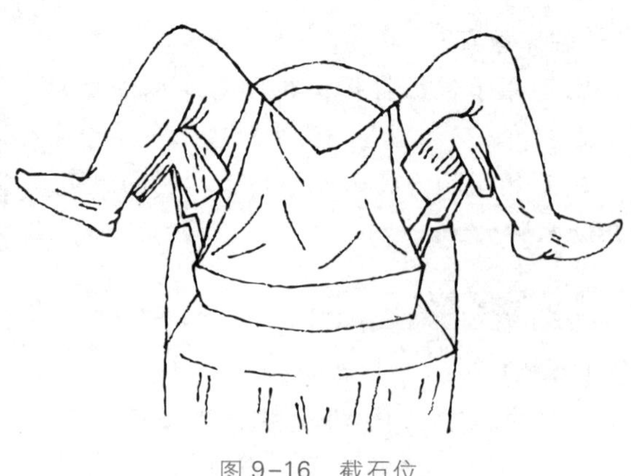

图 9-16　截石位

三、指导要点及注意事项

【指导要点】

1. 协助并指导患者按要求采用不同体位，更换体位时保护各种管路的方法。

2. 告知患者调整体位的意义和方法，注意适时调整和更换体位，如局部感觉不适，应及时通知护士。

【注意事项】

1. 注意各种体位承重处的皮肤情况，预防压疮。

2. 注意各种体位的舒适度，及时调整。

3. 注意各种体位的安全，必要时使用床档或约束物。

四、帮助患者更换卧位的方法

卧床患者由于疾病或治疗的限制，无法自行改变体位，若长期卧床，易出现许多并发症如压疮、坠积性肺炎、消化不良、便秘、肌肉萎缩等，故护士应定时为患者变换卧位，以促进患者身心舒适，预防并发症的发生。

技术 9-1　帮助患者翻身侧卧法

【目的】

1. 帮助卧床患者变换卧位，满足其舒适、安全的需要。

2. 预防并发症，如避免局部长期受压，预防压疮发生；促进痰液排出，防止发生坠积性肺炎；改善血液循环，防止肌肉挛缩，维持正常生理功能。

3. 配合临床检查、治疗及护理操作。

【操作程序】

1. 评估

（1）患者的一般情况，如年龄、病情、意识状态等。

（2）患者的心理状况及合作程度，如对翻身侧卧的目的、注意事项的了解及配合操作的程度等。

（3）患者身体及肢体活动情况，如体重、肢体活动能力、皮肤完整性、伤口及引流情况等。

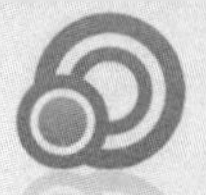

2. 计划

(1) 用物准备：根据需要准备好软枕等。

(2) 环境准备：安静、安全，室温适宜，必要时拉上窗帘或用屏风遮挡。

3. 实施

流程	内容与要点说明
(1) 护士准备	• 护士着装整洁、洗手
(2) 核对解释	• 备好软枕，携至患者床旁，称呼患者，核对并解释
(3) 患者准备	• 松开床尾盖被，协助患者取屈膝仰卧位，双手放在腹部
	• 如患者带有各种导管，应先妥善安置再翻身
	• 为术后患者翻身时，应先检查伤口情况，如敷料脱落或被分泌物浸湿，应先更换后再翻身，伤口不可受压
(4) 翻身	• 根据病情、体重等选择翻身方法
▲一人帮助翻身法	(适用于体重较轻的患者)
① 移至床边	• 护士双脚前后分开，运用节力原则，依次将患者肩部、臀部及双下肢移向护士侧床边(图 9-17A)，并使患者屈膝
② 翻向对侧	• 护士一手扶住患者肩部，一手扶住膝部(图 9-17B)，轻轻将患者转向对侧，使其背向护士
③ 安置体位	• 患者呈侧卧位居于床中央(图 9-17C)，按照侧卧位要求放置软枕
▲二人帮助翻身法	(适用于体重较重的患者)
① 移至床边	• 两名护士站在床的同一侧(双脚前后分开)，一人托住患者颈肩部和腰部，另一人托住臀部和腘窝部，二人同时用力将患者抬起移向近侧床边(图9-18)，并使患者屈膝
② 翻向对侧	• 两名护士分别扶住患者的肩、腰、臀及膝部，轻轻将患者转向对侧
③ 安置体位	• 患者侧卧于床中央，在患者的背部、胸前及两膝间放置软枕
	• 检查留置导管有无扭曲、受压、脱出等现象，确保其通畅
▲轴线翻身法	(协助颅骨牵引、脊椎损伤、脊椎手术、髋关节术后的患者在床上翻身)
① 移至床边	• 三名护士站于患者同侧，将患者平移至操作者同侧床旁(如患者无颈椎损伤时，可由两名护士完成轴线翻身)(图 9-19A)
② 翻向对侧	• 患者有颈椎损伤时，护士甲固定患者头部，沿纵轴向上略加牵引，使头、颈随躯干一起缓慢移动；乙将双手分别置于肩部、背部，丙将双手分别置于腰部、臀部，使头、颈、肩、腰、髋保持在同一水平线上，翻转至侧卧位，注意翻身角度不可超过 60°，避免由于脊柱负重增大而引起关节突骨折(图 9-19B)
③ 安置体位	• 将一软枕放于患者背部支持身体，另一软枕放于两膝之间并使双膝呈自然弯曲状
(5) 观察	• 观察石膏固定和伤口较大的患者，局部有无受压
	• 观察患者病情变化
(6) 整理与嘱咐	• 为患者盖好盖被，整理床单位，询问并满足患者需求，嘱咐其休息
	• 将呼叫器置于易取处，交代注意事项，如有异常及时呼叫
(7) 洗手记录	• 洗手，记录翻身时间、卧位及皮肤状况

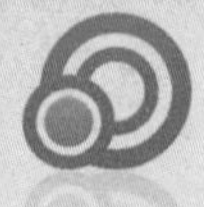

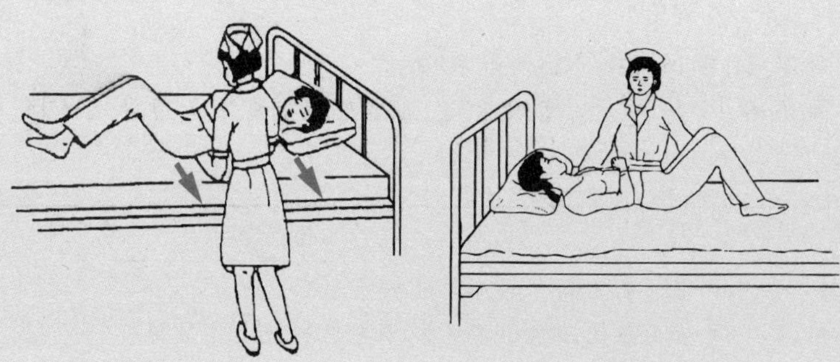

A.将患者移至床边　　B.将患者翻向对侧

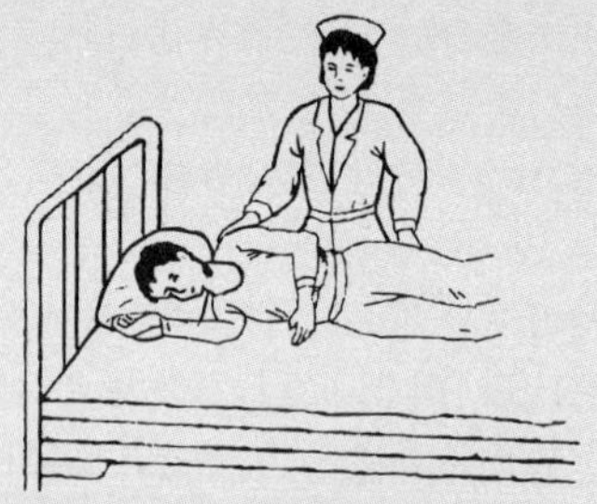

C.为患者安置合适卧位

图9-17　一人帮助患者翻身法

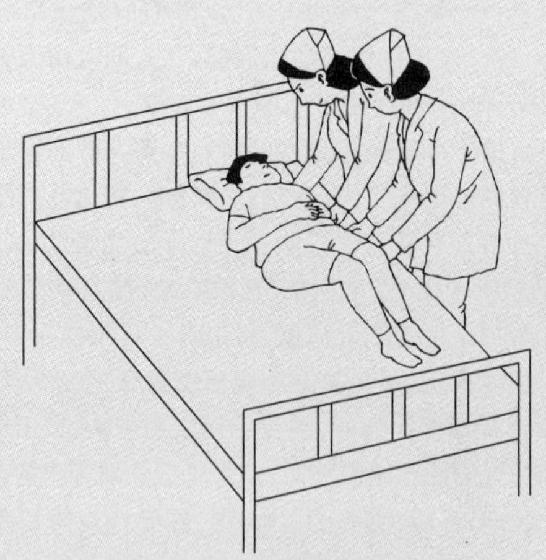

图9-18　二人帮助患者翻身法

4. 评价

(1) 患者舒适、安全，皮肤受压等症状得到改善。

(2) 护士动作轻稳、协调、节力及无操作性损伤。

(3) 卧位安置合理，各种治疗未受到影响。

【指导要点】

1. 告知患者及家属翻身的目的、过程及配合方法。

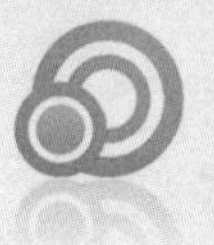

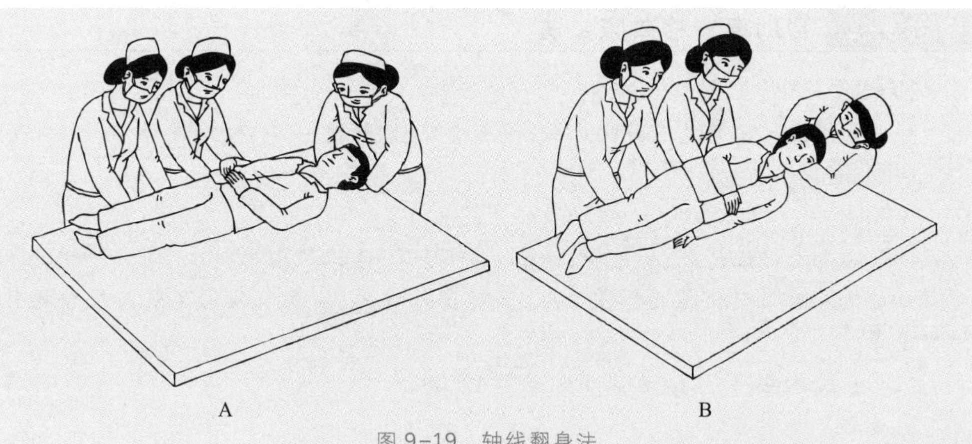

图 9-19 轴线翻身法

2. 告知患者及家属翻身时和翻身后的注意事项。

【注意事项】

1. 遵循节力原则

操作中护士应保持身体稳定，双脚前后分开并屈膝，以扩大支撑面，降低重心；使患者尽量靠近护士，以缩短阻力臂而省力。

2. 确保患者安全

① 帮助翻身时应将患者稍微托起再行翻身，避免拖、拉、推，防止皮肤擦伤。② 两人帮助翻身时，注意动作协调，用力平稳。③ 必要时固定床轮，拉起床档，确保其安全。④ 轴线翻身时，应注意保持脊椎平直，以维持脊柱的正确生理弯度，避免由于躯干扭曲，加重脊柱骨折、脊髓损伤和关节脱位；翻身角度不可超过 60°，避免由于脊柱负重增大而引起关节突骨折；患者有颈椎损伤时，勿扭曲或者旋转患者的头部，以免加重神经损伤引起呼吸肌麻痹而死亡。

3. 正确安置体位

翻身后，按照临床卧位的安置方法放置软枕等支撑物，确保患者舒适，保持关节处于功能位置。

4. 确定翻身间隔时间

根据病情及皮肤受损情况，确定翻身间隔时间，一般情况下 2 h 翻身一次。如发现皮肤异常，立即报告医生，在病情允许情况下，增加翻身次数，并严格交接班。

5. 正确安置手术及特殊患者

① 为身上置有多种导管及输液管的患者翻身时，先将导管安置妥当后再行翻身，翻身后注意保持导管通畅，根据需要为患者叩背。② 为手术后患者翻身时，翻身前先检查敷料是否脱落或浸湿，如有脱落或浸湿现象，应先换药后翻身。③ 为颅脑手术后的患者，应采取健侧卧位或平卧位；翻身时，不能剧烈翻动头部，以免引起脑疝，压迫脑干，导致患者突然死亡。④ 颈椎骨折、颅骨牵引等患者应采用轴线翻身法，翻身时不可放松牵引，并始终保持头、颈、躯干在同一水平位置。⑤ 石膏固定和伤口较大的患者，翻身后将患处置于适当位置，并防止受压。⑥ 危重患者及特殊治疗患者，翻身必须遵医嘱。

技术9-2 帮助患者移向床头法

【目的】

帮助已滑向床尾的患者移向床头,使患者安全、舒适。

【操作程序】

1. 评估

(1) 患者的一般情况,如年龄、病情、治疗情况、意识状态等。

(2) 患者的心理状况及合作程度,如对操作目的、注意事项的了解及配合操作的程度等。

(3) 患者体重、肢体活动能力及治疗情况等。

2. 计划

(1) 用物准备:按需准备枕头等物品。

(2) 环境准备:安静、安全、室温适宜。

3. 实施

流程	内容与要点说明
(1) 护士准备	• 护士着装整洁、洗手
(2) 核对解释	• 称呼患者,核对并解释
(3) 患者准备	• 视患者病情,摇平床头或放平靠背架,将枕头横置床头(防止碰伤头部)
	• 妥善安置各种导管
(4) 移动患者	• 根据病情、合作程度等选择移动方法
▲一人帮助移动法	(适用于部分自理的患者)
	• 患者屈膝仰卧,双手抓住床头栏杆或两侧床沿
	• 护士双脚前后自然分开,一手放在患者肩背部,一手放在患者臀部
	• 护士抬起患者的同时,指导患者双脚用力蹬床面,挺身上移(护士与患者同时用力),使患者移向床头
▲二人帮助移动法	(适用于完全不能自理的患者)
两侧法	• 患者屈膝仰卧,两名护士分别站在床的两侧,交叉托住患者颈肩部和臀部,两人协调一致,同时将患者托起移向床头
同侧法	• 患者屈膝仰卧,两名护士站于同侧,一人托住患者颈肩部和腰部,另一人托住其臀部和腘窝部,同时将患者托起移向床头
	• 放回枕头,按照病情需要为患者安置适宜的卧位
(5) 整理与嘱咐	• 为患者盖好盖被,整理床单位,询问并满足患者需要,嘱咐其休息
	• 将呼叫器置于易取处,交代注意事项,如有异常及时呼叫
(6) 洗手记录	• 洗手,记录移动患者的时间、安置的卧位及皮肤状况

4. 评价

(1) 卧位安置合理,患者舒适、安全,无操作性损伤。

(2) 护士动作轻稳、协调、节力。

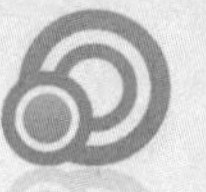

【指导要点】

1. 告知患者及家属身体移动的目的、过程及配合方法。

2. 告知患者及家属身体移动时和身体移动后的注意事项。

【注意事项】

1. 协助患者移向床头时,注意保护患者的头部防止撞伤。

2. 若有引流管应先妥善安置,检查导管有无脱落,扭曲等,再移动卧位。

3. 两人协助移动时注意动作的协调性,平稳性。

第四节　保护具的应用

学习要求

- 常用保护具种类
- ★ 各种保护具的临床应用

保护具是用来限制患者身体或身体某部位的活动,以维护其安全及保证治疗、护理顺利进行。对容易发生意外的患者,如躁动不安、意识不清、精神异常以及婴幼儿、年老体弱者,为防止机械性损伤,保证治疗护理工作的顺利进行,临床上常采用的保护具有床档、约束带、支被架等。

技术 9-3　保护具的应用

【目的】

1. 防止躁动、谵妄、昏迷及危重患者因意识不清而发生坠床、撞伤、抓伤等意外,维护其安全。

2. 确保治疗、护理顺利进行。

【操作程序】

1. 评估

(1) 患者的一般情况,如年龄、病情、意识状态等影响其安全的因素。

(2) 患者及家属的心理反应及合作程度。

(3) 患者体重、肢体活动能力、有无局部外伤等。

2. 计划

(1) 用物准备:根据需要,备床档、各种约束带、约束衣、衬垫、支被架及绷带等。① 肩部约束带:肩部约束带有左右袖筒各一,是用棉布制成的长带,其宽 8 cm,长 120 cm,一端成袖筒状,袖筒近心端有细带(图 9-20);肩部约束带也可用大单斜折

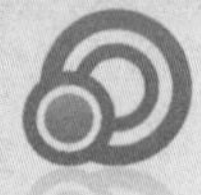

成长条，作肩部约束。② 膝部约束带：膝部约束带是用棉布制成的长带，其宽10 cm，长250 cm，宽带中间相距 15 cm 分别钉两条双头带（图 9-21）；膝部约束带也可用大单斜折成长条代替。

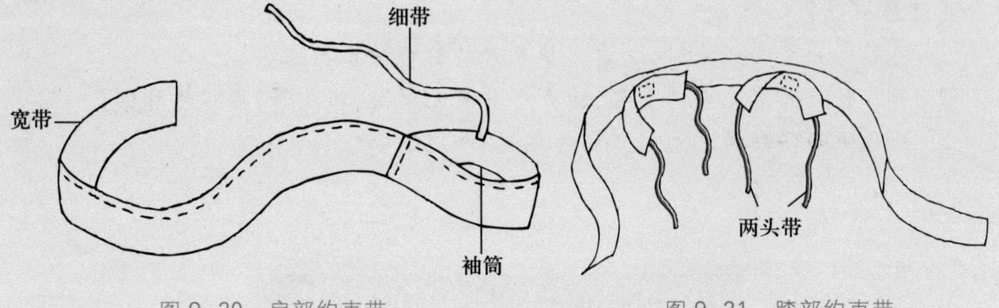

图 9-20　肩部约束带　　　图 9-21　膝部约束带

（2）环境准备：安静、舒适、安全，注意保暖。

3. 实施

流程	内容与要点说明
（1）护士准备	• 护士着装整洁，洗手
（2）核对解释	• 携用物至患者床旁，核对床号、姓名 • 向患者及家属解释使用保护具的目的、方法等，以取得合作
（3）应用保护具	• 根据病情选择合适的保护具
▲约束带的应用	
① 放衬垫	• 在需约束的部位放置衬垫（防止皮肤受损）
② 固定	
宽绷带约束	（用于固定手腕及踝部）
约束带法	• 用宽绷带打成双套结（图 9-22A），套在衬垫包裹的手腕或踝部外，稍拉紧（以能容一指，不影响血液循环为宜）（图 9-22B），然后将绷带头端固定在床缘上
肩部约束带	（用于固定患者肩部，限制患者坐起）
约束带法	• 将袖筒套于患者肩部，腋窝下放衬垫，两袖筒上的细带在胸前打结固定，将两条长带尾端固定于床头（图 9-23），必要时将枕头横立于床头
大单法	• 将斜折的长条大单放在患者的肩背部，将其两端由腋下经肩前绕至肩后，从横在肩下的带子下穿出，再将两端系于床头（图 9-24）
膝部约束带	（用于固定患者膝部，限制患者的下肢活动）
约束带法	• 将约束带横放于两膝上，两膝腘窝处放衬垫，宽带下的两头带各固定一侧膝关节，然后将宽带两端系于床缘上（图 9-25）
大单法	• 将长条大单横放在两膝下，将其两端向内侧压盖在膝上，并穿过膝下的横带拉向外侧，使之压住膝部，固定大单两侧于床缘上（图 9-26）
③ 观察	• 观察受约束肢体的末梢血液循环，如皮肤的温度、颜色等 • 注意倾听患者的主诉

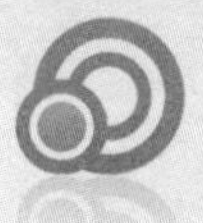

续表

流程	内容与要点说明
▲床档的应用	（多用于儿童及昏迷、烦躁等意识障碍患者，防止坠床）
多功能床档	• 从床尾取出床档，插在床的两侧边缘，以保护患者（图 9-27）
半自动床档	• 根据需要升降床档，不用时固定在床沿两侧（图 9-28）
木制床档	• 将床档放于床的两侧，用带子固定于床头、床尾上（图 9-29）
	• 为患者做操作时，将床档中间的活动门打开，操作完成将门关闭
▲支被架的应用	（多用于肢体瘫痪者，防止盖被压迫或足下垂，也可用于烧伤患者暴露疗法时保暖）
	• 将支被架罩于防止受压的部位，盖好盖被（图 9-30）
(4) 整理与嘱咐	• 整理用物，交代注意事项，将呼叫器置于易取处，如有异常及时呼叫
(5) 洗手记录	• 洗手，记录有关内容

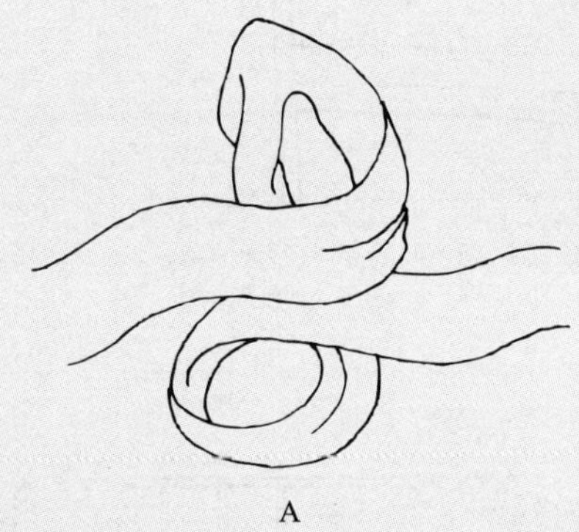

A

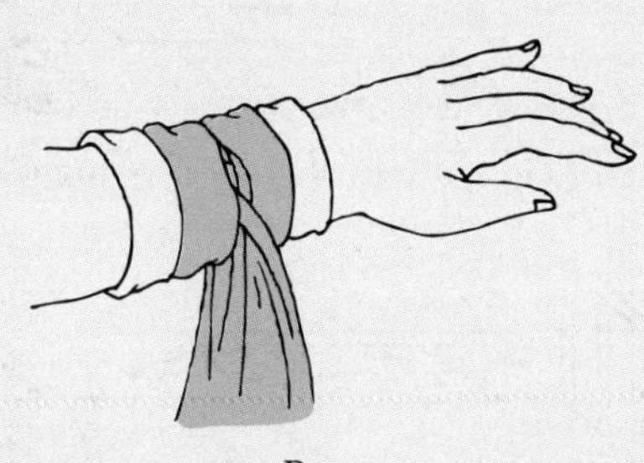

B

图 9-22　宽绷带约束法

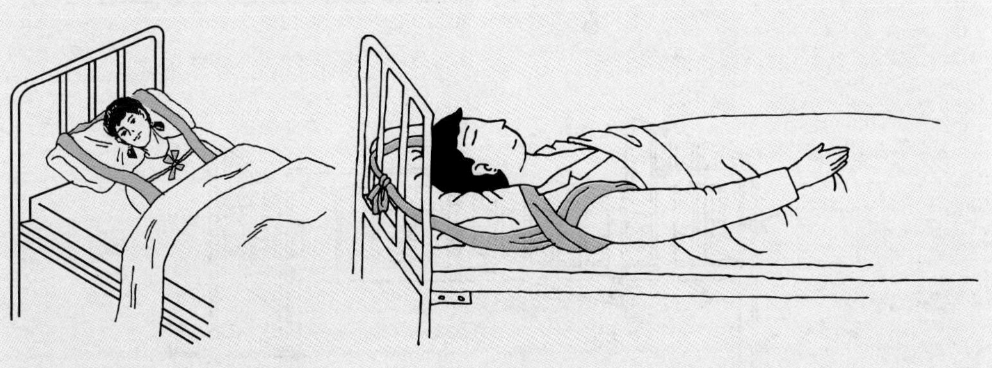

图 9-23　约束带肩部约束法

图 9-24　大单肩部约束法

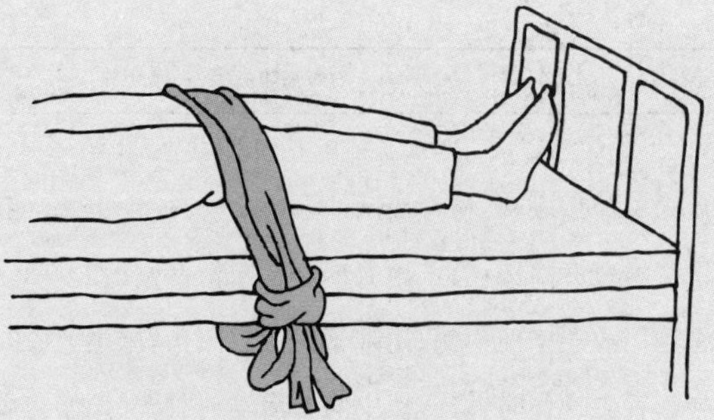

图 9-25　约束带双膝约束法

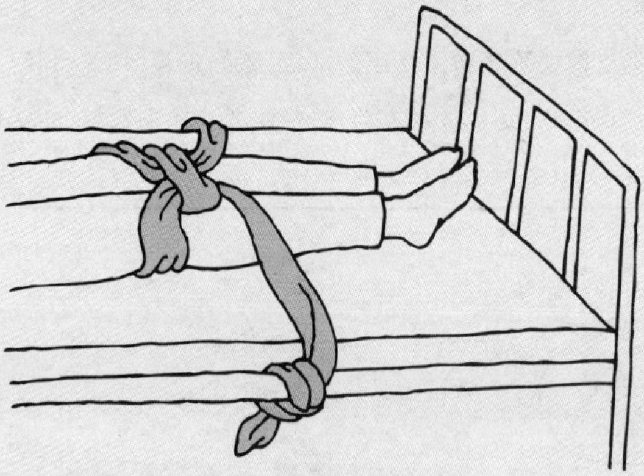

图 9-26　大单双膝约束法

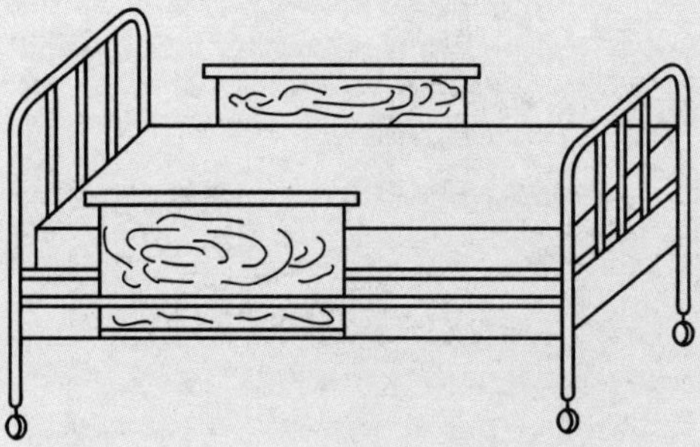

图 9-27　多功能床档

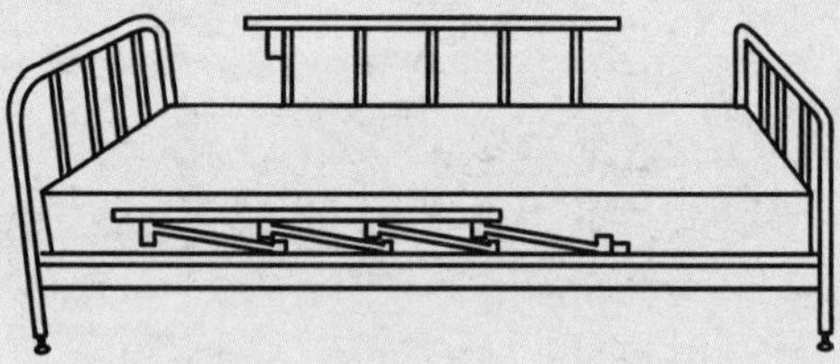

图 9-28　半自动床档

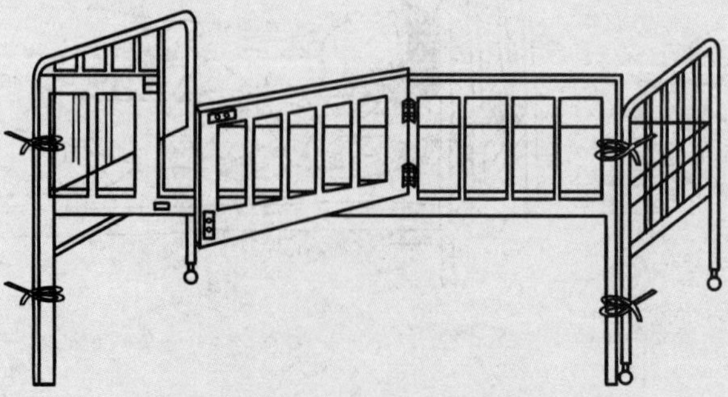

图 9-29　木制床档

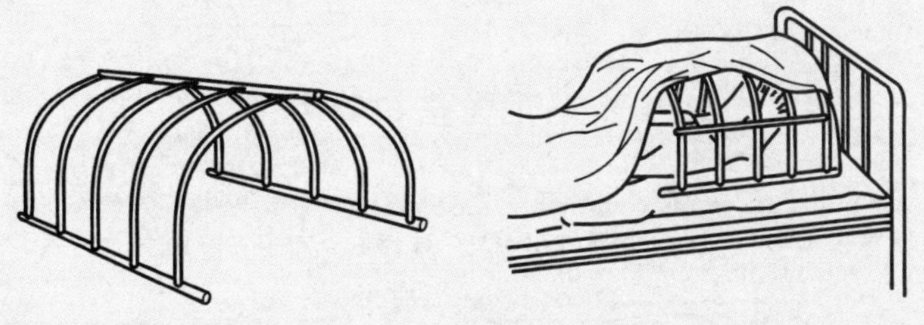

A. 支被架　　B. 支被架的用法

图 9-30　支被架及用法

4. 评价

(1) 患者安全、舒适,无坠床、自伤等意外发生。

(2) 保护具选择合理、应用准确,无操作性损伤。

(3) 患者和家属了解使用保护具的目的,并能配合。

【指导要点】

1. 向患者及家属说明使用保护具的原因及目的,取得理解与合作。

2. 指导患者进行功能锻炼。

3. 告知患者及家属不可改变牵引装置、不得去除石膏内棉和夹板,如有不适及时通知医务人员。

【注意事项】

1. 维护患者的自尊

严格掌握保护具应用的适应证,能不用时尽量不用,维护患者的自尊。使用前,应向患者及家属说明保护具的使用目的和方法,以取得理解和配合,使用时做好心理护理。

2. 保证患者安全舒适

正确选择保护具的类型,保护具使用前,应详细检查其质量,确保使用效果。保护具只能短期使用,并定时放松,肢体须处于功能位置,保证患者的安全和舒适。

3. 正确使用,预防并发症

(1) 使用床档,应勤巡视,及时满足患者需求。注意保护患者肢体,需要时可用软枕隔挡。

(2) 使用约束带,被约束的部位应放衬垫,约束带的松紧要适宜(能伸入 1~2 手指为宜),注意观察患者受约束部位的血液循环(每 15~30 min 1 次),包括皮肤的颜色、温度及感觉等,发现异常及时处理。每 2 h 松解一次,必要时进行局部按摩,以促进血液循环。

(3) 使用支被架,应注意患者的保暖;局部有创面时,遵循无菌原则操作。

4. 正确记录、交班

记录使用保护具的原因、时间、观察结果、护理措施和停止使用的时间,严格交接班。

附 9-1:尼龙搭扣约束带

尼龙搭扣约束带用于固定手腕、上臂和踝部。约束带用尼龙搭扣和宽布带制成(图 9-31)。使用时,将约束带置于关节处,被约束部位垫衬垫,对合尼龙搭扣(松紧度适宜),将带子系于床沿。

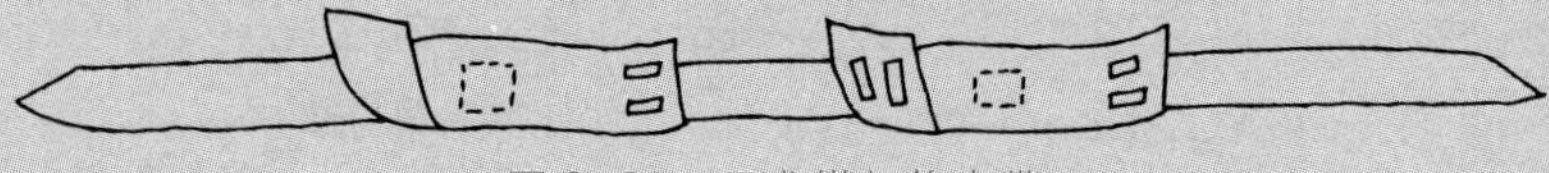

图 9-31　尼龙搭扣约束带

附 9-2:约束手套

约束手套用于限制患者手指活动(图 9-32),避免抓伤自己,扯去伤口敷料,以及拔除各种治疗和引流导管。

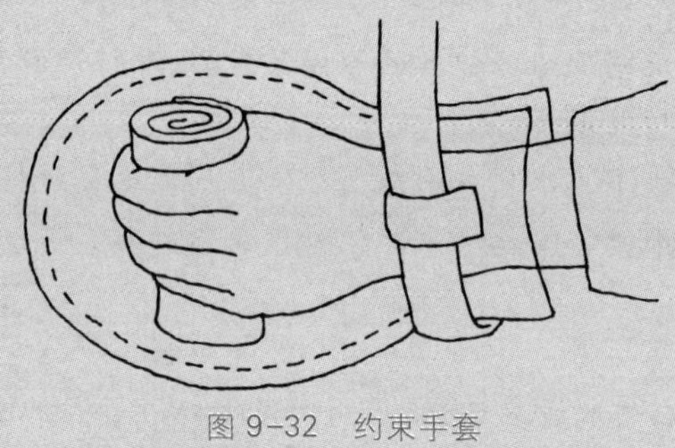

图 9-32　约束手套

第五节　常见护理职业损伤危害因素及防护

学习要求

- 护理职业防护的相关概念及意义
- 常见护理职业损伤的危害因素
- 常见护理职业损伤的防护

在不同职业人群中,疾病和健康的分布往往与其所处的职业环境有关。护理人员处在特殊职业环境中,工作的主要场所是医院,而医院是患者集中且病原体聚集的地方,护理人员在为患者提供各种检查、治疗和护理过程中,潜在性的职业伤害日渐突出,而最常见的职业损伤包括锐器伤、负重伤,以及其他与生物性因素、化学性因素、物理性因素等密切相关的各种伤害。因此,作为一名护理人员,应加强对职业

损伤常见危害因素及防护措施的认识，具备辨别和处理职业损伤的基本知识和能力，自觉做好职业防护。

一、护理职业防护的相关概念及意义

（一）护理职业防护的相关概念

1. 护理职业暴露

护理职业暴露是指护理人员在护理活动过程中，接触有毒、有害物质或病原微生物，以及受到心理社会等因素影响，而损害健康或危及生命的职业暴露。

2. 护理职业损伤

护理职业损伤是指在护理工作中因某些职业性危险因素，导致护理人员的身心健康受到伤害，包括职业性危害因素导致的损伤及与工作有关的疾病。

3. 护理职业防护

护理职业防护是指在护理工作中针对各种职业性有害因素采取有效的预防和处理措施，以保护护士免受职业性有害因素的损伤，或将损伤降至最低程度。

（二）护理职业防护的意义

1. 规避职业风险，有效控制危险因素

通过职业防护知识的学习及职业防护技术的规范化培训，可以提高护士对职业性损伤的防范意识，自觉履行职业规范要求，有效控制职业性有害因素，科学有效地规避护理职业风险。

2. 减少职业损伤，提高职业生命质量

护理职业防护不仅可以避免职业性有害因素对护士的伤害，而且还可以控制由环境和行为不当引发的不安全因素。通过职业防护可以维护护士的身体健康，减轻心理压力，增强社会适应能力，从而提高护士的职业生命质量。

3. 营造工作氛围，激发护士职业热情

护理职业防护可营造安全的护理职业环境，不仅可使护士产生愉悦的心情，而且可以增加其职业满意度、安全感及成就感，形成对职业选择的认同感，激发工作热情。同时，和谐的工作氛围也可以融洽医护、护患等医疗社会关系，缓解护士的心理压力，提高其职业热情。

二、常见护理职业损伤的危害因素

（一）物理性损伤

物理性损伤是指护理人员在从事日常护理工作中，由于接触各种锐器、放射线以及体力劳动过多或强度过大等因素，造成身体不同程度的损伤。物理性损伤分为机械

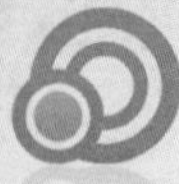

性损伤、放射性损伤和温度性损伤，其中常见的危害因素是锐器伤和负重伤。

1. 机械性损伤

（1）锐器伤：锐器伤是指在使用注射器、刀片，传递缝针和打开玻璃安瓿时发生的刺伤或划伤，它是引起许多血液传播性疾病的最重要传染途径，是最常见的职业损伤，常见的锐器伤有针刺伤和切割伤。针刺伤主要发生在输液完毕拔针处置、针头回套针帽、分离针头、抽血后处置等情况下，发生针刺伤的原因主要包括护士操作不熟练、职业防护知识缺乏、无自我保护意识等。切割伤主要发生在瓶盖开启、折断安瓿、清洗器械、清理破碎玻璃等过程中，主要是因为操作不当，注意力不集中等造成。

（2）负重伤：负重伤是指护理人员在护理工作中经常需要搬动重物，当身体负重过大或用力不合理时，所导致的肌肉、骨骼或关节的损伤，如颈椎病、腰椎病、腰肌损伤和静脉曲张等。主要是由于护理人员劳动强度大，站立时间长、弯腰动作多、低头工作久等造成。

2. 放射性损伤

在日常工作中，护士常接触到紫外线、激光等，如果防护不当，皮肤、眼睛等部位可受到不同程度的损伤。例如在为患者进行放射性诊疗过程中，如果护士自我防护不当，会造成自身机体免疫功能障碍，严重者可导致血液系统功能障碍或致癌。

3. 温度性损伤

常见的温度性损伤有热水瓶、热水袋等所致的烫伤；易燃易爆物品如氧气、乙醇等所致的烧伤；各种电器如红外线烤灯、频谱仪及高频电刀等所致的灼伤等。

（二）化学性损伤

化学性损伤是指护理人员在从事日常护理工作中，通过不同途径接触到的化学物质，造成身体不同程度的损伤。常见的危害因素包括消毒剂和化疗药物。

1. 消毒剂

常用化学消毒剂如甲醛、过氧乙酸、含氯消毒剂、戊二醛等，微量接触可刺激皮肤、眼、呼吸道，引起皮肤过敏、流泪、恶心、气喘等症状；经常接触此类化学物品可引起眼结膜伤、上呼吸道炎症、喉头水肿及痉挛、气管炎、肺炎；长期接触可造成肝脏和中枢神经系统损害。

2. 化疗药物

常用化疗药物如环磷酰胺、阿霉素、丝裂霉素、氟尿嘧啶、铂类药物等。长期接触化疗药物，在防护不当的情况下，药物可通过皮肤接触、吸入等途径给护士带来一些潜在危害。长期小剂量接触可因蓄积作用而产生远期影响，引起白细胞下降、自然流产率增高；还可有致癌、致畸、致突变及脏器损伤等危险。

（三）生物性损伤

生物性损伤是指护理人员在日常护理工作中，接触了对机体有伤害的病原微生物及污染物所造成的损伤。常见的危害因素有细菌和病毒。

1. 细菌

常见的有葡萄球菌、链球菌、肺炎球菌、大肠杆菌等，广泛存在于患者的分泌物、排泄物、医疗器械及衣物用具、病室的空气中，通过密切接触，可经过呼吸道、消化道、血液、皮肤、医疗器械等途径传染给护士。

2. 病毒

常见的有肝炎病毒、冠状病毒、艾滋病病毒等经呼吸道、血液传播较多，危害最大、最常见的是乙型肝炎病毒、丙型肝炎病毒和艾滋病病毒。

（四）心理社会因素导致的损伤

护理人员由于长期处于工作繁重、精神紧张、生物钟紊乱、护患关系紧张、情绪压抑、心理压力超负荷等状态，导致身心疲劳，抵抗力下降，从而出现各种症状和不良的心理状态，如头痛、睡眠障碍、焦虑、抑郁、心悸等，甚至引发一系列的心理健康问题。常见的危害因素是工作负荷大和护患关系紧张。

三、常见护理职业损伤的防护

（一）锐器伤的防护措施

锐器伤防护的关键是建立健全防护管理制度，加强安全教育，提高自我防护意识，在操作中使用安全工具，规范操作行为，完善防护措施等。具体防护措施如下：

1. 提高自我防护意识

严格执行护理操作常规和消毒隔离制度，执行普及性防护措施，规范操作行为，培养良好的职业素质。凡可能接触患者血液、体液的诊疗和护理操作时必须戴手套，操作完毕脱去手套后立即洗手，必要时进行手消毒。

2. 规范各项护理操作

在进行侵袭性诊疗和护理操作过程中，光线要充足；传递器械时要规范，尽量避免直接传递锐器；用过的锐器及时处理，直接放入耐刺、防渗漏的锐器盒中；禁止手持针头和锐器时随意走动，不要让锐利面对着自己或他人；禁止用双手将针头回套针帽；禁止用手直接接触使用后的针头、刀片等锐器；禁止直接接触医疗废物。

3. 严格管理医疗废物

严格执行医疗废物分类标准，锐器不应与其他医疗废物混放。应使用符合国际标准的锐器回收器，处理使用后的锐器。

4. 使用具有安全装置的护理器材

尽量选用安全性能好的护理用品。如采用真空采血系统采集血液标本，使用自动毁形的安全注射器、回缩或自钝注射器、带保护性针头护套的注射器及安全型静脉留置针等。

5. 锐器伤的应急处理流程

（1）正确处理伤口：首先立即用手从伤口的近心端向远心端挤出伤口的血液，但

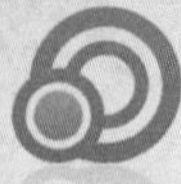

禁止在伤口局部挤压或按压，增加感染机会。其次用肥皂水清洗伤口，并在流动水下反复冲洗。采用生理盐水反复冲洗皮肤或暴露的黏膜处。然后用75%乙醇或0.5%碘伏消毒伤口，并包扎。

（2）及时填写锐器伤登记表，并尽早报告部门负责人及医院感染管理科。

（3）正确评估锐器伤：根据患者伤口的深度、范围及暴露时间进行评估，并做相应处理。如乙肝抗体阴性的护士被乙型肝炎抗原阳性患者血液、体液污染的锐器刺伤后，应在24 h内注射乙肝免疫高效价球蛋白，同时注射乙肝疫苗。被艾滋病患者血液、体液污染的锐器刺伤后，应尽早进行预防性用药，最好在4 h内实施，最晚不得超过24 h，并进行医学观察一年。

（二）负重伤的防护措施

1. 保持正确的工作姿势

日常护理工作中，应遵循节力原理，注意保持正确的身体姿势，预防职业性腰背痛的发生。如站立或坐位时，尽可能保持腰椎伸直，使脊柱支撑力增大，避免因过度屈曲引起腰部韧带劳损，减少身体重力对腰椎的损伤。半弯腰或弯腰时，应两足分开使重力落在髋关节和两足处，降低腰部负荷。弯腰搬重物时，应先伸直腰部、再屈髋下蹲，随后挺腰将重物搬起。

2. 经常变换工作姿势

护士在工作中，应避免长时间保持一种体位或姿势，要定时变换体位，以缓解肌肉、关节及骨骼疲劳，减轻脊柱负荷。另外，护士也要避免剧烈活动，以防腰部肌肉拉伤等。

3. 加强锻炼，提高身体素质

加强腰部锻炼是预防负重伤的重要措施，如健美操、太极拳、慢跑、游泳及瑜伽等。锻炼可提高机体免疫力、肌肉的柔韧性，增加骨关节活动度，防止发生负重伤。

4. 促进下肢血液循环

站立时，可让双下肢轮流支撑身体重量，并可适当做踮脚动作，促进小腿肌肉收缩，减少静脉血液淤积；工作间歇可尽量抬高下肢或做下肢运动操，以促进血液回流；穿弹力袜或捆绑弹力绷带，可以促进下肢血液回流，减轻或消除肢体沉重感和疲劳感。

5. 养成良好的生活习惯

工作之余，注意休息，提倡卧硬板床休息；建立良好的生活习惯，科学合理饮食，如多食用肉、蛋、鱼及豆制品等，可增加蛋白质的摄入量，多食杂粮、花生及芝麻等富含B族维生素和维生素E的食物，可缓解疼痛，解除肌肉疲劳，消除肌肉紧张。

（三）化学性损伤的防护

预防措施化疗防护应遵循两个基本原则：减少与化疗药物的接触和减少化疗药物污染环境。

1. 减少与化疗药物的接触

配制化疗药物时，应有专门的配药间、淋浴室，配有空气净化装置，在专用层流柜中配药，定期更换层流台上方的吸附膜，操作台面应覆盖一次性防渗透性防护垫或吸水纸，以吸附溅出的药液。操作人员戴一次性防护口罩、帽子、面罩，穿一次性防渗透隔离衣，戴聚乙烯手套后再戴一副乳胶手套，在操作中，一旦手套破损应立即更换。静脉给药时应戴手套；确保注射器及输液管接头处连接紧密，以防药物外漏；从茂菲滴管加入药物时，先用无菌棉球围在滴管开口处再加药，加药速度不宜过快，以防药物从管口溢出。配药结束后，护士应及时淋浴及更换衣物。

2. 化疗药物污染的处理

如果化疗药物外溅，应立即标明污染范围，避免他人接触。如果药液溢到桌面或地上，应立即用吸水毛巾或纱布吸附；若为粉剂则用湿纱布轻轻擦抹，并用肥皂水擦洗污染表面后，再用75%乙醇擦拭。

3. 化疗废弃物和污染物的处理

接触过化疗药物的用品、注射器、输液器、针头、废弃安瓿及药瓶等，使用后必须放置在防刺破、无渗漏的专用容器中封闭处理；所有的污物必须经过焚烧处理；非一次性物品（如隔离衣、裤等）应与其他物品分开放置，并经过高温处理；处理 48 h 内接受过化疗患者的分泌物、呕吐物、排泄物、血液时，必须穿隔离衣、戴手套；被化疗药物或患者体液污染过的床单等应单独洗涤；患者使用过的物品、洗手池等用清洁剂和热水彻底清洗。

4. 化疗药物暴露后的处理流程

在配制、使用和处理污染物的过程中，如果防护用品不慎被污染，或眼睛、皮肤直接接触到化学药物时，应迅速脱去手套或隔离衣；立即用肥皂和清水清洗污染部位的皮肤；眼睛被污染时，应迅速用清水或等渗滴眼液冲洗眼睛；必要时就医治疗。

（四）生物性损伤的防护措施

1. 操作前后规范洗手

护士在接触患者前后，特别是接触血液、排泄物、分泌物及污染物品前后，无论是否戴手套都要洗手。

2. 避免直接接触血液或体液

护士应常规实施职业性防护，防止皮肤、黏膜与患者的血液、体液接触。常用的防护措施包括手套、口罩、护目镜及隔离衣等。

3. 安全处理锐利器具

严格按照操作规程处理针头、手术刀及安瓿等锐器。选用安全性能好的护理用品。

4. 医疗废物及排泄物的处理

对使用过的一次性医疗用品和其他固体废弃物，均应放入双层防水污物袋内，密封并贴上特殊标记，送到指定地点，并由专人焚烧处理。排泄物和分泌物等污物倒入专用密闭容器内，经过消毒后排入污水池或下水道内。

角色扮演活动——模拟帮助患者翻身侧卧

1. 活动情境

住院患者李某，女，70岁，因病情需要绝对卧床休息，为了防止压疮的发生，护士协助患者正确进行翻身。

学生分组进行角色扮演，每2~3人为一组，分别轮流扮演护士和患者。

2. 活动指导

(1) 活动目的：掌握协助患者翻身技术及其教育内容。

(2) 活动要求：① 活动中注重人文关怀及提高沟通能力。② 按护理程序进行活动，强调对患者相关知识的评估及翻身技术的正确应用。

3. 效果评价(见评价表)

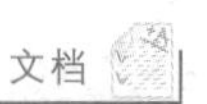

文档

拓展与练习

模拟帮助患者翻身侧卧评价表

项目	评分要点	分值	自评	小组评	实得分
评估	患者情况；护士相关知识及能力	15			
准备	用物齐备；环境安全(口述)；患者配合，体位正确；护士准备符合要求	10			
翻身技术	细心核对；翻身方法(包括一人、二人及轴线翻身法)操作程序、手法、姿势、特殊情况处理(伤口、管路、石膏固定、颅脑手术等)、患者体位安置及操作后处理均正确	40			
健康教育	建立定时自觉翻身的计划；翻身的重要性及技巧；有计划教会患者自己翻身	15			
人文关怀	操作前举止得体、言谈礼貌，细心解释；操作中及时沟通，正确指导；操作后诚恳致谢，亲切嘱咐	20			
总评分及教师评价：					

(贾倩颖)

第十单元 医院感染的预防和控制

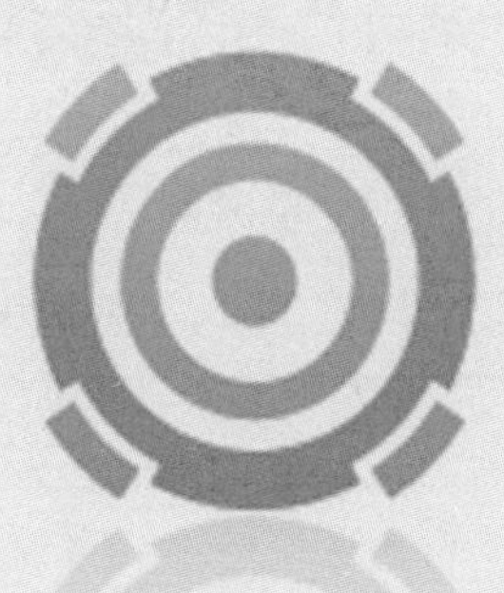

医院是各类患者聚集的场所,也是病原微生物和易感宿主相对集中的区域。随着现代医学的发展,各类新的诊疗技术、抗生素和免疫抑制剂的广泛应用,以及病原微生物类型的变化,医院感染已经成为世界范围内各级医疗机构必须面临的突出的公共卫生问题。

医院感染的预防和控制

世界卫生组织(WHO)提出,有效控制医院感染的关键措施包括:清洁、消毒、灭菌的方法,无菌技术,隔离技术,合理使用抗生素,消毒与灭菌的效果监测和通过监测进行效果评价。原卫生部在2009年和2012年,先后颁布了一系列相关文件,成为目前我国各级医疗机构实施预防和控制医院感染的行业标准。因此,护理人员必须正确掌握医院感染预防和控制的相关知识和技术,并严格执行国际国内有关医院感染管理的各项规章制度。

第一节 医院感染

学习要求

- 医院感染的相关概念
- 医院感染的分类
- 医院感染的危险因素
- 医院感染预防和控制的管理

医院感染严重影响了患者的安全及医疗护理质量的提升。因此,应提高医务人员对医院感染的认识,建立健全医院感染管理机构和管理制度,加强医院感染的预防与

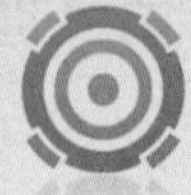

控制。

一、医院感染的相关概念

（一）医院感染

医院感染，又称医院获得性感染或医院内感染，是指住院患者在医院内获得的感染，包括在住院期间发生的感染和在医院内获得而出院后发生的感染，但不包括入院前已开始或入院时已处于潜伏期的感染。医院工作人员及探视者在医院内获得的感染也属医院感染。目前，我国医院感染的诊断应符合前卫生部 2001 年颁布的《医院感染诊断标准（试行）》文件相关规定。

医院感染的发生必须具备三个基本条件，即感染源，传播途径和易感宿主，当三者同时存在并有相互联系的机会，就构成了感染链，导致感染。

（二）医院感染暴发与疑似医院感染暴发

1. 医院感染暴发

医院感染暴发是指在医疗机构或其科室的患者中，短时间内发生 3 例以上同种同源感染病例的现象。

2. 疑似医院感染暴发

疑似医院感染暴发是指在医疗机构或其科室的患者中，短时间内发生 3 例以上临床症候群相似、怀疑有共同感染源的感染病例，或 3 例以上怀疑有共同感染源或感染途径的感染病例现象。

当发生医院感染暴发或疑似医院感染暴发时，医院应及时采取积极、有效的处理措施，包括控制感染源、切断传播途径、保护易感宿主，以保证医疗安全。同时，医疗机构应按照医院感染相关要求逐级上报，开展流行病学调查、环境卫生学监测，以及有关标本的采集与病原学检查等工作。

（三）常见的感染传播途径

1. 接触传播

接触传播是指病原体通过手、媒介直接或间接接触导致的传播。

2. 空气传播

空气传播是指带有病原微生物的微粒子（$\leqslant 5\ \mu m$）通过空气流动导致的疾病传播。

3. 飞沫传播

飞沫传播是指带有病原微生物的飞沫核（$>5\ \mu m$），在空气中短距离（1 m 内）移动到易感人群的口、鼻黏膜或眼结膜等导致的传播。

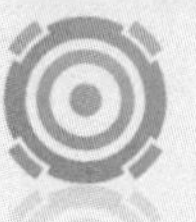

二、医院感染的分类

（一）按照感染途径分类

按照感染途径的不同，医院感染可分为内源性医院感染和外源性医院感染两大类。

1. 内源性医院感染

内源性医院感染又称自身感染，是指病原体来自患者自身的皮肤、口腔、咽部、胃肠道等处寄生的正常菌群和定植菌。这些细菌在正常情况下并不致病，但在一定条件下当其与人体之间的平衡被打破时，便成为条件致病菌，而造成各种内源性感染。一般而言，当出现下列情况时，可造成内源性感染。① 寄居部位的改变，如大肠杆菌离开肠道进入泌尿道，或手术时通过切口进入腹腔血流等。② 宿主免疫功能下降，寄居数量改变。

2. 外源性感染

外源性感染又称交叉感染，是指导致感染的病原体来自外界环境，如医疗机构特殊环境、未彻底消毒灭菌或污染的医疗器械、医疗设备、不合格血液、血液制品以及患者的探视者、陪护者、医疗工作人员、动物感染源等。

（二）按照病原体的种类分类

按照病原体种类的不同，医院感染可分为：细菌感染、真菌感染、病毒感染、支原体感染、衣原体感染等，其中以细菌感染最常见。

（三）按照感染部位不同分类

按照感染部位的不同，医院感染可分为呼吸系统、泌尿系统、手术部位创口、外伤性创口、传染性疾病、皮肤及其他部位感染。

三、医院感染的危险因素

（一）宿主内在因素

1. 年龄

婴幼儿及老年人是医院感染的高危人群。其原因是婴幼儿免疫功能发育不成熟，而老年人防御功能减退。

2. 基础疾病

机体免疫功能受损者易发生医院感染。如恶性肿瘤、血液病、糖尿病、慢性肾病及肝病等患者，这些疾病影响了机体的免疫功能，导致机体防御机能下降，对微生物的易感性增加。

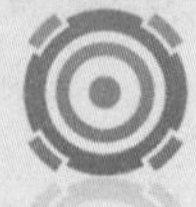

（二）宿主外在因素

1. 侵袭性操作

气管插管或气管切开、中心静脉置管、血液净化、机械通气等侵袭性操作，因直接损伤机体皮肤和黏膜的屏障功能，给病原微生物侵入提供了有利途径。

2. 免疫抑制剂治疗

抗癌药物、皮质醇激素、放射性治疗等免疫抑制剂，抑制了机体免疫系统，易诱发医院感染的发生。

3. 住院时间过长

住院时间越长，病原微生物在患者体内定植的机会越大，发生医院感染风险越大；若能缩短平均住院日，将有利于减少医院感染的发生。

4. 手术时间过长

手术时间越长，手术切口感染的风险越高。随着手术时间延长，手术部位组织受损加重，局部及全身抵抗力降低，这些均可增加机体对微生物的易感性。

5. 抗菌药物的不合理使用

治疗过程中若不合理使用抗菌药物，将破坏机体的正常菌群，导致耐药菌株增加、菌群失调、二重感染。

6. 医院布局及设施设备不合理

医院建筑布局及医院感染预防控制的设施设备若不符合医院感染控制及环境卫生学要求，将会增加医院感染的机会。

7. 管理体制不健全、制度执行不力

医院感染管理机构和体制不健全、制度执行不力、医务人员对医院内感染的重要性认识不足、知识缺乏等，将会增加患者发生医院感染风险。

四、医院感染预防和控制的管理

（一）医院感染预防和控制管理的主要措施

1. 建立健全医院感染管理组织机构，加强三级监控。
2. 完善医院感染管理的各项规章制度，依法实施管理工作。
3. 落实医院感染各项管理制度，阻断感染链。
4. 加强对医务人员医院感染管理知识的教育培训与更新，督促各级人员自觉采取行动，积极控制医院感染。

（二）医务人员在医院感染预防与控制管理中的职责

1. 定期参加预防与控制医院感染的知识培训。
2. 掌握医院感染的诊断标准。
3. 加强手的清洁与消毒，严格执行各项诊疗技术操作规程。

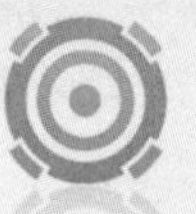

4. 掌握抗感染药物的临床合理应用原则，做到合理使用。
5. 加强医务人员的自我防护。
6. 发现医院感染病例或疑似病例，要及时检查、控制感染蔓延，并及时上报。

第二节 清洁、消毒和灭菌

学习要求

⊙ 清洁、清洗、消毒、灭菌的概念
● 消毒灭菌方法
⊙ 消毒供应中心
●▲ 手卫生

医院感染预防与控制的质量是评价医院医疗技术与服务质量、医院内部管理水平的重要尺度，医院清洁、消毒与灭菌技术是医院感染预防和控制的关键措施之一。2012 年前卫生部颁布的《医疗机构消毒技术规范（WS/T367-2012）》（2012 年版）是目前我国各级医疗机构执行消毒技术规范的工作指南。

一、基本概念

（一）清洁与清洗

1. 清洁

清洁是指去除物体表面有机物、无机物和可见污染物的过程。常用于医院地面、墙壁、家具、医疗护理用品等物体表面的处理，以及物品消毒、灭菌前的处理。常用的清洁技术包括水洗、清洁剂去污、加酶去污剂去污、机械去污、超声清洗等。

2. 清洗

清洗是指去除诊疗器械、器具和物品上污物的全过程，其流程包括冲洗、洗涤、漂洗和终末漂洗。

（二）消毒、灭菌

1. 消毒

消毒是指清除或杀灭传播媒介上除芽孢之外的病原微生物，使其达到无害化的处理方法。

2. 灭菌

灭菌是指杀灭或清除医疗器械、器具和物品上一切微生物的处理方法。一切微生

物包括致病微生物和非致病微生物，还包括细菌芽孢和真菌孢子。

（三）消毒水平与灭菌水平

1. 消毒水平

消毒水平是指清除或杀灭病原微生物至无害化的保证水平。根据消毒因子的浓度、强度、作用时间和对微生物的杀灭能力，可将消毒方法分为3个作用水平。

（1）高水平消毒：高水平消毒是杀灭一切细菌繁殖体，包括分枝杆菌、病毒、真菌及其孢子和绝大多数细菌芽孢。常用方法包括：采用含氯制剂、二氧化氯、邻苯二甲醛、过氧乙酸、过氧化氢、臭氧、碘酊等以及能达到灭菌效果的化学消毒剂，在规定的条件下，以合适的浓度和有效的作用时间进行消毒的方法。

（2）中水平消毒：中水平消毒是指杀灭除细菌芽孢以外的各种病原微生物（包括分枝杆菌）的方法。例如：采用碘类消毒剂（碘伏、氯己定碘等）、醇类和氯己定的复方、醇类和季铵盐化合物的复方、酚类等消毒剂，在规定条件下，以合适的浓度和有效的作用时间进行消毒的方法。

（3）低水平消毒：低水平消毒是指能杀灭细菌繁殖体（分枝杆菌除外）和亲脂病毒的化学消毒方法，以及通风换气、冲洗等机械除菌法。例如：采用季铵盐类消毒剂（苯扎溴铵等）、双胍类消毒剂（氯己定）等，在规定的条件下，以合适的浓度和有效的作用时间进行消毒的方法。

2. 灭菌水平

灭菌水平是指杀灭一切微生物（包括细菌芽孢）达到无菌的保证水平。如采用热力灭菌、辐射灭菌等物理灭菌方法，以及采用环氧乙烷、过氧化氢、甲醛、戊二醛、过氧乙酸等化学灭菌剂在规定条件下，以合适的浓度和有效的作用时间进行灭菌的方法。

（四）医院用品的危险性

1968年斯伯尔丁分类法提出，根据医疗器械污染后使用所致感染的危险性大小，以及在患者使用之前的消毒或灭菌要求，将医疗器械分三类，即高度危险性物品、中度危险性物品和低度危险性物品。

1. 高度危险性物品

高度危险性物品是指进入人体无菌组织、器官、脉管系统，或有无菌体液从中流过的物品或接触破损皮肤、破损黏膜的医院物品，一旦被微生物污染，将具有极高的感染风险。如手术器械、穿刺针、腔镜、活检钳、心脏导管、植入物等。

2. 中度危险性物品

中度危险性物品是指与完整黏膜相接触，而不进入人体无菌组织、器官和血流，也不接触破损皮肤、破损黏膜的医院物品，如胃肠道内镜、气管镜、喉镜、呼吸机管道、麻醉机管道、压舌板、口温表、肛表、肛门直肠压力测量导管等。

3. 低度危险性物品

低度危险性物品是指与完整皮肤接触而不与黏膜接触的器材。如听诊器、血压计袖带、病床围栏、床面、床头柜、被褥、墙面、地面、痰盂（杯）和便器等。

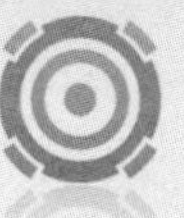

二、消毒、灭菌方法

常用的消毒灭菌方法包括两大类，即物理消毒灭菌法和化学消毒灭菌法。

（一）物理消毒灭菌法

物理消毒灭菌法是利用热力、辐射、电离辐射、过滤等物理因素将微生物的蛋白质凝固、变性、酶失去活性，从而达到消毒灭菌效果的方法。物理消毒灭菌法包括热力消毒灭菌法、光照消毒灭菌法、电离辐射灭菌法、微波灭菌法、过滤除菌法。热力消毒灭菌又分为干热法（燃烧法、干烤法）和湿热法（压力蒸汽灭菌法、煮沸消毒法等）两大类，其效果比较见表 10-1。

表 10-1　干热法和湿热法效果比较

项目	导热	速度	穿透力	消毒时间	所需温度	破坏性
干热法	空气	慢	弱	长	高	大
湿热法	空气、水	快	强	短	低	小

常用物理消毒灭菌法的类别、适用范围、操作方法及注意事项见表 10-2；其中，压力蒸汽灭菌法是物理消毒灭菌法中效果最好、临床应用最广泛的方法。

表 10-2　常用物理消毒灭菌法

类别		适用范围及操作方法	注意事项
常用热力消毒灭菌法	燃烧法	① 不需保存的物品直接焚烧 ② 微生物实验接种环、试管口的灭菌；直接在火焰上烧灼 ③ 某些需急用的金属器械（贵重器械及锐利刀、剪禁用），在火焰上烧灼 20 s ④ 搪瓷类容器：倒入少量 95% 乙醇后慢慢转动容器使之分布均匀，然后点火燃烧至熄灭	① 灭菌前需洗净并干燥物品。 ② 燃烧时须远离易燃、易爆物品，中途不可添加乙醇，不可将引燃的物品投入消毒容器中 ③ 贵重器械及锐利刀、剪禁用燃烧法，以免锋刃变钝
	干烤法	利用专用密闭烤箱进行灭菌 适用于：耐热不耐湿、蒸汽或气体不能穿透物品的灭菌（如油剂、粉剂、膏剂和玻璃器皿等）； 禁用于：纤维制品及塑料制品等的灭菌 温度和时间：干烤法灭菌应达到的温度和对应的时间为： 150 ℃/2.5 h 160 ℃/2 h 170 ℃/1 h； 180 ℃/ 0.5 h	① 干烤前处理：需将物品刷洗干净，玻璃器皿需完全干燥 ② 包装及放置：物品包装不宜过大，体积不应超过 10 cm×10 cm×20 cm，油剂、粉剂的厚度不应超过 0.6 cm，凡士林纱布条厚度不应超过 1.3 cm，放物量不超过箱体高度的 2/3 满，放置时勿与烤箱底部及四壁接触 ③ 灭菌时间：灭菌温度达到要求时，应打开柜体的排风装置；灭菌中途不宜打开烤箱重新放入物品；灭菌有机物品或用纸质包装的物品时，温度应≤170 ℃，以防碳化 ④ 灭菌后：需待温度降至 40 ℃以下再打开烤箱，以防炸裂

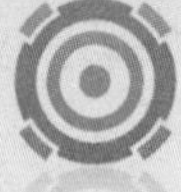

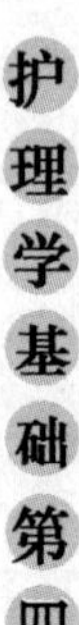

续表

类别		适用范围及操作方法	注意事项
常用热力消毒灭菌法	煮沸消毒法	适用于:金属、玻璃制品、餐饮具、织物或其他耐热、耐湿物品的消毒 禁用于:体温计的消毒 操作方法: ① 将物品刷洗干净,全部浸没在水中,加热煮沸 ② 水沸后维持≥15 min,可杀灭细菌繁殖体及多数细菌芽孢,破伤风杆菌芽孢需煮沸1 h方可杀灭,肉毒芽孢需煮沸 3 h 才能杀灭 ③ 在水中加入碳酸氢钠,配成 1%~2%的浓度时,可使水的沸点达到 105 ℃,既可增强杀菌作用,又可去污防锈 ④ 消毒后应及时取出物品,置于无菌容器内	① 物品应全部浸没在水中:器械的轴节或物品的盖子应打开;空腔导管需先在腔内灌满水再放入;大小及形状相同的容器不可重叠放置 ② 物品放置时机:玻璃类物品用纱布包好,在冷水或温水时放入;橡胶类物品用纱布包好,水沸后放入 ③ 若中途加入物品,需再次水沸后重新计时 ④ 海拔每增高 300 m,煮沸时间应延长 2 min ⑤ 煮沸消毒后物品置于无菌容器内,及时使用,有效时间 4 h
	压力蒸汽灭菌法	分类:根据排放冷空气的方式和程度不同,分为下排气式压力蒸汽灭菌和预排气压力蒸汽灭菌两大类;根据灭菌时间的长短,分为常规压力蒸汽灭菌程序和快速压力蒸汽灭菌程序 适用于:耐热、耐湿的诊疗器械、器具和物品的灭菌。下排气式压力蒸汽灭菌适用于液体的灭菌,快速压力蒸汽灭菌适用于裸露的、耐热耐湿的诊疗器械、器具和物品的灭菌 禁用于:油类和粉剂的灭菌 操作方法:应遵循生产厂家的使用说明 ① 下排气压力蒸汽灭菌:包括手提式和卧式(立式)。其程序通常包括:“前排气——灭菌——后排气——干燥”等过程;灭菌参数为:温度 121 ℃、压力 102.8~122.9 kPa、器械灭菌时间 20 min、敷料灭菌时间 30 min ② 预排气压力蒸汽灭菌:灭菌程序通常包括:脉动排气-灭菌-后排气-干燥等过程。其灭菌参数通常为:温度 132 ℃时,压力为 184.4~210.7 kPa;温度 134 ℃时,压力为 201.7~229.3 kPa;灭菌时间 4 min	① 物品在消毒灭菌前须洗净、擦干或晾干 ② 包装及装载:消毒包不宜过大、过紧、过重。器械包不超过 7 kg、敷料包不超过 5 kg;下排气式灭菌器物品包体积不超过 30 cm×30 cm×25 cm 为宜,装载体积不超过柜室容积的 80%为宜;预真空压力蒸汽灭菌器物品包的体积不超过 30 cm×30 cm×50 cm为宜;装载重量不超过柜室容积的 90%、不小于柜室容积的 10%;脉动真空压力灭菌器,装载重量不得小于柜室容积的 5% ③ 放置合理:各包之间需留有空隙;布类物品放于金属、搪瓷物品之上,避免蒸汽遇冷凝成水珠而使布类潮湿 ④ 密切观察压力和温度,并准确计时。注意加热速度不宜过快,只有当柜室的温度达到要求时才能开始计算灭菌时间。灭菌物品干燥后方可取出使用 ⑤ 有效期:常规压力蒸汽灭菌后的无菌包及无菌容器,其使用有效期以 1 周为宜 ⑥ 灭菌效果监测:可采用物理(温度、压力、时间参数)化学(包内外化学指示物)或生物(生物测试包)监测法进行监测
光照消毒灭菌法	日光暴晒法	适用于:床垫、棉胎、毛毯、书籍、衣服等物品的消毒 操作方法:将物品直接放在日光下暴晒	① 物品需充分暴露在日光下 ② 暴晒 6 h 可达到消毒效果 ③ 定时翻动

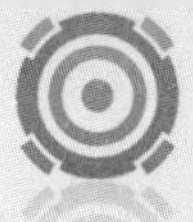

续表

<table>
<tr><th colspan="2">类别</th><th>适用范围及操作方法</th><th>注意事项</th></tr>
<tr><td rowspan="2">光照消毒灭菌法</td><td>紫外线灯管消毒法</td><td>适用于：空气、物品表面和液体的消毒
操作方法：
① 空气消毒：先湿式清扫、关闭门窗。采用紫外线灯悬吊式或移动式直接照射消毒灯管吊装高度距离场面 1.8～2.2 m。安装紫外线灯的数量为平均≥1.5 W/m³，照射时间≥30 min
② 物品表面消毒：先将物品摊开或挂起并定时翻动，有效照射距离为 25～60 cm，每个表面照射时间为 20～30 min
③ 液体消毒可用水内照射法或水外照射法，紫外光源应装有石英玻璃保护罩，水层厚度应小于 2 cm，并根据紫外线的辐照强度确定水流速度</td><td>① 紫外线灯消毒应在室内无人状态下进行
② 消毒环境合适：保持室内清洁干燥，温度为 20～40 ℃，相对湿度 40%～60%
③ 正确记录并计算消毒的时间：待灯亮 5～7 min后开始计时，使用超过 1 000 h 后应更换灯管；关灯后需再开启，应间歇 3～4 min后再开启
④ 定期监测消毒效果[1]，普通 30 W 直管型新灯照射强度应≥90 μW/cm²，使用中辐照强度≥70 μW/cm² 为合格；30 W 高强度紫外线灯的辐射强度 ≥ 180 μW/cm² 为合格</td></tr>
<tr><td>臭氧灭菌消毒</td><td>适用于：空气、医院污水、诊疗用水、物品表面的消毒
操作方法：
① 空气消毒：在封闭空间内、无人状态下，采用 20 mg/m³ 浓度的臭氧，作用时间 30 min，对自然菌的杀灭率可达到 90% 以上。消毒时应关闭门窗、室内人员离开现场；消毒后应开窗通风≥30 min 后，方可允许人员进入室内
② 物体表面消毒：在密闭空间内，相对湿度≥70%，采用 60 mg/m³ 浓度的臭氧，作用时间 60～120 min</td><td>① 在有人的情况下，室内空气中可允许的臭氧浓度为 0.16 mg/m³，人员在消毒结束后 30 min 方可进入
② 臭氧具有强氧化性，可损害多种物品，应注意物品的保护
③ 温湿度、有机物、水的浑浊度及 pH 等，可影响灭菌效果</td></tr>
<tr><td colspan="2">电离辐射灭菌法</td><td>适用于：不耐热的物品，如：橡胶、塑料、高分子聚合物（一次性注射器、输液输血器等）；精密医疗仪器；生物医学制品；节育用具及金属等物品
操作方法：应用核素 ⁶⁰Co 发射的高能丙种射线或电子加速器产生的高能电子束穿透物品，进行辐射灭菌的方法，又称“冷灭菌”。具有灭菌彻底、无残留毒性。
作用机理：① 直接作用：射线的能量直接破坏微生物的核酸、蛋白质和酶。② 间接作用：射线的能量先作用于水分子使其电离，电离后产生的自由基作用于核酸、蛋白质、酶等</td><td>① 应用机械传送物品，防止其射线对人员造成伤害
② 应在有氧环境下进行灭菌
③ 湿度越高，灭菌效果越好</td></tr>
</table>

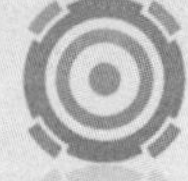

续表

类别	适用范围及操作方法	注意事项
微波消毒灭菌法	适用于：医疗机构中的低度危险性物品和中度危险性物品的消毒，如：餐具、药杯、医疗药品及耐热非金属材料、器械的消毒灭菌 禁用于：金属物品的消毒 操作方法：直接将物品放置于微波器皿中，按照使用说明书和物品的性质选择适宜的消毒灭菌时间	① 放入微波消毒的物品应浸入水中或用湿布包裹，以提高消毒灭菌效果 ② 被消毒的物品应为小件或不宜太厚 ③ 微波对人体有害，应避免小剂量长期接触或大剂量照射
过滤除菌法	过滤除菌是将待消毒的介质，通过规定孔径的过滤材料，以物理阻留等原理，去除气体或液体中的微生物，可除掉空气中 0.5～5 μm 的尘埃 适用于：烧伤病房、器官移植病房、手术室等	① 该方法不能杀灭病原微生物 ② 该方法不适用于压力蒸汽灭菌的液体过滤除菌

注[1]：紫外线灯效果监测方法：

① 物理监测法：开启紫外线灯 5 min 后，将紫外线辐照计探头置于被检紫外线灯下垂直距离 1 m 的中央处，待仪表稳定后，所示数值即为该紫外线灯的辐照强度值。

② 化学监测法：开启紫外线灯 5 min 后，将指示卡置于紫外线灯下垂直距离 1 m 处，照射时间 1 min，待紫外线照射后观察指示卡色块的颜色，将其与标准色块比较，读出照射强度。

③ 生物监测法：主要通过对空气和物品表面消毒效果监测，了解其消毒效果每月进行一次。

（二）化学消毒灭菌法

化学消毒灭菌法是利用化学消毒剂使微生物的蛋白质凝固变性、酶蛋白失活，抑制微生物的代谢、生长与繁殖，从而达到消毒灭菌效果的方法。凡不适用于物理消毒灭菌的物品，均可选用化学消毒灭菌法；但能采用物理方法消毒灭菌法时，尽量不采用化学消毒灭菌法。

1. 理想的化学消毒剂

化学消毒剂是指能杀灭传播媒介上的微生物使其达到消毒或灭菌要求的化学制剂。理想的化学消毒灭菌剂应具备：杀菌谱广、有效浓度低、性质稳定、作用速度快、作用时间长、易溶于水、可在低温下使用、不受其他物质影响、无刺激性腐蚀性、不引起过敏反应、毒性低且易于除去残留、用法简便、价格低廉等特点。

2. 化学消毒剂的使用原则

（1）严格掌握化学消毒剂的使用指征、使用方法、有效浓度、消毒时间，根据物品的性能和微生物的不同特性，选择合适的化学消毒灭菌剂和方法。

（2）待消毒灭菌的物品应先洗净、擦干；消毒剂中不能放置纱布、棉花等物，以免

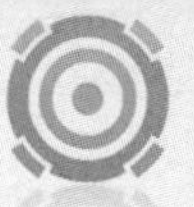

降低消毒效力。

(3) 浸泡消毒灭菌时,应将物品全部浸没在消毒液中,轴节打开、套盖掀开、管腔灌满消毒液,浸泡中途如另加入物品,应重新计算时间;浸泡消毒后应用无菌水冲净后方可使用;气体消毒后的物品,应待气体散发后使用,以免消毒剂刺激人体组织。

(4) 化学消毒剂需定期检测、更换,调整浓度,挥发性消毒剂须加盖,性质不稳定的现用现配。

(5) 熟悉化学消毒剂的毒副作用,做好工作人员的防护。

3. 化学消毒灭菌方法

常用的化学消毒灭菌法包括:浸泡法、擦拭法、喷洒法、熏蒸法四大类。

(1) 浸泡法:将被消毒的物品洗净、擦干后浸泡在标准浓度消毒液内达到消毒灭菌目的的方法。常用于耐湿、不耐热的物品消毒,例如:锐利器械、精密器材等。

(2) 擦拭法:用化学消毒剂擦拭被污染物体的表面或进行皮肤消毒的方法。常用于桌椅、墙壁、地面或皮肤、黏膜等的消毒。

(3) 喷洒法:用喷雾器将一定浓度的化学消毒剂均匀地喷洒于空间或物品表面进行消毒的方法。常用于空气、墙壁、地面等物品表面的消毒。

(4) 熏蒸法:在密闭空间内将一定浓度的消毒剂加热或加入氧化剂,使其产生气体进行消毒灭菌的方法。常用于手术室、换药室、病室、污染物品等的消毒灭菌。如流感、流脑病室可用食醋熏蒸消毒,每立方米用 5~10 mL 食醋,加热水 1~2 倍,加热熏蒸,密闭门窗 30~120 min 后开窗通风。

4. 化学消毒剂的分类

化学消毒灭菌剂按其作用效力分为灭菌剂、高效消毒剂、中效消毒剂、低效消毒剂四类:

(1) 灭菌剂:可杀灭一切微生物(包括细菌芽孢),达到灭菌要求的制剂。例如:戊二醛、环氧乙烷、过氧化氢、甲醛、过氧乙酸等。

(2) 高效消毒剂:可杀灭一切细菌繁殖体(包括分枝杆菌)、病毒、真菌及其孢子,并对细菌芽孢也有一定杀灭作用的消毒制剂。例如:含氯制剂、二氧化氯、邻苯二甲醛、过氧乙酸、过氧化氢、碘酊等。

(3) 中效消毒剂:仅可消灭分枝杆菌、细菌繁殖体、真菌、病毒等微生物,达到消毒要求的制剂。例如:碘类消毒剂(碘伏、氯己定碘等)、醇类和氯己定的复方、季铵盐类化合物的复方、酚类等消毒剂。

(4) 低效消毒剂:仅可杀灭细菌繁殖体和亲脂病毒,达到消毒要求的制剂。例如季铵盐类消毒剂(苯扎溴铵等)、双胍类消毒剂(氯己定)。

5. 常用的化学消毒剂

临床常用的化学消毒剂的适用范围、使用方法及注意事项见表 10-3。

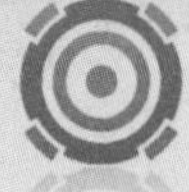

表 10-3　常用的化学消毒灭菌剂

名称 消毒效力	适用范围及使用方法	注意事项
戊二醛 （灭菌）	适用范围：不耐热的医疗器械或精密仪器 使用方法：浸泡法 将洗净、干燥的诊疗器械、器具与物品放入 2% 的碱性戊二醛中完全浸没，并去除器械表面的气泡，容器加盖，温度 20~25 ℃，消毒作用一般细菌繁殖体 10 min，肝炎病毒 30 min，灭菌作用 10 h。以无菌方式取出后用无菌水反复冲洗干净，再用无菌纱布擦干后使用 用于内镜的消毒或灭菌应遵循国家有关要求。	① 戊二醛应密封、避光，置于阴凉、干燥、通风的环境中保存 ② 对手术刀片等碳钢类制品有腐蚀性，浸泡前须加入 0.5% 亚硝酸钠防锈 ③ 配制好的戊二醛消毒液，含量应 ≥1.8%，最多可连续使用 14 天 ④ 灭菌后物品使用前用无菌蒸馏水冲洗，再用无菌纱布擦干 ⑤ 对皮肤黏膜有刺激性，应注意防护
过氧乙酸 （PAA） （灭菌）	适用范围：适用于耐腐蚀物品、环境、室内空气等的消毒 使用方法：浸泡法、擦拭法、喷洒法、熏蒸法 ① 一般物品表面消毒：采用电动超低容量喷雾器，使用 5 000 mg/L 过氧乙酸溶液，按照 20 mL/m^3~30 mL/m^3 的用量进行喷雾消毒，作用 60 min。 ② 食品用具和设备消毒：0.05% 过氧乙酸浸泡、喷雾 10 min ③ 空气消毒：0.2% 过氧乙酸喷雾 60 min 或 15% 过氧乙酸（7 mL/m^3）（7 mL/m^3）加热熏蒸 1~2 h ④ 耐腐蚀医疗器械的高水平消毒：0.5% 过氧乙酸冲洗 10 min	① 对金属有腐蚀性，对纺织物有漂白作用，消毒后应及时用无菌水冲洗干净 ② 易分解而降低杀菌力，故稀释液应现用现配，使用时限 ≤24 h；保存须加盖，定期监测浓度，若原液度 ≤12% 时禁用 ③ 存放于阴凉通风处，远离可燃物质，防止高温引起爆炸 ④ 高浓度有刺激性和腐蚀性。接触过氧乙酸时，应采取防护措施；配制时需戴口罩及橡胶手套，不慎溅入眼中或皮肤上，应立即用大量清水冲洗 ⑤ 行空气熏蒸消毒时，室内不应有人
环氧乙烷 （灭菌）	适用范围：不耐高温、湿热的诊疗器械灭菌，如电子仪器、光学仪器、书籍、化纤织物、皮毛棉制品、塑料制品等 不适用于食品、液体、油脂类、粉剂类等灭菌 使用方法：熏蒸法。需使用专用的灭菌容器并密闭进行。根据物品种类、包装大小、装载量与方式不同，选择适宜的密闭环氧乙烷灭菌器，具体方法应按操作使用说明书实施	① 消毒员需专业培训上岗；环氧乙烷易燃易爆，对人体有害，应注意防护 ② 环氧乙烷应置于阴凉通风、无火源及电源开关处，严禁放入电冰箱，存储温度低于 40 ℃，相对湿度 60%~80% ③ 灭菌后物品需清除环氧乙烷残留量后方可使用；由于环氧乙烷难以杀灭无机盐中的微生物，故不可用生理盐水冲洗

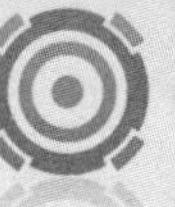

续表

名称 消毒效力	适用范围及使用方法	注意事项
		④ 有机物会影响其穿透力，故消毒脓、血、痰、大便和血浆污染物品上的微生物时，应适当延长作用时间或加大用量 ⑤ 物品不宜太厚，多孔和能吸收环氧乙烷的物品消毒效果较无孔表面好 ⑥ 每次消毒时应进行效果检测评价 ⑦ 环氧乙烷遇水后可形成有毒的乙二醇，故不可用于饮水和食品的灭菌
甲醛溶液 （灭菌）	适用范围：适用于不耐湿、热的诊疗器械、器具和物品的灭菌，如电子仪器、光学仪器、管腔器械、金属器械、玻璃器皿、合成材料物品等 使用方法：采用低温甲醛蒸汽灭菌器，并使用专用灭菌溶液进行灭菌。具体方法应按操作使用说明书实施 常用溶液：2%复方甲醛溶液或35%～40%甲醛溶液 灭菌参数：温度55～80 ℃；灭菌维持时间30～60 min	① 甲醛有致癌作用，不应采用自然挥发或熏蒸的灭菌方法 ② 低温甲醛蒸汽灭菌器操作者应培训上岗 ③ 消毒后，应去除残留甲醛气体，采用抽气通风或用氨水中和法
过氧化氢 （高效）	适用范围：丙烯酸树脂制成的外科埋置物，不耐湿、不耐热的塑料制品及餐具、服装及饮水等的消毒，也常用于漱口及外科冲洗伤口 使用方法：擦拭法、喷洒法、低温等离子体灭菌法 ① 伤口、皮肤黏膜消毒：采用3%（30 g/L）过氧化氢冲洗、擦拭，作用时间3～5 min ② 室内空气消毒：使用气溶胶喷雾器，采用3%（30 g/L）过氧化氢溶液按照20～30 mL/m^3的用量喷雾消毒，作用时间60 min ③ 不耐热与湿的电子仪器、光学仪器等诊疗器械灭菌，可采用低温等离子体灭菌法。应在专用的过氧化氢低温等离子体灭菌器内进行，具体方法应按操作使用说明书实施	① 过氧化氢稀释液不稳定，应现用现配，应避光、避热，室温下储存 ② 易受有机物影响，在消毒被血液或脓液污染的物品时，应适当延长消毒时间 ③ 喷雾时应采取防护措施；谨防溅入眼内或皮肤黏膜上，一旦溅上及时用清水冲洗 ④ 对金属有腐蚀性，对纺织物有漂白作用 ⑤ 低温等离子体灭菌法：不适用于布类、纸类、水、油类、粉剂等材质的灭菌

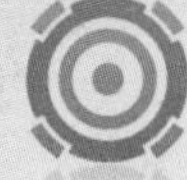

续表

名称 消毒效力	适用范围及使用方法	注意事项
含氯消毒剂(高浓度为高效,低浓度为中效)	适用范围:物品、物体表面、分泌物、排泄物等消毒 使用方法:浸泡法、擦拭法、喷洒法和干粉消毒法 常用含氯消毒剂:液氯、漂白粉、漂白粉精、次氯酸钠及84消毒液等 浸泡法:① 细菌繁殖体污染物品的消毒,用含有效氯500 mg/L的消毒液浸泡时间>10 min ② 经血传播病原体、分枝杆菌和细菌芽孢污染物品的消毒,用含有效氯2 000 mg/L～5 000 mg/L消毒液,浸泡时间>30 min 擦拭法:大件物品或其他不能用浸泡法消毒的物品用擦拭法消毒,消毒所用药物的浓度和作用时间同浸泡法 喷洒法:① 细菌繁殖体污染的物品表面,用含有效氯400～700 mg/L的消毒液均匀喷洒,作用时间10～30 min。② 经血传播病原体、结核杆菌等污染表面的消毒,用含有效氯2 000 mg/L的消毒液均匀喷洒,作用时间>60 min,喷洒后有强烈的刺激性气味,人员应离开现场 干粉消毒法:① 分泌物、排泄物的消毒,用含氯消毒剂干粉加入分泌物、排泄物中,使有效氯含量达到10 000 mg/L,搅拌后作用时间>2 h。② 医院污水的消毒,用干粉按有效氯50 mg/L用量加入污水中,并搅拌均匀,作用时间2 h后排放	① 消毒液需保存在密闭容器内,置于阴凉、干燥、通风处以减少有效氯的丧失 ② 粉剂应于阴凉处避光、防潮、密封保存;水剂应于阴凉处避光、密闭保存;使用液应现配现用,使用时限≤24 h ③ 消毒液有腐蚀性和漂白作用,有色织物和油漆家具的消毒,消毒后应立即用清水冲洗 ④ 配置漂白粉等粉剂溶液时,应戴口罩、手套 ⑤ 未加防锈剂的含氯消毒剂,因其腐蚀性不应做金属器械的消毒。加防锈剂的含氯消毒剂用于金属器械消毒后,应立即用无菌蒸馏水冲洗干净、干燥后使用
碘酊(中效)	适用范围:手术部位、注射穿刺部位、新生儿脐部等部位的皮肤消毒 使用方法:擦拭法,在消毒部位用2%碘酊擦拭2遍以上,待干后(1～3 min)用75%的乙醇脱碘,作用时间为1～3 min	① 不适用于金属器械消毒;对伤口及黏膜有刺激性,不宜使用 ② 消毒部位有脓、血等有机物时,会降低消毒效果;碘对金属有腐蚀性 ③ 碘酊中的碘在室温下可挥发,保存时需加盖 ④ 碘过敏者禁用

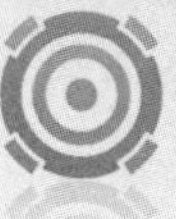

续表

名称 消毒效力	适用范围及使用方法	注意事项
碘伏 （中效）	适用范围：手、皮肤、黏膜及伤口的消毒 使用方法：擦拭法，常见部位的消毒要求如下： ① 皮肤、黏膜擦拭消毒：用浸有碘伏消毒液原液的无菌棉球或其他替代物品擦拭被消毒部位 ② 外科手消毒：用碘伏消毒原液擦拭揉搓作用时间至少 3 min ③ 手术部位皮肤消毒：用碘伏消毒液原液局部擦拭 2~3 遍，作用时间至少 2 min ④ 注射部位皮肤消毒：用碘伏消毒液原液局部擦拭 2 遍，作用时间遵循产品的使用说明 ⑤ 口腔黏膜及创面消毒：用含有效碘 1 000~2 000 mg/L的碘伏擦拭，作用时间 3~5 min ⑥ 阴道黏膜创面消毒：用含有效碘 500 mg/L的碘伏冲洗，作用时间遵循产品的使用说明	① 应避光密封保存于阴凉、干燥处 ② 对二价金属制品有腐蚀性，不宜用作相应金属制品的消毒 ③ 稀释后稳定性较差，应现用现配 ④ 如需消毒物品上存在大量有机物时，应适当增加浓度，延长作用时间 ⑤ 皮肤消毒后，不需用乙醇脱碘 ⑥ 碘过敏者慎用
乙醇 （中效）	适用范围：皮肤、物品表面及医疗器械的消毒 使用方法：擦拭法、浸泡法 ① 皮肤消毒：使用 70%~80% 乙醇溶液擦拭皮肤 2 遍，作用时间 3 min ② 物体表面的消毒：使用 70%~80% 的乙醇溶液擦拭物体表面 2 遍，作用时间 3 min ③ 诊疗器具的消毒：将待消毒的物品浸没于装有 70%~80% 的乙醇溶液中，加盖，作用时间≥30 min；或进行表面擦拭消毒	① 易挥发易燃，须加盖并避火保存，使用时周围不应有明火 ② 应定期检测有效浓度。乙醇浓度勿超过 80%，浓度过高、过低均会降低消毒效果 ③ 有刺激性，不宜用于黏膜和创面消毒；因不能杀灭芽孢，不适于手术器械灭菌 ④ 过敏者应慎用
双胍类消毒剂氯己定 （低效）	适用范围：外科洗手、皮肤及黏膜等的消毒 使用方法：擦拭法、冲洗法。根据有效量用灭菌蒸馏水或纯化水消毒液稀释成所需浓度 ① 擦拭法：手术部位及注射部位皮肤和伤口创面消毒，用有效含量≥2 g/L 氯己定-乙醇（70%）溶液局部擦拭 2~3 遍。外科手消毒用有效含量≥2 g/L 氯己定-乙醇（70%）溶液 ② 冲洗法：对口腔、阴道或伤口创面的消毒，用有效含量≥2 g/L 氯己定-乙醇水溶液冲洗 以上使用方法及作用时间均遵循产品使用说明	① 勿在肥皂、洗衣粉等阴离子表面活性剂前、后使用或混合使用，以免降低消毒效果 ② 有机物可降低消毒效果，使用前应先进行消毒部位的清洁，带污垢的不能使用；冲洗消毒时，若创面脓血过多，应先尽量除去并延长冲洗时间

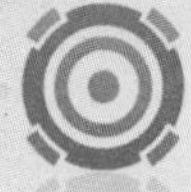

续表

名称 消毒效力	适用范围及使用方法	注意事项
季铵盐类 苯扎溴铵 (低效)	适用范围:环境、物体表面、皮肤与黏膜的消毒 使用方法:浸泡法、擦拭法 ① 环境、物体表面消毒:一般用 1 000 ~ 2 000 mg/L浸泡或擦拭消毒,作用时间 15~30 min ② 皮肤消毒:复方季铵盐消毒剂原液皮肤擦拭消毒,作用时间为 3~5 min ③ 黏膜消毒:采用 1 000 ~ 2 000 mg/L 季铵盐消毒液,作用时间遵循产品使用说明	① 使用时宜现用现配 ② 与肥皂、洗衣粉、碘、高锰酸钾等阴离子表面活性剂混用,可产生拮抗作用降低消毒效果 ③ 有机物可降低消毒效果,使用前应先进行消毒部位的清洁,带污垢的不能使用 ④ 金属器械浸泡消毒用 0.1% 苯扎溴铵(加入 0.5% 亚硝酸钠可防锈),不适用于膀胱镜、眼科器械、橡胶及铝制品的消毒

三、消毒供应中心(室)工作

消毒供应中心(central sterile supply department,CSSD)是医院内承担各科室所有重复使用诊疗器械、器具和物品清洗消毒、灭菌以及无菌物品供应的部门,是预防和减少医院感染的重要阵地,其工作质量直接影响患者的生命安全。

(一) 消毒供应中心的布局

消毒供应中心分为工作区域和辅助区域。各区域标志明显,界限清楚。

(1) 应遵循的基本原则:① 物品由污到洁,不交叉、不逆流;② 采用机械通风门使空气流向由洁到污;去污区保持相对负压,检查、包装及灭菌区保持相对正压。

(2) 工作区域:包括去污区;检查、包装及灭菌区;无菌物品存放区。① 去污区是消毒供应中心内对重复使用的诊疗器械、器具和物品,进行回收、分类、清洗、消毒(包括运送器具的清洗消毒等)的区域,为污染区域。② 检查、包装及灭菌区是消毒供应中心内对去污后的诊疗器械、器具和物品,进行检查、装配、包装及灭菌(包括敷料制作等)的区域,为清洁区域。③ 无菌物品存放区是消毒供应中心内存放、保管、发放无菌物品的区域,为清洁区域。

(3) 辅助区域:包括工作人员更衣室、值班室、办公室、休息室、卫生间等。

(二) 消毒供应中心的工作内容

1. 回收

对临床使用过的需要重复使用的诊疗器械、器具和物品分类采取封闭式回收、避免反复装卸。

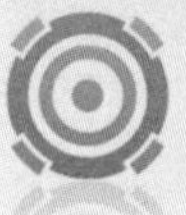

2. 清洗与消毒

清洗方法包括机械清洗和手工清洗;对清洗后的器械、器具及物品进行消毒处理。

3. 干燥、检查与保养

根据器械、器具的性质对其进行干燥处理;处理之后检查每一件器械、器具及物品是否光洁、无锈、无血渍和水垢,是否安全、功能完好、无毁损;检查之后再进行器械、器具及物品的分类保养。

4. 包装

包装包括装配、包装、封包、注明标志等。器械与敷料应分室包装,高度危险性物品包内放置化学指示物,灭菌包外设化学指示剂;用专用胶带封包;封包后注明物品名称、数量、灭菌日期、失效日期、包装者等内容。

5. 装载、灭菌及卸载

根据物品的种类、性质选择适宜、有效的灭菌方法,按照不同的灭菌器要求装载灭菌包并标志清楚;灭菌后按照要求卸载。

6. 储存与发放

将灭菌后的物品进行分类、分架存放在无菌物品存放区内,做到固定位置、注明标志、定期检查、盘点、记录,在有效期内发放。

7. 相关监测

安排专门人员负责供应中心(室)各个部门、各个环节工作质量的监测。

四、手卫生

临床诊疗、护理工作都离不开医务人员的双手,如不加强手卫生就会直接或间接地导致医院感染的发生。为了保障患者及医务人员自身的安全、提高医疗护理质量,医务人员应严格遵守手卫生的规范管理要求,认真进行手卫生。

手卫生包括医务人员洗手、卫生手消毒和外科手消毒。

技术 10-1 手卫生

【目的】

1. 洗手:清除手部皮肤污垢和大部分暂住菌,切断通过手传播感染的途径。

2. 卫生手消毒:清除致病性微生物,预防感染与交叉感染,避免污染无菌物品和清洁物品。

3. 外科手消毒:清除指甲、手部、前臂的污物和暂居菌,将常居菌减少到最低程度,抑制微生物的快速再生。

【操作程序】

1. 评估

洗手、卫生手消毒、外科手消毒的目的。

2. 计划

(1) 用物准备

1) 洗手:流动水洗手设施、清洁剂、干手用物,必要时备护手液

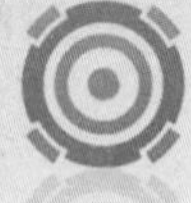

2）卫生手消毒：流动水洗手设施、清洁剂、速干手消毒剂、干手用物。

3）外科手消毒：洗手池、清洁用物、手消毒剂、干手物品、计时装置、洗手流程及说明图等。

（2）环境准备：操作环境整洁、宽敞、明亮；物品放置合理。

3. 实施

流程	内容与要点说明
▲洗手	（医务人员用肥皂或皂液、流动水洗手，去除手部皮肤污垢、碎屑和部分致病菌的过程）
（1）准备	• 衣帽整洁，修剪指甲、取下手表、饰物，卷袖过肘 • 打开水龙头，调节合适的水流和水温（水龙头最好为感应式或肘、脚踏式控制开关）
（2）湿手	• 在流动的水下，充分淋湿双手；水流不可过大，防止溅湿工作服，水温适当，太热太冷会使皮肤干燥
（3）涂洗手液	• 取可打湿双手所有表面的足量洗手液（$>$ 3 mL）均匀地抹至整个手掌、手背、手指和指缝
（4）揉搓	• 按顺序揉搓（六步）：掌心对掌心（内）→手指交错掌心对手背（外），交换进行→手指交错掌心对掌心（夹），交换进行→弯曲手指使关节在另一掌心旋转揉搓（弓），交换进行→一手握另一只手大拇指旋转揉搓（大），交换进行→手指尖并拢在另一掌心中旋转揉搓（立），交换进行→必要时揉搓手腕及腕上 10 cm，交换进行（图 10-1） • 揉搓时间不少于 15 s
（5）冲净	• 打开水龙头，在流动水下彻底冲净双手，冲洗时注意指尖向下
（6）干手	• 关闭水龙头，以擦手纸或毛巾擦干双手或在烘干机下烘干双手，若用干手毛巾一用一消毒，必要时取护手液护肤
▲卫生手消毒	（医务人员用速干手消毒剂揉搓双手，以减少手部暂居菌的过程）
（1）涂消毒液	• 取可打湿双手所有表面的足量洗手液（$>$ 3 mL）的速干手消毒剂于掌心
（2）揉搓	• 揉搓步骤同六步洗手法
（3）干手	• 揉搓时保证消毒液完全覆盖手部所有皮肤表面，直至彻底干燥
▲外科手消毒	（外科手术前医务人员用肥皂（皂液）和流动水洗手，再用手消毒剂清除或杀灭手部暂居菌和减少常居菌的过程）
（1）准备	• 摘除手部饰物（手镯、戒指、假指甲等），修剪指甲，甲缘平整
（2）洗手	• 调节水流，湿润双手，取可打湿双手所有表面的足量洗手液（$>$ 6 mL）的洗手液揉搓双手、前臂和上臂下 1/3，可使用毛刷轻轻刷洗指甲下和手部皮肤皱褶处的污垢。不应常规使用手刷刷洗双手和手臂

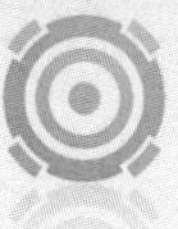

续表

流程	内容与要点说明
(3) 冲净	• 洗手后,用流动的水冲洗双手、前臂、上臂下1/3,始终保持双手位于胸前并高于肘部
(4) 干手	• 使用干手物品擦干双手、前臂、上臂下1/3
(5) 消毒	
1) 免冲洗手消毒法	• 取可打湿双手所有表面的足量洗手液(>6 mL)的免冲洗外科手消毒剂涂抹至双手每个部位、前臂及上臂下1/3,认真揉搓直至消毒剂干燥,一般揉搓时间2~6 min
2) 冲洗手消毒法	
① 涂消毒液	• 取可打湿双手所有表面的足量洗手液(>6 mL)的外科手消毒剂涂抹至双手的每个部位、前臂及上臂下1/3,认真揉搓2~6 min
② 冲净	• 然后用流水冲净双手、前臂和上臂下1/3,水应由手部流向肘部,水质要达到饮用水标准,如水质达不到要求,手术医师在戴手套前应用醇类手消毒剂再消毒双手后戴手套
③ 干手	• 手冲净后用无菌巾按序彻底擦干双手、前臂及上臂下1/3

4. 评价

(1) 严格遵循手卫生消毒原则,洗手及揉搓方法正确,没有遗漏区域。

(2) 未污染清洁的刷子、洗手液、水龙头。

【注意事项】

1. 正确选择洗手方法

当手部有血液或其他体液等肉眼可见污染时,应用清洁剂和流动水洗手;当手部没有肉眼可见污染时可用速干手消毒剂消毒双手代替洗手,揉搓方法与洗手法相同。

2. 正确掌握洗手指征

直接接触每个患者前后;从同一个患者身体污染部位移到清洁部位时;接触患者黏膜、破损皮肤或伤口前后;接触患者血液、体液、分泌物、排泄物、伤口敷料等;接触患者周围环境及物品后;穿脱隔离衣前后,脱手套后;无菌操作前、接触清洁、无菌物品之前;处理药物或配餐前。

3. 洗手和卫生手消毒不宜同时使用,避免对手的皮肤造成伤害,破坏皮肤屏障。

4. 正确掌握卫生手消毒指征

接触患者的血液、体液和分泌物以及被传染性致病微生物污染的物品后;直接为传染病患者进行检查、治疗、护理或处理传染性患者污物之后。卫生手消毒达标要求为监测细菌菌落总数≤10 cfu/m^2。

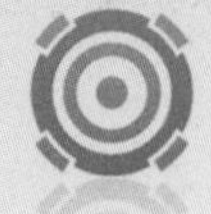

5. 外科手消毒应注意

（1）遵循原则：先洗手后消毒；不同患者手术之间、手套破损或手被污染时，应重新进行外科手消毒。

（2）方法正确：整个手消毒过程中始终保持双手位于胸前并高于肘部；涂抹消毒剂并揉搓、流水冲洗、无菌巾擦干等都应从手部开始，然后再向前臂、上臂下 1/3 进行；术后摘除外科手套后，应用肥皂清洁双手（图 10-1）。

（3）用物处理正确：用后的清洁指甲用具、揉搓用品应放到指定容器内；揉搓用品每人使用后消毒或一次性使用；清洁指甲用品每日清洁与消毒。

（4）正确掌握外科手消毒指征：外科手术前手术医生及护士的手消毒、不同患者手术之间、手套破损或被污染时的手消毒。外科手消毒监测的细菌菌落总数 ≤5 cfu/m^2。

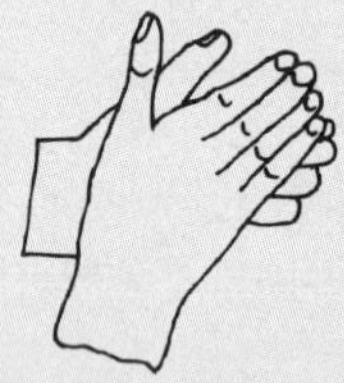

A. 掌心相对揉搓

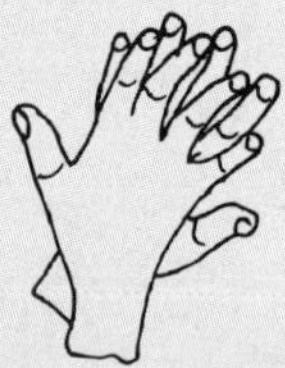

B. 掌心对手背，手指交错搓擦

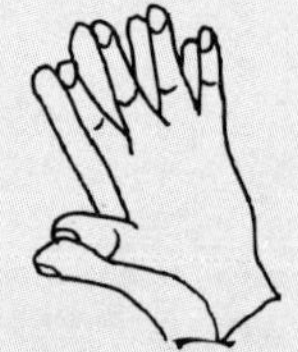

C. 掌心相对，手指交错搓擦

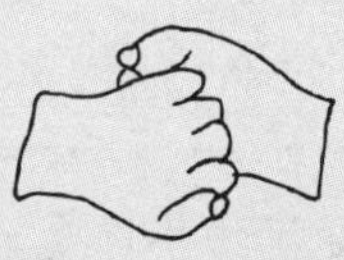

D. 双手互握搓擦指背及指尖

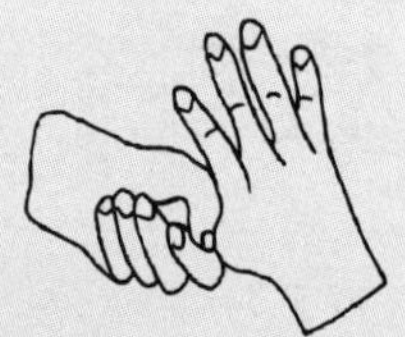

E. 拇指在掌中转动搓擦，交换进行

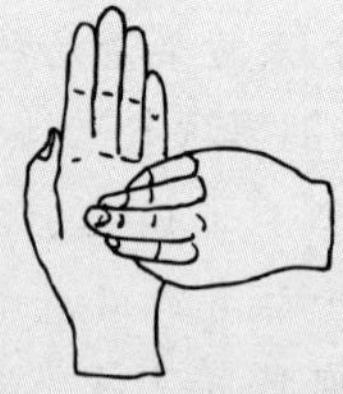

F. 指尖在掌尖搓擦，交换进行（六步）

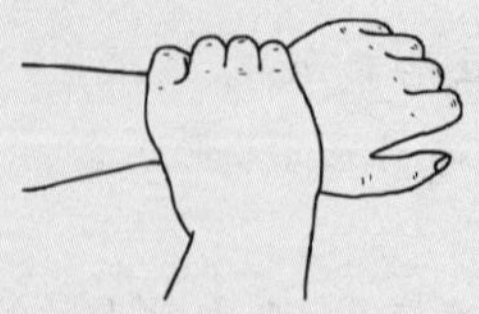

G. 搓洗手腕，交换进行（必要时）

图 10-1 揉搓洗手步骤

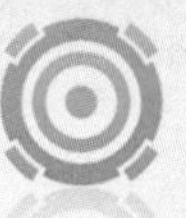

附 10-1：医院日常清洁、消毒、灭菌工作

医院是各种患者聚集的地方，也是各种病原微生物滋生的地方，因此医院的清洁、消毒、灭菌是一项非常重要的日常基础工作。

一、基本要求

1. 重复作用的诊疗器械、器具和物品，使用后应行清洁，再进行消毒与灭菌。

2. 被阮病毒、气性坏疽及突发不明原因的传染病病原体污染的诊疗器械、器具和物品，应执行《医疗机构消毒技术规范》（卫生部，2012 年版）第 11 章的相关规定。

3. 耐热、耐湿的手术器械，应首选压力蒸汽灭菌，不应采用化学消毒剂浸泡灭菌。

4. 环境与物体表面，一般情况下先清洁、再消毒；当受到患者的血液、体液等污染时，应先去除污染物，再清洁与消毒。

5. 医疗机构消毒工作中使用的消毒产品，应经卫生行政部门批准或符合相应标准技术规范，并应遵循批准使用的范围、方法和注意事项。

二、选择原则

根据《医疗机构消毒技术规范（WS/T367—2012）》文件，医院消毒灭菌方法的选择以医用物品被污染后可能导致感染的风险程度、病原微生物的种类、物品类别性质及消毒灭菌要求来决定，见表 10-4。

表 10-4　医院消毒、灭菌方法选择原则

选择依据	物品类别	清洁、消毒、灭菌要求
根据污染后导致感染的风险程度	① 高度危险性物品	灭菌
	② 中度危险性物品	中水平以上消毒
	③ 低度危险性物品	低水平消毒或清洁
根据物品上污染微生物的种类、数量	① 受到致病菌芽孢、真菌孢子、分枝杆菌和经血传播病原体（乙型肝炎病毒、丙型肝炎病毒、艾滋病病毒等）污染的物品	高水平消毒或灭菌
	② 受到致病性细菌、真菌、亲水病毒、螺旋体、支原体、衣原体等病原微生物污染的物品	中水平以上消毒
	③ 一般细菌和亲脂病毒污染的物品	中水平或低水平消毒
	④ 消毒物品上微生物污染特别严重时	加大消毒剂剂量和（或）延长消毒时间
	⑤ 被有机物保护的微生物或消毒物品上微生物污染特别严重者	加大消毒剂剂量和（或）延长消毒时间

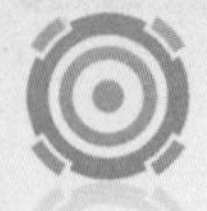

续表

选择依据	物品类别	清洁、消毒、灭菌要求
根据消毒物品的性质	① 耐热、耐湿的诊疗器械、器具和物品	首选压力蒸汽灭菌法
	② 耐高温的玻璃、油剂类、干粉类物品	干热灭菌法
	③ 不耐热、忌湿物品及贵重物品	低温灭菌方法(如:环氧乙烷灭菌、过氧化氢低温等离子体灭菌或低温甲醛蒸汽灭菌等)
	④ 金属器械	腐蚀性较小的灭菌剂浸泡消毒
	⑤ 光滑的物体表面	紫外线照射或化学消毒剂擦拭
	⑥ 多孔材料表面	浸泡或喷雾消毒法

三、日常工作内容

1. 环境消毒

从空气消毒的角度,可将医院环境分为Ⅰ类环境、Ⅱ类环境、Ⅲ类环境,各类环境的空气与物体表面细菌菌落数达标要求见表 10-5。

表 10-5 医院各类环境消毒细菌菌落总数达标要求

环境类别		空气平均菌落数(cfu/m^3)	物品表面平均菌落数(cfu/m^2)
Ⅰ类	洁净手术室	符合 GB50333 要求	≤5.0
	其他洁净场所(洁净层流病室、无菌药物制剂室)	≤4.0(30 min)	
Ⅱ类	非洁净手术室、产房、导管室、血液病病区、烧伤病区等保护性隔离病区、重症监护病区、新生儿室	≤4.0(15 min)	≤5.0
Ⅲ类	母婴同室、血液透析室、消毒供应室(检查保养和灭菌区、无菌物品存放区)、其他普通住院病区等	≤4.0(15 min)	≤10.0
Ⅳ类	普通门(急)诊及其检查、治疗室,感染性疾病门诊和住院病区	≤4.0(15 min)	≤15.0

注:物体表面包括:治疗车、床头柜、床、输液架、治疗台、仪器表面、墙面、地面等。

2. 器械物品的清洁、消毒、灭菌

(1) 疑似或确诊朊病毒、气性坏疽及突发原因不明的传染病病原体感染者,宜选用一次性诊疗器械、器具和物品;普通患者污染的器械物品,可重复使用。

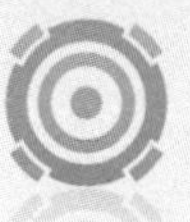

(2) 诊疗器械、器具和物品应与一次性使用物品分开放置，可重复使用的应直接置于封闭容器内，由消毒供应中心回收、清洗消毒与灭菌。

(3) 灭菌后的器械物品不得检出任何微生物，消毒器械及物品不得检出致病性微生物。

(4) 在使用中的消毒液应定期检测其浓度和菌落数，要求染菌量≤100 cfu/mL，不得检出致病性微生物。

3. 患者皮肤、黏膜的消毒

患者皮肤消毒常用2%碘酊涂擦、待干后以75%乙醇脱碘，或用0.5%的碘伏涂擦消毒；患者的黏膜通常用0.5%的碘伏涂擦消毒。

4. 被服类的清洁与消毒

医院被服类的消毒场所主要在洗衣房。每个病区应设置3个衣被收集袋，分别收放有明显污染的患者衣被、一般患者衣被以及医务人员的工作服、帽、值班被服等。感染者被服应与普通患者被服分开收集、清洗和消毒，医务人员的工作服及值班室被服应与患者的被服分开收集、清洗和消毒处理。

5. 卫生洁具的清洁与消毒

医院的卫生洁具包括患者的分泌物和排泄物的盛具（例如：痰杯、便器等）以及病区内的抹布、拖把等，均应按照污染程度及其潜在危险性，采用清洁或消毒处理。

6. 医疗废弃物及医疗污水的处置

(1) 医疗废弃物：医疗机构应及时收集本单位产生的医疗废弃物，妥善盛放、严防渗漏。医疗废弃物应盛放在专门的包装袋、容器内，并作出明显的标记。普通医用垃圾用黄色袋装，放射性垃圾用红色袋装，损伤性医疗废弃物用黄色锐器盒装，生活垃圾用黑色袋装。医疗机构应及时将医用废弃物交由医疗废弃物集中处置单位进行处置。

(2) 医疗污水：对医疗卫生工作产生的污水、传染病患者或疑似传染病患者的排泄物，医疗机构应遵照《医院消毒卫生标准》(GB 15982-2012)的相关规定严格消毒，达到国家规定的排放标准方可排至公共污水处理系统。

附10-2：常用的去污渍法

1. 陈旧血清：浸入过氧化氢溶液中，然后洗净。
2. 甲紫污渍：可用乙醇或草酸擦拭。
3. 凡士林或液状蜡油污渍：将污渍折夹在吸水纸中，用熨斗熨烫以吸污。
4. 铁锈污渍：浸入1%的草酸后用清水洗，也可用热醋酸浸泡。
5. 高锰酸钾污渍：用1%维生素C溶液洗涤或0.2%~0.5%的过氧乙酸水溶液浸泡清洗。
6. 碘酊污渍：可以用乙醇或维生素C溶液擦拭。
7. 蛋白银污渍：可用盐酸及氨水擦拭。
8. 医用胶布污渍：可使用松节油擦拭。

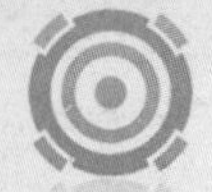

第三节 无菌技术

学习要求

- 无菌技术概念
- 无菌技术操作原则
- ★ 无菌技术基本操作方法

无菌技术是预防医院感染的一项最基础、最重要的技术。无菌技术的操作规程是根据科学的原理和原则制定而成，医务人员都必须严格遵守无菌技术原则，并熟练掌握无菌技术。

一、无菌技术基本概念

1. 无菌技术

无菌技术是指在医疗护理操作过程中，防止一切微生物侵入机体和保持无菌物品、无菌区域不被污染的技术。

2. 无菌物品

无菌物品是指经灭菌处理后未被污染的物品。

3. 无菌区

无菌区是指经过灭菌处理后未被污染的区域。

4. 非无菌物品或无菌区域

非无菌物品或非无菌区是指未经灭菌处理或虽经灭菌处理但又被污染的物品或区域。

二、无菌技术操作原则

（一）操作前的准备原则

1. 操作环境准备

（1）操作区域要清洁、宽敞并定期消毒；无菌操作前 30 min 停止清扫及铺床，减少人员走动，避免尘埃飞扬。

（2）操作台面清洁、干燥、平坦，物品摆放合理。

2. 操作者准备

无菌操作前，操作者应着装整洁，修剪指甲并洗手、戴口罩，口罩应遮住口鼻，必要时戴无菌手套、穿无菌衣。

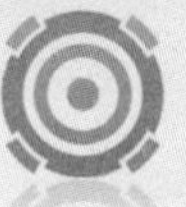

（二）操作中的无菌原则

1. 保护无菌区

（1）明确区分无菌区、非无菌区、无菌物品、非无菌物品，非无菌物品应远离无菌物品。

（2）操作者应面向无菌区，与无菌区保持适当的距离，手臂保持在腰部或治疗台面以上，操作过程中不得跨越无菌区；不可面对无菌区讲话、谈笑、咳嗽、打喷嚏。

2. 正确取用无菌物品

（1）取用无菌物品应使用无菌持物钳；未经消毒的手及物品，不可直接接触无菌物品。如有潮湿、污染或可疑污染时，均不可使用，应予更换并重新灭菌。

（2）无菌物品一经取出，不可再放回无菌容器内。

（3）一套无菌物品仅供一名患者使用，以防交叉感染。

（三）无菌物品的存放原则

1. 正确放置

无菌物品与有菌物品应分开放置，并有明确标志；无菌包外及一次性无菌物品外包装上应注明物品名称及灭菌日期，并按照失效期的先后顺序摆放和取用（按左进右出原则取放）。

2. 保持无菌

无菌物品应存放在无菌包或无菌容器内并保持无菌状态，置于高于地面 20 cm、远离天花板超过 50 cm、距离墙面 5 cm 处的物品柜或架上。

3. 定时检查有效期

定时检查无菌物品的有效期，在符合环境要求的存储条件下，无菌包的有效期一般为 7 天；纺织品材料包装的无菌物品有效期宜为 14 天；医用一次性纸袋包装的无菌物品有效期宜为 1 个月；一次性医用皱纹纸、一次性纸塑料袋、医用无纺布或硬质容器包装的无菌物品的有效期宜为 6 个月；医疗器械厂家提供的一次性使用无菌物品应遵循包装标志上的有效期来使用。

三、无菌技术基本操作法

技术 10-2 使用无菌持物钳（镊）法

【目的】

用于夹取或传递无菌物品，保持无菌物品的无菌状态。

【操作程序】

1. 评估

（1）操作项目及目的。

（2）操作环境及操作台。

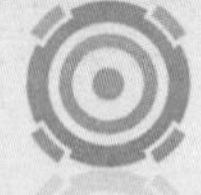

(3) 物品存放、无菌物品标签、消毒灭菌时间在有效期内。

2. 计划

(1) 用物准备：无菌持物钳(镊)、无菌浸泡罐或干罐。

无菌持物钳(镊)的种类包括：

1) 卵圆钳：钳的持物端有两个卵圆形的小环，分直头和弯头两种，用于夹取镊、剪、弯盘、敷料等无菌物品，不能夹取较大的物品。

2) 三叉钳：钳端为三叉形，呈弧形向内弯曲，用于夹取盆、罐等较重的无菌物品，不能夹取细小物品。

3) 镊子：镊子的尖端细小，用于夹取针头、注射器、棉球、缝针等小件物品。

无菌持物钳(镊)的存放分为：

1) 湿罐存放：将经压力蒸汽灭菌后的持物钳(镊)浸泡在盛有消毒液的罐内保存。罐有玻璃、搪瓷、陶瓷、不锈钢之分，均为广口；浸泡时消毒液液面要浸没持物钳轴节以上 2~3 cm 或镊子近 1/2 处(图 10-2)。一个浸泡容器只能放置一把无菌持物钳(镊)，以免使用时相互碰撞污染。

2) 干罐存放：用无菌干罐保存无菌持物钳(镊)。干罐存放法能减少污染、节约医疗费用，减少化学消毒剂对人体的毒性作用，多用于手术室、注射室等使用频繁的科室。

(2) 环境准备：光线适宜、整洁、宽敞，操作台清洁、干燥、平坦。

3. 实施

流程	内容与要点说明
(1) 准备	• 操作者洗手、戴口罩，根据操作目的准备用物
(2) 核对	• 检查并核对各类物品的名称、有效期、灭菌标志，确保在灭菌有效期内使用
(3) 取钳	• 打开浸泡容器盖 • 持无菌持物钳上 1/3 处(无菌面以上，见图 10-2)，将钳移至容器中央使钳端闭合，垂直取出(图 10-3) • 钳端不可触及容器口边缘及液面以上的容器内壁，以免污染
(4) 用钳	• 使用时保持钳端向下 • 不可倒转向上，以免消毒液倒流而污染钳端(干罐除外)
(5) 还原	• 闭合钳端，垂直放回浸泡容器内，避免触及容器口周围 • 打开钳端、盖上容器盖，以便充分浸泡消毒

4. 评价

(1) 操作者的衣帽整洁，洗手、戴口罩。

(2) 操作熟练，取放无菌持物钳(镊)时未被污染。

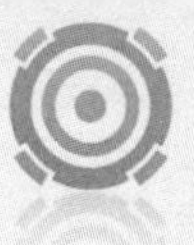

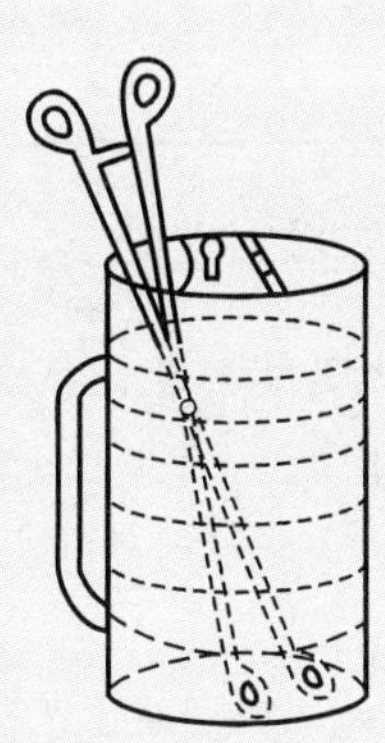

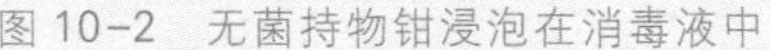

图 10-2 无菌持物钳浸泡在消毒液中

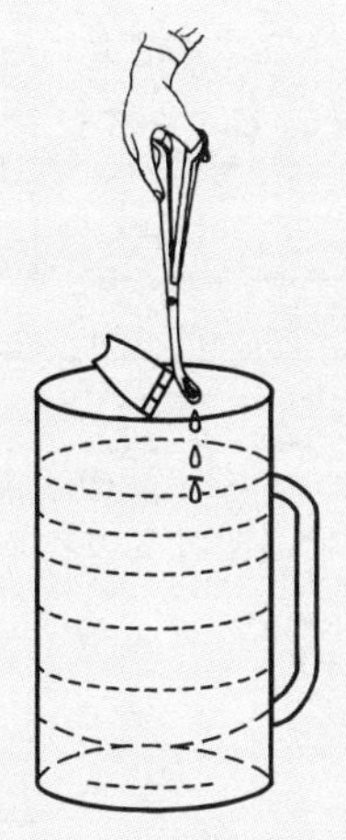

图 10-3 取放无菌持物钳

【注意事项】

1. 无菌持物钳(镊)使用

无菌持物钳(镊)只能夹取无菌物品,不可夹取油纱布(因油迹可形成保护层,影响消毒液渗透而降低消毒效果)、换药或消毒皮肤。

2. 远处取物

到远处夹取无菌物品,应将无菌持物钳(镊)同容器一起搬移,就地使用,防止无菌持物钳(镊)在空气中暴露过久而污染。

3. 定期消毒

持物钳(镊)及浸泡容器应定期消毒。浸泡保存时,一般病房每周消毒灭菌 2 次,换药室或使用频繁的科室,应每日消毒灭菌。干燥保存可持续使用 4 h。

技术 10-3 使用无菌包法

【目的】

使包内无菌物品在规定的时间内保持无菌状态。

【操作程序】

1. 评估

(1) 操作项目及目的。

(2) 操作环境及操作台。

(3) 物品存放、无菌物品标签、消毒灭菌时间在有效期内。

2. 计划

(1) 用物准备

1) 非无菌物品:包布、治疗巾、化学指示胶带、化学指示卡和签字笔。

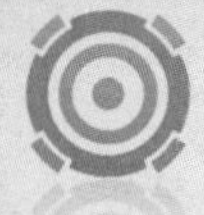

2）无菌物品：无菌包、无菌持物钳(镊)。

(2) 环境准备：光线适宜、整洁、宽敞，操作台清洁、干燥、平坦。

3. 实施

流程	内容与要点说明
▲ 治疗巾叠法	
横折法	• 将治疗巾横折后再纵折，成为4折，再重复1次(图10-4)
纵折法	• 将治疗巾纵折2次，成为4折，再横折2次，开口边向外(图10-5)
▲ 包扎法	• 包布选用质厚、致密、未脱脂的棉布制成的双层包布
(1) 检查	• 检查并备齐物品
(2) 放物	• 将物品放在包布中央，如玻璃物品先用棉垫包裹
(3) 包扎	• 将包布内角盖住物品，然后折盖左右两角(角尖端向外翻折)，最后一角折盖后，用化学指示胶带粘贴封包(图10-6)
(4) 标志	• 贴上注明物品名称及灭菌日期的标签 • 送灭菌处理
▲ 开包法	
(1) 准备	• 操作者洗手、戴口罩
(2) 核对	• 取出无菌包，核对无菌包名称、灭菌日期、化学指示胶带、有无潮湿、松散 • 如灭菌不符合要求或已过期，则须重新灭菌 • 核对无菌持物钳，确保在有效期内
(3) 开包	• 将无菌包置于清洁、干燥、平坦的操作台面上
台面开包法	• 用拇指和食指揭开包布外角，再揭开左右两角，最后揭开内角(手只能接触包布外面)
手上开包法	• 将小包内物品全部取出：经核对无误后，可将包放在手上打开，另一手将包布四角抓住，使无菌面朝向无菌区域稳妥地将包内物品放入无菌区域内(图10-7) (以下用于台面开包法)
(4) 取物	• 用无菌钳夹取所需物品，置于事先备妥的无菌区域内
(5) 还原	• 将剩余无菌物品，依原折痕包盖
(6) 记录	• 注明开包日期及时间(有效期24 h)

注：一次性无菌物品取用法：先核对一次性无菌物品的名称、灭菌有效期，检查其包装，确定密封后，方可打开。

① 一次性无菌注射器或输液管：在封包特制标记处撕开或剪开，暴露物品后，可用手取出。

② 一次性敷料或导管：用两拇指和食指揭开封包上下两面层(或消毒封边口后，用无菌剪刀剪开)暴露物品后，用无菌持物钳夹取。也可根据各物品说明要求开启。

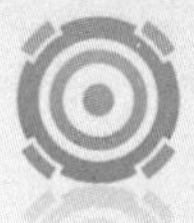

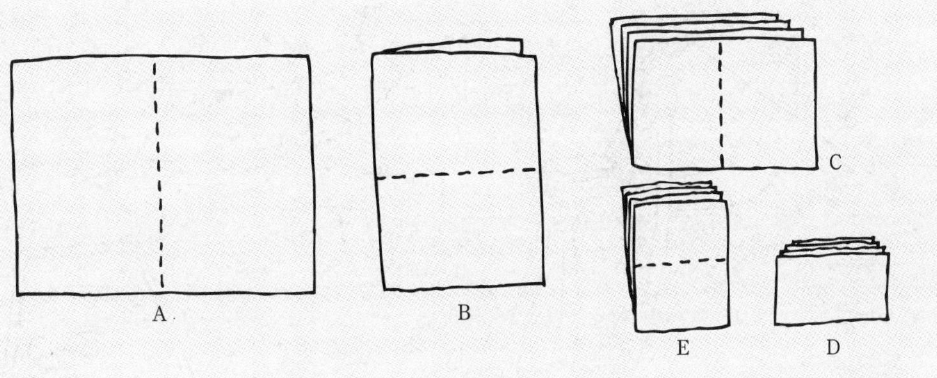

图 10-4　治疗巾横折法

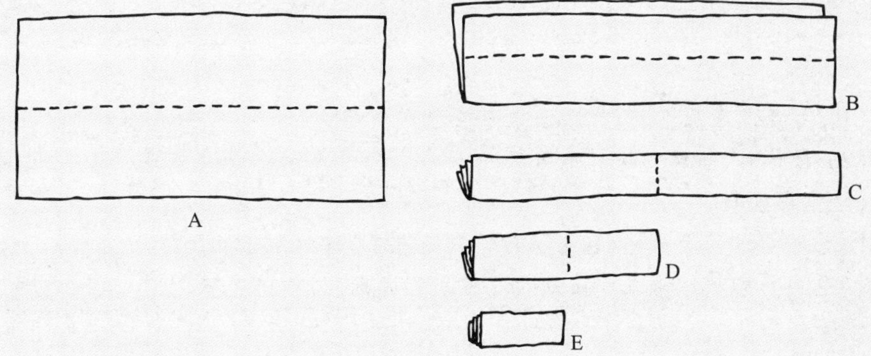

图 10-5　治疗巾纵折法

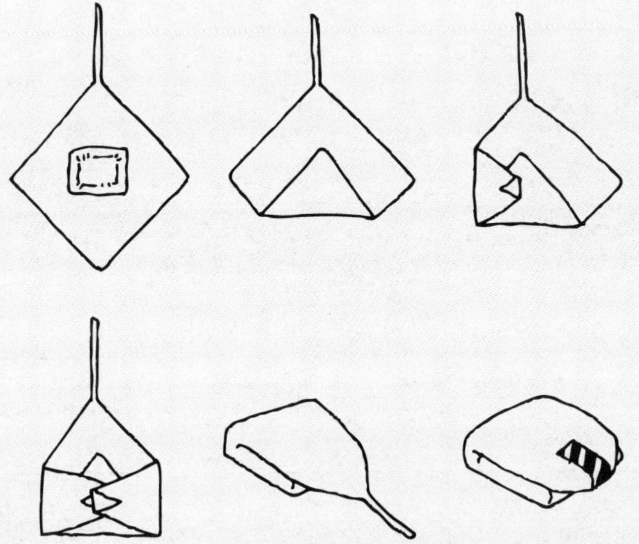

图 10-6　无菌包包扎法

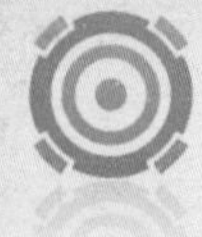

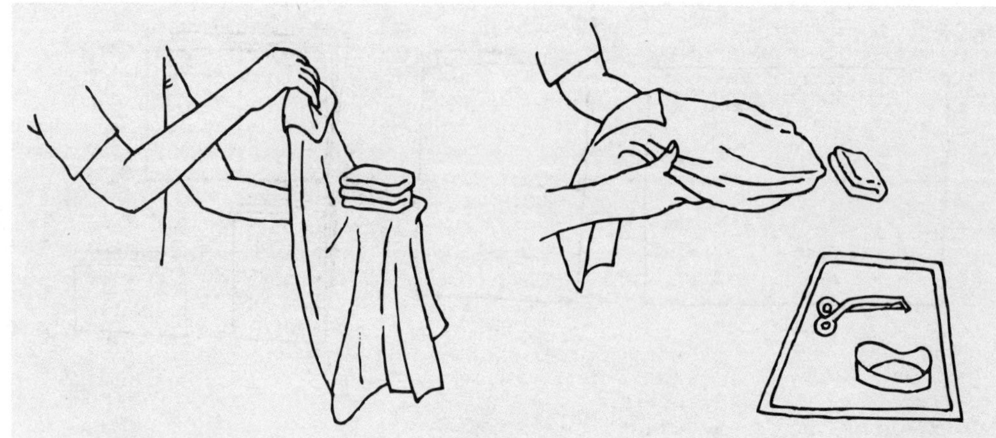

图 10-7　小包装无菌物品投放

视频
小包装无菌物品投放-开无菌治疗巾包

4. 评价

(1) 打开或还原无菌包时,手未触及包布内面。

(2) 操作时,手臂未跨越无菌区。

【注意事项】

1. 已开启过的无菌包,在未被污染的情况下,有效期 24 h。

2. 包内物品被污染或无菌包被浸湿或已过期,须重新灭菌。

视频
小包装无菌物品投放-开无菌治疗碗包

技术 10-4 铺无菌盘法

【目的】

利用无菌巾,形成无菌区域,放置无菌物品,以供治疗、护理用。

【操作程序】

1. 评估

(1) 操作项目及目的。

(2) 操作环境及操作台。

(3) 物品存放、无菌物品标签、消毒灭菌时间在有效期内。

2. 计划

(1) 用物准备:无菌包(内置无菌治疗巾)、无菌持物钳、治疗盘、签字笔和弯盘。

(2) 环境准备:光线适宜、整洁、宽敞,操作台清洁、干燥、平坦。

3. 实施

流程	内容与要点说明
(1) 准备	• 操作者洗手、戴口罩
(2) 开包	• 按无菌包的使用方法打开无菌包

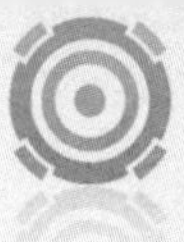

续表

流程	内容与要点说明
(3) 取巾	• 用无菌持物钳从包内夹取出 1 块治疗巾,放于治疗盘内 • 将剩余无菌物品按原折痕包盖,并注明开包日期时间
(4) 铺巾	
① 单层底铺巾法	• 双手捏住无菌巾上层两角的外面,双折铺于治疗盘上,上面一层向远端呈扇形折叠,开口边向外(图 10-8),治疗巾内面形成无菌区
② 双层底铺巾法	• 双手捏住无菌巾上层两角的外面,从远到近折成双层底,上层扇形折叠,开口边向外(图 10-9)
(5) 覆盖	• 放入无菌物品后,将上层盖上,上下层边缘对齐,将开口处向上翻折两次,两侧边缘分别向下(或向上)翻折一次
(6) 记录	• 注明铺盘时间(有效期不超过 4 h),并签名

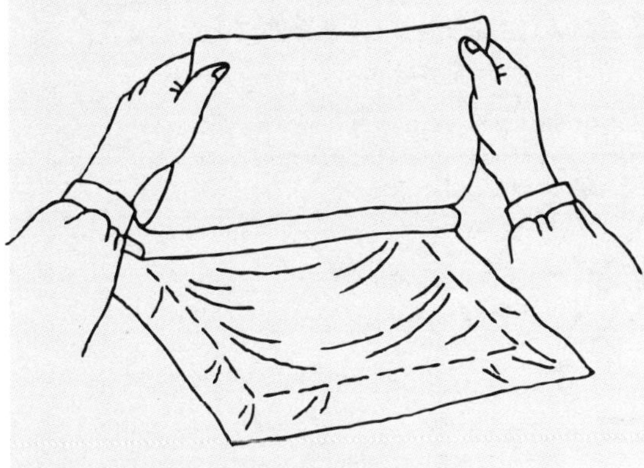

图 10-8 单层底铺巾法

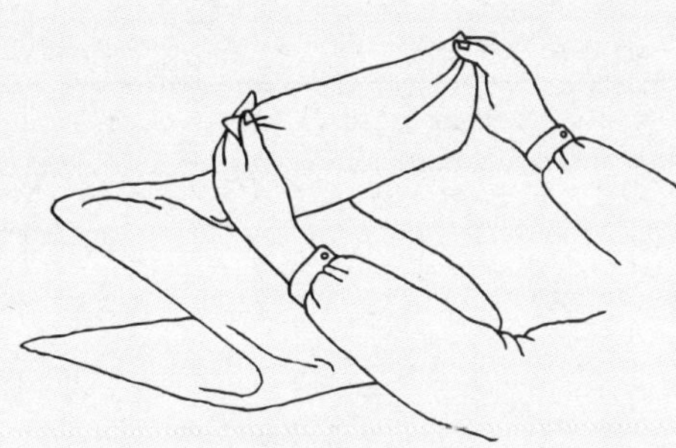

图 10-9 双层底铺巾法

视频

单层底铺巾法

4. 评价

无菌物品及无菌区域未被污染。

【注意事项】

1. 铺无菌盘区域必须清洁干燥。
2. 无菌盘应注明铺盘时间,有效时限不超过 4 h。

技术 10-5 使用无菌容器法

【目的】

保持无菌物品的无菌状态。

【操作程序】

1. 评估

(1) 操作项目及目的。

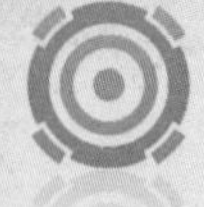

（2）操作环境及操作台。

（3）物品存放、无菌物品标签、消毒灭菌时间在有效期内。

2. 计划

（1）用物准备：无菌有盖容器、无菌治疗碗。

（2）环境准备：光线适宜、整洁、宽敞；操作台清洁、干燥、平坦。

3. 实施

流程	内容与要点说明
（1）准备	• 操作者衣帽穿戴整齐、洗手、戴口罩 • 检查无菌容器标签、灭菌日期
（2）开盖	• 打开无菌容器盖，内面向上置于稳妥处或拿在手中（图 10-10） • 盖子不能在无菌容器上方翻转，以防灰尘落于容器内造成污染
（3）取物	• 拿盖时，手勿触及盖的边缘及内面，防止污染盖内面 • 用无菌持物钳从无菌容器内垂直夹取无菌物品
（4）关盖	• 取物后，立即将容器盖翻转，使内面向下，移至容器口上小心盖严 • 第一次使用，应注明开启日期、时间并签名，24 h 内有效
（5）持无菌容器	• 手托住容器底部，手指不可触及容器边缘及内面（图 10-11）

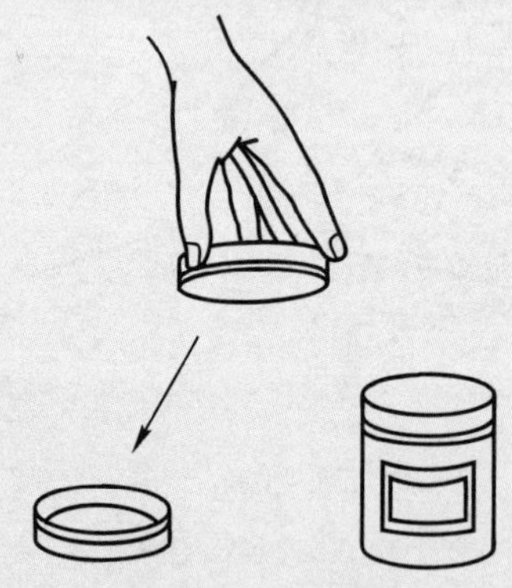

图 10-10　打开无菌容器法

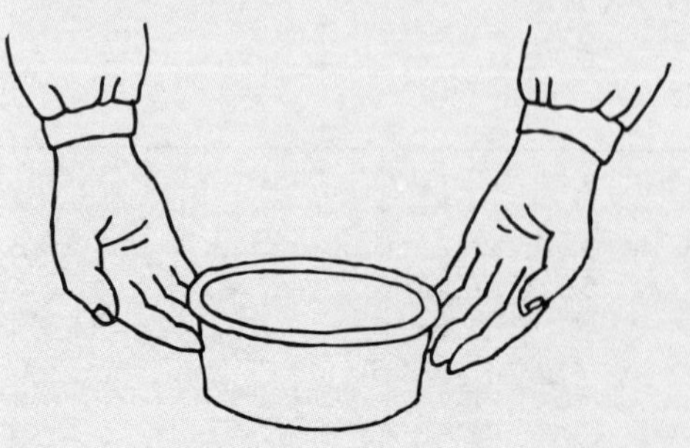

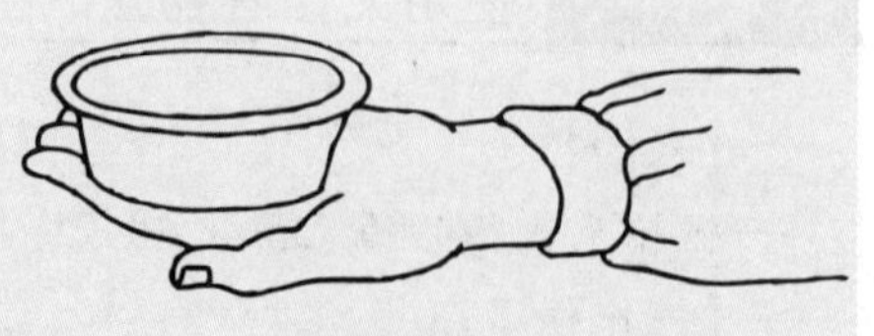

图 10-11　手持无菌容器法

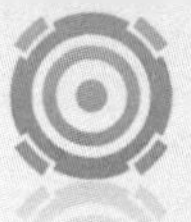

4. 评价

(1) 无菌盖内面不触及桌面或任何非无菌区域。

(2) 手指不触及容器边缘及内面。

(3) 及时盖严无菌容器。

【注意事项】

1. 不可污染无菌容器边缘及内面。

2. 从无菌容器内取出的物品,即使未用,也不可再放回无菌容器中。无菌容器一经打开,使用时间不超过 24 h。

技术 10-6 取用无菌溶液法

【目的】

取用时保持无菌溶液的无菌状态。

【操作程序】

1. 评估

(1) 操作目的及操作环境。

(2) 无菌溶液标签及溶液质量。

(3) 患者检查治疗与护理项目的需要。

2. 计划

(1) 用物准备:无菌溶液(合成胶塞密封瓶,其瓶塞边缘和瓶口边缘齐,没有向下包裹瓶颈,瓶颈部分只有铝盖直接包裹)、无菌治疗碗、弯盘、消毒用物及医用垃圾桶等。

(2) 环境准备:光线适宜、整洁、宽敞,操作台清洁、干燥、平坦。

3. 实施

流程	内容与要点说明
(1) 准备	• 操作者着装整洁,洗手、戴口罩 • 取盛有无菌溶液的密封瓶,擦净瓶外灰尘
(2) 核对	• 核对药名、剂量、浓度、有效期、瓶盖有无松动、瓶体有无裂缝 • 对光检查溶液有无沉淀、混浊、变色、絮状物,确认质量后方可使用
(3) 开瓶	• 用启瓶器在标签侧开启铝盖,消毒瓶口、瓶塞,待干后打开瓶塞,手不可触及瓶口及瓶塞内面,防止污染
(4) 倒溶液	• 手持溶液瓶,瓶签朝向手心,倒出少量溶液旋转冲洗瓶口(图 10-12A),再由原处倒出溶液至无菌容器中。倒溶液时,勿使瓶口接触容器口周围,勿使溶液溅出(图 10-12B)
(5) 处理	• 盖上瓶塞,放置于可回收玻璃类医用垃圾桶内 • 整理用物

注:取烧瓶内无菌溶液,先解开系带,手拿瓶口纱布外面,不可触及纱布内面及瓶口,取出瓶塞,倾倒溶液的方法同密封瓶。

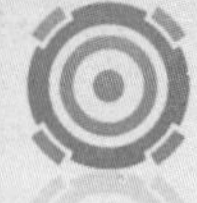

4. 评价

(1) 瓶签未浸湿,瓶口未污染。

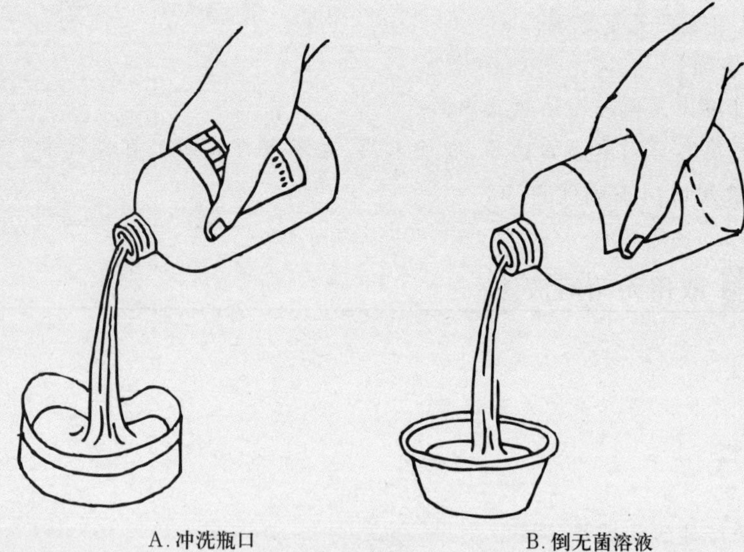

图 10-12 取无菌溶液法

(2) 无菌溶液未污染。

【注意事项】

1. 已倒出的无菌溶液不可再倒回瓶内。
2. 任何物品都不能伸入无菌溶液瓶内蘸取溶液或接触瓶口倾倒溶液。

技术 10-7 戴脱无菌手套法

【目的】

在某些医疗护理操作时确保无菌效果,保护患者免受感染。

【操作程序】

1. 评估

(1) 操作目的及操作环境。

(2) 无菌手套号码及有效期。

2. 计划

(1) 用物准备:无菌手套、弯盘及医用垃圾桶等。

(2) 环境准备:光线适宜、整洁、宽敞,操作台清洁、干燥、平坦。

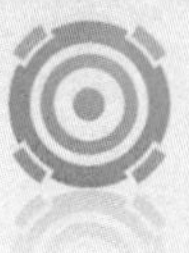

3. 实施

流程	内容与要点说明
(1) 准备	• 操作者衣帽整齐,修剪指甲,洗手,戴口罩
(2) 核对	• 选择与自己手尺码合适的无菌手套,核对手套包上的灭菌日期
(3) 戴手套	• 打开手套袋包布
分次提取	• 一手掀起手套袋开口处,另一手持手套反折部外面取出;先将一手对准五指伸入手套内,再用已戴好的手指插入另一只手套的反折部内面(手套外面),同法戴好(图 10-13)
一次提取	• 两手同时掀起手套袋开口处,分别捏住两只手套的反折部分,取出手套;将两手套五指对准,先戴一只手,再以戴好手套的手指插入另一只手套的反折内面,同法戴好
(4) 调整	• 双手对合交叉调整手套位置,手套外面的滑石粉需用无菌盐水冲净。戴好手套的手始终保持在腰部以上水平,视线范围内
(5) 脱手套	• 操作完毕,用戴手套的手捏住另一手套的套口外面翻转脱下,已脱下手套的手指插入另一手套口内,将其翻转脱下(图 10-14),放入弯盘内(如为一次性手套放入医用垃圾桶内)
(6) 整理	• 将手套浸泡在消毒液中,洗手

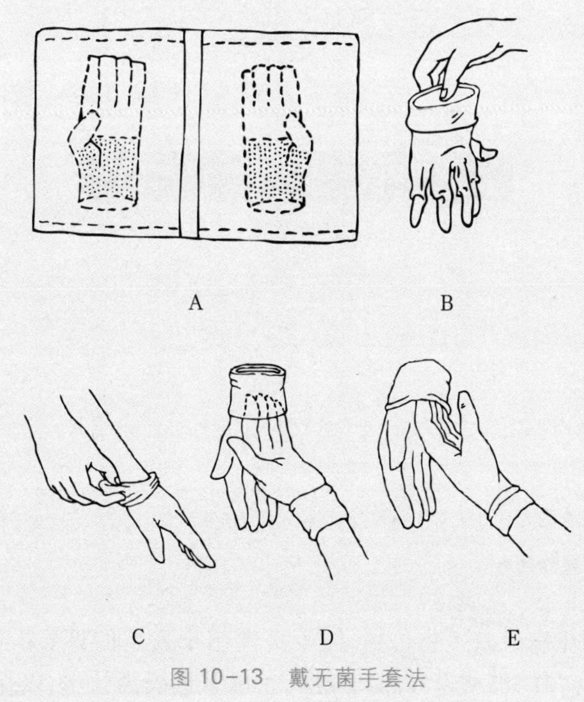

图 10-13 戴无菌手套法

视频

戴无菌手套法

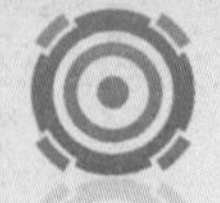

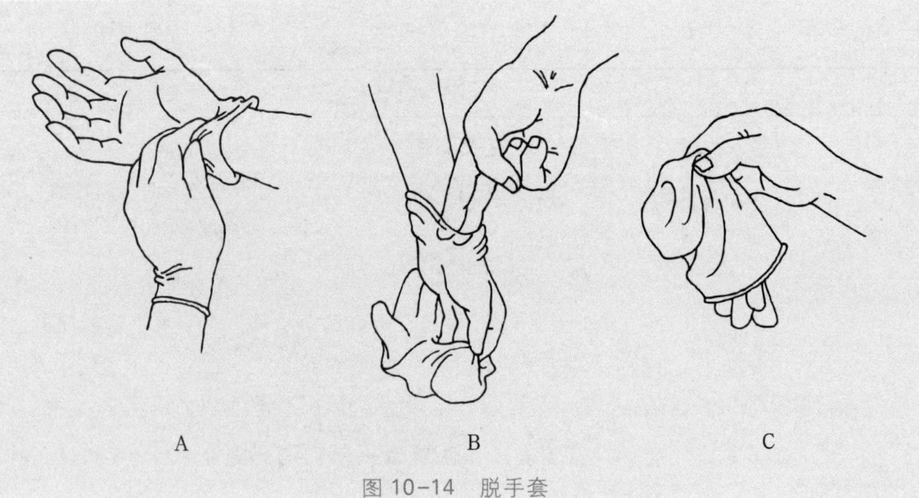

图 10-14 脱手套

4. 评价

(1) 戴、脱手套时未强行拉扯手套。

(2) 无菌手套无污染。

【注意事项】

1. 未戴手套的手不可触及手套的外面，已戴手套的手不可触及未戴手套的手或另一手套的内面。

2. 发现手套有破洞，立即更换。

3. 脱手套时，应翻转脱下，不可强拉。

第四节 隔离技术

学习要求

- 隔离的概念
- 隔离区域的划分
- 隔离的原则
- 隔离的种类及措施
- 隔离技术基本操作法

隔离技术是避免病原微生物传播，减少医院感染发生的重要措施之一，医务人员必须高度重视隔离工作，严格遵守隔离原则，正确掌握隔离技术，以保障患者和医务人员自身的安全。2009 年 12 月 1 日前实施的《医院隔离技术规范》是目前我国医院执行

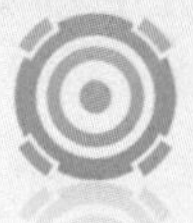

隔离技术的工作指南。

一、基本术语和定义

（一）隔离

隔离是指采用各种方法、技术，防止病原体从患者及携带者传播给他人的措施。

（二）标准预防

标准预防是基于患者的血液、体液、分泌物（不包括汗液）、非完整皮肤和黏膜均可能含有感染性因子的原则，针对医院所有患者和医务人员采取的一组预防感染的措施。包括手卫生、根据预期可能的暴露选用个人防护用品、安全注射，以及穿戴合适的防护用品处理患者环境中被污染的物品与医疗器械。

（三）隔离区域划分

1. 清洁区

清洁区是指进行呼吸道传染病诊治的病区中不易受到患者血液、体液和病原微生物等物质污染及传染病患者不应进入的区域。包括医务人员的值班室、卫生间、男女更衣室、浴室、储物间、配餐间等。

2. 潜在污染区

潜在污染区也称半污染区，指进行呼吸道传染病诊治的病区中位于清洁区与污染区之间，有可能被患者血液、体液和病原微生物等物质污染的区域。包括：医务人员的办公室、治疗室、护士站、患者用后的物品、医疗器械等的处理室、病区的走廊等。

3. 污染区

污染区是指进行呼吸道传染病诊治的病区中传染病患者和疑似传染病患者接受诊疗的区域和被其血液、体液、分泌物、排泄物污染物品暂存和处理的场所。包括：病室、处置室、污物间以及患者入院、出院处理室等。

4. 两通道

两通道是指进行呼吸道传染病诊治的病区中的医务人员通道和患者通道。医务人员通道、出入口设在清洁区一端，患者通道、出入口设在污染区一端。

5. 缓冲间

缓冲间是指进行呼吸道传染病诊治的病区中清洁区与潜在污染区之间、潜在污染区与污染区之间设立的两侧均有门的小室，为医务人员的准备间。

6. 负压病区（房）

负压病区是指通过特殊通风装置，使特殊病区（病房）的空气由清洁区向污染区流动，使病区（病房）内的压力低于室外压力。负压病区（病房）排出的空气需经过处理，以确保对环境无害。

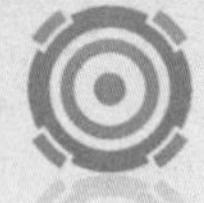

(四) 医院建筑区域划分

通常根据患者获得感染危险性的程度，将医院分为以下4个区域。

1. 低度危险区域

低度危险区域包括：行政管理区、教学区、图书馆、生活服务区等。

2. 中等危险区域

中等危险区域包括：普通门诊、普通病房等。

3. 高危险区域

高危险区域包括：感染性疾病科（门诊、病房）等。

4. 极高危区域

极高危区域包括：手术室、重症监护病房、器官移植病房等。

(五) 个人防护用品

个人防护用品是指用于保护医务人员避免接触感染性因子的各种屏障用品。包括：口罩、手套、护目镜、防护面罩、防水围裙、隔离衣、防护服等。

1. 纱布口罩

纱布口罩是用于保护呼吸道免受有害粉尘、气溶胶、微生物及灰尘伤害的个人防护用品。

2. 外科口罩

外科口罩是医护人员在有创操作过程中用于阻止血液、体液和飞溅物传播所佩戴的口罩。

3. 医用防护口罩

医用防护口罩是用于阻止经空气传播的直径≤5 μm感染因子或近距离（<1 m）接触经飞沫传播的疾病而发生感染的防护口罩。医用防护口罩的使用包括密合性测试、培训、型号的选择、医学处理和维护。

4. 护目镜

护目镜是用于防止患者的血液、体液等具有感染性的物质溅入人体眼部的用品。

5. 防护面罩（防护面屏）

防护面罩（防护面屏）是用于防止患者的血液、体液等具有感染性物质溅到人体面部的用品。

6. 手套

手套是防止病原体通过医务人员的手传播疾病和污染环境的用品。

7. 隔离衣

隔离衣是用于保护医务人员避免受到血液、体液和其他感染性物质的污染，或用于保护患者避免感染的个人防护用品。通常根据与患者接触的方式、接触感染性物质的情况以及隔离衣阻隔血液和体液的可能性，来决定是否需要穿隔离衣和选择其型号。

8. 防护服

防护服用于临床医务人员在接触甲类或按甲类传染病管理的传染病患者时所穿

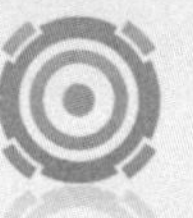

的一次性个人防护用品。防护服应具有良好的防水、抗静电、过滤效率和无皮肤刺激性，穿脱方便，结合部严密，袖口、脚踝口应为弹性收口。

二、隔离原则

（一）实施隔离应遵循“标准预防”和“基于疾病传播途径的预防”原则

隔离的目的是要严格控制感染源、阻断感染传播途径、保护易感人群，以切断感染链，降低外源性感染的发生和暴发。当一种疾病可能有多种传播途径时，应在标准预防的基础上，采取相应的基于传播途径的隔离和预防措施。

（二）医院建筑布局应符合隔离要求

医院建筑设计和服务流程应满足医院感染控制的要求，区域划分明确，标志清楚，能防止病原微生物扩散和污染环境。

（三）隔离标志明确，卫生设施齐全

1. 隔离病区设有工作人员与患者各自的出门、梯道，通风设施齐全；隔离标志清楚，入口处配有更衣、更鞋过渡区，并配有必要的卫生、消毒设备。

2. 隔离病室门外或患者床头安置有不同颜色提示卡（卡的正面为预防隔离措施，背面为适应的疾病种类）以表示不同性质的隔离。门口放置用消毒液浸湿的脚垫，门外设立隔离衣悬挂架，备隔离衣、帽子、口罩及手消毒液等。

（四）严格执行服务流程，加强三区管理

1. 患者及患者接触过的物品不得进入清洁区。

2. 患者或穿隔离衣的工作人员通过走廊时，不得接触墙壁、家具等。

3. 各类检查标本应放在指定的存放盘和架上。

4. 污染区的物品未经消毒处理，不得带到他处。

5. 工作人员进入污染区时，应按规定穿隔离衣、戴帽子口罩，必要时穿隔离鞋；穿隔离衣前将所有物品准备齐全，各种操作有计划并集中进行以减少穿脱隔离衣次数和洗手频率。

6. 离开隔离病房前，应脱下隔离衣及鞋套，并消毒双手，脱帽子、口罩。

7. 严格执行探视陪伴制度，探视陪伴人员进入隔离区域应根据隔离种类采取相应的隔离措施，接触患者或污染物品后均必须消毒双手。

（五）隔离病室环境定期消毒，物品规范处置

1. 隔离病室每日进行空气消毒和物品表面消毒，应采用Ⅳ类环境的消毒法，根据隔离类型确定每日消毒频次。

2. 患者接触过的物品或落地物品应视为污染，消毒后方可给他人使用；患者的衣

物等消毒后才能交予其家人。

3. 患者的生活用品个人专用，每周消毒；衣物、床单等消毒后清洗；床垫被褥定期消毒；排泄物、呕吐物等消毒处理后方可排放。

4. 需送出病区外的物品分类放置于黄色污物袋内，袋外要有明显标记。

（六）加强患者心理护理，实施隔离知识教育

被隔离的患者容易产生孤独、恐惧、自卑等心理反应，应注意密切观察患者的心理状况，加强沟通与关怀，尽量满足其隔离期间合理的需求。同时，为避免医院感染，应加强对医护人员自身、患者及其家属三方面的隔离知识教育。

（七）掌握解除隔离标准，实施终末消毒处理

1. 传染性分泌物需三次培养结果均为阴性或已度过隔离期，医生开医嘱后方可解除隔离。

2. 对出院、转科或死亡患者及其所住病室、所用物品及医疗器械进行消毒处理。

三、隔离种类及措施

隔离预防主要在标准预防的基础上基于传染源的特点，采取以下两大类隔离措施：切断传播途径的隔离和保护性隔离。

（一）切断传播途径的隔离

目前确认的感染性病原微生物的传播途径主要有三种：接触传播、空气传播和飞沫传播。不同传播途径疾病的隔离与预防应遵循以下原则：① 在标准预防的基础上，医院应根据疾病的传播途径，结合本院的实际情况，制定相应的隔离与预防措施；② 一种疾病可能有多重传播途径时，应在标准预防的基础上，采取相应传播途径的隔离与预防；③ 隔离病室应有隔离标志，并限制人员的出入，黄色为空气传播的隔离，粉色为飞沫传播的隔离，蓝色为接触传播的隔离；④ 传染病患者或可疑传染病患者应安置在单人隔离房间；⑤ 受条件限制的医院，同种病原体感染的患者可安置于一室；⑥ 建筑布局符合相应的规定。

1. 接触传播的隔离与预防

经接触传播疾病如肠道感染、多重耐药菌感染、皮肤感染的患者，在标准预防的基础上，还应采用接触传播的隔离与预防。

（1）患者的隔离：① 应限制患者的活动范围；② 应减少转运，如需要转运时，应采取有效措施，减少对其他患者、医务人员和环境表面的污染。

（2）医务人员的防护：① 接触隔离患者的血液、体液、分泌物、排泄物等物质时，应戴手套；离开隔离病室前，接触污染物品后应摘除手套，洗手和/或手消毒；手上有伤口时应戴双层手套。② 进入隔离病室，从事可能污染工作服的操作时，应穿隔离衣；离开病室前，脱下隔离衣，按要求悬挂，每天更换清洗与消毒；或使用一次性隔离衣，用后按

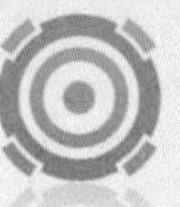

医疗废物管理要求进行处置。接触甲类传染病应按要求穿脱防护服，离开病室前，脱去防护服，防护服按医疗废物管理要求进行处置。

2. 空气传播的隔离与预防

接触经空气传播的疾病，如肺结核、水痘等，在标准预防的基础上，还应采用空气传播的隔离与预防。

（1）患者的隔离：① 无条件收治时，应尽快转送至有条件收治呼吸道传染病的医疗机构进行收治，并注意转运过程中医务人员的防护。② 当患者病情允许时，应戴外科口罩，定期更换，并限制其活动范围。③ 应严格空气消毒，有条件时尽量使用负压病室。

（2）医务人员的防护：① 应严格按照区域流程，在不同的区域，穿戴不同的防护用品，离开时按要求摘脱，并正确处理使用后物品。② 进入确诊或可疑传染病患者房间时，应戴帽子、医用防护口罩；进行可能产生喷溅的诊疗操作时，应戴护目镜或防护面罩，穿防护服，当接触患者及其血液、体液、分泌物、排泄物等物质时应戴手套。③ 按要求使用防护用品。

3. 飞沫传播的隔离与预防

接触经飞沫传播的疾病，如百日咳、白喉、流行性感冒、病毒性腮腺炎、流行性脑脊髓膜炎等，在标准预防的基础上，还应采用飞沫传播的隔离预防。

（1）患者的隔离：① 遵循切断传播途径的隔离原则要求对患者进行隔离与预防。② 应减少转运，当需要转运时，医务人员应注意防护。③ 患者病情容许时，应戴外科口罩，并定期更换。应限制患者的活动范围。④ 患者之间、患者与探视者之间相隔距离在 1 m 以上，探视者应戴外科口罩。⑤ 加强通风，或进行空气的消毒。

（2）医务人员的防护：① 应严格按照区域流程，在不同的区域，穿戴不同的防护用品，离开时按要求摘脱，并正确处理使用后物品。② 与患者近距离（1 米以内）接触，应戴帽子、医用防护口罩；进行可能产生喷溅的诊疗操作时，应戴护目镜或防护面罩，穿防护服；当接触患者及其血液、体液、分泌物、排泄物等物质时应戴手套。③ 按要求使用防护用品。

（二）保护性隔离

保护性隔离又称反向隔离，是以保护易感人群而制订预防措施的隔离方式，适用于抵抗力低下或极易感染的患者，例如：器官移植及免疫缺陷、白血病、严重烧伤等患者。

1. 设专用隔离室

患者单间隔离，室外挂明显隔离标志。病室内空气保持正压通风，定时换气，室内所有物品严格消毒。

2. 进出隔离室要求

凡进入病室内人员应穿戴灭菌后隔离衣、帽子、口罩、手套及拖鞋；未经消毒处理的物品不可带入隔离区域；严格洗手。

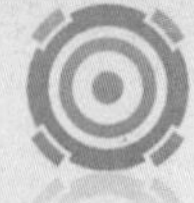

3. 探视要求

凡患呼吸道疾病者或咽部带菌者，包括工作人员均应避免接触患者。原则上不予探视，确需探视者在进入时，应采取相应的隔离措施。

四、隔离技术基本操作法

（一）口罩、帽子的使用

技术 10-8 口罩、帽子的使用

【目的】

保护操作人员和患者，防止感染和交叉感染。

【操作程序】

1. 评估

操作环境、口罩和帽子是否符合要求。

2. 计划

（1）用物准备：根据操作需要，选择合适的口罩和帽子。

（2）环境准备：清洁、宽敞、明亮、定期消毒，备有穿衣镜。

3. 实施

流程	内容与要点说明
（1）准备	• 操作者准备：着装整齐、修剪指甲
（2）洗手	• 按揉搓洗手步骤严格洗手，并干燥
（3）戴帽子	• 根据用途及佩戴者的需要，选择大小合适的帽子，帽子要求干燥、无破损、无污渍，要遮住全部头发，戴妥
（4）戴口罩	• 根据用途和佩戴者脸型的大小，选择合适的口罩，口罩要求干燥、无破损、无污渍
戴纱布口罩	• 将口罩罩住鼻、口及下巴，口罩下方带系于颈后，上方带系于头顶中部
戴外科口罩	• 将口罩罩住鼻、口及下巴，口罩下方带系于颈后，上方带系于头顶中部，如果系带是耳套式，分别将系带系于左右耳后 • 将双手指尖放在鼻夹上，从中间位置开始，用手指向内按压，并逐步向两侧移动，根据鼻梁形状塑造鼻夹，不应一只手按压鼻夹，然后调整系带的松紧度 • 检查闭合性，确保不漏气 （图 10-15）
戴医用防护口罩	• 一只手托住口罩，有鼻夹的一面背向外 • 将口罩罩住鼻、口及下巴，鼻夹部位向上紧贴面部

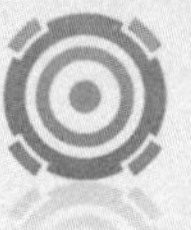

续表

流程	内容与要点说明
戴医用防护口罩	• 用另一只手将下方系带拉过头顶，放在颈后双耳下，将上方系带拉过头顶中部 • 将双手指尖放在金属鼻夹上，从中间位置开始，用手指向内按压鼻夹，并分别向两侧移动和按压，根据鼻梁的形状塑造鼻夹（不可一只手按压鼻夹），调整到不漏气为止 • 佩戴气密性检查：双手捂住口罩，呼气，若感觉有气流从鼻夹或两侧漏出，重新调整 （图 10-16）
（5）脱口罩	• 洗手后取下口罩，先解开下面的系带，再解开上面的系带，用手指捏住系带将口罩丢入垃圾医疗袋内 • 一次性口罩，脱下后放入污物袋，不要接触到口罩外面（污染面） • 纱布口罩，每日更换，清洗消毒，不要接触口罩外面（污染面）
（6）脱帽子	• 洗手后取下帽子

4. 评价

（1）戴口罩、帽子方法正确。

（2）保持口罩、帽子的清洁、干燥。

（3）取下的口罩、帽子应妥当放置与处理。

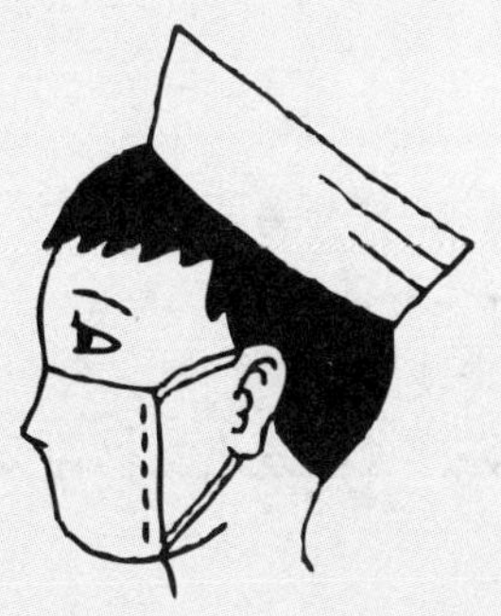

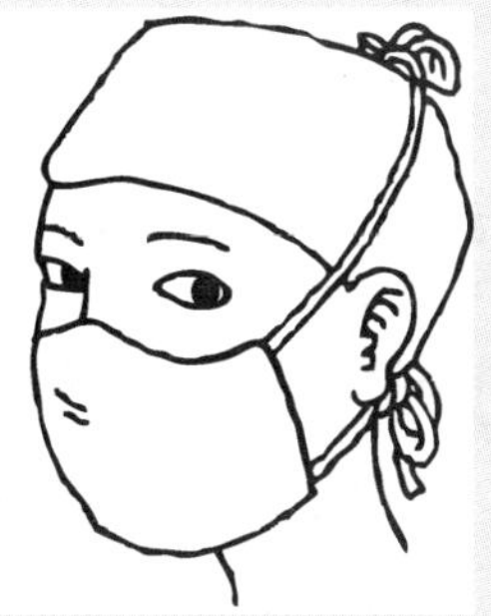

图 10-15　口罩的佩戴法

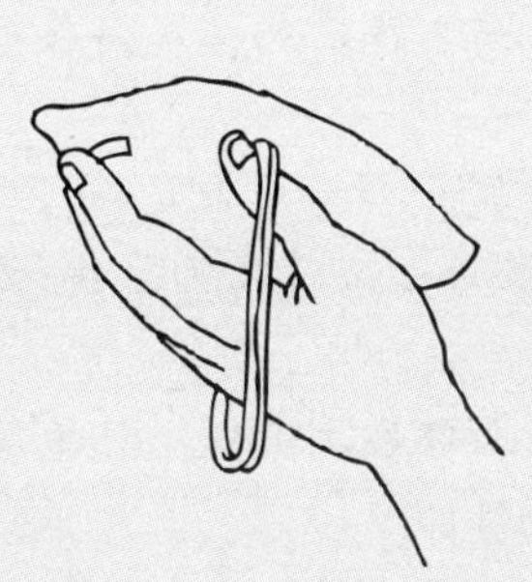

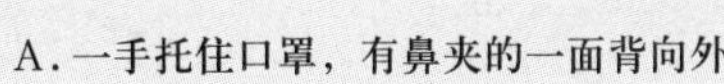

A. 一手托住口罩，有鼻夹的一面背向外

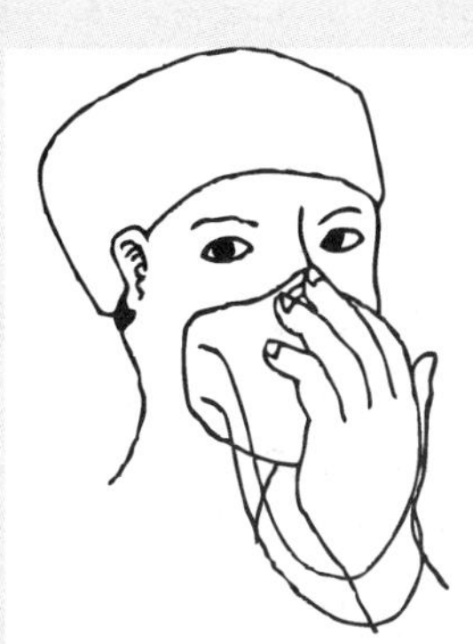

B. 口罩罩住鼻、口、下巴、鼻夹部位向上紧贴面部

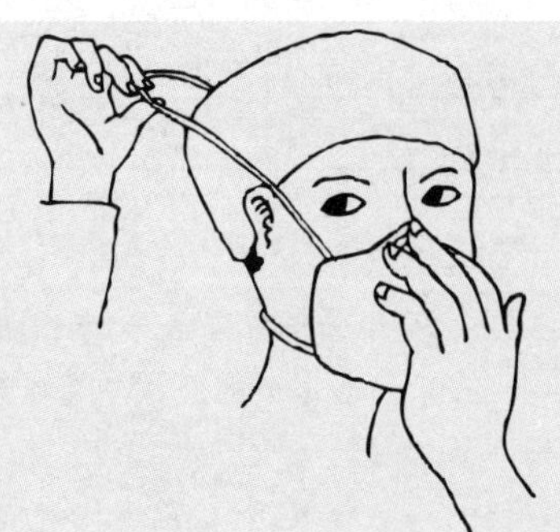
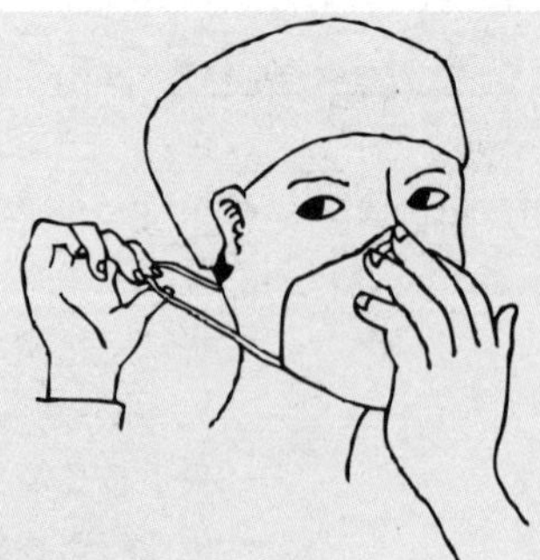

C. 将下方系带拉过头顶，放在颈后双耳下

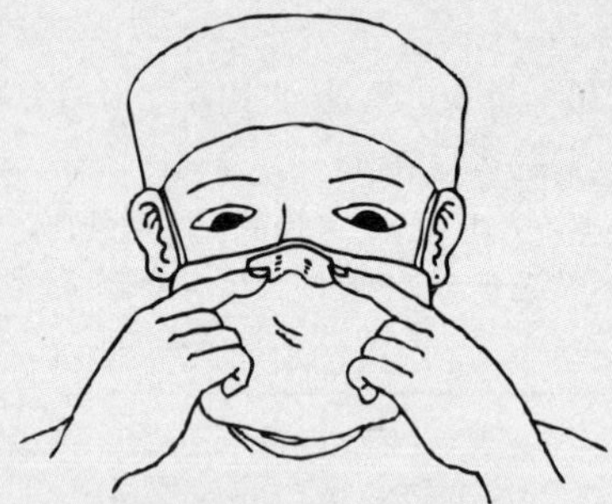
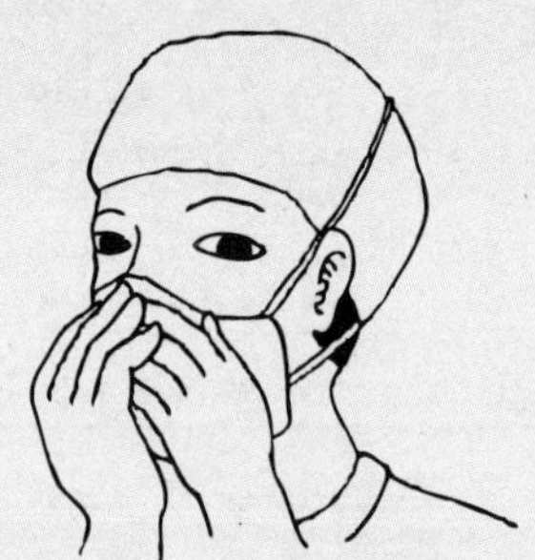

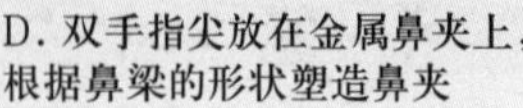

D. 双手指尖放在金属鼻夹上，根据鼻梁的形状塑造鼻夹

E. 检查密合性

图 10-16　医用防护口罩佩戴法

【注意事项】

1. 使用帽子的注意事项

(1) 进入污染区和洁净环境前、无菌操作前，均应戴帽子。

(2) 帽子大小应合适，以遮住操作者全部头发。

(3) 帽子被患者血液、体液污染后，应及时更换。

(4) 一次性帽子应一次性使用，使用后放入医疗垃圾袋集中处理；布类帽子保持清洁干燥，每次或每天更换清洁。

2. 使用口罩的注意事项

(1) 一般诊疗活动佩戴纱布口罩或外科口罩；手术室工作、护理免疫功能低下患者、进行体腔穿刺等操作时佩戴外科口罩；接触经空气传播或近距离接触经飞沫传播的呼吸道传染病患者时佩戴医用防护口罩。

(2) 保持口罩清洁、干燥；当口罩潮湿或受到患者血液、体液污染时，应及时更换。

(3) 纱布口罩应每天更换、清洁、消毒，遇到潮湿和污染时及时更换；医用外科口罩只能一次性使用。

(4) 正确佩戴口罩，不应只用一只手捏鼻夹；戴上口罩后不可用污染的手触摸口罩；使用防护口罩在进入工作区域前应检查其密合性。

(5) 脱口罩前后应洗手，一次性口罩使用后应放入医疗垃圾袋内集中处理。

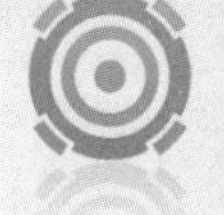

（二）避污纸的使用

技术 10-9 避污纸的使用

【目的】

用避污纸相隔拿取物品或作简单操作，以保持操作者的双手或物品不被污染，以暂时省略消毒洗手的程序。

【操作程序】

1. 评估

(1) 避污纸使用前是否被污染。

(2) 患者的病情、检查、治疗护理所需。

2. 计划

(1) 用物准备：根据操作需要，准备避污纸（即清洁纸片）。

(2) 环境准备：清洁、宽敞、明亮、定期消毒。

3. 实施

流程	内容与要点说明
(1) 准备	• 病室门口备好避污纸，使用前应保持避污纸的清洁
(2) 取纸	• 用清洁的手或污染的手从避污纸页面抓取（不可掀页撕取，以保持一面为清洁面）（图 10-17）
(3) 使用	• 隔着避污纸拿取所需物品（清洁的手拿取污染物品或者污染的手拿取清洁物品时均可使用避污纸）
(4) 处理	• 避污纸使用后立即丢入医用污物桶集中焚烧或处理

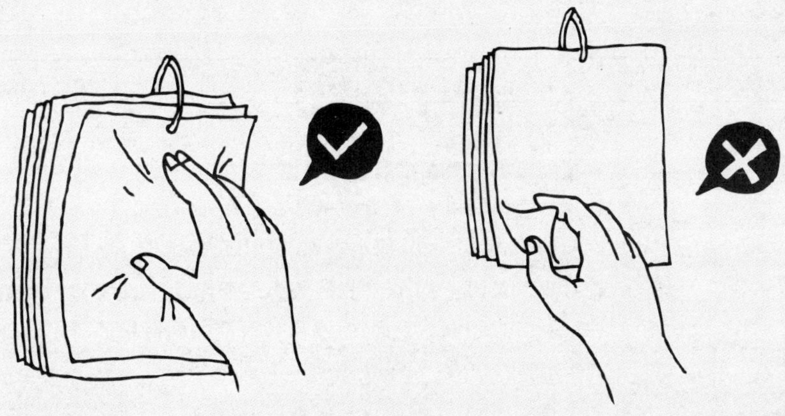

图 10-17 避污纸的使用方法

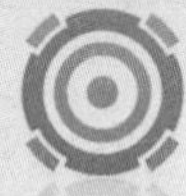

4. 评价

(1) 严格遵循隔离原则，取拿避污纸方法正确，清洁物品和操作者手未被污染。

(2) 使用避污纸时机适宜，终末处置得当。

【注意事项】

1. 避污纸使用前应确保其未被污染。

2. 取用避污纸应从页面抓取、不可掀页撕取。

3. 避污纸使用后应丢弃去污物桶内，集中焚烧处置。

（三）穿脱隔离衣技术

技术 10-10 穿脱隔离衣

【目的】

保护医务人员避免受到血液、体液和其他感染性物质污染，也用于保护患者避免感染。

【操作程序】

1. 评估

(1) 患者的病情、治疗与护理，隔离的种类及措施。

(2) 穿隔离衣的环境。

(3) 需穿隔离衣情况：① 接触经接触传播的感染性疾病患者时，如传染病患者、多重耐药菌感染患者等。② 对患者实行保护性隔离时，如大面积烧伤患者、骨髓移植患者等患者的诊疗、护理。③ 可能受到患者血液、体液、分泌物、排泄物喷溅时。

2. 计划

(1) 用物准备：隔离衣（应后开口）、挂衣钩、手消毒用物。

(2) 环境准备：操作环境整洁、宽敞、明亮；物品放置合理。

3. 实施

流程	内容与要点说明
▲穿隔离衣	（图 10-18）
(1) 准备	• 根据隔离的种类确定是否穿隔离衣 • 选择合适的隔离衣，能遮住全部衣服和外露皮肤 • 衣帽整洁，修剪指甲、取下手表，卷袖过肘，洗手，戴口罩
(2) 取衣	• 查对隔离衣（是否干燥、完好、大小是否合适，有无穿过），确定清洁面（衣领和内面）和污染面；将隔离衣清洁面朝向自己、污染面向外，衣领两端向外折齐，对齐肩缝，露出肩袖内口
(3) 穿袖	• 一手持衣领，另一手伸入一侧袖内，持衣领的手向上拉衣领，将衣袖穿好，换手持衣领，依法穿好另一袖

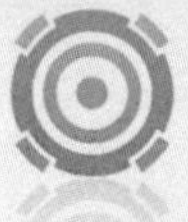

续表

流程	内容与要点说明
(4) 系领	• 两手持衣领，由领子中央顺着边缘由前向后系好衣领。系衣领时，袖口不可触及衣领、面部和帽子
(5) 系袖口	• 扣好袖口或系上袖带，需要时用橡皮圈束紧袖口
(6) 系腰带	• 将隔离衣一边逐渐向前拉，见到一边捏住，同法捏住另一侧一边 • 两手在背后将衣边边缘对齐，向一侧折叠，一手按住折叠处，另一手将腰带拉至背后折叠处，腰带在背后交叉，回到前面打一活结系好(后侧边缘须对齐，折叠处不能松散；手不可触及隔离衣内面)，如隔离衣后侧下部边缘有衣扣，应扣上
▲脱隔离衣	• (图 10-19)
(1) 解腰带	• 解开腰带，在前面打一个活结；如隔离衣后侧下部边缘有衣扣，应先解开
(2) 解袖口	• 解开袖口，在肘部将部分衣袖塞入工作衣袖内，充分暴露双手；不可使衣袖外侧塞入袖内
(3) 消毒双手	• 不能沾湿隔离衣
(4) 解衣领	• 解开领带或领扣，保持衣领清洁
(5) 脱衣袖	• 一手伸入另一侧袖口内，拉下衣袖过手(或遮住手)，再用衣袖遮住的手在外面握住另一衣袖的外面拉下袖子，双手在袖内使袖子对齐，双臂逐渐退出。衣袖不可污染手及手臂，双手不可触及隔离衣外面 • 如使用一次即更换，双手持带将隔离衣从胸前向下拉，两手分别捏住对侧衣领清洁面下拉脱去袖子，将隔离衣污染面向内，衣领及衣边卷入中央，放入污衣袋消毒备用
(6) 挂衣钩	• 双手持领，将隔离衣两边对齐，挂在衣钩上；污染面向外悬挂污染区；如果悬挂潜在污染区，则污染面向内
(7) 整理、洗手	• 不再穿的隔离衣，脱下后清洁面向外，卷好投入医疗污物袋或回收袋内 • 洗手

4. 评价

(1) 穿脱隔离衣程序正确，隔离观念强，操作者、环境及物品无污染。

(2) 手消毒方法正确、冲洗彻底，隔离衣未被溅湿。

【注意事项】

1. 隔离衣的长短要适宜，须全部遮盖工作服，隔离衣有破损时不可使用。

2. 隔离衣只能在规定区域内穿脱，隔离衣需每日更换；穿隔离衣前应检查有无潮湿、破损，若有潮湿或污染，应立即更换。

3. 穿脱隔离衣过程中，避免污染衣领、面部、帽子及清洁面，始终保持衣领的清洁。

4. 穿好隔离衣后，双臂应保持在腰部以上；不得进入清洁区，避免接触清洁物品。

5. 脱下的隔离衣，如果挂在半污染区清洁面应向外，挂在污染区污染面应向外。

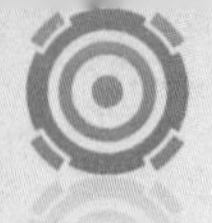

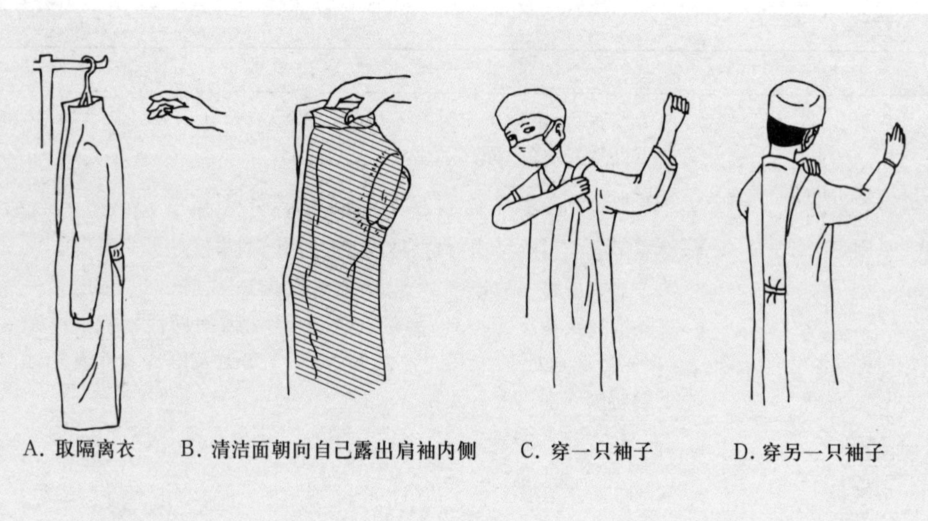

A. 取隔离衣　B. 清洁面朝向自己露出肩袖内侧　C. 穿一只袖子　D. 穿另一只袖子

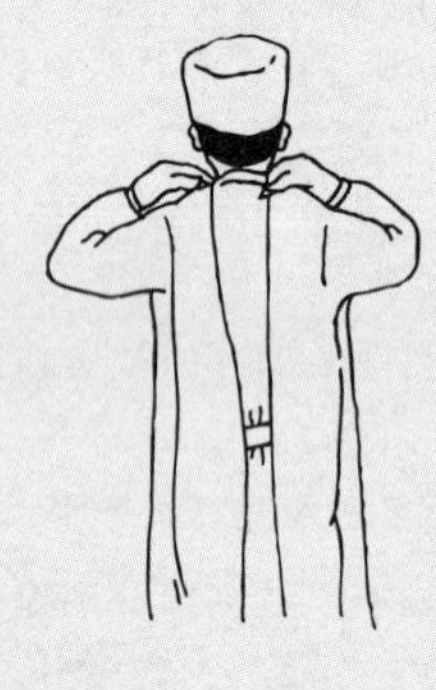

E. 系衣领

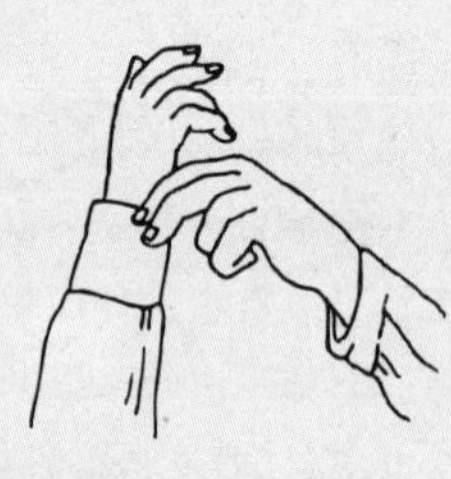

F. 系袖口

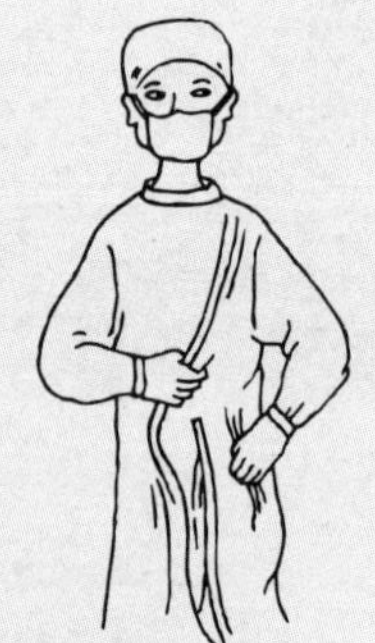

G. 将一侧衣边拉到前面

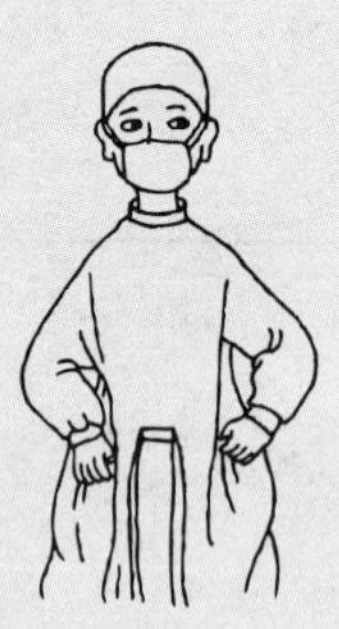

H. 将另一侧衣边拉到前面

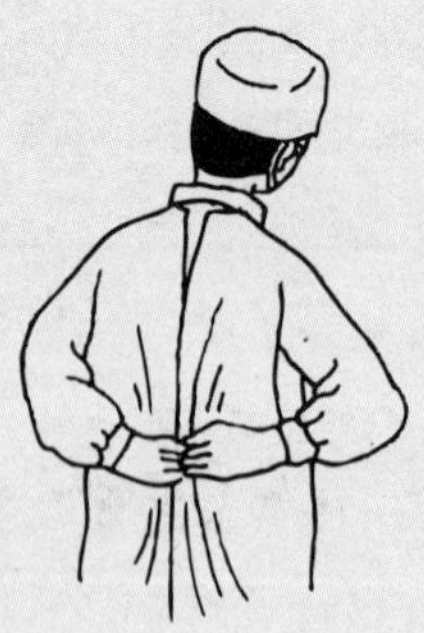

I. 将两侧衣边在背后对齐

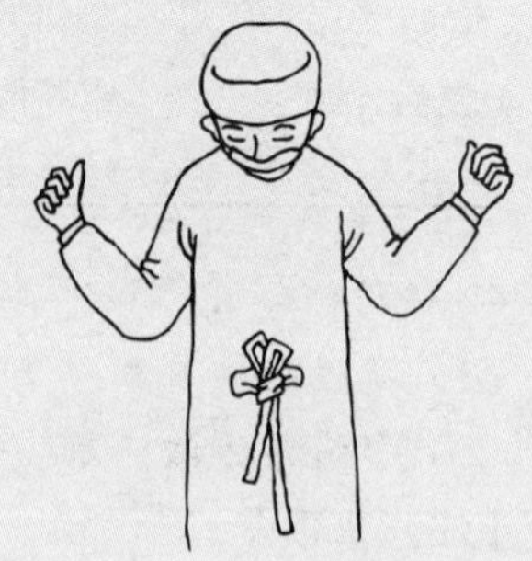

J. 系腰带

图 10-18　穿隔离衣

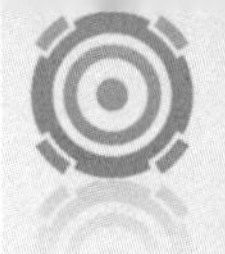

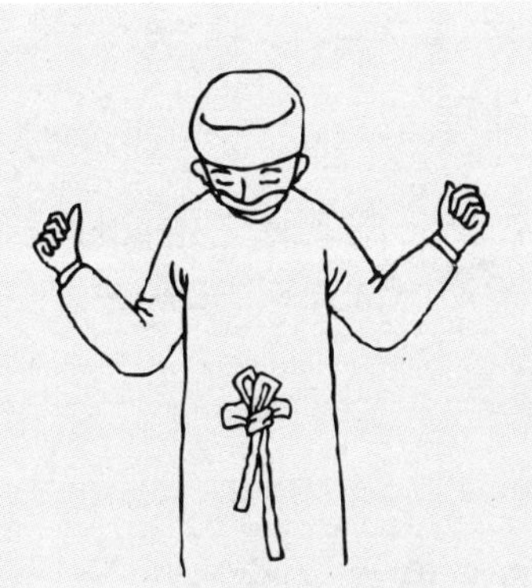

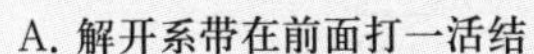

A. 解开系带在前面打一活结

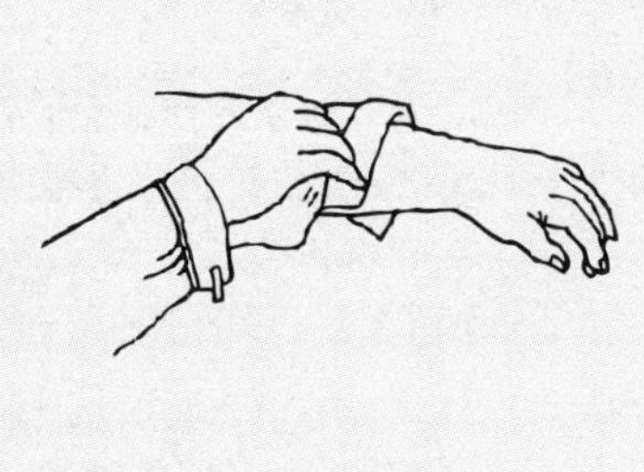

B. 翻起袖口，将衣袖向上拉

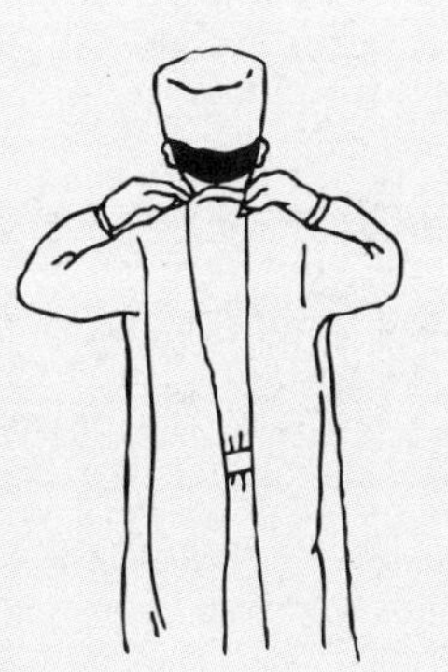

C. 解衣领

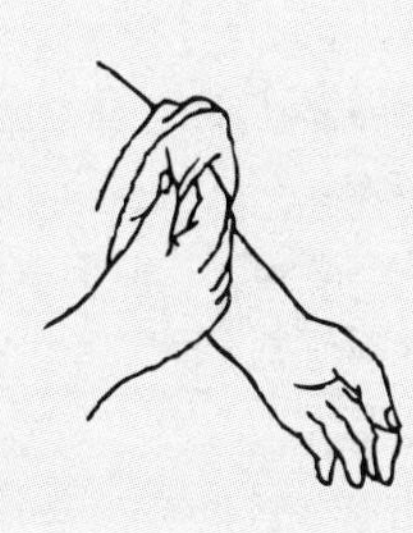

D. 拉下衣袖

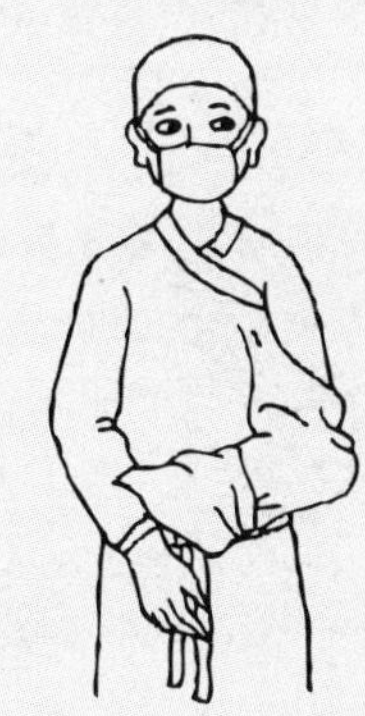

E. 一手在袖口内拉另一衣袖的污染面

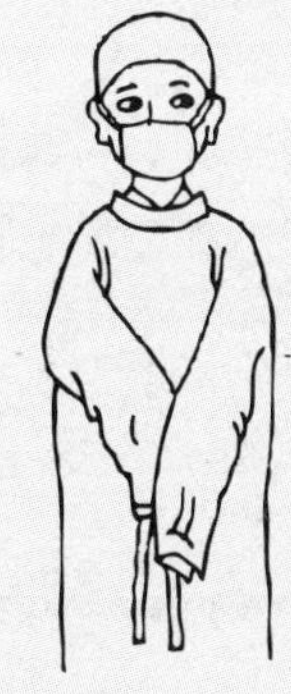

F. 双袖对齐，双臂逐渐退出隔离衣

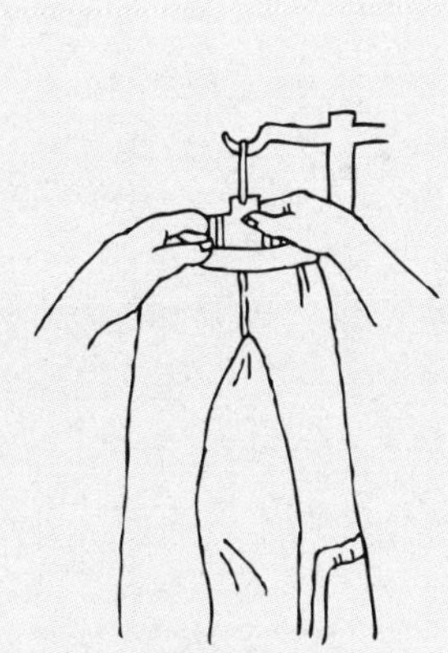

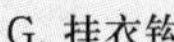

G. 挂衣钩

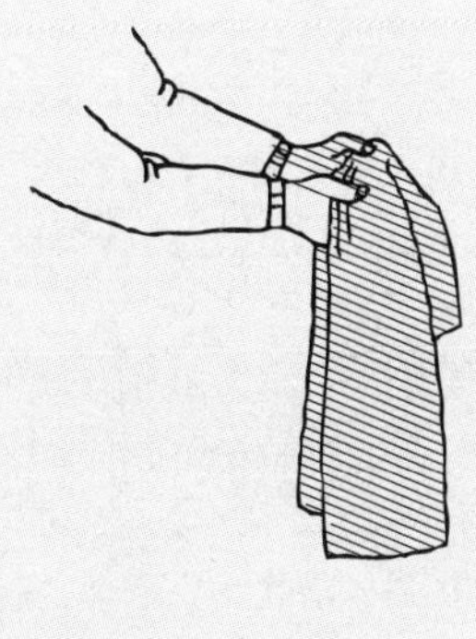

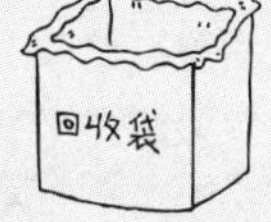

H. 使用一次即更换：污染面向内，卷成包裹状，放入回收袋

图 10-19　脱隔离衣

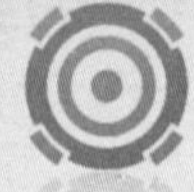

附 10-3:污物袋的使用及处理

凡被污染而无需回收的物品,可集中于不透水的塑料袋或双层布的污物袋中,封口或扎紧袋口,袋上应有“污染”标记,送指定地点焚烧处理。可再用物品,按上述要求袋装标记后,按先消毒后清洁的原则处理。

附 10-4:护目镜、防护面罩的使用

1. 使用指征:进行诊疗操作,可能发生患者血液、体液、分泌物喷溅时;近距离接触飞沫传播的患者;进行引发气溶胶的操作,如吸痰、气管插管、心肺脑复苏、支气管镜检查、尸检和部分手术等。

2. 脱卸指征:污染后及时更换、清洁、消毒。

3. 穿戴方法:佩戴前先检查有无破损,佩戴装置有无松懈;然后抓住护目镜/面罩耳围戴上,调整舒适度。

4. 脱卸方法:用于固定护目镜的耳围、固定面罩的耳围/头围被认为是“清洁”的,前部被认为是污染的,抓住耳围摘掉护目镜,抓住面罩耳围/头围摘掉面罩,不要触摸正面,轻投入指定容器中。

附 10-5:医务人员防护用品穿脱程序

1. 穿戴防护用品应遵循的程序

(1) 清洁区进入潜在污染区:洗手→戴帽子→戴医用防护口罩→穿工作衣裤→换工作鞋后→进入潜在污染区。手部皮肤破损的戴乳胶手套。

(2) 潜在污染区进入污染区:穿隔离衣或防护服→戴护目镜/防护面罩→戴手套→穿鞋套→进入污染区。

(3) 为患者进行吸痰、气管切开、气管插管等操作,可能被患者的分泌物及体内物质喷溅的诊疗护理工作前,应戴防护面罩或全面型呼吸防护器。

2. 脱防护用品应遵循的程序

(1) 医务人员离开污染区进入潜在污染区前:摘手套、消毒双手→摘护目镜/防护面罩→脱隔离衣或防护服→脱鞋套→洗手和/或手消毒→进入潜在污染区,洗手或手消毒。用后物品分别放置于专用污物容器内。

(2) 从潜在污染区进入清洁区前:洗手和/或手消毒→脱工作服→摘医用防护口罩→摘帽子→洗手和/或手消毒后,进入清洁区。

(3) 离开清洁区:沐浴、更衣→离开清洁区。

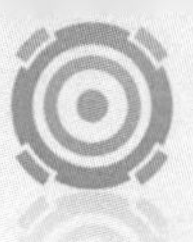

角色扮演活动——穿隔离衣

1. 活动情境

住院患者陆某，男，37 岁，同种异体原位肝移植术后，护理人员需穿好隔离衣后进入隔离病房对其进行护理；责任护士穿隔离衣。

学生分组进行角色扮演，每 4 人为一组，分别扮演责任护士。

2. 活动指导

(1) 活动目的：掌握穿隔离衣要点，培养隔离观念。

(2) 活动要求：① 活动中注重无菌观念、隔离观念的培养。② 按操作顺序进行分组操作，强调保护性隔离相关知识的应用。

3. 效果评价(见评价表)

文档

拓展与练习

穿隔离衣操作评价表

项目	评分要点	分值	自评	小组评	实得分
评估	患者情况；隔离衣；护士相关知识及能力	10			
准备	仪表端庄、着装整洁、洗手；评估；准备用物	10			
穿脱隔离衣	穿隔离衣：① 准备 ② 取衣 ③ 穿袖 ④ 系领 ⑤ 系袖口 ⑥ 系腰带 脱隔离衣：① 解腰带 ② 解袖口 ③ 消毒双手 ④ 解衣领 ⑤ 脱衣袖 ⑥ 挂衣钩 操作规范，隔离观念强，操作者、环境及物品无污染	65			
健康教育	对患者实施保护性隔离健康教育，解释穿隔离衣的目的	10			
人文关怀	举止得体、言谈礼貌；健康教育时沟通有效	5			
总评分及教师评价：					

(温贤秀　敬　洁)

第十一单元 患者的清洁护理

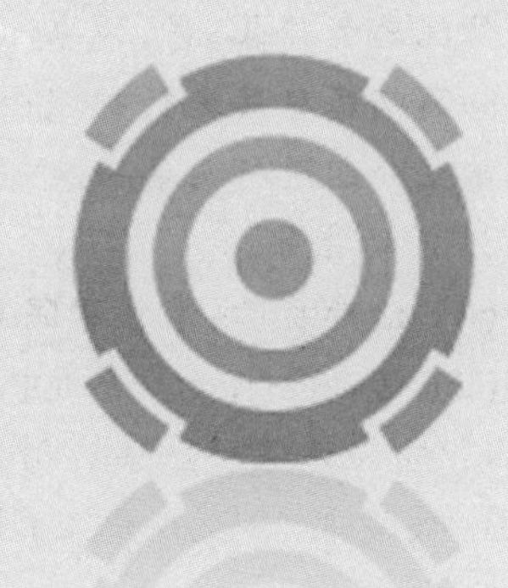

PPT

患者的清洁护理

清洁是人的基本需要，是维持和促进健康的重要保证。健康人具有保持自身清洁的能力和习惯，但患者由于疾病的影响，生活自理能力下降，往往不能满足自身的清洁需要，护理人员应帮助患者满足其需要。

清洁可以清除身体表面的微生物及污垢，促进血液循环，防止并发症；同时还可以改善自我形象，维护患者自尊，使患者感觉舒适和促进睡眠。护士通过清洁护理能够与患者建立良好的护患关系，促进患者的身心健康。

患者的清洁护理包括口腔护理、头发护理、皮肤护理（包括压疮护理）、床单位整理及更换、晨晚间护理等。

第一节 口腔护理

学习要求

- 口腔护理的目的
- 常用漱口液
- ★ 口腔护理的方法及注意事项

口腔具有辅助发声、咀嚼食物、水解淀粉及分泌唾液等重要功能，同时也是病原微生物侵入人体的主要途径之一。口腔内存在大量的非致病性微生物和部分致病性微生物，身体健康时，抵抗力强，加之饮水、进食、漱口和刷牙等活动，可起到清洁口腔、清除微生物的作用。当患病时，抵抗力降低，饮水、进食等活动减少，微生物在口腔中迅速繁殖，引起口腔局部炎症、溃疡，甚至继发腮腺炎、中耳炎等并发症；同时还可引起口臭、龋齿，影响食欲及消化功能，并影响患者的自我形象，产生一定的社交心理障碍。

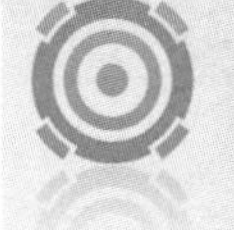

因此，做好口腔护理十分重要。

技术 11-1 口腔护理

【目的】

1. 保持口腔清洁、湿润，使患者舒适，预防口腔感染等并发症。

2. 去除口臭、牙垢，增进食欲，保持口腔正常功能。

3. 通过观察口腔黏膜、舌苔的变化及特殊的口腔气味，为诊断和治疗疾病提供依据。

【操作程序】

1. 评估

(1) 患者病情、意识状况及生活自理能力。

(2) 患者心理反应及合作程度。

(3) 口腔基本状况：口腔护理评估见表 11-1。分值 1 表示较好，分值 2 表示较差，分值 3 表示很差。所有项目都有计分，分值从 12 至 36 分，分值越高，越需加强口腔护理。

(4) 患者口腔卫生习惯及对口腔卫生知识的了解和重视程度。

表 11-1 口腔护理评估表

部位＼分值	1	2	3
唇	滑润，质软，无裂口	干燥，有少量痂皮，有裂口，有出血倾向	干燥，有大量痂皮，有裂口，有分泌物，易出血
黏膜	湿润，完整	干燥，完整	干燥，黏膜损伤或有溃疡面
牙龈	无出血、无萎缩	轻微萎缩，出血	有萎缩，容易出血、肿胀
牙/义齿	无龋齿，义齿合适	无龋齿，义齿不合适	有许多空洞，有裂缝，义齿不合适，齿间流脓液
牙垢/牙石	无牙垢或有少许牙石	有少量至中量牙垢或中量牙石	大量牙垢或牙石
舌	湿润，少量舌苔	干燥，有中量舌苔	干燥，有大量舌苔或覆盖黄色舌苔
腭	湿润，无或有少量碎屑	干燥，有少量或中量碎屑	干燥，有大量碎屑
唾液	中量，透明	少量或过多量	半透明或黏稠
气味	无味或有味	有难闻气味	有刺鼻气味
损伤	无	唇有损伤	口腔内有损伤
自理能力	全部自理	部分自理	完全不能自理
健康知识	大部分知识来自实践，刷牙有效，使用牙线清洁牙齿	有些错误观念，刷牙有效，未使用牙线清洁牙齿	有许多错误观念，很少清洁口腔，刷牙无效，未使用牙线清洁牙齿

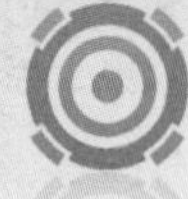

2. 计划

(1) 用物准备

1) 治疗盘内：治疗碗2个(一个盛无菌棉球不少于16个，另一个盛漱口溶液)、弯血管钳、镊子、弯盘、压舌板、治疗巾、吸水管、纱布块(或面巾纸)、棉签和手电筒，必要时备张口器。

协助口腔清洁需备毛巾、牙刷(质地柔软)、牙膏、牙线等。

2) 治疗盘外备常用外用药：液状石蜡、冰硼散、锡类散、新霉素、制霉菌素甘油、西瓜霜、金霉素甘油和口腔薄膜等(根据医嘱选用)。

3) 常用漱口液：见表11-2。

4) 手消毒剂、生活垃圾桶及医用垃圾桶。

(2) 环境准备：环境安静、整洁、安全、舒适。

表11-2　常用漱口溶液及作用

溶液	作用
生理盐水(0.9%氯化钠溶液)	清洁口腔，预防感染
复方硼酸溶液(多贝尔溶液)	除臭，轻微抑菌
1%~3%过氧化氢溶液	抗菌，除臭，适用于口腔感染者
1%~4%碳酸氢钠溶液	用于真菌感染
2%~3%硼酸溶液	清洁口腔，抑制细菌
0.02%呋喃西林溶液	清洁口腔，广谱抗菌
0.1%乙酸(醋酸)溶液	用于铜绿假单胞菌感染
0.08%甲硝唑溶液	用于厌氧菌感染
0.02%氯己定(洗必泰)溶液	清洁口腔，广谱抗菌

3. 实施

流程	内容与要点说明
▲口腔护理法	(适用于禁食、鼻饲、高热、昏迷、术后等生活不能自理的患者)一般遵医嘱口腔护理每日2~3次，病情需要可酌情增加次数
(1) 护士准备	• 着装整洁，洗手，戴口罩
(2) 核对解释	• 携用物至床旁，称呼患者，核对无误后，解释操作目的和注意事项
(3) 患者准备	• 协助患者侧卧或仰卧，头偏向护士，必要时适当抬高床头 • 铺治疗巾于颌下、胸前及枕上，置弯盘于口角旁 • 用温开水湿润口唇

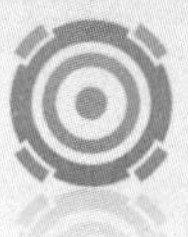

续表

流程	内容与要点说明
(4) 观察口腔	• 嘱患者张口，一手持手电筒，一手用压舌板轻轻撑开颊部，观察口腔黏膜有无出血、溃疡和特殊气味。长期应用抗生素、激素的患者，注意观察有无真菌感染；肝功能不全的患者出现肝臭，常是肝性脑病的先兆
(5) 取义齿	• 嘱患者张口，先取上面义齿，再取下面义齿，刷洗后放置在冷水中备用
(6) 漱口	• 协助清醒患者用温开水漱口，将漱口水吐入弯盘内，拭去患者口角处水渍
(7) 擦洗	• 按一定顺序进行，擦洗前检查棉球湿度、数量，棉球不可重复使用
颊部与牙外侧面	• 嘱患者咬合上下齿，用压舌板轻轻撑开一侧颊部，用弯止血钳夹紧含有漱口液的棉球，拧干后，弧形擦洗一侧颊部，再沿牙缝纵向由上至下，由臼齿到门齿，擦洗左侧外面。同法擦洗右外侧面
牙内面与咬合面	• 嘱患者张口，依次擦洗牙齿的上内侧面、上咬合面、下内侧面、下咬合面，同法擦洗另一侧
腭舌部	• 由内向外擦洗硬腭、舌面、舌下（勿触及软腭、咽部，以免恶心） • 擦拭完毕，检查口腔内有无棉球遗漏，并清点棉球数量
(8) 再漱口	• 协助患者再次漱口，拭去患者口角处水渍
(9) 观察与用药	• 再次观察口腔，是否擦拭干净，黏膜是否完好等，如有异常酌情使用外用药 • 必要时协助患者佩戴义齿（昏迷患者勿佩戴），口唇干裂者涂液体石蜡
(10) 整理记录	• 撤去弯盘、治疗巾，整理床单位，安置患者取舒适体位，将呼叫器置于易取处 • 废弃物放入医用垃圾桶，按要求消毒处理，传染病患者的用物按消毒隔离原则处理 • 洗手，取下口罩，记录口腔护理时间与效果

视频

口腔护理－挤棉球

4. 评价

(1) 患者口唇湿润，口腔清洁、舒适，口腔疾患得到治疗。

(2) 护士操作规范，无操作性损伤。

(3) 患者及家属获得口腔卫生知识和技能。

【指导要点】

1. 告知患者口腔护理的目的和配合方法。

2. 指导患者正确的漱口方法。

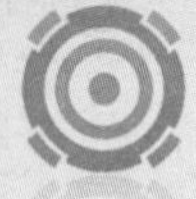

【注意事项】

1. 选用合适的漱口液

根据病情准备合适的漱口溶液。

2. 确保患者安全舒适

操作时避免弯钳触及牙龈或口腔黏膜，擦拭动作轻柔，防止黏膜和牙龈的损伤，尤其对凝血功能差的患者更应谨慎，防止出血。

3. 确保昏迷患者安全

昏迷患者禁止漱口，擦拭棉球不可过湿，以防误吸；擦拭时血管钳夹紧棉球，每次一个，防止棉球遗留口腔内；需要用张口器时，应从臼齿处放入，不可使用暴力，避免损伤牙齿和黏膜。

【健康教育】

良好的口腔卫生对个体维护自尊、预防各种龋齿、牙髓病、牙周病等起着重要作用。护士应了解患者的口腔卫生习惯，向其讲解口腔护理的重要性、有关知识及技能，并督导实施。

1. 口腔卫生指导

指导患者每天刷牙 3 次，每次刷 3 min，刷牙齿的 3 个面；饭后要漱口；及时清除牙缝的食物碎屑，减少细菌发酵产酸的机会，改善牙龈组织的血液循环，增强抵抗力；睡前应减少食物中精制糖类的含量，正确服用对牙齿有刺激性或腐蚀性的食物和药物等；每半年检查口腔一次。

2. 刷牙方法

根据患者年龄和口腔卫生状况选择合适的口腔清洁用具，如牙刷、牙线及牙膏等，并指导其应用正确的刷牙方法。应尽量选用外形适中，质地较软、表面光滑的牙刷；用后将牙刷洗净，刷头朝上，置干燥通风处；勿与别人共用牙刷，勿用牙刷做其他用途；每 2~3 个月更换一次牙刷。牙膏应没有腐蚀性，各种牙膏交替使用，含氟牙膏具有抗菌和预防龋齿、保护牙齿的作用；药物牙膏能抑制细菌生长，有消炎、止血、止痛、除口臭的作用；脱敏牙膏对防治牙齿过敏有一定的作用。

（1）上下颤动刷牙法（图 11-1A）：将牙刷毛面轻轻放于牙齿外面及牙龈沟上，刷毛与牙齿成 45°，快速环形来回震颤，每次只刷 2~3 颗牙，刷完一处再刷临近部位；刷洗内面，依次用牙刷毛面的顶端环行震颤刷洗；再将刷毛与牙齿平行，来回刷洗牙齿咬合面，最后轻轻刷洗舌面，注意不要触及咽部以免引起恶心。

（2）上下竖式刷牙法（图 11-1B）：沿牙齿纵向刷，上牙从上向下刷，下牙从下向上刷，牙齿的内、外、咬合面都应刷到。

3. 牙线剔牙法

（1）牙线材料：尼龙线、丝线、涤纶线等可作牙线材料。

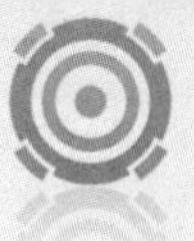

（2）剔牙方法：截取一段 30～40 cm 长的牙线，牙线两端分别绕在左右中指头端，中部预留一部分线段（图 11-2A），用双手拇指和食指夹住牙线，将牙线压入牙缝（图 11-2B），再用力弹出，用拉锯式动作轻轻越过相邻牙接触点，每个牙缝反复几次，之后漱口。一般餐后使用牙线更好。

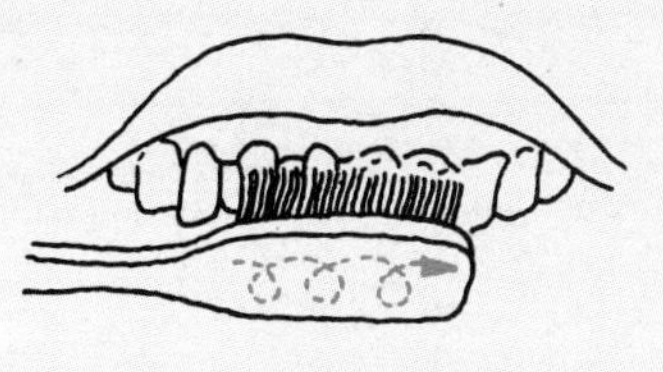

A. 上下颤动刷牙法　　B. 上下竖式刷牙法

图 11-1　正确刷牙法

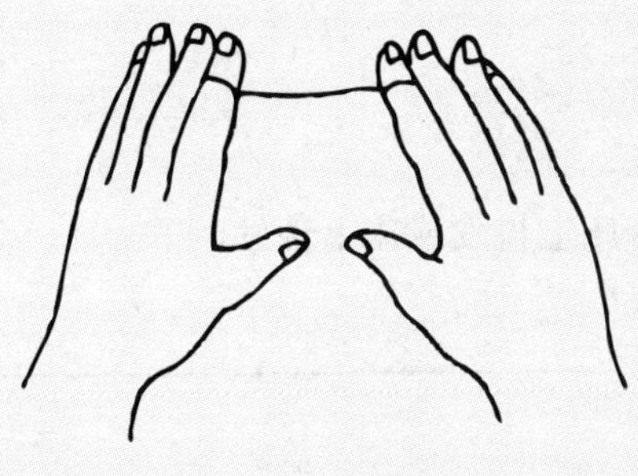

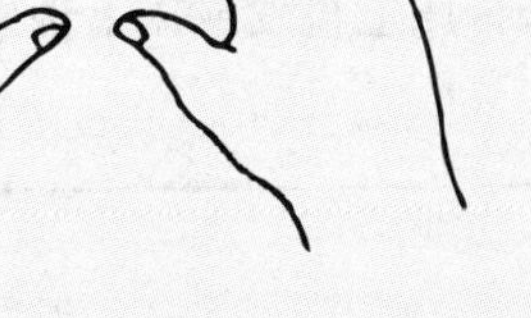

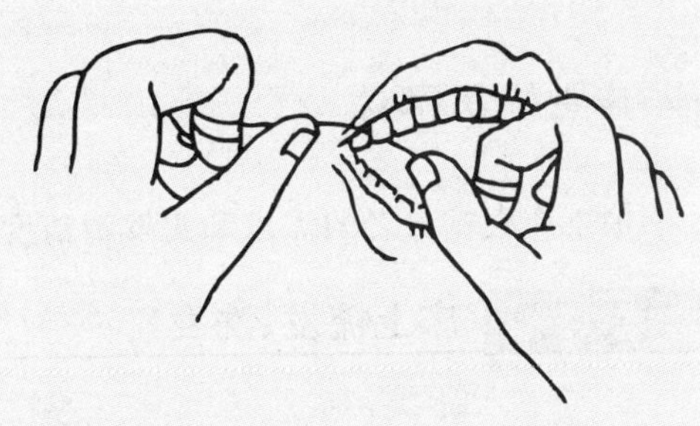

A　　B

图 11-2　牙线剔牙法

4. 义齿的清洁与护理

患者如有义齿白天应佩戴，以增进咀嚼功能，保证良好的口腔外形；晚上将义齿取下，使牙床得到保养，义齿放于固定的冷水杯中，以防丢失和损坏，每日换水一次。不可用热水和乙醇浸泡、刷洗，以免变色、变形和老化。义齿中常积有食物残渣和碎屑，故餐后应及时取下并认真清洗，冲洗干净后戴上。

在佩戴义齿之前，可以对牙龈进行按摩，如使用牙刷，可采用震颤方式进行按摩；也可以将拇指、食指指腹放在牙龈上按摩，同时按摩上腭部。

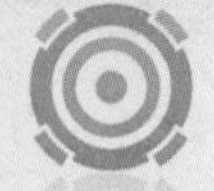

第二节 头发护理

学习要求

○ 头发护理的目的
○▲ 床上梳发
○▲ 床上洗发
●▲ 头虱及虮灭除法

头发的清洁是人们日常清洁卫生的一项重要内容。清洁的头发可减少头皮刺激、预防感染,增强自信。头面部是人体皮脂腺分布最多的部位,皮脂、汗液伴灰尘常黏附在毛发、头皮上,形成污垢,散发特殊气味,还可致脱发和头皮疾患。因此,当患者病重、自理能力下降时,护士应协助其进行头发护理。

头发护理包括床上梳发、床上洗发、头虱及虮灭除法等。

一、床上梳发、洗发

护士应根据患者的需求和头发清洁度,选择床上梳发或床上洗发。

技术 11-2 床上梳发、洗发

【目的】

1. 去除污物和头皮屑,使患者清洁、舒适,预防感染,防止虱、虮滋生。
2. 按摩头皮,刺激头部血液循环,促进头发的代谢。
3. 维护患者的自尊,建立良好的护患关系。

【操作程序】

1. 评估

(1) 患者病情、意识状态、治疗情况及自理能力。

(2) 患者心理反应及合作程度、梳洗习惯。

(3) 患者头发的生长状态、头皮清洁度、皮脂分泌情况、有无虱、虮及个人卫生习惯。

2. 计划

(1) 用物准备

1) 床上梳发:梳子(自备)、治疗巾、纸袋、30%乙醇,必要时备发夹、橡皮筋等;手消毒剂和医用垃圾桶。

2) 床上洗发:治疗车上备下列物品:

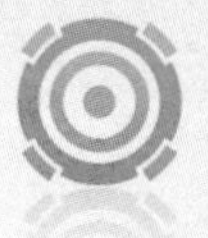

治疗盘：小橡胶单、毛巾、洗发液、眼罩或纱布、别针、棉球2个（不吸水棉球为宜）、纸袋、水温计、梳子、镜子、护肤霜、小冲洗壶或水杯、电吹风等。

另备马蹄形垫（图11-3）或自制马蹄形卷（图11-4），水壶（水温略高于体温，以不超过40 ℃为宜）、污水桶等；手消毒剂和医用垃圾桶。

扣杯法还需准备：脸盆、扣杯（图11-5）、毛巾2条、吸水管、止血钳。

有条件可用洗头车（图11-6）。

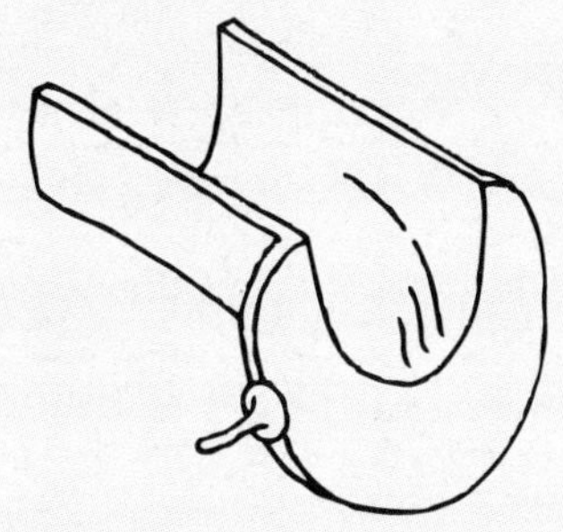

图11-3　马蹄形垫

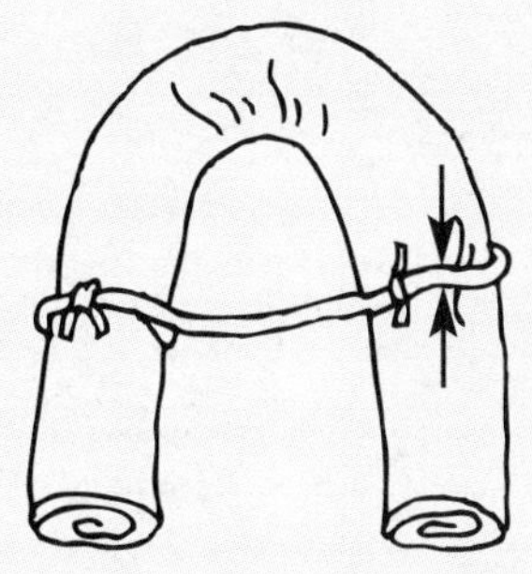

图11-4　自制马蹄形卷

（2）环境准备：环境整洁、光线充足，根据季节关窗或开窗。冬季关好门窗，调节室温至22~26 ℃，必要时屏风遮挡。

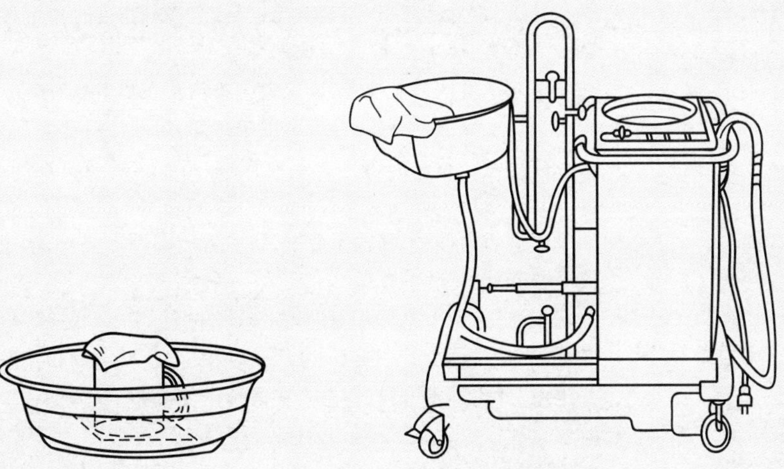

图11-5　扣杯法

图11-6　洗头车

3. 实施

流程	内容与要点说明
▲床上梳发	
（1）护士准备	• 护士衣帽整洁，修剪指甲，洗手
（2）核对解释	• 携用物至床旁，称呼患者，核对无误后，解释操作目的和注意事项

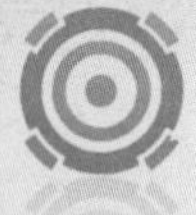

续表

流程	内容与要点说明
(3) 患者准备	• 协助患者取坐位或仰卧位,仰卧位患者头偏向一侧 • 卧床患者,铺治疗巾于枕头上,能坐起患者,铺治疗巾于肩上(防止污染)
(4) 梳发	• 操作中不可强行梳理,避免过度牵拉,造成患者疼痛
短发	• 短发患者,将头发从中间梳向两边。一手握住一股头发,一手持梳,由发根梳至发梢(图 11-7)
长发	• 长发或头发打结,可分段梳理,将头发绕于食指上,由发梢开始,逐渐梳至发根或用 30% 乙醇湿润打结处,再慢慢梳顺,同法梳另一侧 • 根据患者需要将长发编辫或扎成束,发型尽可能满足患者的要求
(5) 整理用物	• 协助患者取舒适卧位,询问并满足患者需要,整理床单位 • 清理用物,将脱落头发置于纸袋中,撤下治疗巾(有头虱的要焚烧脱落头发) • 洗手,记录时间及护理效果
▲床上洗发	
(1) 护士准备	• 护士衣帽整洁,修剪指甲,洗手
(2) 核对解释	• 携用物至床旁,称呼患者,核对无误后,解释操作目的和注意事项
(3) 安置患者	• 移开床旁桌,放平床头,患者取仰卧位 • 垫小橡胶单及浴巾于枕上,以保护床单位及衣物不被沾湿 • 松开患者衣领向内反折,将毛巾围于颈部,用别针固定 • 安置体位时注意保护伤口及各种管路,防止患者伤口疼痛及管路脱落、扭曲、受压
(4) 洗发姿势	• 协助患者斜角仰卧,移枕于肩下,将头置于马蹄形垫内,嘱患者屈膝,膝下垫软枕
马蹄形垫法	• 马蹄形垫(或自制马蹄形卷)开口处下方接污水桶(图 11-8)
扣杯法	• 移枕于肩下,放脸盆于头下,盆底放毛巾一块,其上倒扣搪瓷杯,杯上垫毛巾,外裹隔水薄膜,将患者头部枕于毛巾上 • 脸盆内置一橡胶管,下接污水桶,利用虹吸原理,将污水引入污水桶(图 11-9)
洗头车法	• 将洗头车推至床旁,患者斜角仰卧,双腿屈膝,头部枕于洗头车的头托上或将接水盘置于患者头下(图 11-10)
(5) 保护眼耳	• 用棉球塞两耳,眼罩或纱布遮盖双眼,防止水流入眼睛及耳内
(6) 洗发	
① 湿发	• 确定水温合适后,用小水壶或水杯依次湿润头发

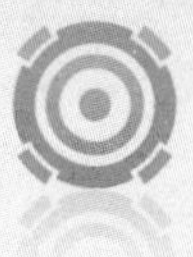

续表

流程	内容与要点说明
② 揉搓	• 将洗发液均匀涂遍头发，用指腹揉搓头发和按摩头皮，方向由发际向头顶部至枕后
③ 净发	• 用温水冲净头发，将脱落的头发置于纸袋中
(7) 撤去用物	• 洗发完毕，解下颈部毛巾包住头发 • 一手托住头部，一手撤去马蹄形垫(或脸盆、接水盘或移去洗头车) • 除去耳内棉花及眼罩，擦干面部，酌情使用护肤霜
(8) 干发、梳发	• 撤去小橡胶单及浴巾，将枕头移至头部。用大毛巾擦拭或电吹风吹干头发 • 梳理成患者喜欢的发型
(9) 整理记录	• 清理用物及整理床单位，协助患者取舒适卧位，将呼叫器置于易取处，交代注意事项，如有异常及时呼叫。洗手、做好记录

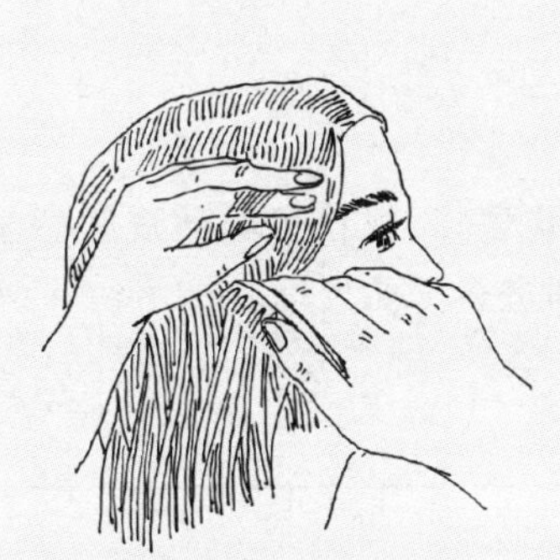

图 11-7　头发梳理

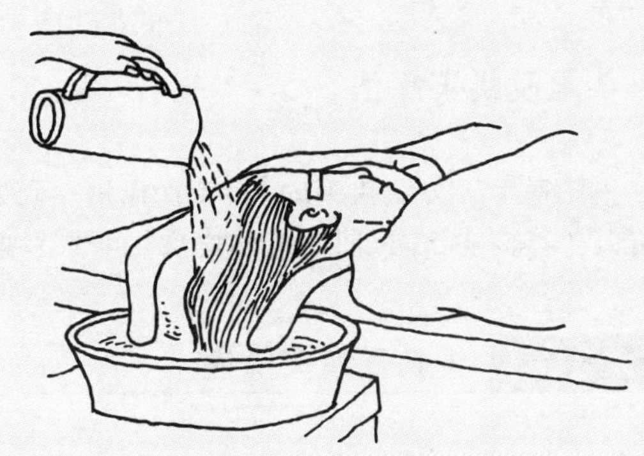

图 11-8　马蹄形卷洗头法

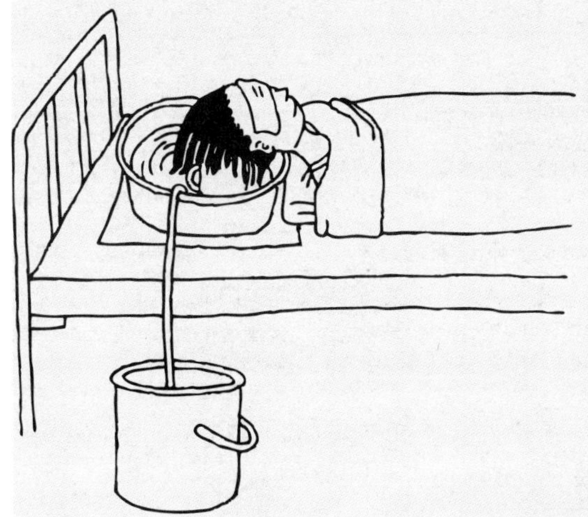

图 11-9　扣杯洗头法

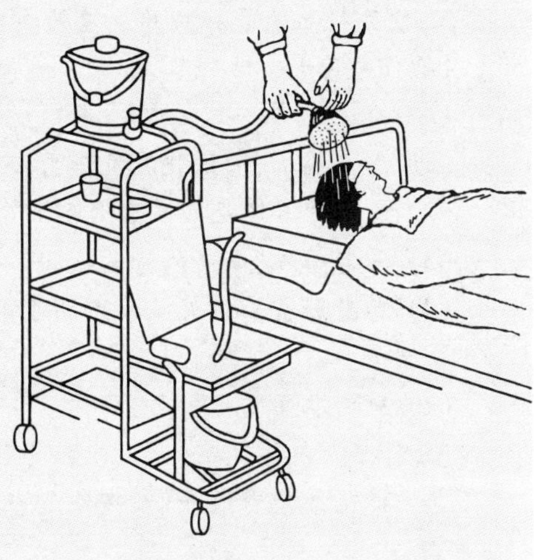

图 11-10　洗头车洗头法

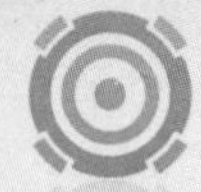

4. 评价

(1) 患者感到清洁、舒适,自信心增强。

(2) 护士操作正确,动作轻柔,正确运用节力原则。

【指导要点】

1. 告知患者床上梳发、洗发的目的和配合要点。

2. 告知患者操作中如有不适及时通知护士。

【注意事项】

1. 梳、洗发时动作轻柔,不可过度牵拉和用指甲抓,以防损伤头皮。

2. 床上洗头时要注意保暖,及时擦干头发,避免着凉。

3. 操作中注意观察患者一般情况,如面色、脉搏、呼吸等有异常时应立即停止操作。

4. 操作中保持患者体位舒适,保护伤口及各种管路,防止水流入耳、眼。

5. 病情危重、身体衰弱的患者不宜洗发。

二、头虱及虮灭除法

头虱寄生于头发和头皮上,吸食血液,可致局部皮肤瘙痒,抓伤可导致皮肤感染,还可以传播斑疹伤寒、回归热等疾病。一旦发现,应立即进行灭虱处理。

技术 11-3 头虱及虮灭除法

【目的】

1. 灭除头虱、虮,使患者舒适。

2. 预防相互传染和头虱传播的疾病。

【操作程序】

1. 评估

(1) 患者病情、意识状况及治疗情况。

(2) 患者的心理反应及合作程度。

(3) 患者头发、头皮的清洁度,虱、虮的分布情况。

(4) 患者和家属对灭虱知识的了解和重视程度以及个人卫生习惯。

2. 计划

(1) 用物准备

1) 治疗盘内备洗头用物、治疗巾、治疗碗内盛灭虱药液(温度 35 ℃)、篦子(齿间嵌少许棉花)、塑料帽子、纱布块和纸袋。

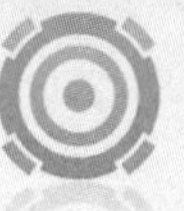

2）污衣袋、隔离衣、一次性手套、清洁衣裤，清洁被套、枕套、大单等；手消毒液和医用垃圾桶。

3）灭虱、虮药液：① 30%含酸百部酊剂：取百部 30 g，加 50%乙醇 100 mL（或 65°白酒 100 mL）及纯乙酸1 mL，盖严瓶盖，48 h 后可供使用。② 30%百部含酸煎剂：取百部 30 g，加水 500 mL 煎煮 30 min，以双层纱布过滤，并挤出药渣中的药液；将药渣再加水 500 mL 煮 30 min，过滤，挤出药液。将两次药液合并煎至100 mL，冷却后加纯乙酸 1 mL（或食醋 30 mL）即可。

（2）环境准备：环境整洁、光线充足，根据季节关窗或开窗。冬季关好门窗，调节室温至 22~26 ℃，必要时屏风遮挡。

3. 实施

流程	内容与要点说明
（1）护士准备	• 护士应穿隔离衣，戴手套（避免受虱、虮传染）
（2）核对解释	• 携用物至床旁，称呼患者，核对无误后，解释操作目的和注意事项
（3）剪发	• 动员男患者剃去头发，女患者可将头发剪短后再行灭虱。剪下的头发用纸包好焚烧掉（以便彻底灭虱）
（4）擦药	• 按洗头法做好准备，将头发分成若干股，用纱布蘸药液，按顺序擦遍头发，浸透全部头发，用手反复揉搓 10 min 以上，然后戴帽包住头发
（5）篦除虱虮	• 24 h 后，取下帽子，用缠绕棉花的篦子篦去死虱和虮 • 如发现仍有活虱，须重复用灭虱药灭虱
（6）洗发	• 按头发护理要求洗净头发
（7）更换衣服	• 洗发毕，为患者更换衣裤、被单，将污衣物、被单、隔离衣分别装入布口袋内，扎紧袋口
（8）整理记录	• 清理用物，整理床单位，协助患者取舒适卧位，将呼叫器置于易取处，交代注意事项，如有异常及时呼叫 • 布类污物用压力蒸汽灭菌消毒 • 除去篦子上的棉花，焚烧处理，梳子和篦子消毒后刷净 • 消毒手后记录灭虱时间及效果

4. 评价

（1）患者舒适，无虱、虮传播。

（2）患者无全身及局部反应。

（3）护患沟通有效，灭虱效果好。

【指导要点】

1. 告知患者灭除头虱、虮的目的和配合要点。
2. 告知患者出现任何不适，立即通知医护人员。
3. 告知患者经常检查头部卫生情况，观察头发有无虱、虮，如有应及时灭除。
4. 告知患者应避免与感染虱、虮者接触，经常洗头，搞好个人卫生。

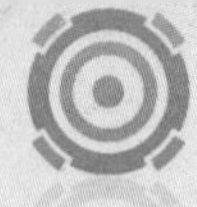

【注意事项】

1. 保护患者自尊

注意环境的隐蔽性,条件许可时操作应在处置室进行。

2. 保证患者安全

灭虱时,防止药液沾污患者面部及眼部,注意观察用药后患者局部和全身反应。

3. 防止虱、虮传播

灭虱用物应严格按照规定消毒,护士应注意自身防护,以免传染。

第三节　皮肤护理

学习要求

⊙ 淋浴、盆浴法

⊙▲ 床上擦浴

●★ 压疮的预防和护理

皮肤是身体面积最大的器官,由表皮、真皮、皮下组织组成。完整的皮肤具有保护机体、调节体温、感觉、吸收、分泌和排泄等功能。皮肤有天然的屏障作用,可避免细菌入侵;皮肤新陈代谢迅速,其代谢产物如皮脂、汗液及表皮碎屑等,能与外界细菌及尘埃结合形成污垢,黏附于皮肤表面,刺激皮肤,降低皮肤的抵抗力,破坏其屏障作用,引起各种感染及其他并发症。因此,对长期卧床患者,应加强皮肤护理。

皮肤护理可以促进皮肤的血液循环,增强排泄功能,维持其完整性,满足患者清洁、舒适的需要,达到预防感染和压疮等并发症的发生。其内容包括沐浴法、压疮护理、便盆使用法等。

一、沐浴法

沐浴法包括淋浴、盆浴和床上擦浴。

技术 11-4　沐浴法

【目的】

1. 保持皮肤清洁,使患者舒适。

2. 促进皮肤的血液循环,增强皮肤功能,预防皮肤感染、压疮、肌肉挛缩和关节僵硬等并发症。

3. 观察皮肤情况,为临床诊治提供依据。

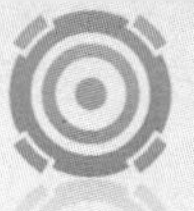

4. 促进护患沟通,维持患者的形象,增强其自信心。

【操作程序】

1. 评估

(1) 患者的病情、意识状态、自理能力及治疗情况。

(2) 患者接受沐浴的心理反应及合作程度。

(3) 患者皮肤清洁度,有无异常变化,局部受压状况及有无皮肤损伤的危险因素存在。

(4) 患者沐浴习惯及对皮肤保健知识的了解程度,病室和浴室环境。

2. 计划

(1) 用物准备

1) 淋浴或盆浴:毛巾 2 条、浴巾、浴皂或浴液、清洁衣裤、拖鞋。

2) 床上擦浴:治疗盘内放毛巾 2 条、浴巾、浴皂或浴液、水温计、梳子、小剪刀,50%乙醇、润滑剂,清洁衣裤、清洁被单各一套,必要时备便盆及治疗巾。另外备脸盆 2 只、水桶 2 只(一桶盛热水,一般水温 50~52 ℃;另一桶接污水)、屏风等;手消毒剂和医用垃圾桶。

(2) 环境准备:要求浴室内环境清洁,光线充足,室温 22~26 ℃。注意环境的隐蔽性。浴室内应配备防跌倒设施(防滑垫、浴凳、扶手等)。

3. 实施

流程	内容与要点说明
▲淋浴或盆浴	(适用于全身情况良好者,衰弱、创伤及患心脏病需要卧床的患者不宜沐浴)
(1) 核对解释	• 携用物至床旁,称呼患者,核对无误后,解释操作目的和注意事项 • 询问患者就餐时间,嘱患者沐浴应在用餐 1 h 后进行,以免虚脱及影响消化
(2) 洗浴	• 关闭门窗,调节室温至 22~26 ℃,水温 40~45 ℃ • 传染病患者应根据病情、病种按隔离原则进行洗浴
淋浴	• 交代患者要妥善保管贵重物品 • 携带用物,护送患者入浴室,嘱咐患者不插门闩,在门外挂牌示意 • 交代信号铃的使用方法,嘱患者不可用湿手接触电源开关 • 协助患者调节水温,以免着凉或烫伤 • 患者洗浴时间不可过长,如入浴室时间过久应予询问,以防意外发生
盆浴	• 扶持患者腋下进出浴盆,防止滑倒,必要时协助患者洗浴 • 浴盆水位不可超过心脏水平,以免引起胸闷 • 浸泡时间不可超过 20 min,防止意外发生 • 妊娠 7 个月以上的孕妇禁盆浴
(3) 观察	• 随时观察患者的一般情况,若患者发生晕厥、烫伤、滑倒等现象,护士应迅速到位救治、护理,必要时做记录

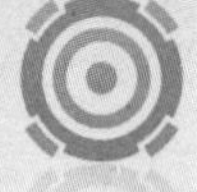

续表

流程	内容与要点说明
(4) 整理记录	• 安置患者,将呼叫器置于易取处,交代注意事项,如有异常及时呼叫 • 清理用物及浴室,洗手,记录沐浴时间及效果
▲床上擦浴	(适用于病情较重、长期卧床、活动受限、生活不能自理的患者)
(1) 护士准备	• 护士着装整洁、洗手、戴口罩
(2) 核对解释	• 携用物至床旁,称呼患者,核对并解释操作目的和注意事项,以取得合作
(3) 患者准备	• 关闭门窗,调节室温至22~26℃,屏风遮挡,按需给予便盆。注意保护患者的伤口和管路 • 根据病情放平床头及床尾支架,使患者平卧,松开床尾盖被,移动患者身体靠近床边
(4) 调节水温	• 将脸盆放于床旁椅上,倒入热水至2/3满,调试水温(50~52 ℃),水温可按照患者个人习惯适当调节(避免烫伤)
(5) 擦洗	• 在擦浴的部位下铺垫浴巾(防止弄湿床单和盖被),同时盖好浴毯 • 将微湿小毛巾包在手上成手套状(图11-11) • 用小毛巾湿润皮肤,涂浴皂(眼部除外),用湿毛巾拭净皂液,最后用干毛巾擦干皮肤,即:一湿、二皂、三净、四干 • 酌情更换盆、水及毛巾
① 眼面及颈部	• 先洗眼部再洗脸,洗眼时自内眦向外眦擦洗,若眼部分泌物粘于睫毛时,应先热湿敷,待分泌物软化后再去除 • 洗脸用"3"字形手法,依次擦洗额部、面颊、鼻翼、人中、耳后、耳郭、下颌,颈部(询问患者面部清洁是否用浴皂) • 同法擦洗另一侧 • 用较干毛巾依次再擦一遍
② 上肢及胸腹部	• 协助患者脱上衣(先近侧后对侧;如有外伤,先健侧后患侧),暴露一侧上肢 • 每擦洗一个部位时均应在其下面垫浴巾,避免弄湿床铺 • 按顺序擦洗上肢、胸部、腹部(注意拭净腋窝、脐部及女患者乳房下的皱褶处) • 擦洗时采取长而有力的安抚动作(动作不宜过重),从远心端擦向近心端,有促进血液循环,放松肌肉的作用 • 洗手时将浴巾对折,放于患者床边,置盆于浴巾上,协助患者将手浸于盆中,洗净并擦干
③ 颈背部及臀部	• 协助患者侧卧,背向护士,依次擦洗后颈部、背部、臀部 • 擦洗后用50%乙醇按摩受压部位,根据季节擦润滑剂,穿清洁上衣(先对侧后近侧,先患侧后健侧)

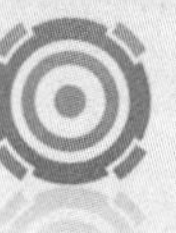

续表

流程	内容与要点说明
④ 下肢及双足	• 协助患者脱裤，取仰卧位，擦洗双下肢（注意拭净腹股沟等皱褶处） • 移浴盆于足下，盆下垫小橡胶单及浴巾，协助患者屈膝仰卧，浸泡双脚片刻，清洗、按摩双脚及足趾
⑤ 会阴部	• 更换浴盆、毛巾及清水，自上而下清洁会阴（防止尿道感染） • 协助穿好清洁裤子
(6) 观察与整理	• 擦洗完毕，观察皮肤有无异常，酌情在骨突处用50%乙醇按摩，按需为患者修剪指（趾）甲、梳发 • 整理床单位，按需更换床单，安置患者舒适卧位，将呼叫器置于易取处，交代注意事项，如有异常及时呼叫 • 开窗通风，污染衣物送洗，必要时先消毒后清洗；洗手后记录

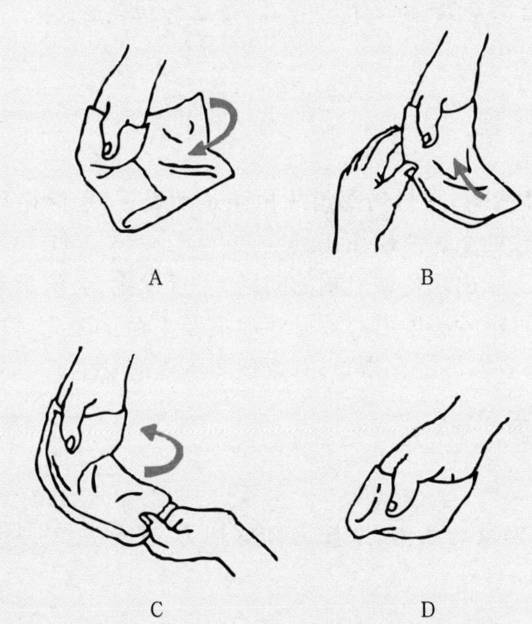

图 11-11　小毛巾包手法

4. 评价

(1) 操作过程安全，无意外发生。

(2) 患者感觉清洁、舒适，身心愉快。

(3) 护患沟通有效，患者满意。

【指导要点】

1. 协助沐浴时，指导患者使用浴室的呼叫器。

2. 告知患者沐浴时不应用湿手接触电源开关，不要反锁浴室门。

3. 告知患者沐浴时预防意外跌倒和晕厥的方法。

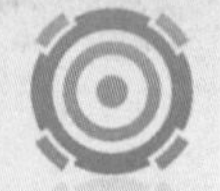

4. 告知患者如有不适及时通知护士。

【注意事项】

1. 遵循节力原则

护士在操作时,应遵循节力原则,减少体力消耗。

2. 维护患者自尊

操作时要关心患者,动作应敏捷、轻柔,注意遮挡,保护患者的自尊。

3. 密切观察

沐浴过程中,应密切观察患者的病情并注意与患者沟通,防止意外发生,如患者出现寒战、面色苍白等病情变化时,应立即停止操作,给予适当处理。

4. 防止着凉或烫伤

注意室温、水温的调节,防止患者着凉或烫伤,床上擦浴时应在15~30 min内完成,减少翻动次数和暴露患者。

5. 注意保护伤口和管路,避免伤口受压、管路打折扭曲。

二、压疮的预防和护理

压疮(亦称压力性溃疡)是指局部组织由于长期受压,血液循环障碍,发生持续缺血、缺氧、营养不良而致的组织溃烂坏死。

压疮是卧床患者皮肤出现的最严重的问题,一旦发生,会给患者带来痛苦,加重病情,影响康复,严重时可继发感染引起败血症而危及生命。因此,护士必须加强卧床患者的皮肤护理,并对患者家属进行指导,有效预防压疮的发生。

(一) 压疮发生的原因

1. 力学因素

引起压疮的力学因素有压力、摩擦力和剪切力,通常是2~3种力联合作用所致(图11-12)。

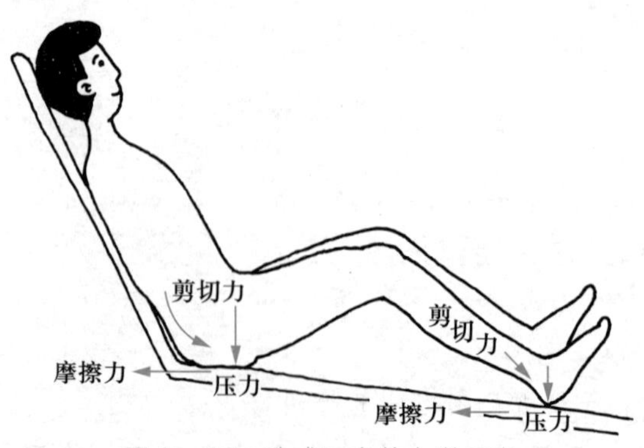

图11-12 造成压疮的力学因素

(1) 垂直压力:垂直压力是引起压疮的最主要原因。局部组织持续受压,导致局部长时

间承受超过正常毛细血管压的压迫时，组织即可出现缺血坏死，引起压疮。单位面积承受的压力越大，组织坏死所需的时间越短，持续受压在 2 h 以上，就可能引起组织不可逆的损害。

（2）摩擦力：当搬运和移动患者时，皮肤可受到床单、衣服表面的逆行阻力摩擦，易损害皮肤的角质层，而发生压疮。受损的皮肤受到汗液、尿液等的浸渍易继发感染。

（3）剪切力：剪切力是两层组织相邻表面间的滑行，产生进行性的相对移位所引起，是由摩擦力和压力相加而成。它与体位关系密切，如当患者取半坐卧位时，可使身体下滑，皮肤与床铺出现平行的摩擦力，加上皮肤垂直方向的重力，使皮肤及表层组织仍停留在原位，两层组织产生相对性移位，从而导致剪切力的发生。此时，血管被拉长、扭曲、撕裂而发生深层组织坏死。

2. 潮湿、排泄物的刺激

大小便失禁、大量出汗、各种渗出液、引流液，致使皮肤角质层的抵抗力下降，容易发生压疮。

3. 全身营养不良或水肿

全身营养缺乏，皮下脂肪较少，肌肉萎缩，使受压部位缺乏保护，而水肿患者皮肤较薄，抵抗力减弱，降低对剪切力的耐受程度，受力后皮肤容易破损。

4. 石膏绷带和夹板使用不当

使用石膏绷带、夹板时，衬垫不当，松紧不适宜，致使局部血液循环不良。

5. 其他

老年人、高热、吸烟、糖尿病、精神等因素。

（二）压疮的好发部位

压疮好发于受压和缺乏脂肪组织保护、无肌肉包裹或肌层较薄的骨骼隆突处，并与卧位有密切的关系（图 11-13）。

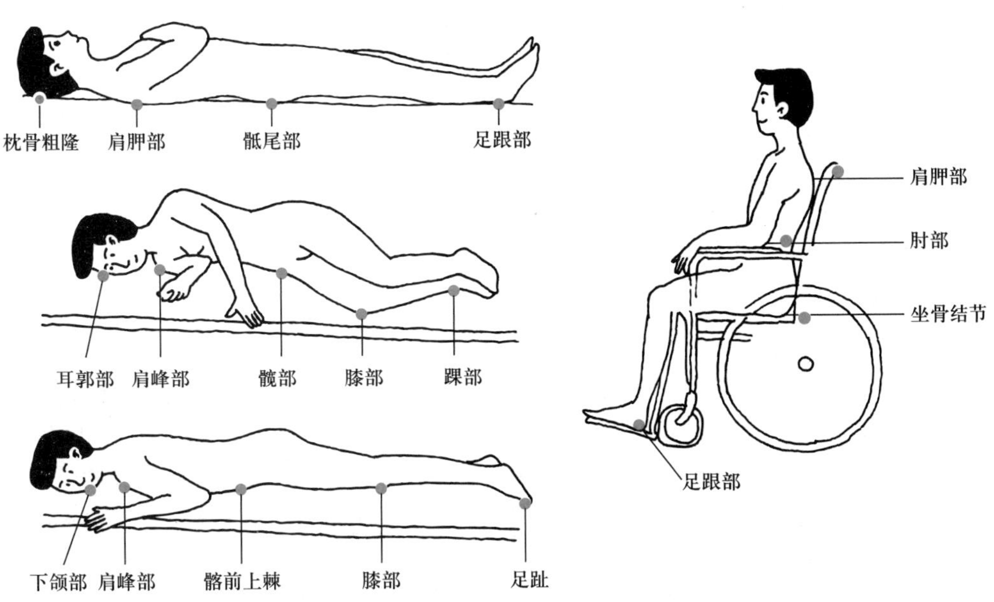

图 11-13　压疮好发部位

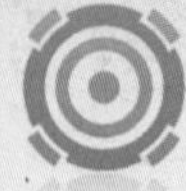

仰卧位:好发于枕骨粗隆、肩胛部、肘部、脊椎体隆突处、骶尾部和足跟部等处,尤其好发于骶尾部。

侧卧位:好发于耳郭、肩峰、肘部、髋部、股骨粗隆、膝关节的内外侧和内外踝处。

俯卧位:好发于面颊、耳郭、肩峰、女性乳房、男性生殖器、髂前上棘、膝部和足趾等处。

坐位:好发于肩胛部、坐骨结节、肘部和足跟等处。

(三)压疮的分期

目前,我国已执行美国国家压疮咨询委员会(NPUAP)2007 年压疮分期标准。NPUAP 将压疮分为 4 期及可疑深部组织损伤、不能分期两种情况。

1. Ⅰ期

皮肤完整、发红,与周围皮肤界限清楚,压之不退色,常局限于骨凸处。

2. Ⅱ期

部分表皮缺损,皮肤表浅溃疡,基底红,无结痂,也可为完整或破溃的血泡。

3. Ⅲ期

全层皮肤缺失,但肌肉、肌腱和骨骼尚未暴露,可有结痂、皮下隧道。

4. Ⅳ期

全层皮肤缺失伴有肌肉、肌腱和骨骼的暴露,常有结痂和皮下隧道。

5. 可疑深部组织损伤

由于压力或剪切力造成皮下软组织损伤引起的局部皮肤颜色的改变(如变紫、变红),但皮肤完整。

6. 不能分期

全层皮肤缺失但溃疡基底部覆有腐痂和(或)痂皮。

技术 11-5 压疮预防与护理

【目的】

1. 促进局部血液循环,保持皮肤完整性。
2. 促进压疮痊愈,防止并发症。
3. 患者及家属获得预防压疮的知识和技能。

【操作程序】

1. 评估

(1) 高危人群及危险因素评估:压疮发生的高危人群包括:昏迷、瘫痪等失去知觉患者;活动能力差的老年卧床患者,极度瘦弱、营养不良、石膏固定、牵引及应用夹板、大小便失禁、肥胖、水肿等患者。护士可通过评估表评分方式对压疮危险因素进行评估。压疮危险因素评估表采用《临床护理实践指南(2011 版)》(前卫生部制定)中 Waterlow 压疮危险因素评估表(2005 年)、Norton 压疮危险因素评估表、Braden 压疮危险因素评估表。

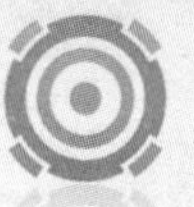

(2) 患者压疮好发部位皮肤的变化及其分期。

(3) 患者及其家属有关防治压疮的知识和合作能力。

2. 计划

(1) 用物准备：备翻身记录卡、50%乙醇、电动按摩器、支被架、海绵垫、分隔式气圈、方块垫、羊皮垫、弹性棉花填充的小方隔褥垫、泡沫海绵垫褥、气垫褥、水褥、电动翻转床、压力轮替床垫、蛋型床垫。清洁创面药物(生理盐水、0.5%碘伏等)、半透膜敷料或水胶体敷料等新型敷料。

(2) 环境准备：环境清洁，光线充足，必要时关闭门窗，屏风遮挡，室温保持在22~26 ℃。

3. 实施

措施	内容与要点说明
▲压疮的预防	• 预防压疮关键在于消除其发生的原因 • 做到“六勤一好”即：勤观察、勤翻身、勤擦洗、勤按摩、勤整理、勤更换和营养好
(1) 避免局部受压	• 交接班时要严格细致地交接局部皮肤情况及护理措施
① 定时翻身	• 鼓励和协助卧床患者经常更换卧位(间歇性解除压力是有效预防压疮的关键) • 翻身间隔时间应根据病情及局部受压情况而定。一般每2 h翻身一次，必要时30 min翻身一次，建立翻身记录卡放置床头，记录翻身的时间、体位及皮肤情况 • 长期依靠轮椅生活的患者，可双手支撑床面、椅子扶手等将臀部抬起，以减轻臀部的压力；如双手无力，可轮流向一侧倾斜上身
② 保护骨隆突处及支持身体空隙处	• 在身体空隙处垫软枕、海绵垫、弹性棉花填充的小方隔褥垫(有利于皮肤血液循环)或使用气垫褥、水褥等(使支持体重的面积增大，降低骨隆突处皮肤所受的压强)；还可使用电动翻转床、压力轮替床垫、蛋型床垫来分散患者的体重，避免局部组织持续受压 • 有条件的还可用羊皮垫(它具有抵抗剪切力及高度吸收水蒸气的性能，故适宜长期卧床患者使用) • 可用支被架减轻盖被对足部的压力 • 不宜使用可引起溃疡的圈状垫，如橡胶气圈和棉圈 • 对高危人群(老年人极度衰竭者，大手术后卧床时间长的患者)可事先给予气垫床，可使用透明贴、减压贴、半透膜敷料或水胶体敷料保护骨突处皮肤，皮肤脆薄者禁用
③ 正确使用石膏、绷带及夹板	• 使用石膏、夹板、牵引的患者，衬垫应平整、松软适度 • 要仔细观察局部皮肤和指(趾)端皮肤颜色改变的情况，认真听取患者反映，适当给予调节 • 发现石膏绷带凹凸不平或过紧，应立即报告医生，及时修整

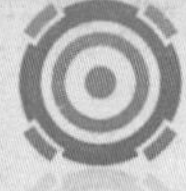

续表

措施	内容与要点说明
(2) 避免摩擦力和剪切力的作用	• 患者取半坐卧位时,注意防止身体下滑(屈髋 30°),足底部放木垫,膝下垫软枕;平卧位时,如需抬高床头,一般应小于 30° • 长期坐轮椅时,应适当约束,防止患者身体下滑 • 协助患者翻身、更换床单及衣服时,须将患者抬离床面,切忌拖、拉、推,保持床单清洁、平整、无碎屑,避免形成摩擦力而损伤皮肤 • 使用便盆时应协助患者抬高臀部,不可硬塞、硬拉,必要时可在便盆上垫软纸或布垫,不可使用掉瓷或裂损的便器(以防擦伤皮肤)
(3) 避免潮湿及排泄物的刺激	• 保持皮肤清洁干燥,大小便失禁、出汗及分泌物多的患者应及时擦洗干净 • 不可让患者直接卧于橡胶单或塑料布上 • 被服污染要及时更换,小儿要勤换尿布
(4) 促进局部血液循环	• 采用温水擦浴,活动关节,手法按摩或电动按摩等措施,可促进局部血液循环
① 手法按摩	• 局部组织损伤方可采用
全背按摩	• 协助患者俯卧或侧卧,暴露背部 • 先以温水进行擦洗,再蘸少许 50% 乙醇或润滑剂作按摩 • 从骶尾部开始沿着脊柱两侧向上按摩,至肩部时用环状动作,然后滑至尾骨处,反复数次,再用拇指指腹由骶尾部沿着脊柱向上至第 7 颈椎(图 11-14)
局部按摩	• 蘸少许 50% 乙醇或润滑剂,以手掌大小鱼际肌部分紧贴皮肤,作向心方向按摩,压力由轻至重,由重至轻,每次 3~5 min
② 电动按摩	• 操作者持按摩器,根据不同部位选择合适的按摩头,紧贴皮肤按摩,每个部位按摩 3~5 min
③ 全范围关节活动	• 在病情许可下,协助患者进行全范围关节活动练习,维持关节的活动性和肌张力 • 鼓励患者参与力所能及的日常活动
④ 使用压疮透明贴	• 通过皮肤氧气分压的改变,改善局部供血供氧,以预防压疮
(5) 增进营养的摄入	• 在病情许可下给予高蛋白、高维生素膳食,以增强机体抵抗力和组织修补能力(高蛋白可纠正负氮平衡,维生素 C、维生素 A 能促进胶原蛋白合成) • 适当补充矿物质(如口服硫酸锌),可促进慢性溃疡的愈合

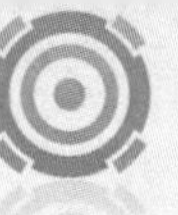

续表

措施	内容与要点说明
▲压疮的治疗与护理	
(1) Ⅰ期	原则：及时去除致病原因，加强预防措施 • 增加翻身次数，防止局部组织继续受压，并加强各种预防措施 • 局部使用半透膜敷料或水胶体敷料加以保护（皮肤脆薄者禁用），或用2%碘酊涂擦局部皮肤，简单易行效果好 • 此期皮肤已受损，故不提倡局部按摩，以免造成进一步的损害
(2) Ⅱ～Ⅳ期	原则：Ⅱ期血泡未破时，保护皮肤，预防感染；Ⅱ期、Ⅲ期：清洁创面，保持湿性环境以促进愈合[1]；Ⅳ期：彻底清创，去除坏死组织，选择合适的敷料 • 对未破的小水泡，要减少摩擦，防止破裂感染，应喷洒溃疡粉，使用皮肤保护膜 • 对较大的水泡，消毒后用无菌注射器抽出液体（不必剪去表皮），用溃疡粉加渗液吸收贴或溃疡贴保护皮肤 • 对皮肤破溃处，用无菌等渗盐水清洗皮肤，0.5%碘伏环行擦拭伤口，再用无菌等渗盐水将0.5%碘伏擦净，将溃疡粉、溃疡糊及氧化锌软膏混合制成糊剂，涂抹于皮肤破溃处 • 对深度溃疡创面有黑痂、干黄腐肉，用清创胶加渗液吸收贴等保湿外敷料。当渗出液多时，用藻酸盐填充条，渗出液少时，用溃疡糊；二者均外敷渗液吸收贴敷料[2]
(3)其他	• 对无法判断的压疮和怀疑深层组织损伤的压疮需进一步全面评估，采取必要的清创措施，根据组织损伤程度选择相应的护理方法

注：[1]湿润性愈合环境：有利于坏死组织的溶解，维持创面局部微环境的低氧状态，有利于细胞的增殖分化和移行，保留渗出液内的生长因子并促进其释放，保持创面温度接近或恒定在人体常温，保持伤口局部湿润，降低感染概率。

[2]渗液吸收贴敷料：能快速、大量吸收伤口渗出液，保持伤口局部湿润不与伤口粘连，避免更换敷料时再次机械性损伤。目前新型敷料种类繁多，如水胶体敷料、活性敷料、水凝胶敷料、藻酸盐敷料、海绵类敷料等，因此在伤口护理时要正确评估，选择适当的敷料。

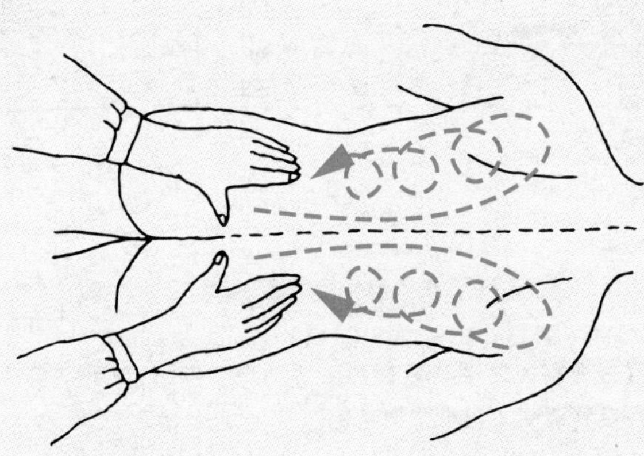

图11-14　全背部按摩法

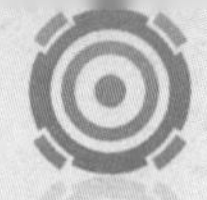

4. 评价

(1) 患者舒适,无压疮发生。

(2) 护理有效,原有压疮痊愈或好转。

(3) 患者及家属获得预防压疮的知识和技能。

【指导要点】

1. 告知患者及家属压疮的危害性发生压疮的危险因素、预防措施和处理方法。

2. 指导患者加强营养,增加皮肤抵抗力,保持皮肤干燥清洁。

3. 指导患者功能锻炼。

附 11:给便盆法

护士应正确掌握便盆使用方法,避免因使用不当引起的操作性损伤。

1. 用物准备

便盆、便盆布、卫生纸等。

2. 核对解释

携便盆至患者床旁(不可用破损便盆,天冷时可用热水温热便盆),向患者解释,以取得合作。

3. 患者准备

遮挡患者,取屈膝仰卧位,病情允许可协助半坐卧位,帮助患者脱裤。

4. 放置便盆

(1) 平卧位放便盆法:护士一手托起患者臀部(同时嘱咐患者抬臀),另一手将便盆放于患者臀下(图 11-15A),注意便盆宽边向头端,避免便盆倒放割伤患者皮肤,或由两人同时完成操作。

(2) 侧卧位放便盆法:患者不能抬高臀部,先帮助其侧卧,把便盆对着患者臀部,护士一手紧按便盆,另一手帮助患者向回转身至便盆上(图 11-15B)。

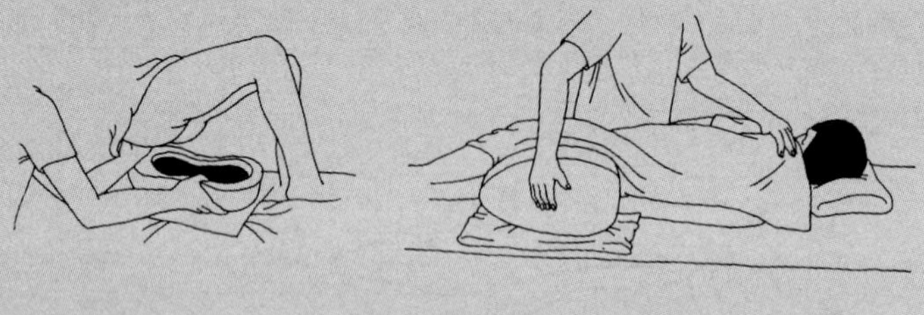

图 11-15 给便盆法

5. 整理记录

排便完毕,拭净肛门,观察大便性状后倒掉。协助患者穿裤,取舒适卧位,嘱其休息,整理用物,开窗通风,保持室内空气清新。记录排便情况。

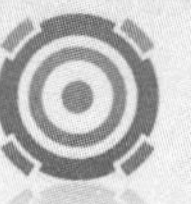

第四节 卧床患者床单位整理法及更换床单法

学习要求

⊙▲ 卧床患者床单位的整理

⊙▲ 侧卧、仰卧位患者更换床单法

技术 11-6 卧床患者床单位整理法及更换床单法

【目的】

1. 保持病室和床单位整洁、美观。

2. 保持床铺的清洁干燥使患者舒适，预防压疮等并发症。

【操作程序】

1. 评估

(1) 患者的病情、意识状态，治疗情况，是否有限制活动的因素、自理程度、皮肤情况、管路情况。

(2) 患者心理反应及合作程度。

(3) 床单位的安全、方便、整洁程度。

2. 计划

(1) 用物准备：床刷、床刷套（微湿）或微湿的扫床巾、必要时备便盆、清洁衣裤污衣袋等。更换床单法另备清洁被套、大单、中单、枕套。另备手消毒剂和医用垃圾桶。

(2) 环境准备：病室清洁，冬天关闭门窗，室温 22～26 ℃，注意环境的隐蔽性。

3. 实施

流程	内容与要点说明
▲床单位整理法	
(1) 护士准备	• 护士着装整洁
(2) 核对解释	• 携用物到床旁，称呼患者，核对无误后，解释操作目的和注意事项（危重患者需要两位护士配合操作），酌情关好门窗
(3) 移桌椅	• 移开床旁桌距床 20 cm，移椅于床尾，将用物按顺序放于椅上
(4) 患者准备	• 酌情遮挡患者，防止着凉；安置各种管路，避免牵拉 • 按需给予便盆，必要时设床挡，防止摔伤，病情许可时，放平床头及床尾
(5) 整理	

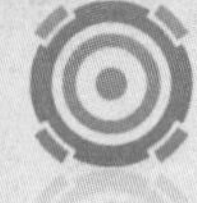

续表

流程	内容与要点说明
① 整理近侧	
松单	• 松开床尾盖被，协助患者翻身至对侧（注意检查局部受压情况，预防压疮），松开近侧各层单子
清扫	• 湿式清扫中单、橡胶单，分别搭在患者身上，再从床头至床尾扫净枕下和大单上面的渣屑，床刷置护理车上层，床刷套或扫床巾置护理车下层
铺单	• 依次将大单、橡胶单及中单逐层拉平铺好（从床头至床尾）
② 整理对侧	• 协助患者侧卧于近侧，护士转至对侧，同上法整理
③ 整理盖被枕头	• 协助患者平卧，整理盖被折成被筒状，盖于患者身上 • 取出枕头，拍松后枕于患者头下
(6) 安置患者	• 必要时为患者更衣，协助其取舒适卧位，将呼叫器置于易取处，交代注意事项，如有异常及时呼叫
▲换单法	
(1)~(4)	同上
(5) 换单	
1) 侧卧位换单法	（适用于卧床不起，而病情允许翻身侧卧的患者）
① 协助侧卧	• 协助患者翻身侧卧至对侧，背向护士，移枕于头下
② 换近侧单	
卷单、扫单	• 从床头床尾松开各层污单，将污中单卷于患者身下，扫净橡胶单并搭在患者身上，再将污大单卷于患者身下，从床头至床尾扫净床褥垫上的渣屑（图 11-16A）
铺清洁单	• 展开近侧清洁大单铺好，对侧大单卷入患者身下 • 铺平近侧橡胶单，展开近侧清洁中单，连同橡胶单一并铺好，对侧中单卷入患者身下（图 11-16B）
③ 协助翻身	• 协助患者翻身侧卧于近侧，移枕于头下
④ 换对侧单	
取污单、扫单	• 护士转至对侧，从患者身下取出污中单放于污大单上，扫净橡胶单搭在患者身上，将污大单连同污中单一并卷起，放于污衣袋内或晨护车上，再扫净床褥垫上的渣屑
铺清洁单	• 依次铺好清洁大单、橡胶单和中单，协助患者平卧
⑤ 换被套	• 松开被筒，将棉胎在污被套内竖折三折后，再按“S”形横折拉出放于床尾，从床头向床尾平铺清洁被套，开口向床尾，将棉胎套入清洁被套内，卷出污被套放入污衣袋内。将盖被折成被筒状，为患者盖好
⑥ 换枕套	• 更换枕套后拍松，为患者枕好

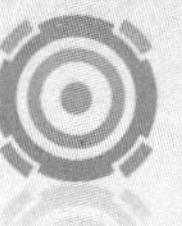

续表

流程	内容与要点说明
2) 仰卧位换单法	(适用于病情不允许翻身侧卧的患者,可由两人协作完成)
① 换大单	• 松开各层盖被,托起患者头部,取出枕头,拆下枕套放入污衣袋内或晨护车上,枕芯置于床尾椅上;将床头污单(包括橡胶单)横卷成筒状,置于患者肩下 • 将清洁大单横卷成筒状放于床头并铺好 • 抬起患者上身,将污单一并从患者肩下卷至臀下,同时将清洁大单拉至臀部 • 放下患者上半身抬起臀部,迅速取出污单放入污衣袋内或晨护车上,将橡胶单折好放于床尾椅上备用,将清洁大单拉至床尾铺好
② 换橡胶单中单	• 先铺好近侧橡胶单和清洁中单,将另一半卷起置于患者身下,再转至床对侧,从患者身下拉出橡胶单、中单并铺好
③ 换被套枕套	• 同侧卧位换单法
(6) 清理用物	• 协助患者取舒适卧位,将呼叫器置于易取处,交代注意事项,如有异常及时呼叫 • 必要时摇起床头及床尾,还原床旁桌、椅,开窗换气 • 清理用物,按要求消毒、清洗污单,洗手

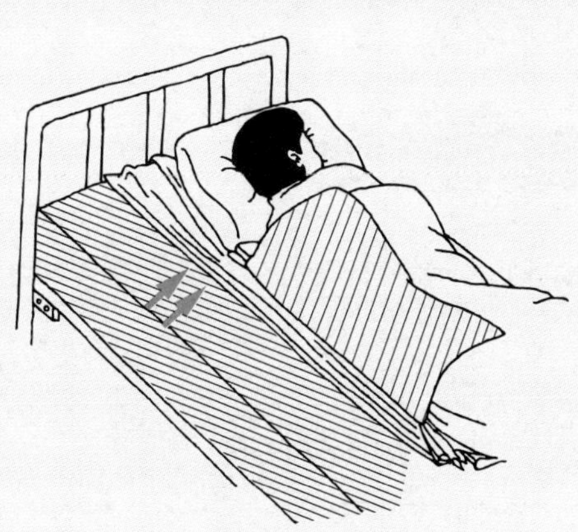

A. 将各层污单卷于患者身下

B. 将各层清洁单塞于床垫下

图 11-16 患者侧卧位更换床单法

4. 评价

(1) 病室、床单位整洁、美观。

(2) 患者舒适,无并发症发生。

(3) 护士动作迅速、轻盈,无过多暴露患者。

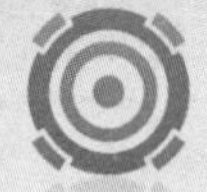

(4) 护患沟通有效。

【指导要点】

1. 告知患者床单位管理的目的及配合方法。
2. 指导患者及家属正确使用床单位辅助设施。

【注意事项】

1. 防止污染

操作应避开治疗和进餐时间;注意动作轻柔,采用湿式清扫,一床一巾一消毒,防止尘土飞扬;棉胎不能接触污被套外面;换下的衣物、被单不可堆放在病室或病区走廊的地面上;患者衣、单、被套等应每周更换1~2次,如被呕吐物、大小便等污染应随时更换。

2. 保证安全与舒适

操作时应注意患者安全及舒适,不宜过多翻动、暴露患者,必要时使用床挡,以防止坠床及受凉等;操作中注意保护好各种管路,严防污染、扭曲、挤压、脱出。

3. 观察病情

操作中要注意观察患者病情,一旦出现病情变化,应立即停止操作,进行相应处理。

4. 遵循节力原则

操作中注意人体力学原理,防止职业损伤;操作动作轻稳、省力,两人操作应配合协调。

第五节 晨晚间护理

学习要求

- ⊙ 晨间、晚间护理的目的
- ⊙ 晨间、晚间护理措施
- ⊙ 晨晚间护理注意事项

晨晚间护理是护理工作的重要内容,根据患者的日常生活习惯,为满足患者的清洁和舒适需要于晨起和就寝前所执行的护理措施。

一、评估

1. 患者的护理级别、病情、意识、自理能力、睡眠情况。
2. 患者清洁卫生及皮肤受压情况。

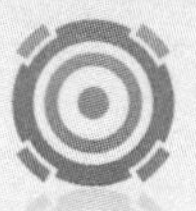

3. 患者的心理反应及合作程度。

4. 病室环境及床单位的清洁程度。

二、晨晚间护理

晨晚间护理是基础护理的重要组成部分，可促进患者身心舒适，预防并发症。对于能离床活动、病情较轻的患者，应鼓励其自行完成晨晚间护理，可增强其疾病康复的信心；对于病情较重、不能离床活动的患者，护士应协助完成晨晚间护理工作。

（一）晨间护理

1. 目的

（1）满足患者清洁需要，预防并发症。

（2）保持床单位和病室整洁。

（3）观察和了解患者病情，满足患者的身心需要，促进护患沟通。

2. 护理措施

（1）问候患者，了解患者晚间睡眠情况及需求；必要时关闭门窗，遮挡患者。

（2）鼓励或协助患者排便。

（3）协助患者刷牙（口腔护理）、洗脸、洗手、梳头、翻身和检查皮肤受压情况，擦洗背部，用50%乙醇按摩骨隆突部位。

（4）整理床单位，需要时更换衣服和床单。

（5）观察病情，进行心理护理和健康教育。

（6）整理病室，酌情开窗通风，保持病室空气新鲜。

（二）晚间护理

1. 目的

（1）保持病室安静，病床整洁，患者清洁舒适，易于入睡。

（2）观察和了解患者病情，预防并发症的发生。

2. 护理措施

（1）协助患者梳发、刷牙（口腔护理）、洗脸、洗手、擦洗背部、臀部并用热水泡脚，女患者协助清洗会阴部。

（2）检查身体受压部位皮肤，观察有无压疮早期征象，按摩背部和骨隆突部位。

（3）协助患者排便，帮助患者取舒适卧位；整理床铺，根据情况增减盖被。

（4）创造安静的睡眠环境，调节室内温度和光线，保持病室安静，使患者易于入睡。

（5）经常巡视病房，了解患者睡眠情况，对睡眠不佳的患者，应了解其影响因素，按失眠给予相应护理；对疼痛患者，遵医嘱给予镇痛措施；同时观察病情变化，并酌情处理。

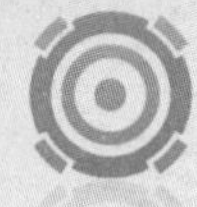

三、注意事项

1. 操作时注意保暖,保护隐私。
2. 注意患者体位舒适与安全。维护管路安全。
3. 眼睑不能闭合的患者应保持角膜湿润,防止角膜感染。
4. 发现皮肤黏膜异常,及时处理并上报。
5. 实施湿式扫床,预防交叉感染。
6. 操作中倾听患者需求,观察患者的病情变化。

角色扮演活动——模拟口腔护理

文档 拓展与练习

1. 活动情境

住院患者王某,女,25岁,诊断为再生障碍性贫血,责任护士小张为患者进行口腔护理。

学生分组进行角色扮演,每2人为一组,分别轮流扮演护士和患者。

2. 活动指导

(1) 活动目的:掌握口腔护理技术及其健康教育内容。

(2) 活动要求:① 活动中注重人文关怀及提高沟通能力。② 按护理程序进行活动;强调对患者相关知识的评估及口腔护理技术的正确运用。

3. 效果评价(见评价表)

模拟口腔护理评价表

项目	评分要点	分值	自评	小组评	实得分
评估	患者情况;漱口溶液;护士相关知识及能力	15			
准备	用物齐备;环境安全;患者配合,体位正确;护士准备符合要求	10			
口腔护理	细心核对;检查口腔、漱口、擦洗方法及顺序、清点棉球数量、必要时涂药及操作后处理均正确,擦洗动作轻柔,确保患者安全	40			
健康教育	向患者讲解口腔护理的意义,指导患者正确进行口腔保健	15			
人文关怀	举止得体、言谈礼貌;操作前细心解释;操作中及时沟通,正确指导;操作后诚恳致谢,亲切嘱咐	20			
总评分及教师评价					

(赵　蓉)

第十二单元 休息与活动

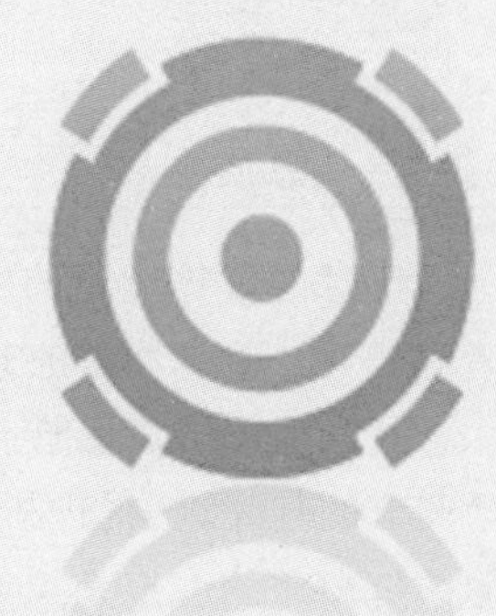

休息与活动是人类最基本的生理需要，是维持人体健康的必要条件。休息可促进机体精力和体力的恢复，活动能增加机体全身和局部的血液循环。护理人员应根据患者的病情，指导患者适当的休息与活动，减少并发症的发生，促进早日康复。

休息与活动

第一节 休息与睡眠

学习要求

- ○ 休息的概念与条件
- ⊙ 睡眠的分期与评估
- ● 促进患者休息与睡眠的护理措施

休息是指在一定时间内相对地减少活动，使机体身心得到放松，消除或减轻疲劳，恢复精力和体力的过程。它是一种安静、安详、无焦虑、轻松自在，没有任何情绪压力下的身心松弛状态。休息并不意味着不活动，获得休息的方式也因人而异。脑力劳动者多以静坐、散步、打球、游泳等运动方式休息；体力劳动者多以读书、看报、听音乐、看电视等休闲方式休息，从一种紧张的工作状态转为轻松、愉快的状态也是休息。总的来说，休息是保持人体健康的重要手段。睡眠是一种周期发生的知觉的特殊状态，由不同时相组成，对周围的环境可相对的不作出反应的生理现象。睡眠是休息的一种重要形式，通过睡眠可以恢复人的精力和体力，保持良好的觉醒状态，对于维持健康，促进疾病的康复具有十分重要的意义。护士应充分认识休息与睡眠的意义，为服务对象提供正确的指导，采取积极、有效措施，促进住院患者的休息与睡眠，以达到减轻病痛、

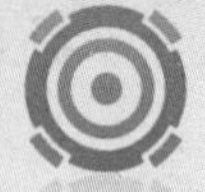

促进康复的目的。

一、休息

（一）休息的意义

休息是维护健康的重要条件，不仅影响人的生理状况，而且还影响人的认知、情绪、记忆力、注意力等心理状态；休息对人的健康有着非常重要的意义。① 促进健康：休息可以减轻或解除疲劳，缓解身心压力，促进体力和精力恢复；休息可以维持机体生理调节的规律性，促进机体正常的生长发育。② 促进康复：休息可以减少能量的消耗，促进蛋白质的合成及组织修复，缩短病程；休息可以减慢新陈代谢，能减轻重要脏器功能负荷，提高治疗效果，促进机体康复。

（二）休息的条件

1. 睡眠充足

充足的睡眠是休息的最基本的条件。每人每天所需要的睡眠时数因人而异，但个体必须满足一定的最低限度的睡眠时数，才能达到真正的休息。否则就会出现疲乏、易怒、精神紧张，身心很难放松。

2. 生理舒适

生理上的舒适是促进有效休息的前提。为患者减轻或解除疼痛、安置合适的体位、做好清洁卫生护理等，可促进患者生理舒适，确保有效休息。

3. 心理放松

心理上的放松是获得良好休息的保障。要得到良好的休息，必须减少患者的焦虑和紧张，保持情绪稳定。护理人员应耐心地与患者沟通，了解患者的心理问题，满足患者的需求，帮助患者达到身心放松、平静舒适的状态，获得良好休息。

4. 环境良好

医院的物理环境是影响患者休息的重要因素。适宜温湿度、光线、色彩，减少噪音和异味刺激等，可促进患者有效休息。

二、睡眠

（一）睡眠的生理

1. 睡眠的发生机制

睡眠与觉醒，具有一定规律和节奏。睡与醒的周期以昼夜为基础交替进行，循环式发生，一般每天一个周期。睡眠中枢位于脑干尾端，能引起睡眠和脑电波的同步化，发出的冲动向上传导，作用于大脑皮层（或称上行抑制系统），与控制觉醒状态的脑干网状结构上行激动系统的作用相拮抗，从而调节着睡眠与觉醒的相互转化。另外还发

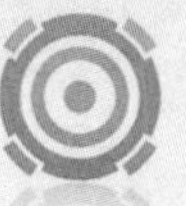

现睡眠时有中枢神经介质的参与，在人脑内，腺苷、前列腺素 D_2 可以促进睡眠，而5-羟色胺则可以抑制睡眠。

2. 睡眠时相

根据睡眠发展过程中脑电图、眼电图、肌电图变化特点和机体活动机能的表现，将睡眠分为正相睡眠和异相睡眠两种不同的时相，且两个时相互相交替。

（1）正相睡眠：脑电波呈现同步化慢波的时相，也称为慢波睡眠（slow wave sleep，SWS）或非快速动眼睡眠（non-rapid eye movement，NREM）。此期特点是睡眠时伴有慢眼球运动，全身肌肉放松，但仍有一定的紧张度，生命体征减慢，机体的耗氧量下降，但脑的耗氧量不变；同时，生长激素分泌明显增多，因此正相睡眠有利于促进生长和体力恢复。根据生理变化分为四个时期（表12-1）。

（2）异相睡眠：是脑电波呈现去同步化快波的时相，又称快波睡眠（fast wave sleep，FWS）或快速动眼睡眠（rapid eye movement，REM）。此期特点是眼球快速转动，脑电图活跃，与清醒时极为相似，肌肉几乎完全松弛，具有许多频繁的生理活动，被称为活动睡眠状态，做梦也是此期重要特点之一，见表12-1。因此异相睡眠对维持精神和情绪上的平衡最为重要。主要是由于① 脑干中的特有神经元过度极化，肌电图反映肌张力极低，是睡眠各时期中最低的，伴有像瘫痪时肌肉所具有的不活动状态。② 垂体前叶分泌的生长激素减少，脑内蛋白质合成加快，与幼儿时期神经系统的成熟有密切的关系，有利于建立新的突轴联系，利于精力的恢复，促进学习记忆活动。③ 此期梦境是生动、充满感情色彩的，能缓解精神压力，使忧虑的事情从人的记忆中消失。

表12-1　各期特征性表现

时相	分期	特点	生理表现	持续时间
NREM	Ⅰ期	入睡过渡期，可被外界声响或说话声惊醒	肌肉开始松弛，呼吸均匀，脉搏减慢	0.5~7 min
	Ⅱ期	睡眠加深期，但仍易被惊醒	全身肌肉松弛，呼吸均匀，心跳减慢，体温下降	10~20 min
	Ⅲ期	熟睡期，需要巨大声响才能使之觉醒	肌肉十分松弛，呼吸均匀，心跳减慢，血压、体温继续下降	15~30 min
	Ⅳ期	深睡期，很难唤醒，可出现梦游和遗尿	全身松弛，无任何活动。脉搏、体温继续下降，呼吸缓慢均匀，脑垂体分泌大量生长激素，受损的组织愈合加快	15~30 min
REM		很难唤醒，眼肌活跃，出现梦境，且富有戏剧性，醒后能描述梦境	眼球转动迅速，心率、血压、呼吸大幅度波动，肾上腺素大量分泌，除眼肌外全身肌肉松弛	发生在入睡后的80~100 min，持续不超过30 min

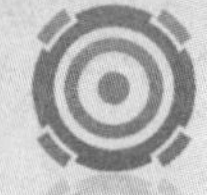

3. 睡眠的周期

人的睡眠由几个睡眠周期组成，每个周期所需时间 60~120 min（平均约为 90 min），成人平均每晚出现 4~6 个睡眠周期。

（1）睡眠周期是快速动眼睡眠与非快速动眼睡眠按一定的顺序不断重复出现的形态（图 12-1）。在睡眠周期的进程中，在任何一个阶段把睡眠者唤醒，再继续睡眠时，都需要从头开始依次经过各期。

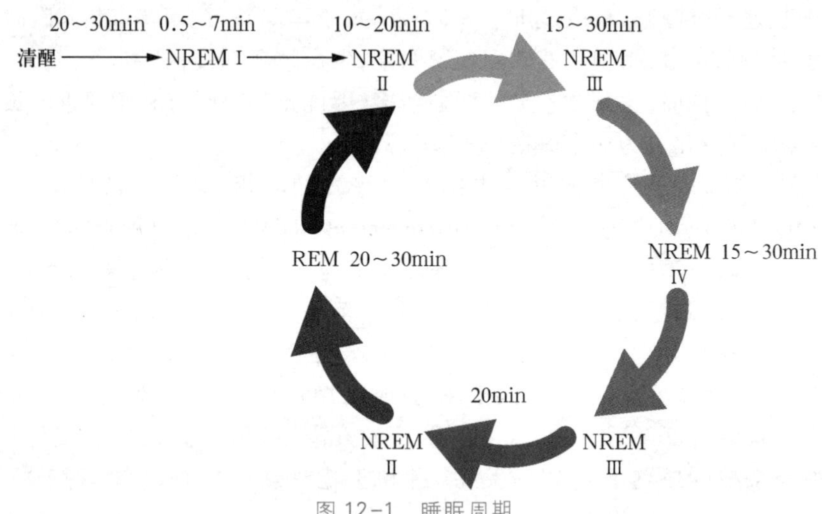

图 12-1　睡眠周期

（2）每一时相所占的时间比例不同，且随睡眠的进行而有所改变（表 12-2）。

表 12-2　不同时相所占时间表现

睡眠状态	NREM	REM
刚入睡时	第 3、4 时相，约占 90 min	持续不超过 30 min
深睡时	第 3、4 时相，则相应地缩短	会延长到 60 min 睡眠后期，持续时间越长

在睡眠过程中，睡眠时相周期的任何一阶段醒而复睡时，都需要重新开始依次经过各期。而每次进出 REM 期睡眠都需要经过 NREM 第二期，因此此期又称为“入门时相”。大部分 NREM 睡眠发生在上半夜，REM 睡眠则多发生在下半夜。

（二）睡眠的评估

1. 影响睡眠的相关因素评估

（1）生理因素：① 年龄：年龄是影响睡眠的重要因素，通常人类睡眠的需要量与年龄成反比；婴儿期大约需要 16~20 h，幼儿期需要 10~14 h，学龄前期儿童需 11~12 h，青少年期需 9~10 h，成年期需要 7~8 h，50 岁以上平均需要 7 h；睡眠深度随着年龄的增加而逐渐减低。② 内分泌变化：女性经前期及经期常出现疲乏、嗜睡的现象；更年期由于情绪变化导致精神紧张影响睡眠。③ 疲劳：适度的疲劳有助于入睡，但过度的疲劳反而影响入睡。④ 昼夜节律：昼夜节律性形成一个人的生物时钟，当睡眠环境改变，

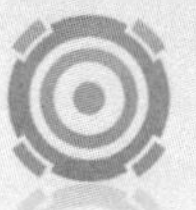

如旅途、时差改变、日夜班交替等，均会使人体生物钟节律失调，造成睡眠紊乱，通常需要3~5天才能恢复正常。

（2）病理因素：① 呼吸系统疾病者常因被迫体位，干扰睡眠。② 甲状腺功能减退症及各种原因引起的疼痛未能及时缓解等，都可造成患者入睡困难或睡眠质量的改变。③ 精神分裂症、强迫症等患者，常常处于过度的觉醒状态。④ 其他：老年人、糖尿病、尿道炎及前列腺疾病患者，由于膀胱肌肉张力减弱，夜尿增多也会影响睡眠质量。

（3）心理因素：任何强烈的情绪，包括焦虑、恐惧、喜悦、悲伤等情绪都可能造成失眠，如过度焦虑引起的睡眠感缺乏症。住院患者由于对疾病的诊断、治疗产生的心理压力，也会影响睡眠。

（4）环境因素：环境的改变可以影响睡眠质量。住院环境中，人员的喧哗、机器声、推车声及治疗护理的频繁干扰；或病室温湿度的改变等均会干扰患者的睡眠。

（5）饮食因素：肉类、乳制品、豆类中含有较多L-色氨酸，这种物质能促进入睡，被认为是一种天然催眠剂。因此，睡前喝一杯热牛奶可助入睡。睡前少量饮酒也能促进放松和睡眠，但大量饮酒会抑制 REM 睡眠。茶和咖啡含有咖啡因，使人兴奋，干扰睡眠，应避免在睡前 4~5 h 饮用。

（6）药物因素：某些药物会影响睡眠。如长期服用安眠药，会导致患者对药物的依赖或使睡眠障碍更加严重。

（7）寝前习惯：睡前若改变个人以往习惯，如洗热水澡、喝杯热牛奶、看书报、听音乐等，则可能发生睡眠障碍。

（8）生活方式：长期生活无规律，工作忙碌，缺乏适当休息和运动等都均可影响睡眠的质量。

2. 睡眠障碍的评估

睡眠障碍是指睡眠量和质的异常，或在睡眠时发生某些临床症状。多由长期的心理冲突或精神负担过重、脑力劳动者因劳逸结合长期处理不当、病后体弱等原因引起。睡眠障碍不仅不能从睡眠中获得休息，恢复体力和精力，而且会出现许多不良后果。常见的睡眠障碍有以下几种。

（1）失眠：指睡眠质量或数量不能满足正常需求的一种主观体验。是临床上最常见的睡眠障碍。主要表现为睡眠时间及深度的不足，不能消除疲劳，恢复体力与精力；轻者入睡困难，或寐而不酣，时寐时醒，或醒后不能再寐，重者彻夜不寐。

根据引起失眠的原因不同将失眠分为原发性失眠和继发性失眠。原发性失眠是一种无法解释的、长期或终生存在的频繁的睡眠中断、短睡伴日间疲劳、紧张、压抑和困倦的一类失眠，包括难以入睡、睡眠中多醒或早醒。继发性失眠是由精神紧张、心理失调、环境不适、身体障碍、药物影响等因素引起的短暂失眠。用脑电图记录发现在上半夜占优势的 NREM 第Ⅲ、Ⅳ期睡眠时相减少了，即深睡眠减少。这样失眠不仅是睡眠时相的减少，且有质的变化，因此即使入睡，醒后仍感疲乏。临床上，失眠的治疗及护理主要是依据症状和诱因进行。

（2）睡眠过多：指睡眠时间过长或长期处于想睡的状态。其特点是虽夜间已获得睡眠，但白天对睡眠的要求仍然控制不住。引起睡眠过多的原因还不十分清楚，通常

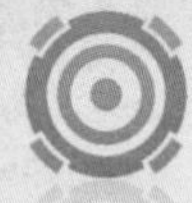

认为与进食失调和病态的肥胖有关，但头部受伤、脑血管病变和脑瘤患者常出现睡眠过度，也可见心理失调如忧郁的患者，因此时睡眠可以逃避日常生活的压力。EEG 研究表明睡眠过多尽管延长了总的睡眠时间，但睡眠时相的周期进展和每一时相所占的百分比均在正常范围内。因此，睡眠过多的症状是过度睡眠，其他方面基本上是正常的。但睡眠过多会加重脑睡眠中枢的负担，也可致肥胖而加重睡眠过多状态，形成恶性循环。

（3）发作性睡眠：是受到严重干扰的正常睡眠，并且不根据正常步骤所进行的睡眠，这是一种特殊的 REM 睡眠失调。其特点是除正常睡眠外，可在任何时间或场所（如行走、谈话、进食和劳动中）入睡，不可自制。每次持续数分钟至数小时，可一日数发。约有 25%的人在发作过程中有生动的、充满色彩的幻觉和幻听，约有 75%的人会出现猝倒，表现为肌张力部分或全部的失去，导致严重的跌伤。猝倒的发作常因情绪急剧变化，过于高兴或悲伤至极所致。发作过后，患者常感到精力得到恢复。

（4）睡眠性呼吸暂停：是一种在睡眠间发生自我抑制、没有呼吸的现象，即夜间睡眠时呼吸停止持续的时间超过 10 s，每小时出现 5 次以上（可达 30～100 次）或在 7 h 的睡眠过程中累计超过 30 次。可分为中枢性和阻塞性呼吸暂停两种类型。中枢性呼吸暂停由中枢神经系统功能不良而造成，见于颅脑损伤、药物中毒等；阻塞性呼吸暂停则出现在严重的、频繁的、用力的打鼾或喘息之后，因上呼吸道阻塞病变引起，肥胖者脂肪堆积在咽部，舌根部阻塞气道也可引起。睡眠性呼吸暂停是缺血性心脏病如心绞痛、心肌梗死等的重要危险因素之一；容易引发各种心律失常、肺动脉高压、肺心病和高血压。对于睡眠性呼吸暂停的患者，护士应指导其采取正确的睡眠姿势，保持呼吸道畅通，并及时解除呼吸道梗阻。

（5）睡眠剥夺：是睡眠时间和睡眠时相的减少或损失，睡眠时间的缩短会导致丧失 REM 睡眠，如果一旦睡眠受到干扰，要想再睡，必须从第一期重新开始调整。住院患者因疾病、治疗及护理原因，睡眠被剥夺的概率很高，患者的睡眠虽然较频繁，但睡眠时间较短，在夜间即使有一段不受打断的睡眠时间，但总的睡眠时间较在家时减少。患者遭受睡眠剥削后，会使脑部功能改变，体内生化过程发生变化，感到身体疲劳，神经、肌肉活动不协调，心理功能失调，严重者会发生神经官能症或造成精神障碍。

（6）梦游症：此现象常发生在 NREN 睡眠第三、四时相。可能与遗传、性格、神经功能失调有关。梦游发生时，患者可下床走动，甚至可以完成一些复杂的动作，然后继续上床睡觉，醒后对梦游过程不能回忆。

（7）遗尿：主要发生在深度睡眠时，多见于儿童，与大脑发育不完善有关，一般随年龄增大逐渐消失。睡前饮水过多或过度兴奋也可诱发遗尿。

3. 住院患者睡眠状况的评估

为了使患者获得最佳的休息与睡眠，护士应全面运用休息和睡眠的知识，对患者的睡眠情况进行综合评估，制订适合患者需要的护理计划。护士可以通过问诊、观察、量表测量和辅助检查等方法，获得准确的睡眠资料。

（1）睡眠评估的重点：患者对睡眠时间和质量的个体化需要；睡眠障碍的症状、类型、持续时间、对患者身心的主要影响；引起睡眠障碍的原因。

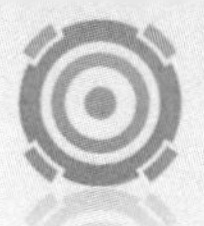

(2) 睡眠评估的内容:① 每天需要的睡眠时间及就寝的时间;② 是否需要午睡及午睡的时间;③ 睡眠习惯,包括对食物、饮料、个人卫生、放松方式、药物、陪伴、卧具、光线、声音及温度等的需要;④ 入睡持续的时间;⑤ 睡眠深度;⑥ 是否打鼾;⑦ 夜间醒来的时间、次数和原因;⑧ 睡眠中是否有异常情况,其严重程度、原因以及对机体的影响;⑨ 睡前是否服用睡眠药物及药物的种类和剂量;⑩ 睡眠效果。

三、促进患者休息与睡眠的护理措施

1. 创造良好的休息环境

以整洁、舒适、安静、安全为原则。合理安排护理时间,避免治疗和护理工作过多地干扰患者的休息。操作和夜巡视时,做到"四轻",减少噪音,保持安静。控制病区的温度、湿度、光线,减少外界环境对患者感官的不良刺激。及时去除尿、便、呕吐物等排泄物,避免异味对患者睡眠的影响。提供安全、舒适的床单位,宽度足够翻身,适当硬度和弹性的床褥,卧具清洁、干燥,棉被厚薄适宜,枕头高度合适。

2. 解除不适,满足生理需要

采取有效措施,减轻疼痛、饥饿、腹胀、呼吸不畅等痛苦与不适,促进患者自然入睡。做好晚间护理,协助患者洗漱、排便、更衣等,使患者轻松入睡;检查身体各部位的引流管、牵引、敷料情况,必要时更换敷料;协助患者处于舒适的体位,也可适当地给予背部按摩,促进肌肉放松;必要时使用镇静剂或止痛剂,减轻不适与或疼痛。

3. 加强心理护理

因患者对环境的陌生、对疾病的诊断、治疗感到紧张、焦虑不安或恐惧,以及离开亲人的孤独、寂寞等复杂心情导致心理压力增大,严重影响睡眠。因此,护理人员要关心、体贴患者,多与患者交流,耐心倾听主诉,帮助其消除恐惧和焦虑、恢复平静、稳定的情绪,从而提高睡眠质量。

4. 满足寝前习惯

应重视患者就寝习惯,使其维持原有规律。如睡前沐浴或热水泡脚、喝牛奶、看书报、听音乐等,护理人员应多了解这方面的情况,尽量满足其习惯要求,以促进患者的睡眠。

5. 合理安排护理措施

执行护理措施时应尽量减少对患者休息与睡眠的干扰与剥夺,除必要的措施外,常规的护理措施应安排在白天进行,安排活动时尽量间隔 90 min,避免频繁干扰患者睡眠,因为 90 min 是一个正常睡眠周期所需要的时间。

6. 合理用药

对失眠患者必要时遵医嘱给予镇静催眠药物,但须注意防止药物依赖性和抗药性,避免长时间连续用药。同时结合其他辅助睡眠措施,帮助患者建立良好的睡眠形态。

7. 梦游、遗尿者的护理

对梦游者,应加强预防措施,如将卧室中的危险物品移开,必要时关窗、锁门,防止

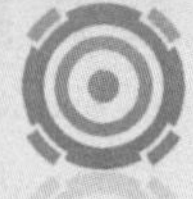

意外或损伤的发生；对遗尿者，晚间要限制饮水，并在睡前督促其排尿。

第二节 活 动

学习要求

- ⊙ 活动受限的原因及对机体的影响
- ⊙ 肌力训练
- ● 活动能力评估及全范围关节活动练习

活动是人的基本需要之一，对维持健康非常重要。人们可以通过各种活动满足机体的基本生理需要和自我实现的需要；维持呼吸、循环、消化、排泄及骨骼肌肉的正常功能；维持个人意识和智力发展，防止大脑功能退化；保持良好肌肉张力、促进身体各部位弹性，增强全身肌肉的协调性；增加全身和局部血液循环，减少并发症发生；促进机体适应内、外环境的改变，维持身体的健康。当一个人的活动能力丧失时，躯体方面就会产生压疮、关节僵硬、挛缩、肌张力下降、肌肉萎缩、便秘等并发症；心理方面会产生自卑、敏感、抑郁等问题。由此可见，护理人员不但要帮助患者很好地休息，还要从患者的身心需要出发，协助患者进行适当的活动，满足身心需要，预防并发症的发生，促进康复。

一、活动受限的原因

活动受限即制动，是指身体的活动力或任何一部分的活动由于某些原因而受到限制。制动的原因来自生理、心理、社会等多方面因素。

（一）生理因素

1. 疼痛

许多疾病所致的疼痛，往往会限制机体或相应部位、相应关节的活动。如手术患者因伤口疼痛致使不敢活动或因疼痛不愿咳嗽及深呼吸等。

2. 严重疾病和身体残疾

如心肺疾病引起的供氧不足以及严重的营养不良或极度肥胖所致的全身无力的患者，因不能提供身体活动所需要的能量，而使患者活动受到限制。失明、先天畸形或其他残障等，均可导致活动受限。

3. 损伤

肌肉、关节、骨骼的损伤，如扭伤、挫伤、骨折等，都会导致受伤肢体的活动受限。

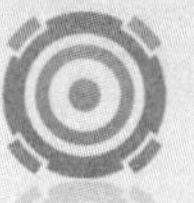

4. 神经系统受损

神经系统损伤会暂时地甚至是永久性地改变人体的活动能力。如重症肌无力、脑血栓、颈椎、腰椎受损等导致的神经传导功能受损，因运动神经元无法支配相应的肌肉而造成活动受限。

（二）心理因素

情绪会影响人的自由活动能力。当个体承受的压力超过其适应范围时，会发生情绪制动。如极度忧郁，可引起情绪波动而影响活动，极度悲伤、沮丧等时不愿与人接触，正常活动明显减少。

（三）社会因素

个体局限在较小空间内，其正常的社交活动受到限制，称之为社交制动。如患传染病的患者被隔离在一个小房间，其社交活动即受到限制。

另外医疗护理措施等因素也将限制身体的活动如意识不清、躁动患者，为防止意外伤害，利用约束带限制其活动；心肌梗死的患者须绝对卧床休息；骨折固定或牵引后使患者活动受限。

二、活动受限时对机体的影响

由于活动受限，人的生理、心理及社会交往等方面都会受到影响。受限程度越严重影响越深（图 12-2）。

（一）对皮肤的影响

长期卧床或活动受限，容易形成压疮。具体内容详见第十一单元第三节。

（二）对骨骼和肌肉组织的影响

长期卧床或不活动将会影响到骨骼、肌肉、关节的改变。可出现以下情况：① 腰背部疼痛；② 肌肉无力或萎缩；③ 骨质疏松、骨骼变形，严重时发生病理性骨折；④ 关节僵硬或挛缩；⑤ 手足废用：长期卧床、肢体处于非功能位置或床上重物的压迫等因素，均可造成垂足或垂腕；⑥ 严重者会导致运动系统功能的丧失。

（三）对呼吸系统的影响

1. 坠积性肺炎

卧床过久限制胸部扩张，使有效通气量减少，而患者通常因身体衰弱无法有效的深呼吸，使呼吸道分泌物排出困难造成堆积，细菌大量繁殖而发生肺内感染，导致坠积性肺炎。

2. 二氧化碳潴留

由于肺部分泌物的蓄积及肺部有效通气量减少，影响了氧气的正常交换，导致二氧化碳潴留。

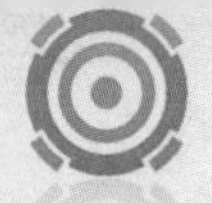

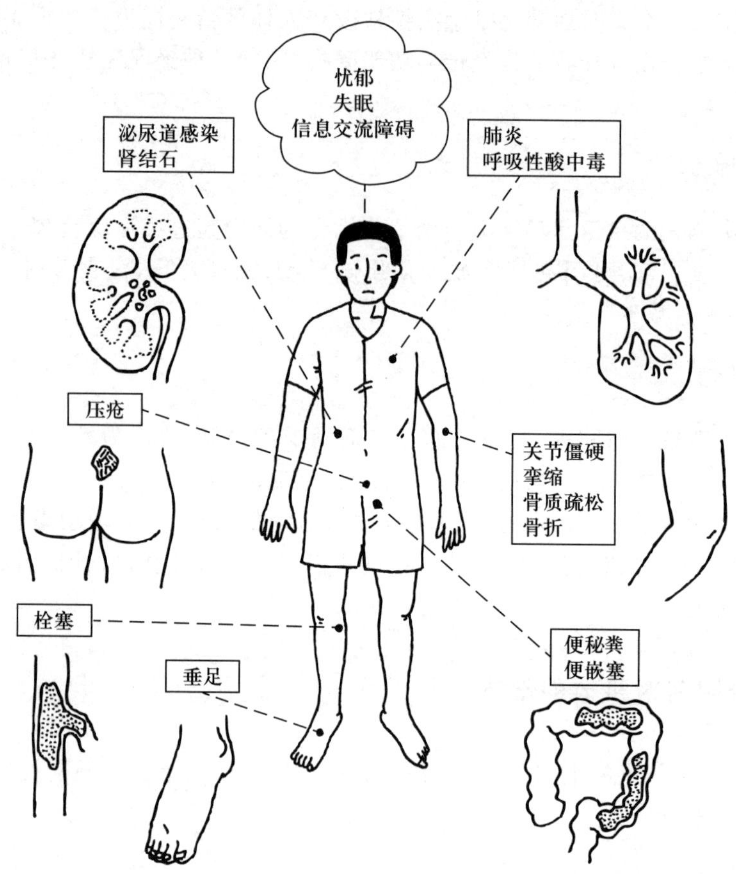

图 12-2 活动受限的并发症

（四）对心血管系统的影响

1. 直立性低血压

由于长期卧床使全身肌肉张力丧失与神经血管反射降低，回心血流受到影响。当人体突然直立时，血管无法适应神经血管的反射，小血管尚未收缩，回心血流量减少、血液滞留在下肢，造成血压下降，头部血供不足，患者出现眩晕、虚脱甚至晕厥等低血压症状。

2. 静脉血栓形成

是静脉的一种急性非化脓性炎症，并伴有继发性血管腔内血栓形成的疾病。活动受限时间越长，发生静脉血栓的概率越高。血栓形成的主要危险在于发生肺栓塞。如果血栓脱落栓塞于肺内较小的血管处，则肺部的损伤较小，如果栓塞在肺动脉的主干或大分支，阻断了大部分血流，则可导致严重的肺损伤甚至死亡。

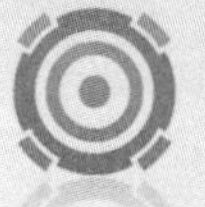

（五）对消化系统的影响

由于长期卧床，活动量减少及疾病的消耗，患者常出现厌食，所摄入的营养物质减少，导致负氮平衡，甚至出现严重营养不良；长期卧床导致胃肠道蠕动减慢、腹肌和提肛肌无力，加之患者所摄入的纤维素和水分减少，患者经常发生便秘，有些患者由于不习惯于床上排便，使得便秘进一步加重，严重时出现粪便嵌塞，使排便更加困难。

（六）对泌尿系统的影响

长期卧床的患者，由于排尿的姿势改变，会影响正常的排尿活动。卧床患者因缺乏地心引力的引流作用，会导致尿液蓄积以及膀胱排泄反射迟钝，而造成排尿困难。因长期排尿困难，膀胱过度胀满，渐渐地造成逼尿肌过度伸展，机体对膀胱胀满的感受性变差，而形成尿潴留。由于机体的活动量减少，尿液中的钙磷浓度增加，且伴有尿液潴留，因而沉积结晶，形成尿结石。由于尿液潴留，尿液对泌尿道的冲洗功能减少，细菌大量在尿道口聚集，引起上行造成泌尿系统感染。

（七）对心理的影响

长期卧床容易导致恐惧、焦虑、愤怒、忧郁、挫折感等负性情绪的产生。有些制动的患者不仅在情绪上出现波动，甚至会在行为上处于敌对好斗的状态。长期卧床使得有的患者无法去适应环境，出现沟通上的问题甚至会自我封闭。有些患者因永久性活动障碍，无法自理或就业，造成畏缩、脆弱、消极与依赖、胆怯等，最终导致丧失生活的信心。

三、促进患者活动

促进患者活动首先应对患者活动能力进行系统、全面的评估。通过收集资料和对运动功能状况的检查，对患者活动能力、影响活动因素、活动程度等进行综合评估，发现问题，并给予正确、科学的指导，防止各种并发症的发生，促进病人康复。

（一）患者活动的评估

1. 患者的一般资料

一般资料包括年龄、性别、生活习惯等。对于患者一般资料的评估，首先应考虑患者的年龄，如婴幼儿因为身体尚未发育完全或能力不足而无法完成某些活动；老年人因为身体逐渐老化，活动功能减退，而表现出活动能力下降。性别可使生长发育和体力发生差异，因此，活动的方式也男女有别，通常男性所做的运动较女性激烈。生活习惯会直接影响身体的健康。

2. 心肺功能状态

活动前应评估血压、心率、呼吸等指标，因活动会增加机体对氧的需要量，机体出

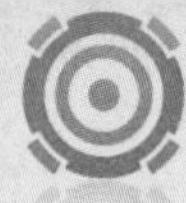

现代偿性心率及呼吸加快、血压升高，当患者有循环系统或呼吸系统疾病时，不恰当的活动会加重原有疾病，严重者会发生心搏骤停。所以应根据心肺功能及患者的反应来确定活动负荷量的安全范围，及时调整活动量。

3. 骨骼肌肉的状态

了解机体骨骼肌肉的状态，可通过肌力和肌张力评估获得。正常肌张力，触摸肌肉有坚实感。当肌张力减弱时，触诊肌肉松软，被动运动时阻力减退，关节运动范围扩大，肌张力增高时则相反。可以通过机体收缩特定肌肉群的能力来评估肌力。肌力一般分为6级：

0级　完全瘫痪，肌力完全丧失。

1级　可见肌肉轻微收缩但无肢体活动。

2级　肢体可移动位置但不能抬起。

3级　肢体能抬高床面但不能对抗阻力。

4级　能作对抗阻力的运动但肌力减弱。

5级　肌力正常。

4. 关节功能状况

通过主动运动和被动运动，观察关节的活动范围有无受限，是否有关节肿胀、僵硬、变形；活动时关节有无声响或疼痛、不适等症状。

5. 机体活动能力

根据对患者日常活动的情况来评估其活动能力，如观察患者的行走、梳头、穿衣、洗漱等，对其完成情况进行综合的评价。一般将机体的活动功能分为5度。

0度　完全能独立，可自由活动。

1度　需要使用设备或者器械（如拐杖、轮椅）。

2度　需要他人的帮助，监护和教育。

3度　既要有人帮助，也需要设备和器械。

4度　完全不能独立，不能参与活动。

6. 患者目前患病情况

疾病的性质和严重程度可决定机体活动的活动程度，了解患者目前的患病情况，全面的评估有助于合理安排患者的活动量及活动方式。如昏迷、瘫痪、大手术后的患者，则只能卧床，活动受限；护士应采用以协助为主的被动运动方式，并帮助患者及早预防因长期卧床而引起的并发症。对骨折牵引患者，则要求患肢制动。护理人员在制定护理措施时应考虑其治疗的需要，根据病情，适当调整。

7. 心理社会状况

患者的心理及社会状况对其活动的完成具有重要影响。如果患者心境开朗，对疾病的治疗充满信心，就能很好地配合护理人员完成各项活动计划；如果患者心情压抑、焦虑，情绪低落会对活动缺乏热情甚至产生恐惧心理，则大大影响了活动的开展。因此，评估患者的心理状态，帮助患者保持良好的情绪状态，提高活动兴趣，是高质量完成活动计划的前提。另外，患者家属的态度和行为也会影响患者的心理状态。因此，护士还应教育家属给予患者充分地理解和支持，帮助患者建立广泛的社会支持系统，共同实施护理计划。

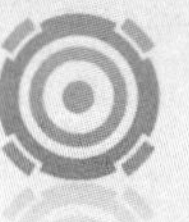

（二）促进患者活动

1. 选择合适的卧位

根据患者的病情，选择合适的体位，使其舒适、稳定，全身放松，以减少肌肉和关节的紧张。

2. 保持脊柱的正常生理弯曲和各关节的功能位置

脊柱对行、走、跑、跳时产生的震动具有缓冲作用，并对脊髓和脑组织起着重要的保护作用。因此，对长期卧床患者应注意在颈部和腰部用软枕支托，病情许可还应经常变换体位，保持各关节处于最佳功能位置，以防止关节畸形和功能丧失。

3. 肌力训练

肌力训练分为等长练习和等张练习两种。

（1）等长练习：是指有肌肉收缩而肌纤维不缩短的运动。此种运动可增加肌肉的张力但不改变肌肉的长度。因其不伴有明显的关节运动，故又称为静力练习。此运动可增加肌肉的力量，促进静脉回流，但不能改善关节的活动；其优点是不引起关节的明显运动，固可在肢体被固定的早期，或在关节损伤、积液、某些炎症存在的情况下应用，以预防肌肉萎缩。如膝关节完全伸直定位后，做股四头肌的收缩松弛运动。常用“tens法则”进行练习，即收缩 10 s，休息 10 s，每组收缩 10 次，重复 10 组。一般认为每次等长收缩 6 s 以上效果较好，收缩次数越多越容易提高效果。

（2）等张练习：是指肌肉收缩时有肌纤维缩短的运动，此种运动因肌肉长度的改变，且伴有大幅度的关节活动，所以又称为动力练习。此运动的优点是，可增加肌肉力量，并促进关节功能；比较符合大多数日常活动的肌肉运动方式，同时有利于改善肌肉的神经控制。常用于增强肌肉强度和肌肉耐力的练习。如肢体的屈曲和伸展运动。

等长练习和等张练习的区别见表 12-3。

表 12-3　等长练习和等张练习比较

等长练习	等张练习
不引起明显的关节活动	引起大幅度关节活动
不易发生酸痛	易发生酸痛
可在肢体被固定时早期应用	不可在肢体被固定时早期应用
主要增加静态肌力	主要增加动态肌力
有关节角度的特异性[1]	无关节角度的特异性
冠心病、高血压等患者不适用	大部分人群适用

注：[1] 关节角度的特异性指在某一关节角度下练习，只对增强关节处于该角度时的肌力有效。

肌力训练注意事项包括以下方面。

（1）得到患者理解与合作：运动效果与运动者的主观努力密切相关，须使患者充分理解、合作并使其掌握练习要领。

（2）严格掌握运动的量与频度：以达到肌肉适度疲劳而不出现明显疼痛为原则。每

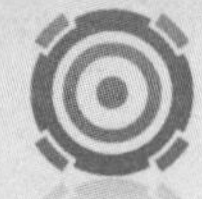

次运动后有适当的间歇让肌肉充分复原，在训练过程中应根据情况及时调整训练方案。

（3）做准备及放松运动：训练前后应作充分的准备及放松运动，避免出现肌肉损伤。

（4）防止不良反应：注意肌肉等长收缩引起的升压反应及增加心血管的负荷的作用。有轻度高血压、冠心病或其他心血管病变时应慎用肌力练习，有较严重的心血管病变者严禁肌力练习。

4. 全范围关节活动

全范围关节活动（range of motion，ROM）是指根据每一特定关节可活动的范围，通过应用主动或被动的练习方法，维持关节正常的活动度，恢复和改善关节功能的锻炼方法。ROM 可分为主动性 ROM 和被动性 ROM。

（1）主动性 ROM：是指患者单独完成的全范围关节运动。

（2）被动性 ROM：是指患者完全依靠护理人员才能开始并完成的全范围关节运动。一般在清洁卫生护理、翻身、变换卧位时可同时完成 ROM。

被动性 ROM 操作方法：

1）患者采取自然放松的姿势，面向操作者，并尽量靠近操作者。

2）操作中要正确运用人体力学的原理，以减少疲劳。

3）依次对患者的颈部、肩、肘、腕、手指、髋、踝、趾关节作屈曲、伸展、内收、外展、内旋、外旋等关节活动练习（图 12-3、图 12-4）。操作过程中应比较两侧关节的活动情况，以了解原来的关节活动程度。操作时关节应前后予以支托，用手做环状或支架以支撑关节远端的肢体（图 12-5）。肌力练习不应引起明显疼痛，应在无痛范围内进行。

4）对急性关节炎、骨折、肌腱断裂、关节脱位的患者进行 ROM 练习时，应在医生的指导下完成，避免出现再次损伤。对有心脏病的患者，应特别注意观察其有无胸痛症状，避免因剧烈的活动诱发心脏病的发作。

5）每个关节每次做 5~10 次完整的 ROM 练习。在训练过程中应根据情况及时调整训练方案，不能一劳永逸（表 12-4、表 12-5）。

6）运动结束后测量生命体征，协助患者采取舒适卧位，整理床单位。记录每日操作次数。

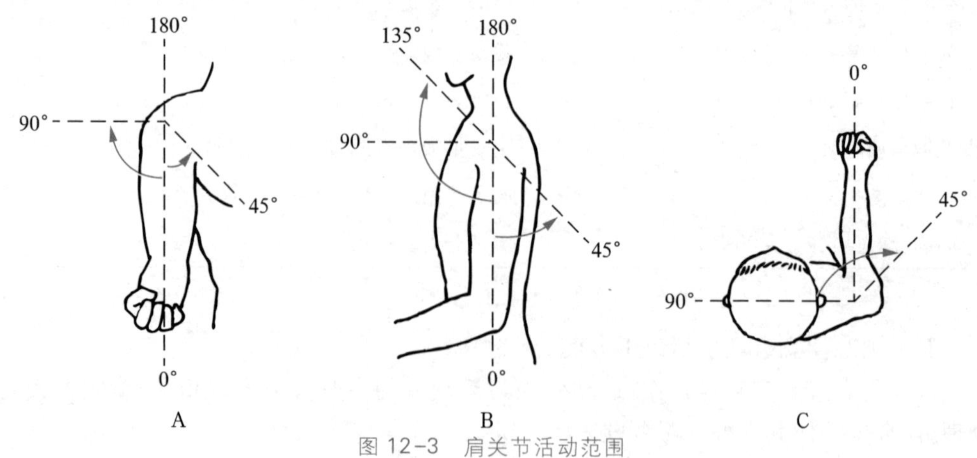

图 12-3　肩关节活动范围

A. 外展、内收　B. 前屈、后伸　C. 内旋、外旋

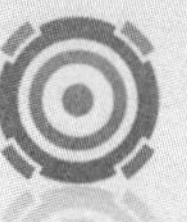

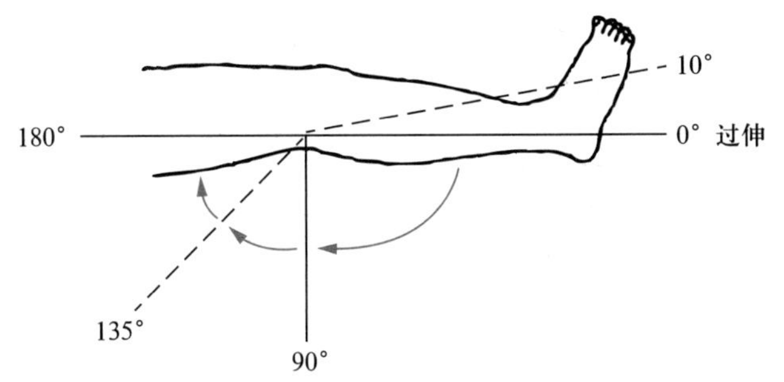

图 12-4 膝关节活动范围

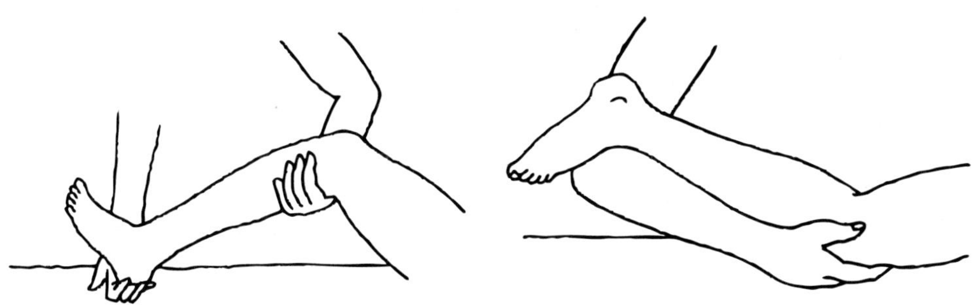

图 12-5 以手作成环状或支架以支托腿部

表 12-4 各关节的活动形式和范围

部位	屈曲	伸展	过伸	外展	内收	内旋	外旋
脊柱	颈段前屈 35° 腰段前屈 45°	后伸 35° 后伸 20°			左右侧屈 30° 左、右侧屈 30°	旋转 120° 旋转 90°	
肩部	前屈 135°	后伸 45°		90°	45°	135°	45°
肘关节	150°	0°	5～10°				
前臂						旋前 80°	旋后 100°
腕关节	掌屈 80°	背伸 70°		桡侧偏屈 30°	尺侧偏屈 50°		
指	掌指关节 90° 近侧指间关节 120° 远侧指间关节 60～80°			45°			
拇指	50°		45°	70°			
髋	150°	0°	15°	45°	30°	40°	60°
膝	135°	0°	10°				
踝关节	背屈 25°	跖屈 45°					

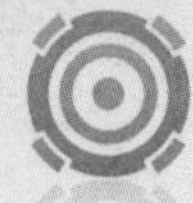

表 12-5 各关节活动形式注释

动作	定义	动作	定义
外展	远离身体中心	内收	移向身体中心
屈曲	关节弯曲或头向前弯	伸展	关节伸直或头向后弯
内旋	转向中心	外旋	自中心向外旋
伸展过度	超过一般的范围		

5. 协助患者进行室外活动

室外活动有助于开阔患者心胸,改善患者情绪。护理人员应协助活动不便的患者借助拐杖、轮椅等进行室外活动。

【指导要点】

1. 向患者及家属介绍活动的重要性,鼓励患者进行肌力训练和全范围关节活动。

2. 讲解活动的方法及配合要点,合理安排活动强度。

3. 活动过程中如有任何不适,及时告知医护人员。

文档 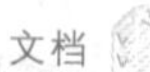

拓展与练习

角色扮演活动——帮助卧床患者进行关节活动的练习

1. 活动情境

住院患者张某,男,63 岁,因脑梗死发作住院治疗一周,患者下肢无力,肢体可移动位置和抬起,关节活动范围缩小。护士采取合适的护理措施提高患者的活动能力。

学生分组进行角色扮演,每 2 人为一组,分别轮流扮演护士和患者。

2. 活动指导

(1) 活动目的:掌握为卧床患者进行关节活动度练习的方法及其健康教育内容。

(2) 活动要求:① 活动中注重人文关怀及提高沟通能力。② 能运用正确的方法评估患者的活动情况。③ 能采取恰当、有效的护理措施协助患者活动。

3. 效果评价(见评价表)

模拟关节活动评价表

项目	评分要点	分值	自评	小组评	实得分
评估	患者情况;肌力和肢体活动功能;护士相关知识及能力	20			
准备	环境安静、温湿度适宜(口述);患者配合;护士准备符合要求	10			

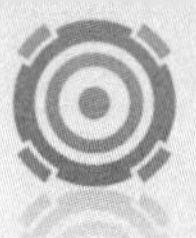

续表

项目	评分要点	分值	自评	小组评	实得分
关节活动	训练频度、患者体位、活动顺序、各关节活动形式和范围、手法均正确	40			
健康教育	向患者介绍活动的重要性及注意事项，指导活动的方法、强度	15			
人文关怀	举止得体、言谈礼貌；操作前细心解释；操作中及时沟通，正确指导；操作后诚恳致谢，亲切嘱咐	15			
总评分及教师评价：					

（王梅梅）

第十三单元 生命体征的护理

生命体征是体温、脉搏、呼吸、血压的总称。它是机体内在活动的客观反映，是衡量机体状况的可靠指标，也是评价生命质量的重要征象。

PPT

生命体征的护理

正常情况下，人的生命体征在一定范围内相对稳定，相互之间保持内在的联系，患病时会发生不同程度的改变。护士通过对生命体征的评估，能够协助临床诊断与治疗，并能发现患者现存的或潜在的健康问题，为正确制定护理计划提供可靠的依据。因此，护士应正确掌握生命体征的评估及护理技术。

第一节 体温的护理

学习要求

- ● 体温的评估
- ● 体温异常的护理
- ○★ 体温计的种类及构造、消毒和检查法
- ●★ 体温的测量方法

体温（又称体核温度），是指机体内部胸腔、腹腔和中枢神经的温度。特点是相对稳定且较皮肤温度高。皮肤温度（又称体表温度），受环境温度和衣着情况的影响，低于体核温度。

体温是人体在新陈代谢和骨骼肌运动过程中不断产生热能的结果。相对稳定的体温也是机体进行新陈代谢和生命活动的重要条件。

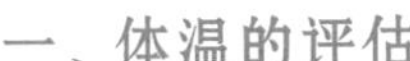

一、体温的评估

(一)正常体温

由于体核温度不易测试,所以临床上常以口腔、直肠、腋窝等处的温度来代表体温。在3种测量方法中,直肠温度最接近人体深部温度,但在日常护理工作中,测量口温、腋温则更为常见和方便。温度可用摄氏温度(℃)和华氏温度(℉)来表示,摄氏温度和华氏温度的换算公式为:

℃=(℉-32)×5/9　　　　℉=℃×9/5+32

成人正常体温的范围见表13-1。

表13-1　成人体温正常范围及平均值

测量部位	正常范围	平均温度
口腔	36.3~37.2 ℃(97.3~99.0℉)	37.0 ℃
直肠	36.5~37.7 ℃(99.7~99.0℉)	37.5 ℃
腋窝	36.0~37.0 ℃(96.8~98.6℉)	36.5 ℃

体温不是固定不变的,可受许多因素的影响而出现生理性变化,但变化幅度不大,一般不超过0.5~1.0 ℃。

1. 昼夜变化

正常人的体温在24 h内呈周期性变化,一般清晨2~6时最低,下午2~8时最高。这与机体昼夜活动的生物节律有关。

2. 年龄

老年人代谢较低,运动少,所以体温略低于成年人。小儿体温略高于成人,新生儿尤其是早产儿由于体温调节中枢尚未发育完善,调节体温的能力差,体温易受环境温度的影响而变化。

3. 性别

一般成年女性皮下脂肪较男性厚,因此一般女性的体温平均比同龄男性高0.3 ℃,且女性在月经前期、妊娠早期体温可轻度升高,而排卵期较低,这与体内孕激素分泌的周期性变化有关。

4. 其他

活动、环境温度、药物因素的影响、情绪激动、精神紧张、进食、冷热的应用等都会引起体温暂时性的变化。

(二)异常体温

1. 体温过高

(1) 概念:体温过高是指由于各种原因使下丘脑体温调节中枢的调定点上移,导致

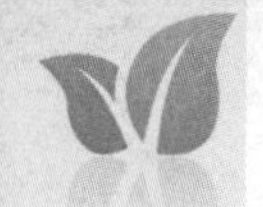

体温升高超过正常范围，又称为发热。一定程度的发热是机体对抗疾病的防御性反应。

(2) 发热的程度：以口腔温度为标准可分为：

低热：37.3～38.0 ℃。

中度热：38.1～39.0 ℃。

高热：39.1～41.0 ℃。

超高热：41.0 ℃以上。

(3) 发热的过程及表现：见表 13-2。

(4) 常见热型：各种体温曲线的形态称为热型。某些发热性疾病有其独特的热型，观察热型有助于疾病的诊断。常见的热型如下(图 13-1)。

1) 稽留热：体温持续在 39.0～40.0 ℃，达数日或数周，24 h 波动范围不超过 1.0 ℃。常见于肺炎球菌性肺炎、伤寒等。

2) 弛张热：体温在 39.0 ℃以上，波动幅度大，24 h 波动范围在 1.0 ℃以上，但体温最低时仍高于正常水平。常见于败血症、风湿热、化脓性疾病等。

表 13-2　发热的过程及表现

发热过程	特点	临床表现
体温上升期	产热大于散热，体温不断升高	畏寒、寒战，皮肤苍白、干燥、无汗，皮温下降。体温升高的方式有骤升和渐升两种。骤升是指体温突然升高，在数小时内升至高峰，见于肺炎球菌性肺炎、疟疾等；渐升是指体温逐渐上升，在数天内升至高峰，见于伤寒等
高热持续期	产热和散热在较高水平上趋于平衡，体温维持在较高状态	颜面潮红、皮肤灼热、口唇干燥，呼吸加深加快，心率加快，尿量减少，头痛、头晕甚至惊厥、谵妄、昏迷，食欲缺乏、恶心、呕吐，全身不适、软弱无力。可持续数小时、数日甚至数周
退热期	散热增加而产热趋于正常，体温恢复至正常水平	大量出汗和皮肤温度的降低。退热的方式有骤退和渐退两种。骤退时体温急剧下降，患者大量出汗，体液大量丧失，对年老体弱和心血管疾病的患者易导致血压下降、脉搏细速、四肢湿冷等虚脱或休克现象，应严密观察并配合医生及时给予处理；渐退是指体温在数日或更长时间内逐渐退至正常

3) 间歇热：体温在 24 h 内波动很大，可骤然上升至 39.0 ℃以上，持续数小时或更长时间，然后又突然下降至正常或正常以下，经过一段时间的间歇，体温又再升高，且反复发作。常见于疟疾等。

4) 不规则热：体温在 24 h 内波动无一定规律，且持续时间不定。常见于流行性感冒、肿瘤性发热等。

2. 体温过低

(1) 概念：体温在 35.0 ℃以下称为体温过低。常见于早产儿、重度营养不良及全身衰竭的危重患者。

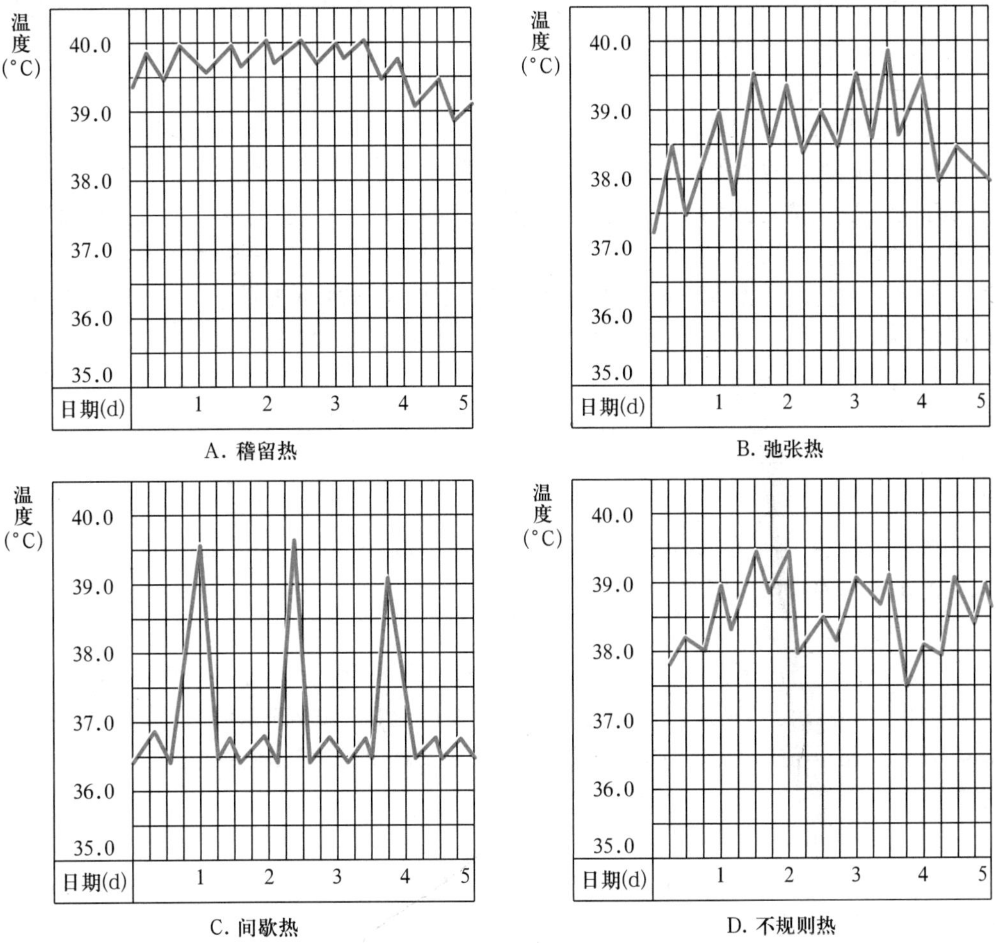

A. 稽留热

B. 弛张热

C. 间歇热

D. 不规则热

图 13-1 常见热型

(2) 临床分级：以口腔温度为标准可分为：

轻度：32.0～35.0 ℃

中度：30.0～32.0 ℃

重度：30.0℃以下，伴瞳孔散大，对光反射消失。

致死温度：23.0～25.0 ℃。

(3) 临床表现：患者发抖，躁动不安，皮肤苍白，四肢冰冷，心率及呼吸减慢，血压降低，感觉及反应迟钝，嗜睡甚至昏迷。

二、体温异常的护理

(一) 体温过高的护理

1. 观察病情

定时测量体温，一般每日测量 4 次，高热患者应每 4 h 测量一次，待体温恢复正常

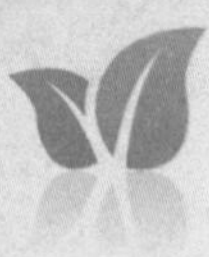

3 天后，改为每日测 2 次。同时密切观察患者的脉搏、呼吸、血压、意识状态、面色及皮肤情况。

2. 降温

根据患者情况采用物理或药物降温。体温超过 39.0 ℃可采用局部冷疗，可在患者头部、腋窝、腹股沟等处采用冰袋、冷毛巾、化学制冷袋冷敷；体温超过 39.5 ℃可采用全身冷疗，如温水（或乙醇）拭浴、冷盐水灌肠，达到降温目的。遵医嘱给予药物降温时应注意药物的剂量，尤其对年老体弱或心血管疾病患者，应防止退热时大量出汗出现虚脱或休克的现象。降温 30 min 后应复测体温，及时记录在体温单上，并交班。患者出现畏寒、寒战时，应注意保暖，及时调节室温、增加盖被和衣着等。

3. 补充营养和水分

高热患者机体分解代谢增强，能量消耗增多，而消化吸收功能又降低，可导致机体消瘦、衰弱甚至营养不良。因此，应及时给予高热量、高蛋白、高维生素、易消化的流质或半流质饮食。必要时静脉输液或鼻饲，以补充能量消耗，提高机体的抵抗力。因高热时水分大量丧失，应鼓励患者多饮水，每日摄入量以 2 500~3 000 mL 为宜，以利于毒素及代谢产物的排出和降温。

4. 口腔护理

发热患者抵抗力下降，加之唾液分泌减少、口腔黏膜干燥，有利于病原体生长、繁殖，易引起口腔溃疡和炎症。护士应协助患者在晨起、餐后及睡前漱口，或用生理盐水棉球清洁口腔以预防口腔感染；口唇干裂可涂润滑油保护，使患者舒适，防止口腔感染。

5. 皮肤护理

护士应及时为出汗较多的患者擦干汗液，更换衣服和床单，以保持皮肤清洁、干燥，防止着凉和压疮的发生。

6. 卧床休息

高热患者应绝对卧床休息，低热患者酌情减少活动，适当休息。护士应为患者提供安静、室温适宜的休息环境，从而减少患者能量的消耗，减少产热，保证安全，利于机体康复。

7. 安全护理

高热患者会出现躁动不安、谵妄等，护士应防止患者发生舌咬伤、坠床，必要时使用保护具以保证患者安全。

8. 心理护理及健康教育

发热的各个时期，患者会出现不同的临床表现，可能产生紧张、不安、恐惧等心理反应。因此，护士应经常询问患者，了解其感受，对体温变化及伴随症状进行合理的解释，给予安慰和心理支持。教会患者和家属发热护理的自护方法。

（二）体温过低的护理

1. 保暖

护士应设法提高室温（以 24.0~26.0 ℃为宜），并采取保暖措施，如给患者加盖棉

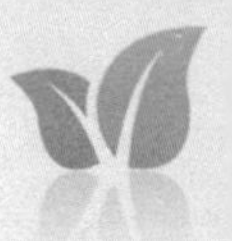

被，使用电热毯、热水袋，饮用热饮料，添加衣服等，将新生儿、早产儿置于保温箱中，以提高机体温度。

2. 密切观察病情

护士应持续监测患者体温，至少每小时测量体温一次，直至体温恢复正常且稳定。同时注意观察患者面色、脉搏、呼吸、血压等变化。

3. 给予指导

告知患者和家属导致体温过低的因素，如衣着过少、营养不良、供暖设施不足等，应注意防范。

4. 治疗与抢救

积极配合医生进行病因治疗，随时做好抢救准备。

三、体温计的种类及构造

常用的体温计有玻璃汞柱式体温计、电脑数字式体温计、可弃式化学体温计及新型测温工具等。

1. 玻璃汞柱式体温计

这种体温计为目前国内最常用的体温计，分为口表、肛表和腋表 3 种，是一种外标刻度的真空毛细玻璃管。玻璃管末端的球部为贮汞槽，口表和腋表的贮汞槽较细长，有助于测温时扩大接触面；肛表的贮汞槽较粗短，可防止插入肛门时折断或损伤黏膜（图 13-2）。口表和肛表的玻璃管似三棱镜状，腋表的玻璃管呈扁平状。当贮汞槽受热后，汞膨胀沿毛细玻璃管上行，其上行高度与受热程度成正比，毛细玻璃管与贮汞槽之间有一凹陷处，使汞遇冷不至下降，以便检视体温度数。摄氏体温计的刻度为 35.0~42.0 ℃，每 1.0 ℃分成 10 小格，每小格为 0.1 ℃，在 0.5 ℃和 1.0 ℃刻度处用较粗长的线标记。华氏体温计的刻度为 94~108 ℉，每 2 ℉分成 10 小格，每小格为 0.2 ℉。

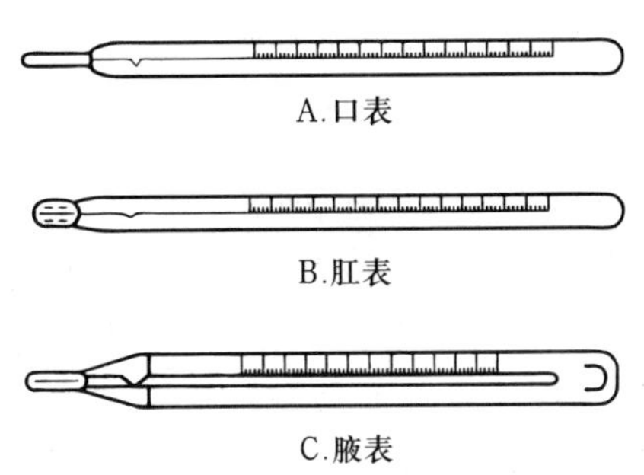

图 13-2　玻璃汞柱式体温计

2. 电子体温计

采用电子感温探头测量体温，测得的温度值由数字显示器显示。读数直观，测量准确，灵敏度高，使用方便。测温时，开启电源开关，体温计自动校准，显示屏上出现“L ℃”符号，然后将探头置于测温部位，当电子蜂鸣器发出声音后再持续 3 s，即可读取所显示的体温值。有医院用电子体温计和个人用电子体温计两种（图 13-3A、B）。

3. 可弃式化学体温计

为一次性使用体温计，用后弃去。其构造为一含有热敏感的化学指示点薄片，在 45 s 内能够按特定的温度改变体温计上点状颜色，当颜色点由白色变为墨绿色或蓝色时，即为所测的体温值（图 13-3C），可测口温、腋温。

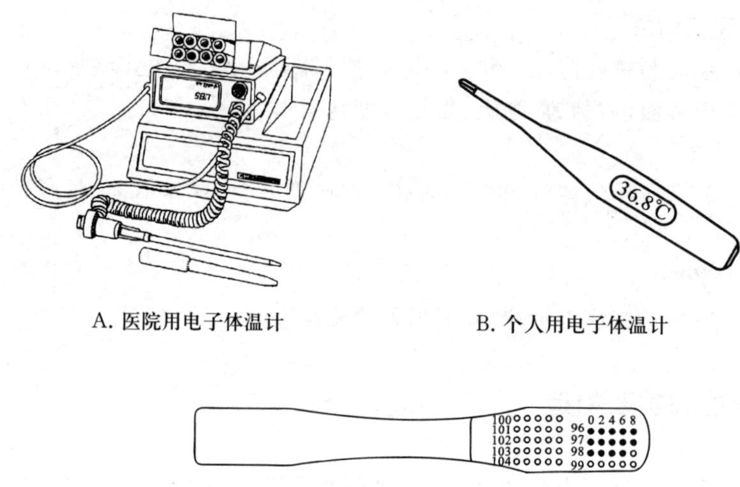

A. 医院用电子体温计　　B. 个人用电子体温计

C. 可弃式化学体温计

图 13-3　电子体温计和可弃式化学体温计

4. 新型测温工具

（1）红外线耳式体温计（图 13-4）：可测量耳膜温度。此体温计将红外线感应到的耳膜温度数据在 1 s 内经微电脑的精密调校后显示出来，测出的耳温比较准确。其优点是可连续测量，无使用次数的限制。适用于哭闹或睡眠中的孩子，体弱多病的卧床老人。

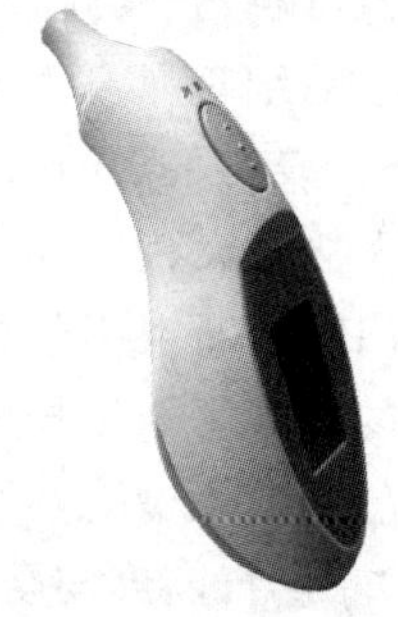

图 13-4　红外线耳式体温计

（2）远红外线测温仪：利用远红外线的感应功能，快速测试人体温度，常用于人员聚集较多而又需快速测出体温时，如机场、车站、码头等。

（3）感温胶片：是一种对体温敏感的胶片，置于前额或腹部，根据其颜色的改变获知体温的变化，判断体温是否在正常范围；但不能显示具体的体温数值。适用于婴幼儿。

（4）报警体温计：是一种能连续监测患者体温的器械，将体温计的探头与报警器相连，若患者的体温超过一定的限度时，即自动报警。一般适用于危重患者。

四、体温的测量方法

临床上常用的测温方法有腋下、口腔、直肠测温法。其中直肠温度最接近人体内部的温度，但因操作不方便，临床多测腋温和口温。

技术 13-1 体温测量法

【目的】

1. 动态监测体温变化，分析热型及伴随症状。

2. 协助诊断，为预防、治疗及护理提供依据。

【操作程序】

1. 评估

(1) 患者的年龄、病情、意识状态、治疗情况。

(2) 患者的心理反应及合作程度。

(3) 患者测量前 30 min 内有无沐浴、进食、冷热敷、运动、情绪波动、灌肠等影响体温的因素存在。

(4) 测量部位的皮肤黏膜情况。

(5) 发热状况，判断热型。

2. 计划

(1) 用物准备：测温盘(篮)内备清洁干燥的容器，容器内放置已消毒的体温计，含消毒液的容器，含消毒液的纱布、弯盘(内垫纱布)、带秒针的表、笔、记录本。若测肛温需另备润滑剂、棉签、卫生纸。

(2) 环境准备：室温适宜、安静、整洁、光线充足。测肛温应用隔帘遮挡。

3. 实施

流程	内容与要点说明
(1) 准备	• 护士洗手、戴口罩 • 清点体温计的数目，检查是否完好，汞柱是否在 35.0 ℃以下 • 患者测温前 20~30 min 应避免剧烈运动、进食、进冷热饮、行冷热疗法、沐浴与灌肠等 • 备齐用物携至床旁
(2) 核对解释	• 称呼患者，查对无误后解释测体温的目的、配合方法及注意事项，取得患者合作
(3) 测温	• 根据病情选择合适的测量方法
▲口温测量法	(测量方便，但易引起交叉感染)
安置患者	• 取舒适体位
放置口表	• 将口表汞端斜放于舌下热窝(在舌系带两侧，是口腔中温度最高的部位)
指导	• 指导患者闭唇含住口表，用鼻呼吸，嘱患者勿用牙咬、勿说话(图 13-5A)
时间	• 测 3 min。可利用此时测呼吸和脉搏
▲腋温测量法	(安全易接受，但准确性不高)
安置患者	• 取舒适体位，解开衣扣，擦干腋下汗液(汗液会影响所测体温的准确性)
放置腋表	• 将腋表汞端放于患者腋窝深处并紧贴皮肤

续表

流程	内容与要点说明
指导	• 指导患者屈臂过胸夹紧体温计(图 13-5B)
时间	• 测 10 min(体表皮肤传热较慢,故需较长时间)
▲直肠测温法	(准确但不方便。适用于婴幼儿、昏迷、精神异常者)
安置患者	• 取侧卧、俯卧或屈膝仰卧位,暴露测温部位(便于测量和肛表固定)
润滑	• 用润滑剂润滑肛表前端
放置肛表	• 将肛表轻轻插入肛门 3~4 cm,婴儿只需插入 1.25 cm,幼儿 2.5 cm。护士注意扶持固定肛表,防止意外(图 13-5C)
时间	• 测 3 min,测量毕用卫生纸擦净肛门
(4) 检视	• 取出体温计用含消毒液的纱布擦净后检视读数 • 将体温计放于含消毒液容器内
(5) 记录	• 记录体温值于记录本上
(6) 整理	• 整理衣服,助患者取舒适体位;整理床单位,清理用物 • 合理解释测温结果,感谢患者的合作,确定患者无任何不适后方可离开
(7) 绘制	• 洗手,取下口罩,将体温值绘制在体温单上

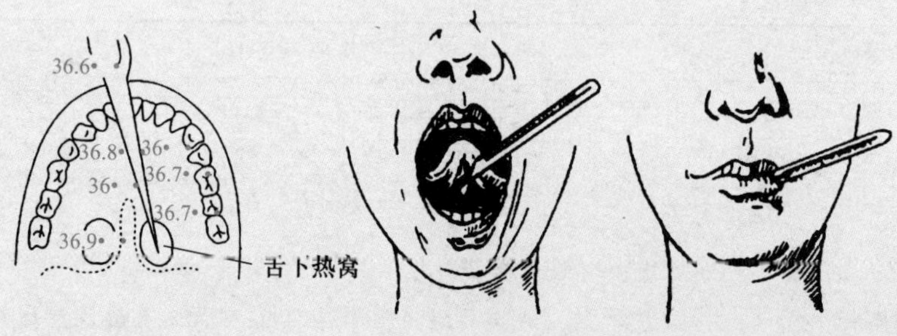

A. 口温测量法

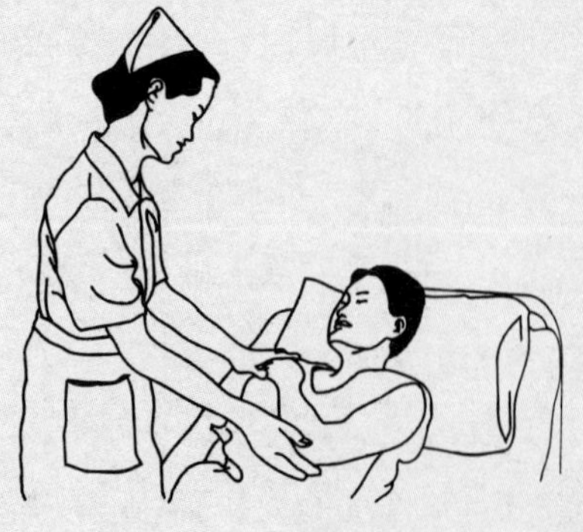

B. 腋温测量法

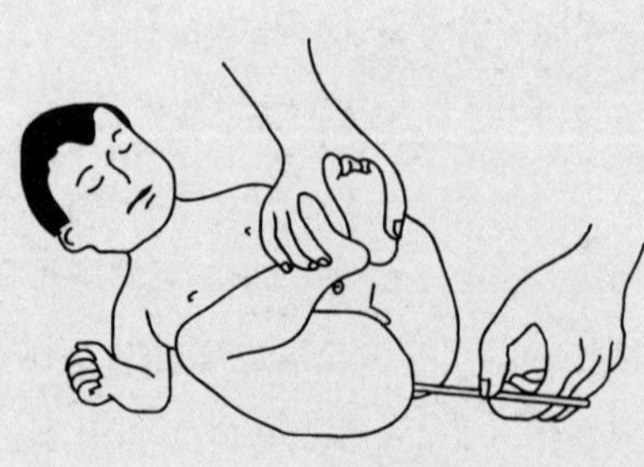

C. 婴儿肛温测量法

图 13-5　体温测量法

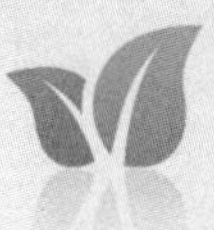

4. 评价

(1) 操作方法正确，测量结果准确。

(2) 护患沟通有效，患者能很好地配合操作。

【指导要点】

1. 告知患者测量体温的必要性和配合方法。

2. 告知患者测量体温前 30 min 应避免进食冷热饮、冷热敷、洗澡、运动、灌肠。

3. 指导患者处理体温表意外损坏后，防止汞中毒的方法。

4. 指导患者切忌把体温计放在热水中清洗或放在沸水中煮，以免引起爆裂。

【注意事项】

1. 测温前应清点体温计数量，检查是否完好，水银柱是否在 35.0 ℃以下。甩体温计时用腕部力量，不能触及他物，以防撞碎。切忌将体温计放在 42.0 ℃以上的热水中清洗或沸水中煮，以防爆裂。

2. 婴幼儿、意识不清或不合作患者测温时，护士不宜离开。

3. 精神异常、昏迷、婴幼儿、口腔疾患、口鼻手术、呼吸困难及不能合作者，禁忌测口温。刚进食、吸烟或面颊部冷、热敷后，应间隔 30 min 后测口温。

4. 腋下有创伤、手术、炎症者，肩关节受伤或极度消瘦夹不紧体温计者，腋下出汗较多者，禁忌测腋温。偏瘫者测量腋温时，应选择健侧腋下。

5. 腹泻、直肠或肛门手术，不宜测肛温。心肌梗死患者不宜测肛温，以免刺激肛门引起迷走神经反射，导致心动过缓。坐浴或灌肠者 30 min 后才可测肛温。

6. 如患者不慎咬破体温计时，应立即清除玻璃碎屑以免损伤唇、舌、口腔、食管和胃肠道黏膜，再口服蛋清或牛奶以延缓汞的吸收。若病情允许，可食用膳食纤维丰富的食物(如韭菜等)，以促进汞的排出。

7. 发现体温和病情不相符时，应在病床旁监测，必要时可同时采取两种不同的测量方式作为对照。

8. 做好体温计的清洁消毒工作，防止交叉感染。传染病患者的体温计，应固定使用。

9. 向患者及家属讲解体温监测的重要性及影响体温的因素；指导患者及家属学会正确测量体温的方法及异常体温的护理，提高自护能力。

五、体温计的清洁、消毒及检查

(一) 体温计的清洁、消毒法

1. 玻璃汞柱式体温计消毒法

集体测温用的玻璃汞柱式体温计，用后浸泡于消毒液中，5 min 后取出用清水冲净、擦干，体温计用手甩或用体温回复仪使读数下降至 35.0 ℃以下，再放入另一消毒液容器中浸泡 30 min，取出用冷开水冲净、擦干，置于清洁容器中备用。患者单独使用的

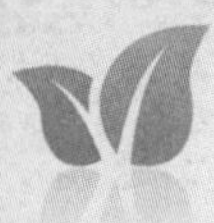

体温计，应放入含消毒液的容器中浸泡消毒，使用前取出，并用清水冲洗、擦干。常用的消毒液有：75%乙醇（不适宜口表）、1%过氧乙酸、1 000 mg/L 有效氯消毒液等。消毒液应每日更换一次，容器、体温回复仪每周消毒一次。

2. 电子体温计的消毒法

仅消毒电子感温探头部分，消毒方法应根据说明书要求选择，如浸泡、熏蒸。集体用电子体温计的探头可使用消毒塑料护套，将体温计探头插入护套中再行测温，测完后撕下护套丢弃，可防止交叉感染，省去清洁消毒的步骤。

（二）体温计的检查法

为保证测量的准确性，对使用中的体温计（包括新使用的体温计）应定期进行准确性检查。其方法是先将汞柱在 35.0 ℃以下的体温计，同时放入已测好的 36.0～40.0 ℃的温水中，3 min 后取出检视。若误差在 0.2 ℃以上、汞柱自动下降、玻璃管有裂隙，则不能再使用。

第二节　脉搏的护理

学习要求

- 脉搏的评估
- 异常脉搏的护理
- ★ 脉搏的测量方法

在每个心动周期中，由于心肌的节律性收缩和舒张，动脉内的压力和容积也发生周期性变化，导致动脉管壁产生有节律的搏动，称为动脉脉搏，简称脉搏。每分钟动脉血管搏动的次数（频率）称为脉率，正常情况下脉率与心率一致，当脉搏微弱不易测量时，应测心率。

一、脉搏的评估

（一）正常脉搏

1. 脉率

正常成人安静状态下，脉率为 60～100 次/min，它可随多种生理性因素的影响在一定范围内波动。

（1）年龄：一般新生儿、幼儿的脉率较快，成年人逐渐减慢，老年时稍微增快（表 13-3）。

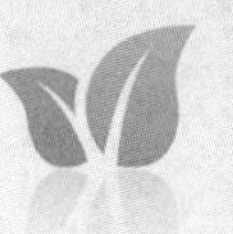

表 13-3 各年龄组脉率的正常范围与平均值

年龄	正常范围(次/min)		平均脉率(次/min)	
出生~1月	70~170		120	
1~12月	80~160		120	
1~3岁	80~120		100	
3~6岁	75~115		100	
6~12岁	70~110		90	
	男	女	男	女
12~14岁	65~105	70~110	85	90
14~16岁	60~100	65~105	80	85
16~18岁	55~95	60~100	75	80
18~65岁	60~100		72	
65岁以上	70~100		75	

(2) 性别:女性比男性的脉率稍快,每分钟约快5次。

(3) 活动、饮食:一般在运动、进食、饮浓茶或咖啡后脉率稍加快;休息、睡眠、禁食时会减慢。

(4) 情绪:兴奋、恐惧、发怒可使脉率加快,忧郁、镇静可使脉率减慢。

(5) 药物:兴奋剂可使脉率加快,镇静剂、洋地黄类等药物可使脉率减慢。

(6) 其他:某些特殊的生理状况如妊娠期可使脉率加快。气温极冷或极热可使脉率加快。

2. 脉律

脉律即脉搏的节律。正常脉搏的搏动均匀规则,间隔时间相等。

3. 脉搏的强弱

脉搏的强弱取决于动脉充盈度、周围血管阻力和脉压大小等因素。正常时脉搏强弱相同。

4. 动脉壁情况

正常动脉管壁光滑、柔软,有一定弹性。

(二) 异常脉搏

1. 频率异常

(1) 速脉:成人安静状态下脉率超过100次/min,称为速脉,又称心动过速。常见于发热、甲状腺功能亢进、心力衰竭、贫血及血容量不足等患者。一般体温每升高1.0 ℃,成人脉率约增加10次/min,儿童约增加15次/min。

(2) 缓脉:成人安静状态下脉率低于60次/min,称为缓脉,又称心动过缓。常见于颅内压增高、房室传导阻滞、阻塞性黄疸、甲状腺功能减退或服用某些药物(如地高辛)等患者。

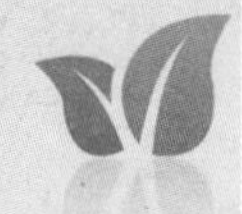

2. 节律异常

(1) 间歇脉:在一系列正常均匀的脉搏中,出现一次提前而较弱的脉搏,其后有一较正常延长的间歇(代偿性间歇),称间歇脉,又称过早搏动或期前收缩。如每隔一个正常搏动后出现一次过早搏动称二联律,每隔两个正常搏动后出现一次过早搏动称三联律。常见于各种器质性心脏病或洋地黄中毒等患者,正常人在过度疲劳、精神兴奋、体位改变时偶尔也出现间歇脉。

(2) 脉搏短绌:在同一单位时间内脉率少于心率,称脉搏短绌,简称绌脉。其特点是心率快慢不一,心律不规则,心音强弱不等。常见于心房纤维颤动的患者。

3. 强弱异常

(1) 洪脉:当心输出量增加,周围动脉阻力较小,动脉充盈度及脉压较大时,则脉搏搏动强大而有力,称洪脉。常见于高热、甲状腺功能亢进和主动脉瓣关闭不全等患者。

(2) 丝脉:当心输出量减少,周围动脉阻力较大,动脉充盈度降低时,脉搏搏动细弱无力,扪之如细丝,称为丝脉(或称细脉)。常见于大出血、休克、心功能不全、主动脉瓣狭窄等患者。

(3) 交替脉:交替脉是指节律正常,而强弱交替出现的脉搏。主要由于心室收缩强弱交替出现所致,为左心衰竭的重要体征。常见于高血压性心脏病、冠状动脉粥样硬化性心脏病等患者。

(4) 水冲脉:脉搏骤起骤落,急促有力,如潮水涨落样,称水冲脉。主要由于脉压增大所致。如将患者手举高过头并紧握其手腕掌面,此时触诊可感到急促有力的冲击。常见于主动脉瓣关闭不全、甲状腺功能亢进等患者。

(5) 奇脉:吸气时脉搏明显减弱或消失,称奇脉。主要由于左心室排出量减少所致。是心脏压塞的重要体征之一。常见于心包积液、缩窄性心包炎等患者。

(6) 重搏脉:正常脉搏波在其下降支中有一重复上升的脉搏波,较第一波低不能触及。病理情况下此波增高可触及。常见于伤寒、热性病等。

4. 动脉壁异常

早期动脉硬化时动脉管壁可变硬、失去弹性,诊脉时有紧张条索状感,犹如按在琴弦上。严重时动脉呈迂曲状,甚至有结节。

二、异常脉搏的护理

1. 严密观察

观察脉搏的频率、节律、强弱等,观察药物的疗效和不良反应。

2. 休息与活动

根据病情指导患者适量活动,必要时增加卧床休息时间,以减少心肌耗氧量。

3. 给氧

根据患者的病情实施氧疗。

4. 备好急救物品和仪器

备好除颤器及抗心律失常的药物。

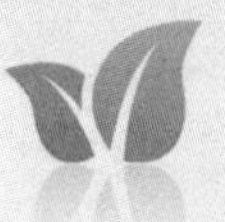

5. 心理护理

针对病情给予合理的解释、安慰，缓解其紧张、恐惧的情绪。

6. 健康教育

指导患者摄取营养合理、清淡易消化的饮食，戒烟限酒；勿用力排便；善于控制情绪；指导患者用药知识，学会观察药物的不良反应；学会自我监测脉搏及简单的急救方法。

三、脉搏的测量方法

技术 13-2 脉搏测量法

【目的】

1. 动态监测脉搏的变化，可间接了解心脏功能状况。
2. 为诊断、治疗、护理、预防提供依据。

【操作程序】

1. 评估

(1) 患者的年龄、病情、用药情况。

(2) 患者的心理反应和合作程度。

(3) 患者测量前 30 min 内有无剧烈活动、情绪波动等影响因素存在。

(4) 测量脉搏部位的肢体活动度、皮肤完整性。

2. 计划

(1) 用物准备：有秒针的表、记录本、笔，必要时备听诊器。

(2) 环境准备：室温适宜、安静、整洁、光线充足。

3. 实施

流程	内容与要点说明
(1) 核对解释	• 携用物至床旁，称呼患者，查对无误后解释测量的目的、配合方法、注意事项（确认患者，取得合作）
(2) 安置体位	• 助患者取坐位或卧位，最好取仰卧位，有利于呼吸的测量，手腕伸展，手臂放于舒适位置（患者舒适，便于护士测量）
(3) 选择部位	• 脉搏测量部位多选择浅表、靠近骨骼的大动脉，如桡动脉、颞动脉、颈动脉、肱动脉、腘动脉、足背动脉、胫后动脉、股动脉等（图 13-6）
(4) 测量	• 护士将示指、中指、无名指指腹放于动脉搏动处，按压轻重以能清楚测得脉搏搏动为宜（按压过重会阻断脉搏，按压过轻感觉不到脉搏搏动）
一般测量	• 一般情况测 30 s，将所测数值乘以 2 即为脉率。异常脉搏、危重患者应测 1 min。同时须注意脉搏的节律、强弱和动脉管壁的弹性等。如触摸不清时可用听诊器测心率

续表

流程	内容与要点说明
绌脉的测量法	• 由两名护士同时测量(图 13-7),一人听心率,另一人测脉率,由听心率者发出"始"和"停"口令,计时 1 min
(5) 记录	• 脉率记录为次/min,如 75 次/min;绌脉记录为心率/脉率,如 100/75 次/min
(6) 整理	• 助患者取舒适卧位,整理床单位;合理解释测量结果,感谢患者的合作
(7) 绘制	• 洗手,将测量结果绘制于体温单上

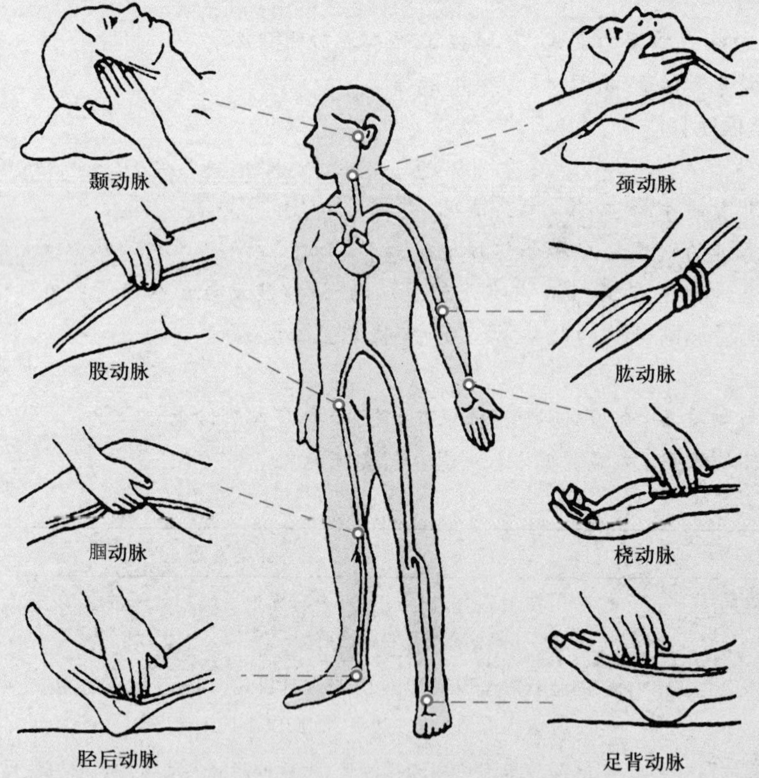

图 13-6　测量脉搏的部位

4. 评价

(1) 操作方法正确,测量结果准确。

(2) 护患沟通有效,患者能很好地配合操作。

【指导要点】

1. 告知患者测量脉搏的目的、方法及配合要点。

2. 告知患者测量前如有剧烈活动或情绪激动,应先休息 15~20 min 后再测量。

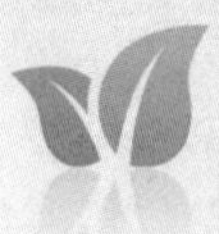

【注意事项】

1. 不可用拇指诊脉，因拇指小动脉搏动较强，易与患者的脉搏相混淆。

2. 为偏瘫或肢体有损伤的患者测量脉搏时，应选择健侧肢体，以免因患侧肢体血液循环不良而影响测量结果的准确性。

3. 脉搏细弱触摸不清时，可用听诊器测心率 1 min（图 13-7）。

4. 向患者及家属解释监测脉搏的重要性及正确的测量方法，指导其对脉搏进行动态观察及自我护理的技巧。

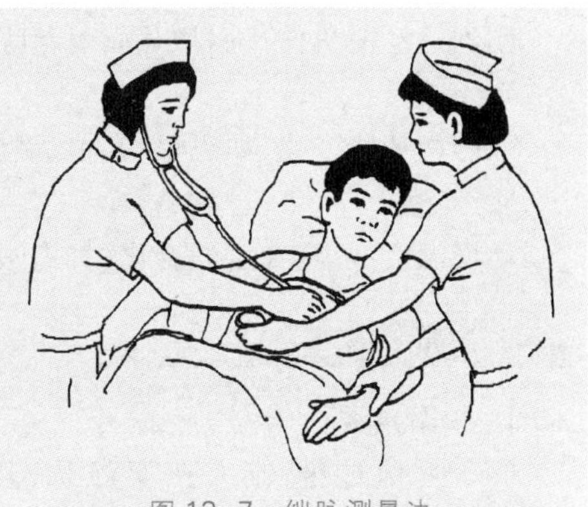

图 13-7　绌脉测量法

第三节　呼吸的护理

学习要求

- 呼吸的评估
- 异常呼吸的护理
- ★ 呼吸的测量方法

机体在新陈代谢的过程中，需要不断地从外界环境中摄取氧气，并把自身产生的二氧化碳排出体外，这种机体与环境之间进行气体交换的过程称呼吸。

一、呼吸的评估

（一）正常呼吸

正常呼吸运动是自发的，节律规则、均匀平稳，无声且不费力（表 13-4）。正常成人在安静状态下呼吸频率为 16～20 次/min。呼吸与脉搏的比例为 1∶4。通常女性以胸式呼吸为主，男性和儿童以腹式呼吸为主。呼吸可受许多因素的影响而发生生理性变化。

1. 年龄

一般情况下，婴幼儿的呼吸频率比成人快，老年人稍慢。

2. 性别

女性的呼吸频率较同龄男性稍快。

3. 运动

剧烈运动使机体代谢增强而引起呼吸加快，休息、睡眠时减慢。

4. 情绪

强烈的情绪变化，如恐惧、害怕、愤怒、激动等使呼吸加快。

5. 其他

环境温度升高、气压的变化（如海拔增加）等均可使呼吸加深加快。

（二）异常呼吸

1. 频率异常

（1）呼吸过速：成人在安静状态下呼吸频率超过 24 次/min，称为呼吸过速（表 13-4）。常见于高热、贫血、疼痛、甲状腺功能亢进等患者。一般体温每升高 1.0 ℃，呼吸每分钟增加 3～4 次。

（2）呼吸过缓：成人在安静状态下呼吸频率低于 12 次/min，称为呼吸过缓（表 13-4）。常见于颅内压增高、巴比妥类药物中毒等患者。

2. 节律异常

（1）潮式呼吸（又称陈-施呼吸）：潮式呼吸是一种周期性的呼吸异常，周期 30～120 s。特点是呼吸由浅慢逐渐变为深快，达高潮后再由深快转为浅慢，经一段时间的呼吸暂停（5～20 s）后，又开始重复上述状态的呼吸。其呼吸型态犹如潮水涨落一般，故称为潮式呼吸（表 13-4）。潮式呼吸是呼吸中枢兴奋性减弱或高度缺氧的表现，常见于脑炎、脑膜炎、颅内压增高、酸中毒和巴比妥类药物中毒等患者。

（2）间断呼吸（又称毕奥呼吸）：间断呼吸表现为呼吸和呼吸暂停现象交替出现。其特点是有规律地呼吸几次后突然停止呼吸，间隔一个短时间后又开始呼吸，如此反复交替（表 13-4）。间断呼吸是呼吸中枢兴奋性显著降低的表现，常见于颅内病变或呼吸中枢衰竭的患者，预后不良，常在呼吸停止前发生。

表 13-4　正常呼吸与异常呼吸类型特点的比较

呼吸名称	呼吸型态	特点
正常呼吸	吸气　呼气	规则、平稳
呼吸过速		规则、快速
呼吸过缓		规则、缓慢

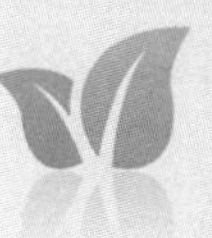

续表

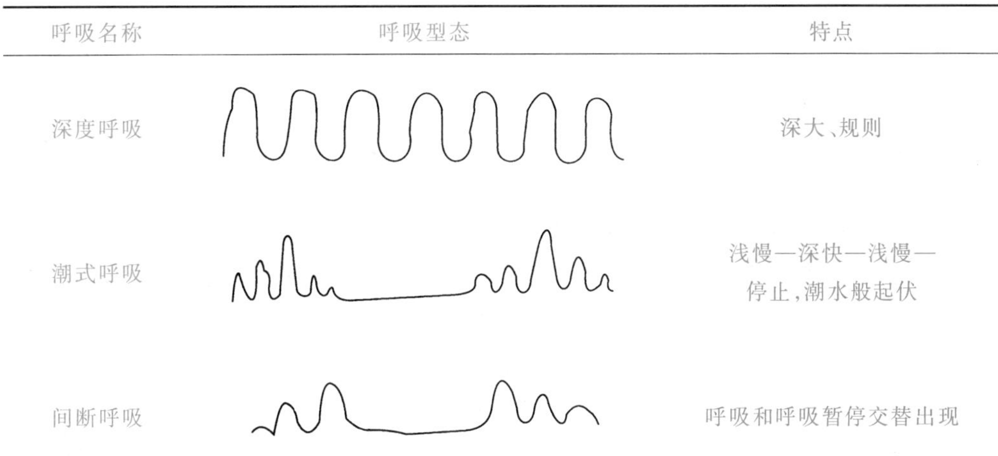

呼吸名称	呼吸型态	特点
深度呼吸		深大、规则
潮式呼吸		浅慢—深快—浅慢—停止,潮水般起伏
间断呼吸		呼吸和呼吸暂停交替出现

3. 深浅度异常

(1) 深度呼吸(又称库斯莫氏呼吸):深度呼吸是一种深而规则的大呼吸(表13-4)。常见于糖尿病、尿毒症等引起的代谢性酸中毒的患者。

(2) 浅快呼吸:浅快呼吸是一种浅表而不规则的呼吸,有时呈叹息样。可见于呼吸肌麻痹、濒死等患者。

4. 音响异常

(1) 蝉鸣样呼吸:蝉鸣样呼吸即吸气时产生一种高音调、似蝉鸣样的音响。多因声带附近狭窄或阻塞,使空气吸入发生困难所致。常见于喉头水肿、痉挛、异物等患者。

(2) 鼾声呼吸:鼾声呼吸即呼吸时发出一种粗大的鼾声,多由于气管或支气管内有较多的分泌物蓄积所致。多见于深昏迷或神经系统疾病的患者。

5. 呼吸困难

呼吸困难即呼吸频率、节律、深浅度的异常。患者主观上感到空气不足,胸闷,客观上表现为呼吸费力,出现烦躁、张口耸肩、鼻翼扇动、发绀、端坐呼吸,辅助呼吸肌参与呼吸运动。根据临床表现可分为以下方面。

(1) 吸气性呼吸困难:特点是吸气费力,吸气时间延长,伴有明显的三凹征(胸骨上窝、锁骨上窝、肋间隙或腹上角凹陷)。吸气性呼吸困难是由于上呼吸道部分梗阻,气体进入肺内不畅,吸气时呼吸肌收缩,肺内负压极度增高所致。常见于喉头水肿和气管阻塞、喉头异物等患者。

(2) 呼气性呼吸困难:特点是呼气费力,呼气时间延长,是由于下呼吸道部分梗阻,气体呼出不畅所致。常见于支气管哮喘、阻塞性肺气肿等患者。

(3) 混合性呼吸困难:特点是吸气、呼气均感费力,呼吸增快而表浅,是由于肺部广泛性的病变使呼吸面积减少,换气功能受到影响所致。常见于重症肺炎、大量胸腔积液、广泛性肺纤维化、大面积肺不张等患者。

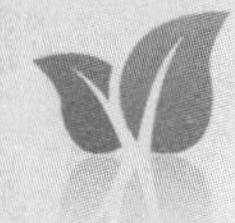

二、异常呼吸的护理

1. 观察

观察呼吸的频率、节律、深浅度等有无异常,有无咳嗽、咳痰、呼吸困难、咯血等表现,以及药物疗效和不良反应。

2. 保持呼吸道通畅

及时清除呼吸道分泌物,帮助患者翻身、拍背,并指导患者作有效地咳嗽,进行体位引流,痰液黏稠者给予雾化吸入,必要时吸痰,以保持呼吸道通畅。

3. 协助治疗,改善呼吸

根据病情给予氧气吸入或使用人工呼吸机,以改善和减轻呼吸困难。对呼吸中枢抑制者,遵医嘱给予呼吸中枢兴奋剂;当呼吸停止时,应立即进行人工呼吸,给予相应的抢救。

4. 提供舒适的环境

保持环境整洁、安静、舒适,室内温度和湿度适宜,空气流通、清新,以利于患者休息。

5. 心理护理

紧张、恐惧的心理因素可加重缺氧。因此,应根据患者的心理状态,进行针对性的心理护理,使患者情绪稳定。

6. 健康教育

讲解保持呼吸道通畅的重要性及方法,教育患者养成良好的生活习惯,戒烟限酒;认识呼吸监测的意义;指导患者学会有效咳嗽及呼吸训练的方法,如缩唇呼吸、腹式呼吸等。

三、呼吸的测量方法

技术 13-3 呼吸测量法

【目的】

1. 动态监测呼吸的变化,了解患者呼吸系统功能状况。
2. 为诊断、治疗、护理、预防提供依据。

【操作程序】

1. 评估

(1) 患者的年龄、病情、治疗及护理情况。

(2) 患者的心理反应及合作程度。

(3) 患者的呼吸状况(如频率、节律、深浅度、有无呼吸困难等)。

(4) 患者测量前 30 min 内有无剧烈运动、情绪激动等影响呼吸的因素。

2. 计划

(1) 用物准备:有秒针的表、记录本、笔,必要时备少许棉花。

(2) 环境准备:室温适宜、安静、整洁、光线充足。

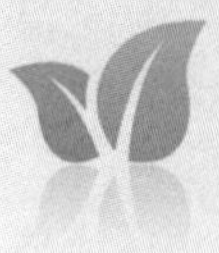

3. 实施

流程	内容与要点说明
(1) 准备	• 测量脉搏后护士继续将手放在患者诊脉部位似诊脉状(分散患者的注意力,使其处于自然呼吸状态)
(2) 测量与观察	
方法	• 观察患者胸部或腹部的起伏(一起一伏为一次呼吸) • 危重患者呼吸微弱不易观察时,可用少许棉花置于患者鼻孔前,观察棉花纤维被吹动的次数(计数 1 min) • 应同时观察呼吸的节律、深浅度、音响及有无呼吸困难等症状
时间	• 一般情况测 30 s,将所测数值乘以 2 即为呼吸频率 • 如异常呼吸的患者或婴儿应测 1 min
(3) 记录	• 呼吸记录为次/min,如 20 次/min
(4) 整理	• 协助患者取舒适卧位,整理床单位,合理解释测量结果,感谢患者的合作
(5) 绘制	• 洗手,将测量结果绘制于体温单上

4. 评价

(1) 操作方法正确,测量结果准确。

(2) 护患沟通有效,患者能主动配合。

【指导要点】

1. 告知患者测量呼吸的目的、方法及配合要点。

2. 告知患者测量前如有剧烈活动或情绪激动,应先休息 15~20 min 后再测量。

【注意事项】

1. 测量呼吸时宜取仰卧位,同时测量时应转移患者的注意力,使其处于自然呼吸状态,从而保证测量的准确性。

2. 幼儿应先测量呼吸再测量体温及其他生命体征,以防幼儿因哭闹不配合以致影响呼吸的测量。

第四节　血压的护理

学习要求

● 血压的评估

● 异常血压的护理

⊙ 血压计的种类及构造

●★ 血压的测量方法

血压是血液在血管内流动时对单位面积血管壁的侧压力，一般指动脉血压，如无特殊注明即指肱动脉血压。心室收缩时，血液射入主动脉，此时动脉血压上升达到的最高值，称为收缩压。心室舒张末期，动脉管壁弹性回缩，此时动脉血压下降达到的最低值，称为舒张压。收缩压和舒张压差值称为脉压。

一、血压的评估

（一）正常血压

1. 正常血压范围

以肱动脉血压为标准。正常成人安静状态下，其血压范围为收缩压 90～139 mmHg（12.0～18.5 kPa），舒张压 60～89 mmHg（8.0～11.9 kPa），脉压 30～40 mmHg（4.0～5.3 kPa）。

理想血压：成人安静状态下，收缩压<120 mmHg，舒张压<80 mmHg。

血压的计量单位有两种，即“mmHg”和“kPa”，我国常用“mmHg”来表示血压数值。它们之间的换算公式为：

1 mmHg＝0.133 kPa　1 kPa＝7.5 mmHg

2. 生理性变化

（1）年龄：一般随着年龄的增长，血压会缓慢平稳地上升，以收缩压升高更为明显（表 13-5）。

表 13-5　各年龄组的平均血压

年龄组	平均血压（mmHg）
1 个月	84/54
1 岁	95/65
6 岁	105/65
10～13 岁	110/65
14～17 岁	120/70
成年人	120/80
老年人	140～160/80～90

（2）性别：一般成年男性的血压略高于同龄女性，但女性在更年期后，血压逐渐升高，与男性差别较小。

（3）昼夜和睡眠：正常人 24 h 血压节律呈双峰双谷，即上午 6～10 时上升，午后 2～3时下降，4～8 时又上升，以后缓慢下降直至凌晨 2～3 时的最低谷值。血压的这种昼夜节律适应机体活动变化，能有效保护心、脑、肾等重要脏器的结构和功能。过度劳累或睡眠不佳时血压稍升高。

（4）环境：在寒冷环境中血管收缩，血压可略升高；在高温环境下皮肤血管扩张，血压可略下降。

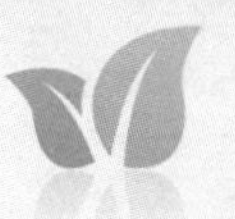

(5) 部位：一般右上肢血压高于左上肢 10～20 mmHg，下肢血压高于上肢 20～40 mmHg。

(6) 体型：肥胖、体型高大者血压稍高。

(7) 其他：剧烈运动、体位改变、情绪变化、吸烟、饮酒、饮食、药物等因素均对血压有一定影响。

(二) 异常血压

1. 高血压

高血压定义为：18 岁以上成年人，在未使用降压药物的情况下，非同日 3 次测量血压，收缩压≥140 mmHg 和(或)舒张压≥90 mmHg。收缩压≥140 mmHg 和舒张压 <90 mmHg为单纯性收缩期高血压。患者既往有高血压史，目前正在使用降压药物，血压虽然低于 140/90 mmHg，也诊断为高血压。根据血压升高水平，又进一步将高血压分为 1 级、2 级和 3 级。中国血压水平分类和标准(2010 版)见表 13-6。

表 13-6　中国血压水平分类和标准(2010 版)

分类	收缩压(mmHg)		舒张压(mmHg)
正常血压	<120	和	<80
正常高值	120～139	和(或)	80～89
高血压：	≥140	和(或)	≥90
1 级高血压(轻度)	140～159	和(或)	90～99
2 级高血压(中度)	160～179	和(或)	100～109
3 级高血压(重度)	≥180	和(或)	≥110
单纯性收缩期高血压	≥140	和	<90

当收缩压和舒张压分属于不同级别时，以较高的分级为准。

2. 低血压

成人安静状态下，收缩压<90 mmHg 和(或)舒张压<60 mmHg，称为低血压。常见于大量失血、休克、急性心力衰竭等患者。

3. 脉压变化

脉压增大：脉压超过 40 mmHg 称脉压增大。常见于主动脉瓣关闭不全、主动脉硬化、甲状腺功能亢进等患者。

脉压减小：脉压低于 30 mmHg 称脉压减小。常见于心包积液、缩窄性心包炎、主动脉瓣狭窄等患者。

二、异常血压的护理

1. 监测

密切观察血压及其他病情变化，对血压持续增高者，需每日测血压 2～3 次。遵医

嘱合理用药，注意药物疗效及不良反应的监测，同时观察有无并发症的发生。

2. 合理饮食

选择低盐、低脂、低胆固醇、高维生素、富含纤维素、易消化的饮食，注意控制烟、酒、浓茶、咖啡等的摄入。

3. 休息与活动

保证合理的休息和睡眠，血压过高者应嘱其卧床休息；鼓励参加力所能及的活动；但应避免长时间剧烈运动，做到劳逸结合。

4. 心理护理

长期的精神紧张、情绪激动、忧虑、烦躁等都有可能导致血压升高，因此应了解患者存在的各种思想顾虑，有针对性地进行心理护理，使患者学会控制和调整情绪，保持心情舒畅，主动配合治疗与护理。

5. 健康教育

指导高血压患者建立健康的生活方式。如适当运动，保持情绪稳定，良好的休养环境，合理营养，保持大便通畅。教会患者及家属测量血压及判断异常血压的方法。

三、血压计的种类及构造

（一）血压计的种类

血压计主要有汞柱式血压计（立式和台式两种）、表式血压计、电子血压计 3 种（图 13–8）。

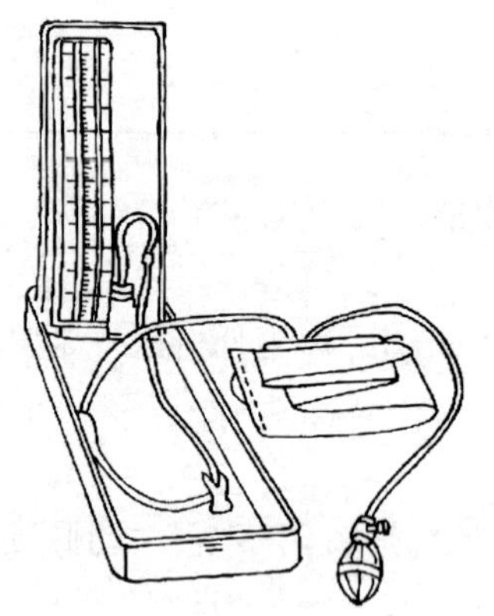

A. 台式汞柱式血压计

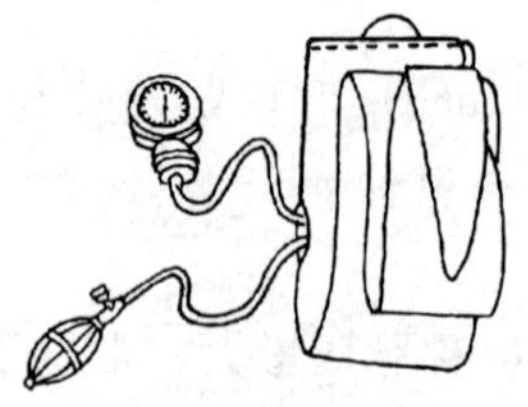

B. 表式血压计

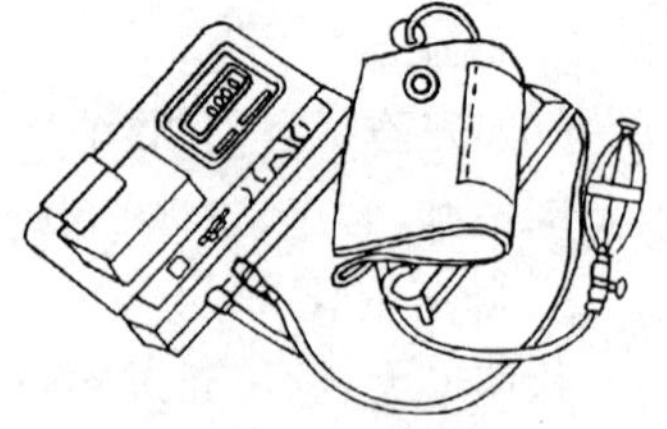

C. 电子血压计

图 13–8　各种血压计

（二）血压计的构造

血压计由 3 部分组成。

1. 输气球及阀门

输气球及调节空气压力的阀门。

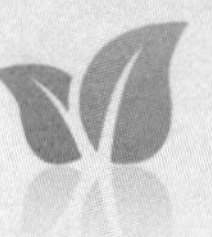

2. 袖带

袖带为长方形扁平的橡胶袋，一般成人上肢血压计袖带长 24 cm，宽12 cm，外层布套长 48 cm。下肢袖带长 135 cm，比上肢袖带宽 2 cm。小儿袖带宽度是上臂长度的 1/2～2/3。袋上有两根橡胶管，一根接输气球，另一根接压力表。

3. 测压计

（1）汞柱式血压计：由玻璃管、标尺和汞槽构成（图 13-8A）。血压计盒盖内壁固定有一根玻璃管，管面上标有双刻度（标尺），一边是 0～300 mmHg，每小格分度值为 2 mmHg；另一边是 0～40 kPa，每小格分度值为 0.5 kPa。玻璃管上端与大气相通，下端与汞槽相通（储有汞 60 g）。汞柱式血压计的优点是测得的数值准确可靠。但较笨重不便携带，且玻璃管易碎。

（2）表式血压计：又称无液血压计。外形似表，呈圆盘状，正面盘上标有刻度和读数，盘中央有一指针以指示血压数值（图 13-8B）。此种血压计的优点是携带方便。但测得数值欠准确，应定期和汞柱式血压计校验。

（3）电子血压计：袖带内有一换能器，具有自动采样、微电脑控制数字运算、自动放气程序。数秒钟内在显示屏上可直接显示血压值和脉搏数值（图 13-8C）。此种血压计的优点是操作方便，清晰直观，可排除测量时因听觉不灵敏、噪声干扰等造成的误差。但测得数值欠准确。

四、测量血压的方法

技术 13-4 血压测量法

【目的】

1. 动态监测血压的变化，可间接了解循环系统的功能状况。
2. 为诊断、治疗、护理、预防提供依据。

【操作程序】

1. 评估

（1）患者的年龄、病情、治疗用药情况。

（2）患者的心理反应及合作程度。

（3）被测肢体的皮肤完整性、功能状况等。

（4）患者测量前 30 min 内有无剧烈运动、情绪激动、吸烟等影响血压的因素。

（5）评估患者基础血压，观察患者血压变化。

2. 计划

（1）用物准备：治疗盘内备血压计、听诊器、记录本和笔。

（2）环境准备：室温适宜、安静、整洁、光线充足。

3. 实施

流程	内容与要点说明
(1) 准备	
① 患者准备	• 嘱患者安静休息 5 min，吸烟、运动、情绪变化者应休息 15~30 min
② 检查血压计	• 关闭气门充气，如汞柱不升或有裂隙，表示血压计漏气或汞量不足。同时检查橡胶管或输气球是否漏气
(2) 核对解释	• 携用物至床旁，称呼患者，查对无误后解释测量血压的目的、配合方法、应注意的事项
(3) 测量	(根据患者病情选择测量部位)
▲上肢肱动脉测量法	
① 安置体位	• 患者取坐位或仰卧位，被测肢体(肱动脉)应与心脏在同一水平，坐位时平第四肋，卧位时平腋中线
② 置血压计	• 平放血压计于合适的位置，并打开，使用台式血压计测量时，使水银柱“0”点与肱动脉、心脏处于同一水平
③ 缠袖带	• 卷袖，露臂，手掌向上，肘部伸直，必要时脱袖，以免袖口过紧阻断血流，影响测量值的准确性 • 打开输气球阀门，驱尽袖带内空气，将袖带橡胶管向下正对肘窝，平整置于上臂中部，使袖带下缘距肘窝 2~3 cm，缠绕的松紧以能放入一指为宜
④ 测压	• 触摸肱动脉搏动，将听诊器胸件置于袖带下缘肱动脉搏动最明显处，以一手固定(勿将胸件塞入袖带内，以免影响测压值)(图 13-9A) • 开启汞槽开关，关闭阀门，充气至肱动脉搏动音消失再升高 20~30 mmHg(充气不可过快过猛，以防汞溢出)，然后以 4 mmHg/s的速度缓慢放气，同时注意肱动脉搏动音变化时汞柱所指刻度(眼睛视线保持与汞柱弯月面同一水平)。当听到第一声搏动音时，此时汞柱所指刻度即为收缩压；随后搏动音逐渐增强，直到声音逐渐减弱或消失，此时汞柱所指刻度即为舒张压(WHO 规定成人应以动脉搏动音的消失作为判断舒张压的标准)
▲下肢腘动脉测量法	
① 安置体位	• 患者取仰卧、俯卧或侧卧位，协助患者卷裤或脱掉一侧裤腿，露出测量部位
② 测压	• 将袖带缠于大腿下部，使袖带下缘距腘窝 3~5 cm，将听诊器胸件置于腘动脉搏动处，其余操作同上肢肱动脉测量法(图 13-9B)

视频

袖带的位置和松紧

视频

打气和放气的速度

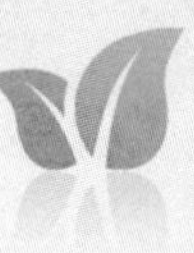

续表

流程	内容与要点说明
(4) 整理	
① 整理血压计	• 驱尽袖带内的余气,解开、妥善整理袖带,平放盒内适当位置 • 输气球放在合适位置,以免压碎玻璃管 • 将血压计盒盖右倾 45°,使汞全部流回槽内,关闭水银槽开关 • 关闭血压计盒盖,平稳放置
② 安置患者	• 协助患者穿衣,取舒适体位,整理床单位,清理用物 • 正确解释测量结果,感谢患者合作 • 记录为收缩压/舒张压 mmHg,如为下肢血压,记录时应注明为下肢血压
(5) 记录	• 如舒张压的变音和消失音之间差异较大时,两个读数都应记录,即收缩压/变音~消失音 mmHg(如 180/90~40 mmHg) • 口述血压值:先读收缩压再读舒张压

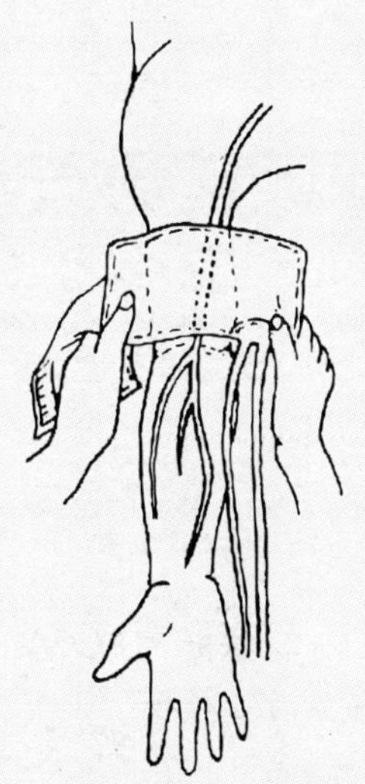

A. 上肢测压缠袖带的部位

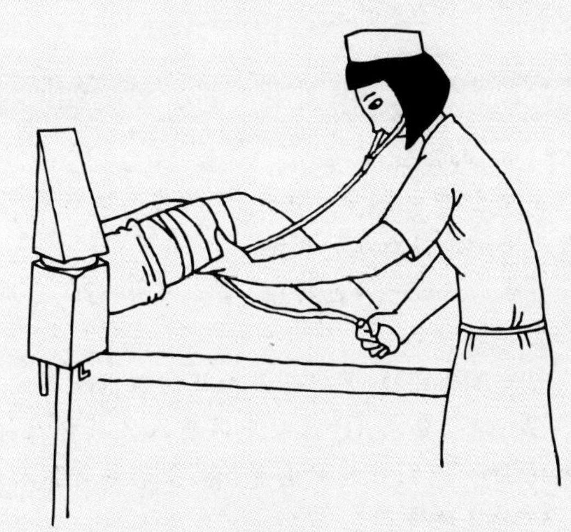

B. 用立式血压计测下肢血压

图 13-9　血压测量法

4. 评价

(1) 操作方法正确,测量结果准确。

(2) 护患沟通有效,患者能很好配合。

【指导要点】

1. 告知患者测量血压的目的、意义、注意事项及配合方法。

2. 指导患者居家自我监测血压的方法,药物的作用和副作用。

【注意事项】

1. 定期检测和校正血压计

测量前须检查血压计，如血压计的汞量是否充足、有无漏出，输气球和橡胶管有无老化、漏气，玻璃管有无裂损等。如汞量不足，测得的血压值偏低。

2. 对需密切观察血压者应做到四定

四定即定时间、定部位、定体位、定血压计。其目的是为了保证测量值的准确性和对照的可比性。

3. 正确选择测量肢体

为偏瘫、一侧肢体外伤或手术的患者测血压时，应选择健侧肢体进行测量。

4. 排除影响血压值的因素

① 袖带过窄使测得的血压值偏高，袖带过宽使测得的血压值偏低。② 袖带过松使测得的血压值偏高，袖带过紧使测得血压值偏低。③ 肱动脉低于心脏水平，测得的血压值偏高；肱动脉高于心脏水平，测得的血压值偏低。④ 打气不可过快、过猛；放气快慢适宜，过快使测得的血压偏低，反之偏高。

5. 重测血压

当血压听不清或有异常需要重新测量时，必须先将袖带内气体驱尽使汞柱降至“0”点，并稍待片刻再测量。

角色扮演活动——模拟测量血压

文档 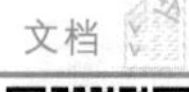

拓展与练习

1. 活动情境

住院患者李某，男，50 岁，诊断为高血压危象，需密切监测血压；责任护士小张遵医嘱为患者进行血压的测量。

学生分组进行角色扮演，每 2 人为一组，分别轮流扮演护士和患者。

2. 活动指导

(1) 活动目的：掌握测量血压的技术及其健康教育内容。

(2) 活动要求：① 活动中注重人文关怀及提高沟通能力。② 按护理程序进行测量血压的活动；强调对患者相关知识的评估及保证血压测得值的准确性。

3. 效果评价

模拟测量血压评价表

项目	评分要点	分值	自评	小组评	实得分
评估	病人情况；影响测量血压的因素；护士相关知识及能力	15			
准备	用物齐备（包括血压计检查）；环境适宜（口述）；患者准备（安静、体位）；护士准备符合要求	10			
测量血压	细心核对；体位安置、缠袖带、测血压、整理血压计、血压值的记录均正确	40			

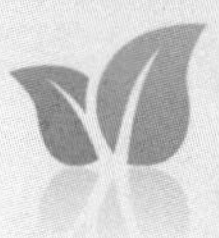

续表

项目	评分要点	分值	自评	小组评	实得分
健康教育	指导患者形成健康的生活方式;教会患者及家属测量血压及判断异常血压的方法	15			
人文关怀	举止得体、言谈礼貌;操作前细心解释;操作中及时沟通,正确指导;操作后诚恳致谢,亲切嘱咐	20			
总评分及教师评价:					

(曾丽亚)

第十四单元
冷热疗法

PPT

冷热疗法

冷热疗法是临床常用的物理治疗方法，是利用低于或高于人体温度的物质作用于人体的局部或全身，通过神经传导引起皮肤和内脏器官的血管收缩或舒张，改变机体各系统的血液循环和新陈代谢等活动，达到消炎、止痛、止血、维持正常体温及促进舒适的目的。护士应及时评估患者的身体状况，正确应用冷热疗技术，防止不良反应发生，确保患者安全，满足其身心需要。

第一节 冷疗法

学习要求

- 冷疗的作用
- 冷疗的影响因素
- 冷疗的禁忌证
- ★ 冰袋、冰帽、温水拭浴、冷湿敷的使用

一、冷疗的作用

（一）控制炎症扩散

用冷疗可使局部毛细血管收缩，血流量减少，血流速率减慢，降低细菌的活力和细胞的新陈代谢，从而限制炎症的扩散。适用于炎症早期。

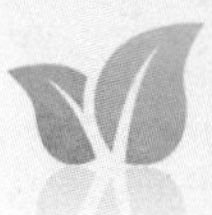

（二）减轻疼痛

用冷疗可抑制细胞的活性，降低神经末梢的敏感性，从而减轻疼痛；同时，用冷疗后血管收缩，血管壁的通透性降低，渗出减少，从而减轻由于局部组织充血、肿胀、压迫神经末梢而引起的疼痛。适用于牙痛、烫伤、急性损伤初期等。

（三）减轻局部组织充血和出血

用冷疗可使毛细血管收缩，血流减少，从而减轻局部组织充血；用冷疗还可使血流速率减慢，血液黏稠度增加，促进血液凝固而控制出血。适用于鼻出血、扁桃体摘除术后和局部软组织损伤的早期。

（四）降温

用冷直接与皮肤接触，通过传导与蒸发的物理作用，降低体温，适用于高热、中暑患者的降温；头部或全身用冷后还可降低脑细胞的代谢，提高脑组织对缺氧的耐受性，有利于脑细胞功能的恢复，适用于脑外伤、脑缺氧等患者。

二、冷疗的影响因素

（一）方法

冷疗分湿冷法和干冷法。湿冷法比干冷法的效果好，因水比空气传导性强，渗透力大，应用湿冷法时，温度应高于干冷法。

（二）部位

身体各部位皮肤的厚薄不同，较薄的部位或经常不暴露的部位对冷的敏感性强，冷疗效果也较好。同时，血液循环好的部位可增强冷疗应用的效果。因此为高热患者降温时要将冰袋、冰囊放置在颈部、腋下、腹股沟等体表大血管通过处，以达到物理降温的目的。

（三）面积

冷疗效果与冷疗面积的大小有关。冷疗面积越大，则机体反应越强；反之，则弱。但要注意用冷面积越大，患者的耐受性越差，大面积的用冷将会引起全身反应。

（四）时间

冷疗效应在一定时间内随着时间的延长而增强，冷疗时间一般为 15～30 min。但时间过长会产生继发效应（即用冷用热超过一定时间，产生与生理效应相反的作用），甚至还会引起不良反应，如皮肤苍白、冻伤等；同时用冷时间越长，机体对冷的耐受性也增强，敏感性降低。

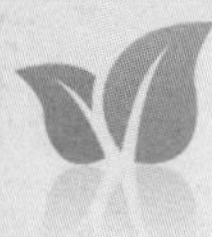

（五）温度

冷疗的温度与体表温度相差越大，机体对冷刺激的反应越强。冷疗效应也受环境温度影响，如在低温环境中用冷，效果则会增强。

（六）个体差异

年龄、性别、身体状况等差别影响冷疗的效果。婴幼儿体温调节中枢未发育完全，对冷的适应能力有限；老年人体温调节功能减退，对冷刺激反应的敏感性降低。女性对冷刺激较男性敏感。昏迷、血液循环障碍、感觉迟钝的患者，对冷的敏感性降低，用冷时要慎重。

三、冷疗的禁忌证

（一）血液循环障碍

休克、微循环障碍、水肿等患者不宜用冷，因冷疗使血管进一步收缩，可加重微循环障碍，导致局部组织缺血缺氧而变性坏死。

（二）组织损伤

冷疗可使局部毛细血管收缩，血流量减少，组织营养不良，影响伤口愈合，故大面积组织损伤应禁止用冷疗。

（三）慢性炎症或深部化脓病灶

冷疗可使局部血流量减少，影响炎症的吸收。

（四）对冷过敏者

用冷疗后出现红斑、荨麻疹、关节疼痛和肌肉痉挛等现象的患者不宜用冷疗。

（五）禁用冷疗部位

1. 枕后、耳郭、阴囊处

用冷疗易引起冻伤。

2. 心前区

用冷疗易引起反射性心率减慢、心房或心室纤颤、房室传导阻滞等。

3. 腹部

用冷疗易引起腹泻。

4. 足底

用冷疗易引起反射性末梢血管收缩而影响散热或引起一过性的冠状动脉收缩。

(六)其他

对年老体弱、婴幼儿、昏迷、感觉异常、血管硬化、心脏病等患者及哺乳期的产妇涨奶等情况,要慎用冷疗法。

四、冷疗方法

常用的冷疗方法有局部冷疗法和全身冷疗法。其中局部冷疗法包括冰袋(囊)、冰帽、冰槽的使用及冷湿敷等方法;全身冷疗法包括温水或乙醇拭浴法。

(一)局部冷疗法

技术 14-1 冰袋(囊)的使用

【目的】

降温、止血、消肿、镇痛、控制炎症扩散。

【操作程序】

1. 评估

(1) 患者的年龄、病情、意识状况、体温及治疗情况。

(2) 患者对冷疗的心理反应及合作程度。

(3) 患者局部皮肤状况,如颜色、温度、有无硬结、淤血、感觉障碍等。

2. 计划

(1) 用物准备:冰袋或冰囊及套(图 14-1)、冰块、帆布袋、盆及冷水、木槌、勺和毛巾、治疗车、手消毒液、医用垃圾桶。

也可备化学冰袋。化学冰袋是一种无毒、无味的冰袋,内装有凝胶或其他化学的冰冻介质,使用时将其放入冰箱中吸冷,由凝胶状态变为固态,取出后置于所需部位,在常温下吸热,再由固态变为凝胶状态,可反复使用。

(2) 环境准备:酌情调节室温,避免对流风,如需暴露患者可用隔帘遮挡。

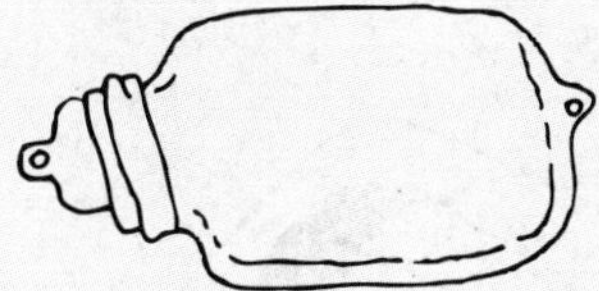
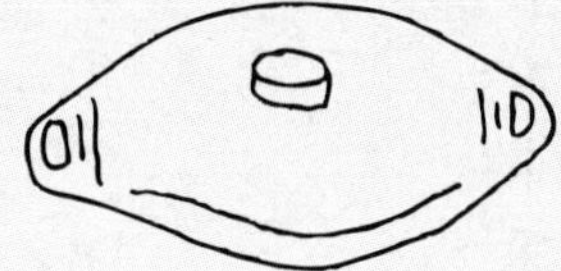
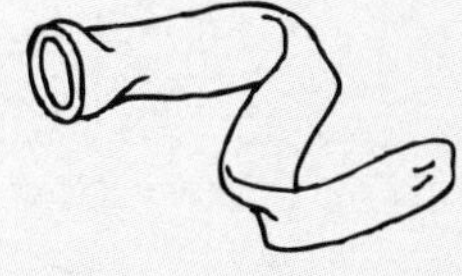

图 14-1 冰袋、冰囊

3. 实施

流程	内容与要点说明
(1) 准备	
① 护士准备	• 着装整洁,洗手
② 备冰	• 将冰装入帆布袋,用木槌敲碎成小块,放入盆内用水冲去棱角(图 14-2)

续表

流程	内容与要点说明
③ 装袋	• 将小冰块装入冰袋内 1/2~2/3 满，驱尽空气，扎紧袋口，擦干，倒提检查无漏水，然后套上布套
(2) 核对解释	• 携用物至患者床旁，称呼患者，核对并解释
(3) 安置患者	• 患者体位舒适
(4) 冷敷	• 将冰袋置于冷敷部位 • 高热患者可敷前额(图 14-3)、头顶、颈部、腋窝、腹股沟等部位 • 扁桃体摘除术后将冰囊置于颈前颌下(图 14-4) • 鼻部冷敷时，可将冰囊吊起，使其底部接触鼻根，以减轻压力(图 14-5)
(5) 整理与嘱咐	• 敷毕，安置患者，将呼叫器置于易取处，交代注意事项，如有异常及时呼叫 • 整理床单位，对用物进行整理，将冰水倒净，倒挂晾干，吹气扎紧袋口存放于阴凉处，布套送洗消毒
(6) 观察记录	• 观察局部皮肤颜色、有无感觉障碍及冰袋情况 • 洗手，记录用冷部位、时间、效果、反应

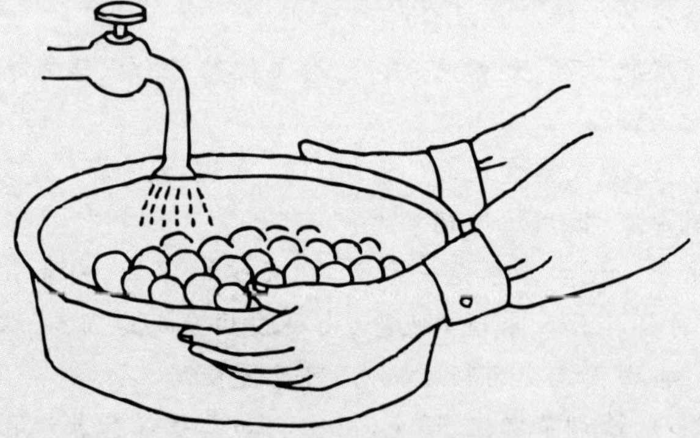

图 14-2 用水冲洗冰块棱角

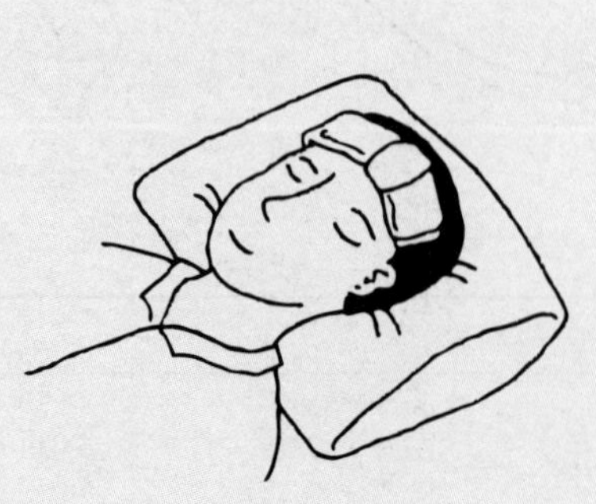

图 14-3 头部置冰袋

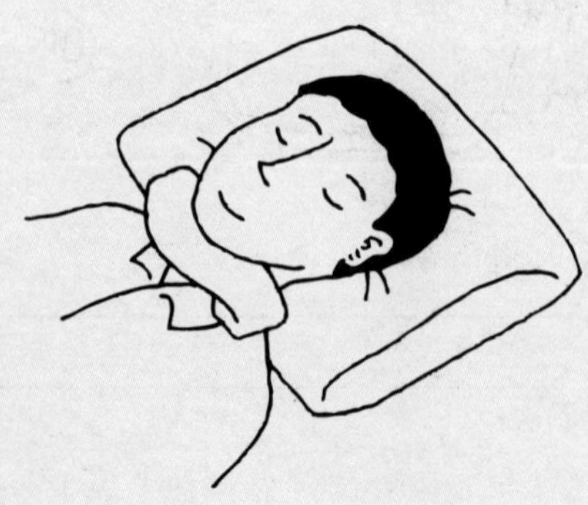

图 14-4 颈部冷敷

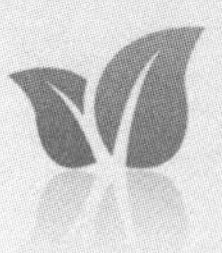

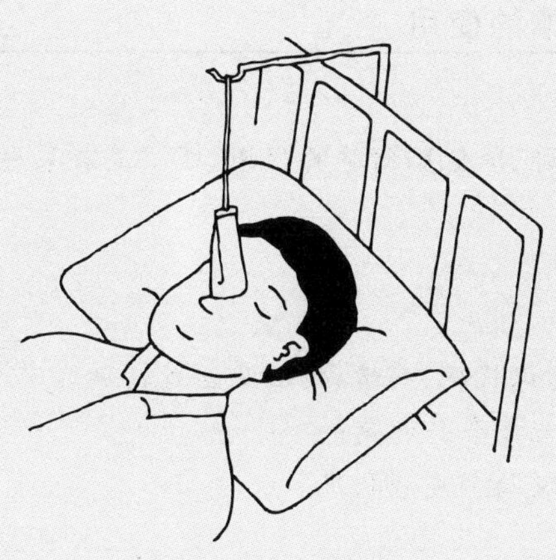

图 14-5 鼻部冰敷

4. 评价

(1) 操作方法正确，患者感觉舒适、安全，无不良反应。

(2) 能进行有效的护患沟通，患者理解治疗目的，能正确配合治疗。

【指导要点】

1. 告知患者及家属使用冰袋(囊)的目的、方法、注意事项及禁忌证。

2. 指导患者及家属注意观察用冷部位的血液循环状况，如有不适及时通知医护人员。

【注意事项】

1. 注意观察用冷部位血液循环状况，如出现皮肤苍白、青紫或有麻木感等，应立即停止冷疗。

2. 冷疗时间须准确，最长不超过 30 min，如需再用，应间隔 60 min。

3. 冷疗 30 min 后应测体温，当体温降至 39 ℃以下，取下冰袋，并做好记录。

4. 随时观察冰袋有无漏水，冰块是否融化，以便及时更换。

附 14-1：冷敷材料

理想的冷敷材料应具备：降温效果好、感觉舒适、易于塑型、与体表接触良好、制作简单、成本低廉等特点。实验证明采用 10%盐水冰袋效果好，即 75%乙醇和0.2%盐水以1∶10的比例混合灌入冰袋内，封口后置于冰箱内 2～3 h，取出便可使用。此溶液冰结后呈雪花状细小结晶体，质地松软，避免了因冰块过硬而使患者有不舒适感，患者易于接受，并可避免因冰块锐角刺激而产生压疮，因而可适用于身体各部的冷敷；由于冰结物质地松软，亦不易损坏冰袋，可延长冰袋的使用寿命；冰袋内溶液不需每次更换，可反复使用。

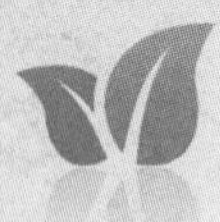

技术 14-2 冰帽、冰槽的使用

【目的】

头部降温防治脑水肿，降低脑细胞的代谢，减少其耗氧量，提高脑细胞对缺氧的耐受性。

【操作程序】

1. 评估

(1) 患者的年龄、意识状况、病情、体温及治疗情况。

(2) 患者的心理反应及合作程度。

(3) 患者活动能力及局部皮肤状况。

2. 计划

(1) 用物准备：冰帽或冰槽(图 14-6)、帆布袋、冰、木槌、盆及冷水、勺、水桶、肛表、海绵垫、未脱脂棉球和凡士林纱布，治疗车、手消毒液、医用垃圾桶。

(2) 环境准备：酌情调节室温，避免对流风，必要时可用隔帘遮挡。

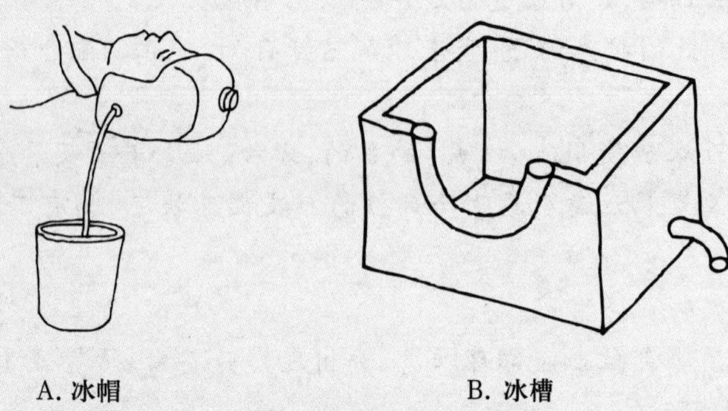

图 14-6 冰帽、冰槽

3. 实施

流程	内容与要点说明
(1) 准备	
① 护士准备	• 着装整洁，洗手
② 备冰帽(槽)	• 将冰装入帆布袋，用木槌敲碎成小块，放入盆内用水冲去棱角 • 将小冰块装入冰帽(槽)，擦干冰帽外水迹
(2) 核对解释	• 携用物至患者床旁，称呼患者，核对并解释
(3) 安置患者	• 患者体位舒适
(4) 头置冰帽(槽)中	• 将患者头部置于冰帽中，后颈部、双耳外面垫海绵垫，将排水管置于水桶中 • 将患者头部置于冰槽中，双耳塞未脱脂棉球，双眼覆盖凡士林纱布

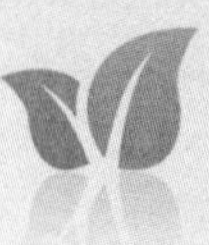

续表

流程	内容与要点说明
(5) 整理与嘱咐	• 使用完毕,安置患者,将呼叫器置于易取处,交代注意事项,如有异常及时呼叫 • 整理床单位,对用物进行处理,冰帽处理同冰袋,将冰槽内水倒空以备用
(6) 观察记录	• 密切观察生命体征、局部皮肤情况、感觉及病情变化 • 洗手,记录用冷时间、效果及反应

4. 评价

(1) 操作方法正确,患者感觉舒适、安全,无不良反应。

(2) 能进行有效的护患沟通,患者理解治疗目的,能正确配合治疗。

【指导要点】

1. 告知患者及家属使用冰帽、冰槽的目的、方法、注意事项及禁忌证。

2. 指导患者及家属注意观察用冷部位的血液循环状况,如有不适及时告知医护人员。

【注意事项】

1. 注意观察患者头、面部皮肤变化,防止患者耳郭发生青紫、麻木及冻伤等现象。

2. 观察患者体温、心率变化,每 30 min 测量生命体征一次,维持肛温在 33 ℃左右,不宜低于 30 ℃,以防发生心房、心室纤颤及房室传导阻滞等。

技术 14-3 冷湿敷法

【目的】

降温、止痛、止血、消肿、消炎。

【操作程序】

1. 评估

(1) 患者的年龄、意识状况、病情、体温及治疗情况。

(2) 患者对冷疗的心理反应及合作程度。

(3) 患者局部组织状况,如颜色、温度,有无伤口、淤血、感觉障碍等。

2. 计划

(1) 用物准备:治疗盘内放弯盘、纱布、敷布 2 块、长钳子 2 把、橡胶单、治疗巾、毛巾、凡士林和棉签;治疗盘外备盛放冰水的容器;治疗车、手消毒液、医用垃圾桶;有伤口者需另备换药用物。

(2) 环境准备:关闭门窗,必要时用隔帘遮挡。

3. 实施

流程	内容与要点说明
(1) 准备	• 护士着装整洁,洗手 • 盆内盛冰水,备敷布2块
(2) 核对解释	• 携用物至患者床旁,称呼患者,核对并解释
(3) 安置患者	• 患者取舒适体位
(4) 湿敷患处	• 在湿敷部位下垫橡胶单、治疗巾,湿敷部位涂凡士林后盖一层纱布 • 将敷布浸泡在冰水中,用长钳将浸在冰水中的敷布拧至半干,抖开敷于患处,高热者敷于前额 • 每3~5 min更换一次敷布,一般冷湿敷时间为15~20 min
(5) 整理与嘱咐	• 敷毕,撤掉纱布和敷布,擦去凡士林,对用物进行整理 • 安置患者,将呼叫器置于易取处,交代注意事项,如有异常及时呼叫,整理床单位
(6) 观察记录	• 观察局部皮肤变化及患者的反应 • 洗手,记录冷敷部位、时间、效果、反应

4. 评价

(1) 操作方法正确,患者无不良反应。

(2) 能进行有效的护患沟通,患者理解治疗目的,能正确配合治疗。

【指导要点】

1. 告知患者及家属冷湿敷的目的、方法、注意事项及禁忌证。

2. 指导患者及家属注意观察局部皮肤变化或伤口的变化,如有不适及时告知医护人员。

【注意事项】

1. 敷布须浸透,拧至不滴水为宜。用冷过程中需及时更换敷布。

2. 注意观察局部皮肤变化及患者的全身反应。

3. 如冷敷部位为开放性伤口,应按无菌技术处理伤口。

(二) 全身冷疗法

技术14-4 温水拭浴或乙醇拭浴法

【目的】

为高热患者降温。

【操作程序】

1. 评估

(1) 患者的年龄、意识状况、病情、体温及治疗情况,有无乙醇过敏史。

(2) 患者对冷疗的心理反应及合作程度。

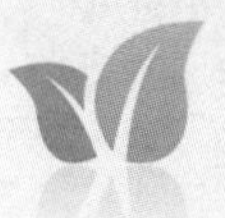

(3) 患者活动能力、皮肤状况。

2. 计划

(1) 用物准备:治疗盘内放小盆(内盛32~34 ℃温水2/3满)、大毛巾、小毛巾2块、热水袋及套、冰袋及套、清洁衣裤和便器;治疗车、手消毒液、医用垃圾桶。

乙醇拭浴需另备25%~35%乙醇200~300 mL,(乙醇为挥发性液体,拭浴时在皮肤上迅速蒸发带走大量热量,乙醇又具有刺激皮肤使血管扩张的作用,因而散热作用较强),温度30 ℃左右。新生儿、血液病患者及乙醇过敏者禁用。

(2) 环境准备:关闭门窗,必要时用隔帘遮挡。

3. 实施

流程	内容与要点说明
(1) 准备	• 护士着装整洁,洗手
(2) 核对解释	• 携用物至患者床旁,称呼患者,核对并解释
(3) 安置患者	• 松开床尾盖被,患者取仰卧位,协助排便(需要时) • 脱衣裤,大毛巾垫于拭浴部位下 • 冰袋置于头部,以助降温并防止拭浴时全身皮肤血管收缩,脑血流量增多而致头痛;热水袋置于足底,以促进足底血管扩张利于散热,还可减轻头部充血,并使患者感到舒适。
(4) 拭浴	• 方法:小毛巾浸入温水中,拧至半干,缠于手上成手套状,以离心方向拍拭,每侧拍拭3 min,拍拭毕用大毛巾擦干
① 拍拭上肢	• 顺序:颈外侧→肩→上臂外侧→前臂外侧→手背;侧胸→腋窝→上臂内侧→肘窝→前臂内侧→手掌 • 同法拍拭另一侧上肢,先近侧后对侧
② 拍拭背部	• 侧卧,同法拍拭背腰部3 min,为患者穿上衣
③ 拍拭下肢	• 脱裤暴露一侧下肢,下垫大毛巾,同法拍拭 • 顺序:髋部→下肢外侧→足背;腹股沟→下肢内侧→内踝;股下→下肢后侧→腘窝→足跟。3 min后大毛巾擦干。 • 同法拍拭另一侧下肢,先近侧后对侧 • 为患者穿裤
(5) 整理与嘱咐	• 拭浴毕,取下热水袋,整理床单位,对用物进行处理 • 协助患者躺卧舒适,将呼叫器置于易取处,交代注意事项,如有异常及时呼叫
(6) 观察记录	• 密切观察患者的全身及局部反应 • 洗手,记录拭浴的时间、效果和患者反应 • 30 min后测体温并记录,若体温降至39 ℃以下取下冰袋,体温绘制于体温单上

4. 评价

(1) 操作方法正确，患者无不良反应。

(2) 能进行有效的护患沟通，患者理解治疗目的，能正确配合治疗。

【指导要点】

1. 告知患者及家属温水或乙醇拭浴的目的、方法以及影响乙醇拭浴的因素和患者及时反映其不适感的意义。

2. 告知患者在高热期间保证摄入足够量的水分，及在高热期间采取正确的通风散热方法。

【注意事项】

1. 禁忌拍拭心前区、腹部、后颈部和足底以免引起不良反应。

2. 拭浴过程中注意观察患者反应，如出现面色苍白，寒战，脉搏呼吸异常时，应立即停止拭浴并通知医生。

3. 拍拭腋窝、肘窝、手掌、腹股沟和腘窝等血管丰富处时，稍用力并延长拍拭时间，以促进散热。

4. 拭浴整个过程不宜超过 20 min。

附 14-2:一种新型的降温方法——冰毯

医用冰毯全身降温仪(简称冰毯)是利用半导体制冷原理，将水箱内蒸馏水冷却。然后通过主机工作与冰毯内的水进行循环交换，促使毯面接触皮肤进行散热，达到降温目的。

冰毯全身降温法分单纯降温法及亚低温治疗法两种。单纯降温法适用于高热及其他降温效果不佳的患者，广泛用于神经外科、神经内科、ICU、手术室、急诊科和儿科等，对于顽固性高热患者有显著疗效；亚低温治疗适用于重型颅脑损伤患者。对脑外伤患者的救治，亚低温治疗即冬眠疗法是有效的辅助治疗手段。

使用冰毯全身降温过程中要及时观察生命体征，尤其是呼吸情况；注意观察颅内压情况，在条件许可时应放置颅内压监护装置，动态观察颅内压变化，防止脑灌流不足；观察、记录降温的时间、温度；观察降温仪的工作情况，保持降温仪处于正常运转状态。

第二节 热 疗 法

学习要求

- 热疗的作用
- 热疗的影响因素
- 热疗的禁忌证
- ★ 热水袋、红外线灯、热湿敷、热水坐浴的使用

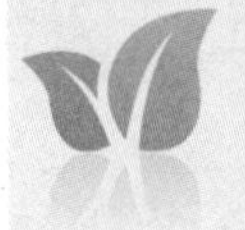

一、热疗的作用

（一）促进浅表炎症的消散和局限

热可使局部血管扩张，血流速率加快，有利于组织中毒素的排出，并可改善血液循环，加快新陈代谢和增强白细胞的吞噬功能。因而在炎症早期用热，可促进炎性渗出物吸收消散；炎症后期用热，可促进白细胞释放蛋白溶解酶，溶解坏死组织，有助于坏死组织的清除与组织修复，使炎症局限。用于睑腺炎、乳腺炎等。

（二）缓解疼痛

热疗能降低痛觉神经的兴奋性，改善血液循环，减轻炎性水肿及组织缺氧，加速致痛物质（组胺等）的排出；又由于渗出物逐渐被吸收，从而解除对局部神经末梢的压迫；温热能使肌肉、肌腱、韧带等组织松弛，可解除因肌肉痉挛、关节强直而引起的疼痛。适用于腰肌劳损、胃肠痉挛、肾绞痛等患者。

（三）减轻深部组织的充血

热疗可使局部皮肤血管扩张，血流量增加，全身循环血量重新分布，减轻深部组织的充血。

（四）保暖

热疗可促进血液循环，维持体温相对恒定，使患者感到温暖舒适。适用于危重患者、小儿、老年人及末梢循环不良患者的保暖。

二、热疗的影响因素

（一）方法

热疗分为干热法和湿热法。热疗应用方法不同效果也不同，因水比空气导热性强，渗透力大，所以湿热比干热效果好。在使用湿热法时，水温须比干热法低。

（二）部位

身体各部位皮肤厚薄不同，一般皮肤较薄及经常不暴露的部位对热更为敏感。血液循环良好的部位，热疗效果更好。

（三）面积

热疗的效果与用热面积大小成正比，如用热面积大，则机体反应较强；反之，机体反应较弱。但要注意热疗面积越大，患者的耐受性越差，易引起全身反应。

（四）时间

用热时间一般为15~30 min。时间过长则会产生继发效应而抵消治疗效应，甚至导致不良反应的发生，如疼痛、烫伤等。

（五）温度

热疗的温度与体表的温度相差越大，机体对热刺激的反应越强；反之，则越小。同时，环境温度也直接影响着热疗效果。如室温过低，散热快，热疗效果降低。

（六）个体差异

不同的年龄、性别、身体状况、精神状态及神经系统对热的调节功能和耐受力都有差异，用同一强度的温度刺激，会产生截然不同的热效应，如儿童对热特别敏感，而老年人、昏迷、瘫痪以及循环不良的患者对热反应迟钝或消失，故对此类患者用热时要加倍小心，以防烫伤。经常重复使用一定温度的热疗，患者对热刺激的反应敏感度会逐渐减低。

三、热疗的禁忌证

（一）面部危险三角区化脓感染时

面部危险三角区感染时忌热疗。因该处血管丰富又无静脉瓣，且与颅内海绵窦相通；热疗能使血管扩张，导致细菌和毒素进入血液循环，使炎症扩散，造成颅内感染引起败血症。

（二）急腹症尚未明确诊断前

热疗虽能缓解疼痛，但容易掩盖病情真相，从而贻误诊断和治疗。

（三）各种脏器内出血时

热疗可扩张局部血管，增加脏器的血流量和血管的通透性，从而加重出血。

（四）软组织损伤或扭伤早期（48 h内）

局部用热可促进血液循环，加重皮下出血、肿胀和疼痛。

（五）其他

1. 恶性肿瘤

治疗部位有恶性肿瘤禁用热，因用热可加速细胞的新陈代谢，并使血液循环加快，从而加速肿瘤细胞的转移、扩散，加重病情。

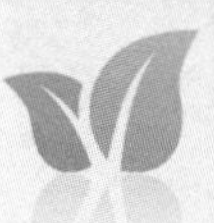

2. 金属移植物

身体有金属移植物的患者不可用热，因金属是热的良导体，用热易导致烫伤。

3. 急性炎症

如牙龈炎、中耳炎、结膜炎及面部肿胀等不用热，因用热可使局部温度升高，有利于细菌的繁殖和分泌物增多，加重病情。

4. 皮肤疾病

患某些皮肤疾病时不可使用热疗，如湿疹、开放性引流伤口处，用热会加重皮肤损害，增加患者不适。此外，非炎性水肿禁用热，因可加重水肿。

5. 孕妇腹部

热疗可影响胎儿的生长。

6. 感觉障碍、意识不清者慎用热疗。

四、热疗方法

热疗的方法有干热法和湿热法两种。常用的干热法有热水袋法和红外线灯法；湿热法有热湿敷法、热水坐浴和温水浸泡法。

（一）干热法

技术 14-5　热水袋的使用

【目的】

保暖、解痉、镇痛。

【操作程序】

1. 评估

(1) 患者的年龄、意识状况、病情、体温及治疗情况。

(2) 患者对热疗的心理反应及合作程度。

(3) 患者局部皮肤状况，如颜色、温度，有无损伤、淤血、感觉障碍等。

2. 计划

(1) 用物准备：热水袋及套、水罐内盛热水、水温计和大毛巾，手消毒液。

(2) 环境准备：避免对流风，必要时用隔帘遮挡。

3. 实施

流程	内容与要点说明
(1) 准备	
① 护士准备	• 着装整洁，洗手
② 备热水袋	
检查	• 检查热水袋有无破损，塞子是否配套，调节水温至 60~70 ℃

续表

流程	内容与要点说明
灌水排气	• 放平热水袋，一手拎袋口边缘，边灌热水边提高袋口（图 14-7），灌入 1/2~2/3满，再缓缓放平以排尽袋内空气，拧紧塞子，擦干
再检查	• 倒提并轻轻挤压检查是否漏水，放入布套内，系带
（2）核对解释	• 携用物至患者床旁，称呼患者，核对并解释
（3）安置患者	• 患者取舒适体位
（4）置热水袋	• 将热水袋置于患者所需部位，袋口朝向身体外侧，并告知其注意事项
（5）观察	• 观察局部皮肤状况
（6）整理记录	• 安置患者，将呼叫器置于易取处，交代注意事项，如有异常及时呼叫 • 使用完毕将水倒净，倒挂晾干后，吹气旋紧塞子存放于阴凉处，布套送洗消毒 • 洗手，记录使用时间、部位、效果及反应

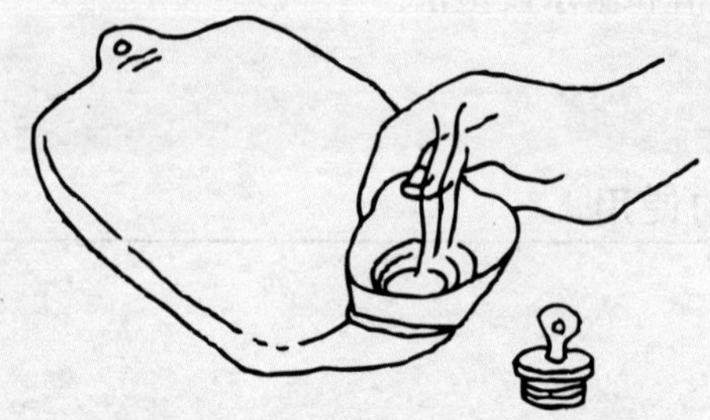

图 14-7　灌热水袋法

4. 评价

（1）操作方法正确，能达到热疗的目的，患者感觉舒适、安全，未发生烫伤。

（2）能进行有效的护患沟通，患者理解治疗目的与方法，能正确配合治疗。

【指导要点】

1. 告知患者及家属使用热水袋的目的、方法、注意事项及影响热水袋效应的因素。

2. 指导患者及家属注意观察局部皮肤变化，如有不适及时通知医护人员。

【注意事项】

1. 使用热水袋时要经常巡视，观察局部皮肤，如有潮红、疼痛，应立即停止使用，并在局部涂凡士林以保护皮肤。

2. 持续使用热水袋时，护士要严格交接班并及时更换热水。

3. 小儿、老年人、昏迷、麻醉未清醒、末梢循环不良、感觉障碍等患者用热水袋时水温应调节在 50 ℃以内，热水袋套外再包一块大毛巾，避免与患者皮肤直接接触，防止烫伤。

技术 14-6 红外线灯的使用

【目的】

消炎、解痉、镇痛，促进创面干燥结痂和肉芽组织生长，以利伤口愈合。

【操作程序】

1. 评估

(1) 患者的年龄、意识状况、病情、体温及治疗情况。

(2) 患者对热疗的心理反应及合作程度。

(3) 患者局部组织状况，如颜色、温度，有无损伤、淤血、感觉障碍等。

2. 计划

(1) 用物准备：红外线灯，根据需要选择不同功率的灯泡，手、足等小部位以250 W为宜；胸、腹、腰背等部位可用 500～1 000 W；手消毒液。必要时备纱布或有色眼镜。

(2) 环境准备：避免对流风或酌情关闭门窗，必要时用隔帘遮挡。

3. 实施

流程	内容与要点说明
(1) 准备	• 护士着装整洁，洗手
(2) 核对解释	• 携用物至患者床旁，称呼患者，核对并解释。必要时用隔帘遮挡患者
(3) 安置患者	• 协助患者取舒适体位，暴露治疗部位
(4) 照射局部	• 将灯头移至治疗部位的斜上方或侧方，如有保护罩的灯头可垂直照射，灯距一般为 30～50 cm，以患者感觉温热为宜 • 每次照射时间为 20～30 min
(5) 观察	• 观察局部皮肤状况
(6) 整理与嘱咐	• 照射结束后嘱患者休息 15 min 后离开，整理床单位，对用物进行处理 • 安置患者，将呼叫器置于易取处，交代注意事项，如有异常及时呼叫
(7) 记录	• 洗手，记录使用时间、部位、效果、反应

4. 评价

(1) 操作方法正确，能达到热疗的目的，患者感觉舒适、安全，未发生烫伤。

(2) 能进行有效的护患沟通，患者理解治疗目的与方法，能正确配合治疗。

【指导要点】

1. 告知患者及家属使用热水袋的目的、方法、注意事项及影响热水袋效应的因素。

2. 指导患者及家属注意观察局部皮肤变化，如有不适及时通知医护人员。

【注意事项】

1. 照射过程中应使患者保持舒适的体位，询问有无过热、心慌、头晕等感觉。

2. 面部、颈部及前胸部照射可用湿纱布遮盖眼部或戴有色眼镜，以保护患者眼睛。

3. 照射过程中随时观察局部皮肤反应，以皮肤出现桃红色的均匀红斑为宜，如出现紫红色，应立即停止照射，局部涂凡士林保护皮肤。

鹅颈灯是利用红外线、可见光的辐射热产生热效应，操作方法和注意事项同红外线灯。

（二）湿热法

技术 14-7 湿热敷法

【目的】

消炎、消肿、解痉、镇痛。

【操作程序】

1. 评估

（1）患者的年龄、意识状况、病情、体温及治疗情况。

（2）患者对热疗的心理反应及合作程度。

（3）患者局部组织状况，如颜色、温度，有无伤口、淤血、感觉障碍等。

2. 计划

（1）用物准备：治疗盘内放小盆（内盛热水）、敷布 2 块、长钳 2 把、橡胶单、治疗巾、塑料薄膜、棉垫或大毛巾、水温计、凡士林、棉签、纱布，必要时备热源，有伤口者需备换药用物。

（2）环境准备：避免对流风或酌情关闭门窗，必要时用隔帘遮挡。

3. 实施

流程	内容与要点说明
（1）准备	• 护士着装整洁，洗手
（2）核对解释	• 携用物至患者床旁，称呼患者，核对并解释。必要时用隔帘遮挡
（3）安置患者	• 患者取舒适体位，在湿敷部位下垫橡胶单、治疗巾
（4）热敷患处	• 热敷部位涂凡士林后盖一层纱布 • 敷布放入热水盆中，水温一般为 50~60 ℃ • 将敷布浸泡在热水中，用长钳将浸在热水中的敷布拧至半干，抖开，用手腕掌侧试温，以不烫手为宜，敷于患处，上面盖塑料薄膜及棉垫，或用大毛巾包裹，以维持温度，如患者感到烫热，可揭开敷布一角以散热。若患部不忌压，可在敷布上放置热水袋，再包裹大毛巾。 • 每 3~5 min 更换一次敷布，一般热敷时间为 15~20 min
（5）观察	• 观察局部皮肤变化、全身状况，防止烫伤
（6）整理与嘱咐	• 敷毕，撤掉敷布和纱布，擦去凡士林，协助患者躺卧舒适，整理床单位 • 将呼叫器置于易取处，交代注意事项，如有异常及时呼叫
（7）记录	• 洗手，记录热敷部位、时间、效果及反应

4. 评价

(1) 操作方法正确,能达到治疗目的,患者感觉舒适、安全,未发生烫伤。

(2) 能进行有效的护患沟通,患者理解治疗目的与方法,能正确配合治疗。

【注意事项】

1. 注意观察局部皮肤变化及患者反应,尤其对老幼和危重患者使用时须严防烫伤。

2. 伤口部位做湿热敷时,应按无菌技术操作进行,热敷前擦净伤口,热敷后按换药法处理伤口。

3. 面部湿热敷后 15 min 方能外出,以防感冒。

技术 14-8 热水坐浴

【目的】

可减轻盆腔、直肠器官的充血,达到消炎、消肿、止痛的目的。用于会阴、肛门部位疾病和手术前后的患者。

【操作程序】

1. 评估

(1) 患者的年龄、意识状况、病情、体温及治疗情况。

(2) 患者对热疗的心理反应及合作程度。

(3) 患者局部组织状况,如颜色、温度,有无伤口、淤血、感觉障碍等。

2. 计划

(1) 用物准备:消毒坐浴盆及坐浴椅(图 14-8)、坐浴溶液遵医嘱(常用 1∶5 000 高锰酸钾溶液)、热水、水温计、毛巾、无菌纱布,治疗车、手消毒液、医用垃圾桶等,必要时备换药用物。

(2) 环境准备:关闭门窗,用隔帘遮挡。

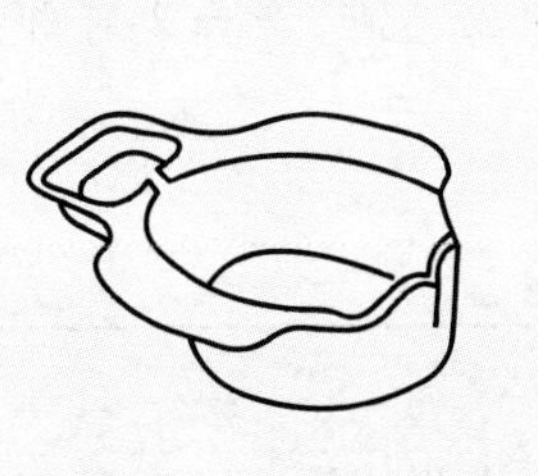

A. 坐浴盆

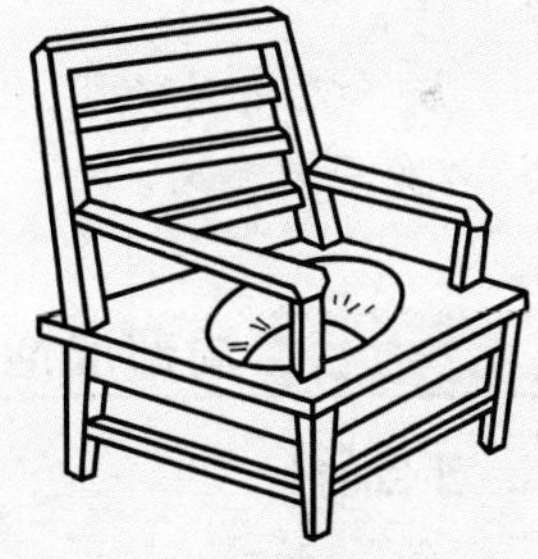

B. 坐浴椅

图 14-8 坐浴盆、坐浴椅

3. 实施

流程	内容与要点说明
(1) 准备	• 护士着装整洁,洗手
(2) 核对解释	• 携用物至床旁,称呼患者,核对并解释,协助其排便
(3) 协助坐浴	• 将坐浴溶液倒入盆内至 1/2 满,水温调至 40~45 ℃ • 协助患者脱裤至膝部,先用纱布蘸拭,使臀部皮肤适应水温后再坐入盆中,腿部用大毛巾遮盖 • 随时调节水温。添加热水时嘱患者偏离浴盆,防止烫伤 • 坐浴时间一般 15~20 min

续表

流程	内容与要点说明
(4) 观察	• 观察局部皮肤变化及全身状况,防止烫伤;必要时在旁守护
(5) 整理与嘱咐	• 坐浴毕,纱布擦干臀部,协助穿裤,安置患者,将呼叫器置于易取处,交代注意事项,如有异常及时呼叫 • 有伤口者按无菌技术换药,整理床单位
(6) 记录	• 洗手,记录坐浴时间、药液、效果及反应

4. 评价

(1) 操作方法正确,能达到热疗的目的,患者感觉舒适、安全,未发生烫伤。

(2) 能进行有效的护患沟通,患者理解治疗目的与方法,能正确配合治疗。

【指导要点】

1. 告知患者坐浴的目的,事先排空大小便和清洁坐浴部位。

2. 指导正确坐浴的方法,热疗后机体可能出现的反应,注意事项与配合要点。

【注意事项】

1. 坐浴过程中,应注意患者安全,随时观察患者面色、呼吸和脉搏,如诉乏力、头晕等,应立即停止坐浴。

2. 如会阴、肛门部位有伤口,应备无菌浴盆和药液,坐浴后按换药法处理伤口。

3. 女患者月经期、妊娠后期、产后 2 周内、阴道出血和盆腔急性炎症均不宜坐浴,以免引起感染。

技术 14-9 局部浸泡

【目的】

消炎、镇痛、清洁、消毒伤口等。用于手、足、前臂和小腿等部位的感染。

【操作程序】

1. 评估

(1) 患者的年龄、意识状况、病情、体温及治疗情况。

(2) 患者对热疗的心理反应及合作程度。

(3) 患者局部组织状况,如颜色、温度,有无伤口、淤血、感觉障碍等。

2. 计划

(1) 用物准备:浸泡盆(根据浸泡部位大小选择)、浸泡溶液(遵医嘱)、水温计、长镊子一把、纱布、毛巾、治疗车、手消毒液、医用垃圾桶。如有伤口用物应无菌。

(2) 环境准备:必要时用隔帘遮挡。

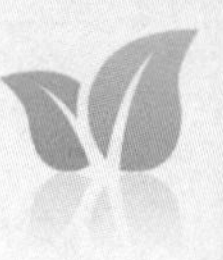

3. 实施

流程	内容与要点说明
(1) 准备	• 护士着装整洁,洗手
(2) 核对解释	• 携用物至患者床旁,称呼患者,核对并解释
(3) 安置患者	• 协助患者取舒适卧位
(4) 协助浸泡	• 配制溶液置于浸泡盆内 1/2 满,调节水温,一般为 43~46 ℃ • 嘱患者将肢体浸入盆中,必要时用长镊子夹取纱布反复清擦创面,使之清洁 • 浸泡时间一般为 30 min
(5) 观察	• 观察局部皮肤变化、有无疼痛
(6) 整理与嘱咐	• 浸泡毕,擦干肢体 • 安置患者,将呼叫器置于易取处,交代注意事项,如有异常及时呼叫 • 有伤口者按无菌技术换药,整理床单位
(7) 记录	• 洗手,记录时间、部位、效果及反应

4. 评价

(1) 操作方法正确,能达到热疗的目的,患者感觉舒适、安全,未发生烫伤。

(2) 能进行有效的护患沟通,患者理解治疗目的与方法,能正确配合治疗。

【指导要点】

1. 告知患者及家属温水浸泡的目的、方法、注意事项。

2. 指导患者及家属注意观察局部皮肤或伤口的变化,如有不适及时通知医护人员。

【注意事项】

1. 浸泡过程中注意观察局部组织状况,如有发红、疼痛等反应要及时处理。如需添加热水,应先将肢体移出盆外,以免烫伤。

2. 浸泡的肢体有伤口时,按无菌换药技术处理。

角色扮演活动——模拟乙醇拭浴

拓展与练习

1. 活动情境

患者张某,女,35 岁,神志不清,面色潮红而灼热,T 41℃,P 120 次/min,R 24 次/min,诊断为中暑,护士遵医嘱立即为其进行温水(或乙醇)拭浴降温。

学生分组进行角色扮演,每 2 人为一组,分别轮流扮演护士和患者。

2. 活动指导

(1) 活动目的:掌握乙醇拭浴技术及其教育内容。

(2) 活动要求:① 活动中注重人文关怀及提高沟通能力。② 按护理程序进行活动。强调对患者相关知识的评估及乙醇拭浴技术的正确应用。

3. 效果评价(见评价表)

模拟乙醇拭浴评价表

项目	评分要点	分值	自评	小组评	实得分
评估	患者情况;护士相关知识及能力	15			
准备	用物齐备;乙醇的浓度、温度正确;环境安全(口述);患者配合,体位正确;护士准备符合要求	10			
拭浴技术	细心核对;拭浴的部位、冰袋、热水袋放置、顺序、力量及时间,患者体位安置及操作后处理均正确	40			
健康教育	建立定时测量体温的计划;乙醇拭浴的重要性、方法、禁忌部位;教会患者家属进行乙醇拭浴	15			
人文关怀	操作前举止得体、言谈礼貌,细心解释;操作中及时沟通,正确指导;操作后诚恳致谢,亲切嘱咐	20			
总评分及教师评价:					

(贾倩颖)

第十五单元
饮食护理

良好的营养与饮食不仅能保证机体的生长发育和各种正常生理功能，还可以提高机体的抵抗力和免疫力，使人能够预防疾病、保持健康和增进健康。

饮食护理

食物中可被人体消化、吸收和利用，并具有一定生理作用的成分称为营养素。已知人体所需的营养素有几十种，归纳起来可分为7大类：即蛋白质、脂肪、碳水化合物、矿物质、水、维生素和膳食纤维，其中前3类为产热营养素，提供生命活动所需的能量。热能单位通常以焦耳(J)来表示，营养学中以千焦耳(kJ)或兆焦耳(MJ)为热能单位。热能的需求量视年龄、性别、劳动强度、环境等因素不同而异。按中国营养学会的推荐标准，我国成年男子的每日热能供给量为10.0～17.5 MJ，成年女子为9.2～14.2 MJ。

不合理的营养与饮食不仅会导致营养缺乏或营养过剩，还与某些疾病的发生密切相关，如高血压、心脑血管疾病、糖尿病、肥胖症等。在机体患病时，合理调节饮食可直接或间接地解决患者的健康问题，促使患者早日康复。在饮食护理中，护士必须具有一定的营养和饮食方面的知识，正确评估患者的营养与饮食状况，制定科学合理的饮食治疗计划并实施，满足患者对营养的需要，以促进患者尽快康复。

第一节　医院饮食

学习要求

- ⊙ 基本饮食、治疗饮食、试验饮食的概念
- ● 医院饮食的种类、适用范围、饮食原则及用法

医院饮食分为3大类：基本饮食、治疗饮食和试验饮食。

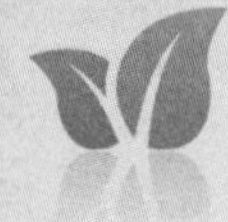

一、基本饮食

基本饮食(表 15-1)指适合大多数患者的饮食需要,营养素种类未作调整而食物质地各有不同的平衡饮食。

表 15-1 基本饮食

类别	适用范围	饮食原则	用法
普通饮食	无饮食限制,病情较轻或疾病恢复期,消化功能正常、体温正常者	营养平衡、易消化、无刺激性食物	每日进餐 3 次 蛋白质 70~90 g/d 总热量 2 200~2 600 kcal/d
软质饮食	老人、幼儿,咀嚼不便、低热、消化不良或术后恢复期等患者	营养平衡,食物软烂,无刺激性,易消化,如面条、软饭,菜和肉应切碎、煮烂	每日进餐 3~4 次 蛋白质 60~80 g/d 总热量 2 200~2 400 kcal/d
半流质饮食	中度发热、体弱、口腔及消化道疾患、手术后等患者	营养丰富,但膳食纤维含量少,食物应无刺激性,易于咀嚼及吞咽,食物呈半流质状,如粥、面条、馄饨、蒸鸡蛋、肉末、豆腐、菜末等,宜少食多餐	每日进餐 5~6 次 每次 300 mL 蛋白质 50~70 g/d 总热量 1 500~2 000 kcal/d
流质饮食	高热、口腔疾患、吞咽困难、各种大手术后、急性消化道疾患、危重或全身衰竭等患者	食物呈液体状,如奶类、豆浆、米汤、稀藕粉、肉汁、菜汁、果汁等。因所含热量及营养素不足,故只能短期使用	每日进餐 6~7 次 每次 200~300 mL 每 2~3 h 一次 蛋白质 40~50 g/d 总热量 836~1 195 kcal/d

二、治疗饮食

在基本饮食的基础上,针对营养失调及疾病的情况而调整某一种或几种营养素的摄入量,以达到治疗的目的,称治疗饮食(表 15-2)。护士有责任帮助患者重建饮食习惯,以符合治疗要求。

表 15-2 治疗饮食

饮食种类	适用范围	饮食原则
高热量饮食	甲状腺功能亢进、高热、大面积烧伤、产妇、肝炎等热能消耗较高的患者	在基本饮食的基础上加餐两次,普通饮食者三餐之间可加牛奶、豆浆、鸡蛋、藕粉、蛋糕等;半流质或流质饮食者可加浓缩食品如奶油、巧克力等。供给热量约 3 000 kcal/d

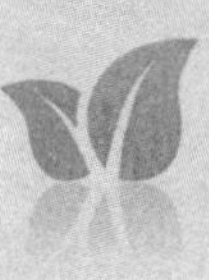

续表

饮食种类	适用范围	饮食原则
高蛋白饮食	长期消耗性疾病,如结核病、严重贫血、大面积烧伤、肾病综合征、大手术后及癌症晚期等高代谢疾病的患者	增加蛋白质的量,按体重计应供给 1.5~2 g/(kg · d),但总量不超过 120 g/d,总热量 2 500~3 000 kcal/d。饮食中增加肉、鱼、蛋、豆制品等优质动植物蛋白
低蛋白饮食	急性肾炎、尿毒症、肝性脑病等患者	成人蛋白质总量在 40 g/d 以下,视病情需要也可 20~30 g/d,肾功能不全者应多摄入动物性蛋白,忌用豆制品。肝性脑病患者应以植物蛋白为主。应尽量提供优质蛋白。为维持正常热量,应多补充蔬菜和含糖高的食物
低脂肪饮食	冠心病,高脂血症,动脉硬化、肥胖症和腹泻患者,肝、胆、胰疾病等患者	成人脂肪总量在 50 g/d 以下,肝、胆、胰疾病患者可少于 40 g/d,尤其要限制动物脂肪的摄入
低胆固醇饮食	动脉硬化、高胆固醇血症、冠心病等患者	成人膳食中胆固醇含量在 300 mg/d 以下,食物中少用动物内脏、饱和脂肪酸、蛋黄、脑、鱼籽等
低盐饮食	急、慢性肾炎,心脏病,肝硬化伴腹水,重度高血压等水肿较轻患者	成人进食盐量不超过 2 g/d(含钠 0.8 g),不包括食物内自然存在的含钠量,忌用一切腌制食品,如香肠、咸肉、皮蛋等
无盐低钠饮食	同低盐饮食适用范围,而水肿较重者	无盐饮食,除食物内自然含钠量外,不放食盐烹调;低钠饮食,除无盐外还需控制摄入食物中自然存在的含钠量(控制在 0.5 g/d 以下),禁食含钠食物和药物,如馒头、油条、挂面、汽水(含碳酸氢钠)和碳酸氢钠药物等
少渣饮食	伤寒、痢疾、肠炎、腹泻、咽喉部及消化道手术、食管胃底静脉曲张等患者	膳食纤维含量少,无强烈刺激性调味品及坚硬带碎骨的食物,肠道疾病者少用油,可选择蛋类、嫩豆腐等
高膳食纤维饮食	便秘、肥胖症、高脂血症、糖尿病等患者	选择含膳食纤维多的食物,如芹菜、韭菜、粗粮、竹笋、菠菜、豆类等,成人膳食纤维量 30 g/d 以上
要素饮食	低蛋白血症、严重烧伤、大手术后胃肠功能紊乱、胃肠瘘、急性胰腺炎、消化吸收不良、晚期癌症、短肠综合征及营养不良等患者	要素饮食是由人工配制的符合机体生理需要的各种营养素合成,不需消化或很少消化即可吸收的无渣饮食。可口服、鼻饲或由造瘘管处滴入,滴注温度保持在 38~40 ℃,滴速 40~60 滴/min。一般原则从低浓度、少量、慢速开始,逐渐增加

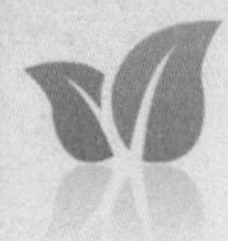

三、试验饮食

试验饮食也称诊断饮食。即在特定时间内,通过对饮食进行特殊调整而提高检查结果的准确性,协助疾病诊断的一种饮食。

(一)胆囊 B 超检查饮食

适用于需要用 B 型超声波进行胆囊检查的患者。

1. 检查的前 3d 最好禁食豆类、糖类、牛奶等一些发酵产气食物,检查前 1d 晚餐进食无脂肪、低蛋白、高碳水化合物的清淡饮食,晚餐后口禁食、禁烟。

2. 检查当日早餐禁食,若胆囊显影良好,且还需检查胆囊收缩功能,则在第一次 B 超检查后可进食脂肪高脂肪餐(如用烹调油煎鸡蛋两只或高脂肪的方便面,脂肪量约 25~50 g),30~45 min 后第二次 B 超片观察。

(二)潜血试验饮食

为大便潜血试验作准备,以协助诊断消化道有无出血。试验前 3 d 忌食易造成潜血假阳性的食物,如肉类、肝类、动物血、含铁丰富的食物和药物及绿色蔬菜。可进食牛奶、豆制品、白菜、土豆、冬瓜、粉丝等食物。第 4 天开始连续 3 天留取粪便做潜血试验检查。

(三)吸碘试验饮食

适用于进行甲状腺功能检查的患者,以排除外源性干扰,协助同位素检查,明确诊断。试验前 2 周禁食含碘高的食物,如海带、海蜇、紫菜、苔菜、淡菜、海鱼、虾、加碘食盐等,禁用含碘消毒剂。2 周后做 ^{131}I 功能测定。

(四)肌酐试验饮食

用于检查测定肾小球的滤过功能。试验前 3 d 禁食肉类、禽类、鱼类,忌饮茶及咖啡,全日主食在 300 g 以内,限制蛋白质的摄入,蛋白质供给量<40 g/d,以排除外源性肌酐的影响。蔬菜、水果、植物油不限,热量不足可添加藕粉和含糖点心等,第 3 d 测尿肌酐清除率及血肌酐含量。

(五)尿浓缩功能试验饮食(干饮食)

用于检查肾小管的浓缩功能。试验期为 1 d。控制全天饮食中水分总量在 500~600 mL 之间,可进食含水少的食物,如米饭、馒头、面包、炒鸡蛋、土豆等,烹调时尽量不加水或少加水,避免食用过咸或过甜的食物,蛋白质供给量为 1 g/(kg · d)。

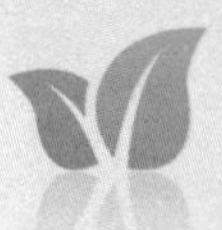

第二节 患者的饮食护理

学习要求

⊙ 病区的饮食管理
⊙ 患者营养与饮食的评估内容
⊙ 患者营养与饮食的护理措施

对患者进行精心的饮食护理，是实施整体护理的重要内容，病区的饮食管理是饮食护理的基本保证。护士应全面地评估患者的营养与饮食状况，确认患者营养方面的健康问题，制定有针对性的营养计划，并进一步采取措施，帮助患者解决这些问题，以恢复或维持患者良好的营养状态，促进疾病痊愈。

一、病区的饮食管理

患者入院后，由医生根据患者病情开出饮食医嘱，确定患者的饮食种类。护士根据医嘱填写入院饮食通知单，送交营养室，并填写在病区的饮食单上，同时在患者的床头或床尾卡上注明饮食类别。

因病情需要更改饮食时，如半流质饮食改为软质饮食，手术前需要禁食或病愈出院需要停止饮食等，由医生开出医嘱，护士按医嘱填写饮食更改通知单或饮食停止通知单，送交营养室并协助做出相应处理。

二、评估

（一）患者一般情况

1. 评估患者病情、意识状态、自理能力、合作程度。
2. 评估患者的吞咽功能、咀嚼能力、口腔疾患。
3. 了解患者有无餐前、餐中用药，有无特殊治疗或检查。

（二）营养和饮食状况

1. 饮食

（1）患者进食情况。观察食欲变化、每日进餐次数、用餐时间长短、食物及液体的摄入量、种类等，估计热量与各种营养素能否满足机体需要。

（2）有无特殊喜好或厌恶的食物，是否影响营养的摄取；是否服用补品并注意其

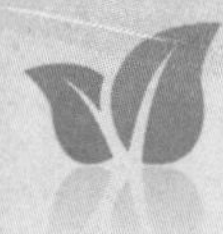

种类、剂量和服入时间。

（3）有无食物过敏及烟酒嗜好。

2. 营养

（1）体格检查：通过检查体重、外貌、皮肤、毛发、指甲、口唇、肌肉和骨骼等方面评估可初步确定患者的营养状况（表 15-3）。

表 15-3　不同营养状况的身体征象

项目	营养良好	营养不良
体重	体重正常	肥胖或消瘦
外貌	发育良好、精神状态佳、有活力	消瘦、发育不良、缺乏兴趣、倦怠、疲劳
皮肤	皮肤有光泽、弹性良好	缺乏光泽、苍白、干燥且弹性差
毛发	有光泽，浓密、不易脱落	缺乏自然光泽、干燥稀疏且易脱落
指甲	粉色、坚实	粗糙、无光泽，可能有反甲、易断裂
口唇	柔润、无裂口	苍白、肿胀、口角裂、口角炎症
肌肉和骨骼	肌肉结实、肌张力正常、皮下脂肪丰满而有弹性、骨骼无畸形	肌肉松弛无力、皮下脂肪菲薄、肋间隙、锁骨上窝凹陷、肩胛骨和髂骨嶙峋突出

（2）人体测量：人体测量是运用测量器具测得的数据，可反映人体的营养状况，将测得的数值与正常值进行比较，以帮助识别患者是否存在营养问题。测量的项目包括身高、体重和皮褶厚度等。

1）身高、体重：身高和体重是综合反映个体生长发育及营养状况的最重要指标。将患者的身高、体重按公式计算出标准体重，并计算实测体重占标准体重的百分数。百分数在±10%之内为正常体重，增加 10%～20%为超重，超过 20%为肥胖，减少10%～20%为消瘦，低于 20%为明显消瘦。标准体重的计算公式：

男性：标准体重（kg）= 身高（cm）-105

女性：标准体重（kg）= 身高（cm）-105-2.5

实测体重占标准体重的百分数计算公式：$\frac{\text{实测体重}-\text{标准体重}}{\text{标准体重}}\times 100\%$

2）皮褶厚度：即皮下脂肪的厚度，反映身体脂肪含量，对判断肥胖或消瘦有重要意义。测量皮褶厚度的部位最常用上臂肱三头肌，即左上臂背侧中点上 2 cm 处。其标准值为：男性 12.5 mm，女性 16.5 mm。所测数据与同年龄的正常值相比较，较正常值低 35%～40%为重度消耗，25%～34%为中度消耗，24%以下为轻度消耗。

3. 生化指标

生化检验可以测定人体内各种营养素水平，是评价人体营养状况的较客观指标。常用的检查包括血清蛋白质水平、尿素氮、肌酐、淋巴细胞总数及细胞免疫状态测定。

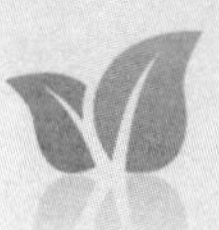

（三）影响营养与饮食的因素

1. 生理因素

（1）年龄：不同的年龄阶段对营养的需要不同，饮食自理能力也不同。婴幼儿期、青春期、妊娠期、哺乳期对营养的需要量增加；而老年人新陈代谢率降低、活动量减少，对营养的需要量相对减少。同时，年龄也影响人们对食物质地的选择，婴幼儿咀嚼及消化功能尚未完善，老年人咀嚼及消化功能减退，应供给他们质地柔软易于消化的食物。此外，婴幼儿及老年人的饮食自理能力常降低。

（2）活动：由于从事的职业不同，活动量不同，对营养的需求也不同，活动量大的人所需的热能与营养素高于活动量小的人。中老年人活动量常减少，而容易导致超重。

（3）身高与体重：一般情况下，体格高大、强壮的人对营养素的需求量较高。

2. 心理因素

处于不良情绪状态时，如焦虑、抑郁、恐惧、烦躁或过度兴奋等，会使交感神经兴奋，抑制胃肠道蠕动和消化液的分泌，造成食欲缺乏、进食量减少。轻松、愉快的心理状态则会促进食欲，并有利于食物的消化与吸收。

3. 社会文化因素

（1）饮食习惯：饮食习惯包括对食品的选择、烹调方法、饮食方式、饮食嗜好、进食时间等，饮食习惯一般自儿童期养成，受家庭、种族、文化、宗教信仰的影响。

（2）营养知识：当人们的营养知识缺乏时，饮食与营养不合理，可能出现不同程度的营养失调。

（3）经济状况及地域也会影响营养状况。

4. 病理因素

（1）疾病：病情危重的患者会因自理能力降低而导致摄入食物困难，口腔黏膜、牙齿病变会造成咀嚼困难与不适，胃肠道疾病可影响食物的消化与吸收，发热、创伤、恶性肿瘤等因代谢率增高会导致机体对营养的需要量增加。

（2）治疗因素：某些药物可引起食欲减退或恶心、呕吐等不良反应，从而影响食物的摄入与营养物质的吸收。

（3）食物过敏和不耐受：食物过敏常与免疫因素有关，如有人对牛奶、鱼虾、海产品等过敏，进食后发生腹泻或哮喘。对食物不耐受是由于体内某种特定酶的遗传缺陷而引起，导致机体对食物的色素、添加剂或食物中天然含有的物质不耐受，如有些人缺乏空肠乳糖酶，引起机体对乳及乳制品不耐受，一旦食用容易发生腹泻。

三、饮食护理措施

（一）促进患者食欲

协助患者在最佳身心状态下愉快进食是护士的重要职责之一。

1. 去除干扰性因素

注重心理护理,减轻患者的焦虑、抑郁等不良情绪;解除疼痛,必要时餐前半小时可给予止痛剂;高热者及时降温;帮助疲劳患者更换卧位或做背部按摩;餐前暂停非急需的治疗和检查。

2. 照顾患者的饮食习惯

提供患者熟悉和喜爱的食物,色、香、味俱佳。也可由家属送饭,但要符合其饮食要求。

3. 提供良好的就餐环境

病室环境应整洁、安静、舒适、空气新鲜。进食前暂停非紧急的治疗护理工作,开窗通风排除异味;移走便器、清除污物,去除一切不良气味及不良视觉印象;病室内如有病危或呻吟的患者,应以屏风遮挡。有条件的可安排在病区餐厅就餐,可相互交流,使患者在轻松愉快的气氛中,享受进食时的生理与心理乐趣。

(二)协助患者进食

护士应洗净双手,衣帽整洁。查看饮食单,对特殊饮食(如禁食、限量等)的患者,在进食前应仔细核对,防止差错。

1. 进食前

(1) 督促并协助患者漱口或做口腔护理,洗手,按需给予便盆,用后即撤去。

(2) 协助患者取舒适的进食姿势,对不能下床者,协助患者取坐位或半坐卧位,卧床患者可取侧卧位,或仰卧位头转向一侧,并给予适当支托;安置跨床小桌,并擦拭干净,放好餐具;必要时用餐巾或毛巾围于患者胸前,以保护衣服及被单清洁。

(3) 家属送饭者,护士需判断食物是否适合患者食用,必要时协助加热。

2. 进食时

(1) 督促并协助配餐员及时将热饭、热菜正确无误地送给每位患者。

(2) 巡视、观察患者进餐,检查、督促治疗饮食和试验饮食的实施情况,鼓励患者进食。

(3) 对不能自行进食的患者,应耐心喂食,要根据患者对食物的喜好顺序和习惯进行,固态和液态食物应交替喂食,宜小口喂,以便咀嚼和吞咽。速度要适中,温度要适宜。

(4) 对双目失明或双眼被遮盖的患者,喂食前应告知食物名称,以增加进食的兴趣及促进消化液的分泌,如患者要求自己进食,可设置时钟平面图(图15-1)放置食物,告知方位、食物名称,利于患者按需摄取。

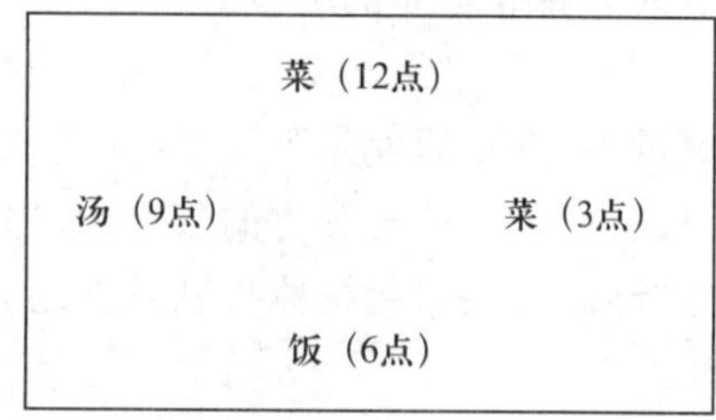

图 15-1 时钟平面图取食法

(5) 协助饮水或进流质饮食时,可用饮水管或水壶让患者吸吮。

(6) 不要催促或强迫患者进食,可与患者讨论一些其感兴趣的话题,并有目的地

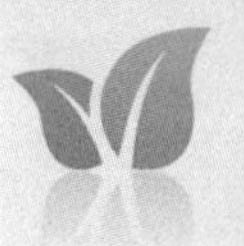

与患者讨论有关饮食与营养问题，指导患者合理饮食。

（7）及时处理患者在进食过程中出现的特殊问题，如出现恶心，暂停进食并鼓励其深呼吸。发生呛咳，应帮助患者拍背；若有异物进入喉部，应及时在腹部剑突下、肚脐上用手向上、向下推挤数次，使异物排出以免发生窒息；同时指导患者在进食过程中要细嚼慢咽，进食时不要讲话，以免出现呛咳。发生呕吐，立即将患者头偏向一侧，防止呕吐物进入气管；并提供盛装呕吐物的容器；尽快清除呕吐物，及时更换污染被服；协助其漱口或口腔护理；开窗通风，去除室内异味；同时观察呕吐物的性状、颜色、量和气味等并做好记录。

3. 进餐后

（1）尽快清理餐具，除去餐巾，协助患者洗手、漱口或口腔护理，整理床单位。

（2）洗手，观察进食后的反应，根据需要做好记录。需要记录出入量的患者，记录进食和饮水时间、种类、食物含水量和饮水量等。

（3）对暂禁食或延迟进食、饮水的患者，做好交接班。

（三）健康教育

护士应在协助患者进餐的同时，选择合适的时机，根据患者的疾病特点，对患者或家属进行饮食指导。

（1）介绍食物中所含的各种营养素及其含量，以及有关营养素的生理功能，并根据其生理状况和疾病治疗对营养的需求，与患者共同制定饮食计划。

（2）讲解患者需要采取的饮食类别的用法与临床意义，让患者理解并自觉遵从饮食计划。

第三节 管饲饮食

学习要求

○ 患者管饲饮食的方法与常用管饲饮食

●★ 鼻饲法

各种原因导致的不能经口进食者，如昏迷、消化道肿瘤、食管狭窄等患者，为了保证其能摄入足够的蛋白质和热量，可通过在胃、肠等部位留置导管供给营养丰富的流质饮食或营养液，这种方法称为管饲法。

一、应用方法

根据导管远端放置的位置，可分为以下两种方法：

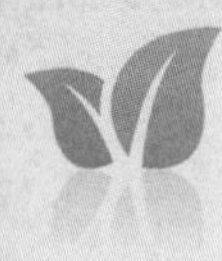

1. 胃内管饲

临床上有鼻饲管、食管造瘘、胃造瘘管等管饲方式，因导管的远端留于胃内，故称胃内管饲。

2. 肠内管饲

导管的远端留于肠内。短期应用可选用鼻-十二指肠或鼻-空肠置管，长期应用可经空肠造瘘。

二、常用的管饲饮食

1. 混合奶

混合奶是由牛奶、豆浆、鸡蛋、糖、盐等混合加工而成。根据所含营养物质的比例不同，又分为普通混合奶和高蛋白奶，适用于需进高蛋白饮食者。

2. 匀浆膳

匀浆膳由天然食物经粉碎后搅拌而成。其成分需经肠道消化后才能被人体消化利用，残渣量大，适用于肠道功能正常者。

3. 要素饮食

要素饮食是一种化学精制食物，由人工配制的符合机体生理需要的各种营养素合成，包括游离氨基酸、单糖、必需脂肪酸、维生素、无机盐和微量元素，不需消化或很少消化即可吸收，营养全面，改善患者营养状况，达到辅助治疗的目的。

三、鼻饲法

鼻饲法是将胃管经一侧鼻腔插入胃内，从管内灌注流质饮食、水及药物的方法。适用于不能经口进食者，如昏迷、口腔疾患、口腔手术后、某些肿瘤、食管狭窄、高位食管气管瘘的患者，对牙关紧闭（如破伤风）、拒绝进食、行冬眠治疗、早产儿和病情危重的婴幼儿，以及其他手术不能由口腔进食的患者均可采用鼻饲法。

技术 15 鼻饲法

【目的】

供给不能经口进食的患者流质饮食、水及药物，以维持患者的营养和治疗的需要。

【操作程序】

1. 评估

（1）患者的病情、意识状态及营养状况。

（2）患者的心理反应及合作程度，以往是否接受过类似治疗，对插入胃管是否紧张，是否了解鼻饲的目的及配合方法，能否主动配合。

（3）患者有无鼻中隔偏曲、鼻腔息肉，鼻腔黏膜有无肿胀及损伤，食管及胃的情况等。

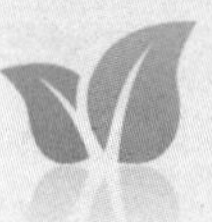

2. 计划

(1) 用物准备

1) 无菌鼻饲包内置:治疗碗2个,压舌板、镊子及止血钳各1,16~18号胃管1根,50 mL注射器1副,治疗巾1块,纱布2块。

2) 治疗盘内置:液状石蜡、棉签、胶布、夹子、别针、听诊器及弯盘,温开水适量,流质饮食200 mL(温度为38~40 ℃)。手消毒液,生活垃圾桶及医用垃圾桶,治疗车。

3) 拔管治疗盘内置:治疗碗(内有纱布)、松节油或乙醇、棉签、弯盘等。手消毒液、医用垃圾桶,治疗车。

(2) 环境准备:安静、整洁、光线充足,必要时屏风遮挡。

3. 实施

流程	内容与要点说明
▲插管	
(1) 准备	• 护士洗手,戴口罩
(2) 核对解释	• 携用物至患者床旁,称呼患者,核对并解释,以取得配合
(3) 患者准备	• 患者取坐位、半坐位或右侧卧位,昏迷患者去枕仰卧,头后仰,取下义齿,颌下铺治疗巾 • 选择通畅无疾患侧鼻腔,清洁鼻腔
(4) 测量润滑胃管	• 打开鼻饲包,用液状石蜡润滑胃管前段15~20 cm,左手用纱布裹着胃管,右手持止血钳夹住胃管前端测量长度并标记,插管长度为鼻尖至耳垂再至剑突(图15-2),或前额发际至剑突距离,成人为45~55 cm
(5) 插入胃管	• 一手持纱布托住胃管,另一手持镊子夹住胃管前端,沿一侧鼻孔轻轻插入,当导管插入14~16 cm处(咽喉部),嘱患者做吞咽动作,迅速将导管插入
若插入不畅	• 应嘱患者张口,检查胃管是否盘在口中,不可强行插入,以免损伤黏膜
若患者恶心	• 应暂停片刻,嘱患者做深呼吸或吞咽动作,随后迅速将管插入,以减轻不适
若患者呛咳	• 插管过程中如发现患者呛咳、呼吸困难、发绀等情况,表示误入气管应立即拔出,休息片刻后重新插入
昏迷患者	• 昏迷患者,因吞咽和咳嗽反射消失,不能合作,为提高插管的成功率,在插管前应将患者头后仰(图15-3A),当插入14~16 cm(会厌部)时,以左手将患者头部托起向前屈,使下颌靠近胸骨柄,以增大咽喉部通道的弧度(图15-3B),胃管可顺利通过会厌部
(6) 确认胃管在胃内	• 胃管插入预定长度时,通过以下3种方法确定胃管是否到达胃内: ① 将胃管末端接注射器,可抽出胃液,证实胃管在胃内 ② 将听诊器放于胃部,用注射器快速注入10 mL空气,能听到气过水声 ③ 将胃管末端放入水中,无气泡逸出。如有大量气泡逸出,证明误入气管

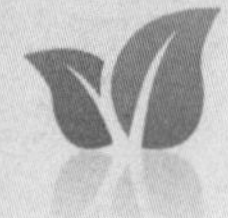

续表

流程	内容与要点说明
(7) 固定胃管	• 确定胃管在胃内后,用胶布固定于鼻翼及面颊部
(8) 灌注食物或药物	• 将胃管末端连接注射器,缓慢注入 30 mL 温开水,以润滑管腔 • 缓慢匀速注入流质饮食或药物,注入过程中注意询问患者感受,以防误吸 • 注入完毕,再注入 30 mL 温开水冲洗胃管,避免食物存积管腔中变质,造成胃肠炎或堵塞管腔
(9) 处理胃管末端	• 将胃管末端反折,用纱布包好夹紧,固定于患者枕旁(图 15-4),以防空气进入和胃管脱出
(10) 整理与嘱咐	• 安置患者,将呼叫器置于易取处,交代注意事项,病情允许嘱咐患者灌注后 30 min 保持半卧位,如有异常及时呼叫 • 整理床单位,使患者处于舒适卧位 • 清理用物(按医院感染管理要求处理用物),将注射器洗净,鼻饲用物每日消毒一次
(11) 观察与记录	• 洗手,取下口罩 • 密切观察患者在灌注中、灌注后的反应,记录插胃管的时间,灌入流质饮食的种类及量
▲拔管	
(1) 核对解释	• 携用物至床旁,向患者解释拔管的目的与配合方法
(2) 拔胃管	• 将弯盘置于患者颌下,胃管末端用夹子夹紧,揭去胶布 • 用纱布包裹近鼻孔处的胃管,轻轻前后移动胃管,嘱患者做深呼吸,待慢慢呼气时,完成拔管动作,边拔边擦胃管,到咽喉部时反折胃管并迅速拔出,以防液体滴入气管 • 将胃管盘绕在纱布中,待全部拔出后,将胃管放入弯盘内
(3) 清洁面部	• 清洗患者口鼻及面部,必要时用松节油擦拭胶布痕迹,再用乙醇擦去松节油,协助患者漱口
(4) 整理与嘱咐	• 整理床单位,清理用物(按医院感染管理要求处理用物),协助患者取舒适卧位
(5) 记录	• 洗手,记录拔管时间及患者的反应

4. 评价

(1) 操作方法正确,动作轻稳,患者无黏膜损伤及其他并发症。

(2) 护患沟通有效,患者能配合操作。

(3) 患者的基本营养需要得到满足。

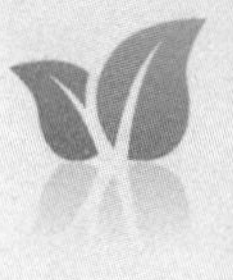

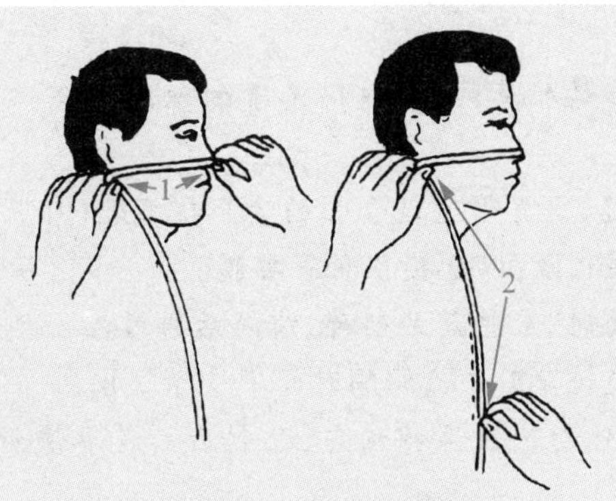

图 15-2　测量插管长度

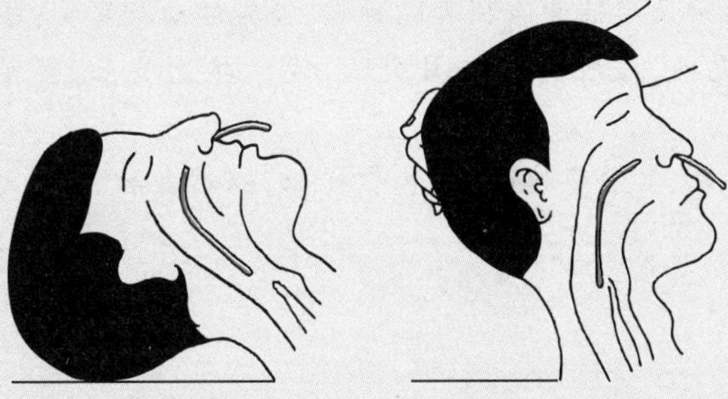

图 15-3　昏迷患者插胃管法

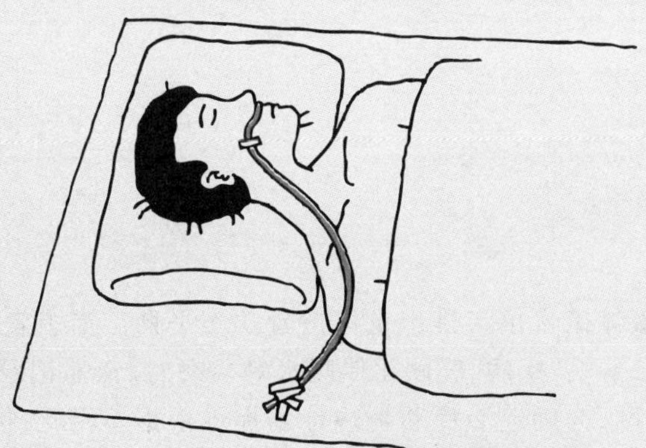

图 15-4　胃管固定法

【指导要点】

1. 告知患者在带管过程中的注意事项，避免胃管脱出。

2. 携带鼻饲管出院的患者，告知患者及家属妥善固定鼻饲管，灌注营养液或特殊用药前后，应用温开水冲洗鼻饲管。

3. 告知患者鼻饲管应定期更换。

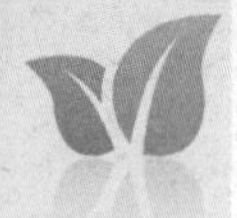

【注意事项】

1. 插管前进行有效的护患沟通，取得患者的理解与合作，并使患者了解鼻饲的目的，学会配合。

2. 插管时动作轻稳，当胃管通过食管的3个狭窄处（环状软骨水平处、平气管分叉处、膈肌处）时，尤应轻、慢，以免损伤食管黏膜。

3. 通过鼻饲管给药时，应将药片研碎、溶解后再灌入。

4. 每次鼻饲量不超过200 mL，间隔时间不少于2 h。

5. 营养液现配现用，粉剂应搅拌均匀，配制后的营养液放置在冰箱4 ℃以下冷藏，24 h内用完。

6. 每次鼻饲前应证实胃管在胃内，抽吸并估计胃内残留量，如有异常及时报告。

7.长期鼻饲者，每天用油膏涂拭鼻腔黏膜，轻轻转动鼻胃管；每日进行口腔护理2次，普通胃管每周更换，硅胶胃管每月更换；晚上拔出胃管，翌晨再由另一侧鼻孔插入。

8. 上消化道出血、食管静脉曲张、食管梗阻，以及鼻腔、食管手术后的患者禁忌使用鼻饲法。

第四节　出入液量记录法

学习要求

⊙ 出入液量记录的目的、内容和要求

○ 出入液量记录的方法

正常人每日的液体摄入量与排出量保持着动态平衡。当患者休克、大面积烧伤、大手术后或患有心脏病、肾疾病、肝硬化伴腹水等疾病时，常需记录24 h液体出入量，以了解病情、协助诊断，为确定治疗和护理计划提供依据。因此，护士必须及时、准确地做好记录工作。

一、记录内容与要求

（一）每日摄入量

每日摄入量包括每日的饮水量、食物中的含水量、输液量、输血量等。患者进食或饮水时，应选用固定的、已经测定容量的容器，以便准确记录。固体食物应记录其固体单位量及含水量（表15-4，表15-5），如馒头一个（50 g），含水量为25 mL；香蕉一只

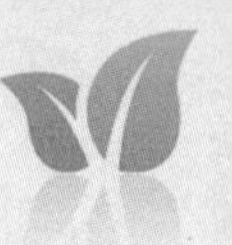

(100 g),含水量为 60 mL 等。

表 15-4 医院常用食物含水量

食物	单位	原料质量/g	含水量/mL	食物	单位	原料质量/g	含水量/mL
米饭	1 中碗	100	240	鸭蛋	1 个	100	72
大米粥	1 大碗	50	400	藕粉	1 大碗	50	210
大米粥	1 小碗	25	200	馄饨	1 大碗	100	350
面条	1 大碗	100	250	牛奶	1 大杯	250	217
馒头	1 个	50	25	豆浆	1 大杯	250	230
花卷	1 个	50	25	蒸鸡蛋	1 大碗	60	260
烧饼	1 个	50	20	牛肉		100	69
油饼	1 个	100	25	猪肉		100	29
豆沙包	1 个	50	34	羊肉		100	59
菜包	1 个	150	80	青菜		100	92
水饺	1 个	10	20	大白菜		100	96
蛋糕	1 块	50	25	番茄		100	90
饼干	1 块	7	2	冬瓜		100	97
油条	1 根	50	12	豆腐		100	90
煮鸡蛋	1 个	40	30	带鱼		100	50

表 15-5 各种水果食物含水量

名称	质量/g	含水量/mL	名称	质量/g	含水量/mL
西瓜	100	79	葡萄	100	65
甜瓜	100	66	桃	100	82
李子	100	68	杏	100	80
樱桃	100	67	柿子	100	58
黄瓜	100	83	香蕉	100	60
苹果	100	68	橘子	100	54
梨子	100	71	菠萝	100	86
广柑	100	88	柚子	100	85

(二) 每日排出量

每日排出量包括尿量、粪便量及其他排出量如胃肠减压吸出液、胸腹腔吸出液、呕

吐量、痰液、伤口渗出液、引流出的胆汁以及皮肤出汗及呼吸道吸出的水分等。对尿失禁的患者可采取接尿措施或留置导尿，以准确记录患者尿量，也可每次记录其尿量，24 h后总记。

二、记录方法

1. 用蓝黑墨水、碳素墨水笔填写出入液量记录单的眉栏项目，如床号、姓名、住院号、日期等。

2. 出入液量记录，24 h 均用蓝黑墨水、碳素墨水笔记录。

3. 每晚 7 时做 12 h 的小结，次晨 7 时做 24 h 总结，并用蓝黑墨水或碳素墨水笔记录于体温单相应栏目内。

4. 记录应及时、准确、具体、字迹清晰。

附 15：肠内营养输注泵

肠内营养输注泵是一种由电脑控制输注的装置，以精确控制肠内营养液的输注。

以往，管饲或经造瘘进行肠内营养通常以重力为动力或采用注射器推注，一些因素诸如输注管道的直径、管道的扭曲受压、液体的浓度、患者体位的改变等均能影响液体速度，而滴速及营养液黏稠度又影响液滴的大小，从而影响输入营养液的速度及总液量。输注速度的过快或过慢，一方面可引起患者血糖水平的明显波动，不利于营养物质的吸收和利用，甚至发生严重的代谢性并发症，同时可能造成或加重患者的胃肠道不适。

而使用肠内营养输注泵能提供适当压力以克服阻力保证输注的速度及总输注量。除控制输注速度外，还可附加多种故障自动识别报警功能，如堵管及机器故障报警等，可设置液体输入总量，并可显示输注速度、已输入的液量等，并可获得近期内输入液体记录。采用持续性肠内营养输注泵，可有效减少胃和食管不适的发生，提高患者对肠内营养的耐受性，并且可以为吸收能力受限的患者提供最大限度的营养支持。

角色扮演活动——模拟鼻饲法

1. 活动情境

患者齐某，女，55 岁，食管癌术后。患者存在高位食管气管瘘，为补充患者营养，遵医嘱需进行鼻饲。护士小姜为患者实施鼻饲。

学生分组进行角色扮演，每 2 人为一组，分别轮流扮演护士和患者。

2. 活动指导

(1) 活动目的：掌握鼻饲的方法及健康教育内容。

(2) 活动要求：① 活动中注重人文关怀及提高沟通能力。② 按护理程序进行活动；操作前加强对患者的操作配合指导，插管的动作轻柔、患者合作，操作中方法正确，保留胃管期间注重安全护理及患者的健康教育。

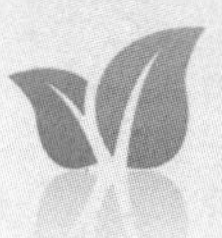

3. 效果评价(见评价表)

模拟鼻饲法评价表

项目	评分要点	分值	自评	小组评	实得分
评估	患者情况及合作能力;护士相关知识及能力	15			
准备	用物齐备;环境安全(口述);细心指导患者配合,体位正确;护士准备符合要求	10			
插管及固定	认真核对;插管动作轻柔,关心体贴患者,能正确处理插管中出现的问题,插管的深度合适,能正确检测胃管在胃内,灌注及固定正确	40			
健康教育	指导患者及家属保留胃管期间的安全护理,谨防胃管脱出;需出院带管者指导其准备合适的流质饮食	15			
人文关怀	举止得体、言谈礼貌;操作前细心解释;操作中及时沟通,正确指导;操作后诚恳致谢,亲切嘱咐	20			
总评分及教师评价:					

(侯玉华)

第十六单元
排 泄 护 理

排泄是机体将新陈代谢产物排出体外的生理过程，是维持生命活动的必要条件之一。人体通过皮肤、呼吸道、消化道和泌尿道进行排泄，其中主要的排泄途径是消化道和泌尿道。许多因素可影响人体的排泄功能，导致机体出现健康问题。因此，护士应运用与排泄有关的护理知识和技能，帮助并指导人们维持和恢复正常的排泄状态，满足排泄这一基本生理需要。

第一节　排尿护理

学习要求

- ○ 与排尿有关的解剖与生理
- ● 排尿活动的评估
- ⊙ 影响排尿的因素
- ● 排尿异常的护理
- ●★ 男、女患者导尿法
- ●▲ 留置导尿管法

泌尿系统将机体的代谢产物通过尿液排出体外。护士可通过对尿液及排尿过程的观察，及早发现与排尿有关的护理问题，并采取相应措施予以解决，以满足患者的身心需要。

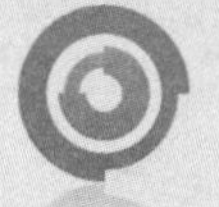

一、与排尿有关的解剖与生理

（一）泌尿系统的结构与功能

泌尿系统由肾、输尿管、膀胱及尿道组成。

1. 肾

肾是成对的实质性器官，位于脊柱两侧，形似蚕豆，右肾略低于左肾。肾的实质由肾单位组成，每个肾单位包括肾小体和肾小管两部分。血液通过肾小球的滤过作用生成原尿，再通过肾小管和集合管的重吸收和分泌作用而生成终尿，经肾盂排向输尿管。肾的主要生理功能是生成尿液。通过尿的生成排泄机体代谢的终末产物，如尿素、肌酐、尿酸等含氮物质及过剩盐类、有毒物质和药物。同时调节水、电解质及酸碱平衡，从而维持人体内环境的相对稳定。此外，肾还能合成和分泌促红细胞生成素、前列腺素、激肽类物质等。

2. 输尿管

输尿管为一对连接肾和膀胱的细长肌性管道，全长 20～30 cm，有三个狭窄，分别位于起始部、跨骨盆入口缘和穿膀胱壁处。输尿管的生理功能是通过输尿管平滑肌蠕动，不断地将尿液从肾输送到膀胱。

3. 膀胱

膀胱为一肌性囊状器官，它位于小骨盆内，耻骨联合的后方，其形状、大小、位置均随尿液充盈的程度而变化。空虚时，其顶部不超过耻骨联合上缘；充盈时，膀胱尖部高出耻骨联合以上，膀胱与腹前壁的腹膜反折线也随之上移。膀胱的肌层由三层纵横交错的平滑肌组成，称为膀胱逼尿肌，收缩时可协助排尿。膀胱内贮存 300～500 mL 尿液时，才会产生尿意。膀胱的主要功能是贮存和排泄尿液。

4. 尿道

尿道是尿液排出体外的通道，起自膀胱的尿道内口，末端直接开口于体表为尿道外口。男、女性尿道有很大差异。男性尿道长 18～20 cm，有三个狭窄，即尿道内口、膜部和尿道外口；两个弯曲，即耻骨下弯和耻骨前弯。耻骨下弯固定无变化，而耻骨前弯则随阴茎位置不同而变化。如将阴茎向上提起，耻骨前弯即可消失。女性尿道短、直、粗，长 4～5 cm，且开口于阴道前庭，与阴道口、肛门相邻，故易发生尿路逆行感染。尿道的主要生理功能是将尿液从膀胱排出体外。男性尿道还与生殖系统有密切的关系。

（二）排尿的生理

肾生成尿液是一个连续不断的过程，而膀胱的排尿则是间歇进行的。只有当尿液在膀胱内贮存并达到一定量时，才能引起反射性的排尿，使尿液经尿道排出体外。

排尿活动是一种受大脑皮质控制的反射活动。当膀胱内尿量达到 400～500 mL 时，膀胱内压急速上升，刺激膀胱壁的牵张感受器，冲动经盆神经传入脊髓骶段的排尿反射初级中枢（S_2～S_4）；同时冲动上行到达脑干和大皮质的排尿反射高级中枢而产生

尿意。如果条件许可，产生排尿反射，冲动沿盆神经传出，引起逼尿肌收缩，尿道内括约肌松弛，尿液进入后尿道。由于尿液刺激后尿道感受器，使冲动再次沿盆神经传至排尿中枢，反射性地抑制阴部神经，使膀胱外括约肌松弛，于是尿液被强大的膀胱内压驱出。如果环境不适宜，排尿反射将受到抑制。小儿因大脑发育不完善，对初级排尿中枢的控制能力较弱，故而排尿次数多，且容易在夜间发生遗尿。

二、排尿活动的评估

（一）尿液的评估

1. 正常尿液

（1）次数和量：成人白天排尿 3～5 次，夜间 0～1 次；每次尿量为 200～400 mL，24 h 总尿量 1 000～2 000 mL，平均约 1 500 mL。尿量的多少与液体摄入量和肾外排泄量的多少有关。

（2）颜色：正常新鲜尿液呈淡黄色，是由尿液中尿色素和尿胆原所致。当尿液浓缩时，量少色深。尿液的颜色还受某些食物或药物的影响，如进食大量胡萝卜或服用核黄素后，尿色呈深黄色。

（3）透明度：正常新鲜尿液澄清、透明，静置一段时间后，因磷酸盐析出沉淀呈混浊状。

（4）气味：新鲜尿液的气味来自尿中的挥发性酸，静置后因尿素分解产生氨，故有氨臭味。

（5）相对密度、酸碱度：尿的相对密度取决于肾的浓缩功能，正常情况下尿相对密度为 1.015～1.025，一般尿相对密度与尿量成反比。尿液 pH 为 5～7，平均为 6，呈弱酸性。

2. 异常尿液

（1）次数和量

1）尿频：指单位时间内排尿次数增多，可由膀胱炎症或机械性刺激引起。

2）多尿：指 24 h 尿量经常超过 2 500 mL 者。常见于糖尿病、尿崩症等患者。

3）少尿：指 24 h 尿量少于 400 mL 或每小时尿量少于 17 mL 者。常见于心力衰竭、肾衰竭、肝衰竭和休克等患者。

4）无尿：指 24 h 尿量少于 100 mL 或 12 h 内完全无尿者。常见于严重的心脏病、休克、急性肾衰竭、药物中毒等患者。

（2）颜色：肉眼血尿呈红色或棕色（呈洗肉水色），常见于输尿管结石、急性肾小球肾炎、泌尿系结核及肿瘤等；血红蛋白尿呈酱油色或浓红茶色，常见于溶血反应及溶血性贫血等；胆红素尿呈黄褐色，常见于阻塞性黄疸和肝细胞性黄疸等；脓尿呈白色絮状混浊，常见于泌尿系结核、非特异性感染等；乳糜尿因尿液中含有大量淋巴液，故呈乳白色，常见于丝虫病。

（3）透明度：尿液中有大量脓细胞、红细胞、上皮细胞、细菌或炎性渗出物时，排出

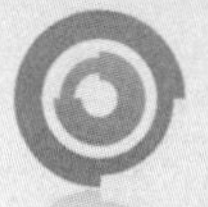

的新鲜尿液即为混浊状，常见于泌尿系感染等患者。

（4）气味：泌尿道感染时，新鲜尿液即有氨臭味；糖尿病酮症酸中毒时，因尿中含有丙酮，故尿液有烂苹果气味。

（5）相对密度：如尿相对密度经常为1.010左右，提示严重肾功能障碍。

（二）排尿活动的评估

1. 正常排尿

排尿受意识支配，无痛苦、无障碍，可自主随意进行。

2. 异常排尿

（1）膀胱刺激征：主要表现为尿频、尿急、尿痛，且每次尿量少。常伴有血尿，常见于膀胱及尿道感染等患者。

（2）尿失禁：指排尿失去意识控制，尿液不自主地流出。根据尿失禁的原因分为以下3种：

1）真性尿失禁：尿液不断流出或滴出，膀胱完全不能贮存尿液，处于空虚状态。常见于昏迷、瘫痪患者，还可见于因手术、分娩所致的括约肌损伤患者。

2）假性尿失禁（充溢性尿失禁）：膀胱充盈达到一定压力时，尿液不自主地溢出或滴出。当膀胱内压力降低时，排尿即行停止，但膀胱仍处于胀满状态而不能排空。常见于膀胱颈部以下有梗阻、糖尿病患者。

3）压力性尿失禁：腹内压增高时（如咳嗽、打喷嚏、大笑、运动），致使少量尿液不自主地流出。多见于中、老年女性。

（3）尿潴留：指大量尿液存留在膀胱内而不能自主排出。患者膀胱高度膨胀，严重者可至脐部；主诉下腹胀痛，排尿困难，体检可见耻骨上膨隆，扪及囊样包块，有压痛，叩诊呈实音。引起尿潴留的原因很多，一般可分为两大类：

1）阻塞性尿潴留：见于前列腺肥大、尿道狭窄、膀胱或尿道肿瘤、结石等疾病，阻塞了膀胱颈部或尿道而发生尿潴留。

2）非阻塞性尿潴留：膀胱和尿道无器质性病变，尿潴留是由于排尿功能障碍所引起的。见于脑肿瘤、脑外伤、脊髓损伤、手术和麻醉等。另外也可因某些心理因素，如焦虑、窘迫使排尿不能及时进行，尿液存留过多，膀胱高度充盈，导致膀胱收缩无力，造成尿潴留。

（三）影响排尿的因素

1. 年龄和性别

婴儿因大脑发育不完善，排尿不受意识支配，2～3岁才能自我控制；老年人因膀胱肌肉张力减弱，出现尿频；老年男性因前列腺增生压迫尿道，造成排尿困难；妇女在妊娠期和月经周期中排尿次数增多。

2. 饮食与气候

食物中含水量多、大量饮水、饮用咖啡、浓茶及酒类，均可使尿量增加；食用含盐量多的食物则可导致机体水钠潴留，使尿量减少。气温高时呼吸增快，大量出汗，可使尿量减少；寒冷环境中尿量增多。

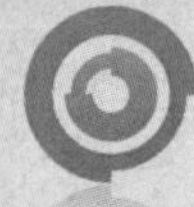

3. 疾病与治疗

神经系统病变和损伤，使排尿反射的神经传导及排尿的意识控制障碍，导致尿失禁；肾病变和血容量减少时使尿液生成障碍，可出现少尿或无尿；泌尿系统肿瘤、结石、狭窄可使排尿功能障碍，发生尿潴留。

利尿剂可增加尿量，止痛剂、镇静剂可影响神经传导而干扰排尿，术中使用麻醉剂和术后疼痛可导致尿潴留。

4. 排尿习惯

排尿的时间、排尿的环境、姿势会影响排尿活动。

5. 心理因素

情绪过度紧张、焦虑、恐惧可引起尿频、尿急，有时也会抑制排尿而出现尿潴留；排尿还受暗示的影响，如听觉、视觉或其他身体感觉的刺激均可诱导排尿。

三、排尿异常的护理

（一）尿失禁患者的护理

1. 心理护理

尿失禁患者的心理压力较大，常表现为紧张、自卑、忧郁、丧失自尊等，期望得到别人帮助和理解。护士应理解、尊重患者，并给予疏导和鼓励，使患者树立康复的信心，积极配合治疗和护理。

2. 皮肤护理

尿失禁患者由于尿液经常刺激皮肤，易导致压疮的发生。床上铺橡胶单和中单，也可使用尿垫或一次性纸尿裤，应及时为患者更换衣裤、床单、尿垫，经常用温水清洗会阴，保持床铺和局部皮肤清洁干燥，必要时涂皮肤保护膜，定时按摩受压部位，防止压疮的发生。

3. 外部引流

护士应注意观察患者反应，尽可能帮助患者试行排尿，每隔 2~3 h 接尿 1 次。女患者可用女式接尿壶紧贴外阴接尿，或使用女式接尿器（连接引流袋）接尿；男患者可置尿壶于外阴合适部位接尿，或用男式接尿器（连接引流袋）接尿。此方法不宜长期使用，每天定时取下阴茎套和尿壶，清洗会阴部和阴茎，并将局部暴露于空气中。

4. 留置导尿

对长期尿失禁的患者，可行留置导尿法，定时放尿锻炼膀胱壁肌肉张力。

5. 保持环境清洁

定时打开门窗通风换气，除去不良气味，保持室内空气清新，使患者舒适。

6. 健康教育

（1）鼓励患者多饮水：如病情允许，嘱患者每日摄入液体 2 000~3 000 mL，以预防泌尿道感染，并可促进排尿反射的恢复。但入睡前应限制饮水，以减少夜间尿量，避免影响患者休息。

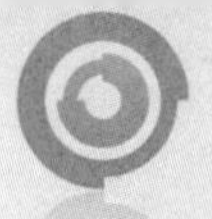

（2）训练膀胱功能：定时使用便器，刚开始时每隔 1～2 h 使用便器一次嘱患者排尿，以后逐渐延长间隔时间；让其集中注意力，培养尿意感；同时用手掌自上而下轻柔地按摩膀胱，使尿液被动排出，以促进排尿功能的恢复。

（3）锻炼盆底肌（行为治疗）：指导患者取坐、立或卧位，试做排尿（便）动作，先慢慢收紧盆底肌肉，再缓慢放松，每次 10 s 左右，连续 10 次为 1 组，每日练习数组，以不感疲乏为宜。

（二）尿潴留患者的护理

1. 心理护理

给患者合理的解释和安慰，以消除其焦虑与紧张的情绪。

2. 提供合适排尿环境

关闭门窗，隔帘遮挡；适当调整治疗和护理的时间，使患者安心排尿。

3. 调整体位和姿势

尽量使患者以习惯的体位和姿势排尿，如酌情扶卧床患者略抬高上身或坐起，病情允许时可下床排尿。对需绝对卧床休息或某些手术患者，可事先有计划地训练在床上排尿，以免因排尿姿势的改变而发生尿潴留。

4. 诱导排尿

利用某些条件反射诱导排尿，如让患者听流水声或用温水冲洗会阴部。

5. 热敷、按摩

热敷、按摩下腹部或叩击耻骨上区，使肌肉放松，促进排尿。但膀胱高度膨胀时，按摩时切忌用力过猛，以免造成膀胱破裂。

6. 针灸、药物治疗

采用针灸治疗（常用三阴交、曲骨、中极穴等），刺激排尿；必要时遵医嘱肌内注射卡巴胆碱；利用开塞露通便法（见本单元第二节）刺激肠蠕动的作用，间接刺激膀胱收缩，促进排尿。

7. 健康教育

教育患者养成及时排尿的习惯，前列腺肥大患者勿过度劳累和饮酒，并注意预防感冒等。

8. 导尿法

如经上述措施处理无效，则需遵医嘱采用导尿法。

四、与排尿有关的护理技术

技术 16-1 导尿法

导尿法是在严格无菌操作下，将导尿管经尿道插入膀胱引出尿液的方法。

【目的】

1. 为尿潴留患者引流出尿液，以减轻痛苦。

2. 协助临床诊断，如留取不受污染的尿标本做细菌培养，测量膀胱容量、压力，检查残余尿量，进行尿道或膀胱造影等。

3. 为膀胱肿瘤患者进行膀胱内化疗。

【操作程序】

1. 评估

(1) 患者的年龄、性别、病情、意识状态、自理能力、治疗情况。

(2) 患者的心理反应及合作程度。

(3) 患者排尿情况、膀胱充盈度及会阴部皮肤黏膜情况。男性患者了解有无前列腺疾病等引起尿路梗阻的情况。

2. 计划

(1) 用物准备

1) 一次性导尿包内备：① 初步消毒用物：小方盘1个、镊子1把、0.5%碘伏棉球1袋、纱布1块、手套一只。② 再次消毒及导尿用物：外包治疗巾、手套1双、孔巾1块、弯盘1个、液状石蜡油棉球1袋、0.5%碘伏棉球1袋、镊子2把、气囊(佛雷氏)导尿管1根、自带无菌液体的10 mL注射器1支、纱布1块、集尿袋1个、无菌标本瓶1个、方盘一个(图16-1)。

2) 其他：小橡胶单和治疗巾(或一次性垫巾)1套、弯盘1个、大浴巾1条、便盆及便盆巾，医嘱执行单、手消毒剂、治疗车、生活垃圾桶及医用垃圾桶。

(2) 环境准备：安静、整洁，温度适宜，光线充足，隔帘遮挡。

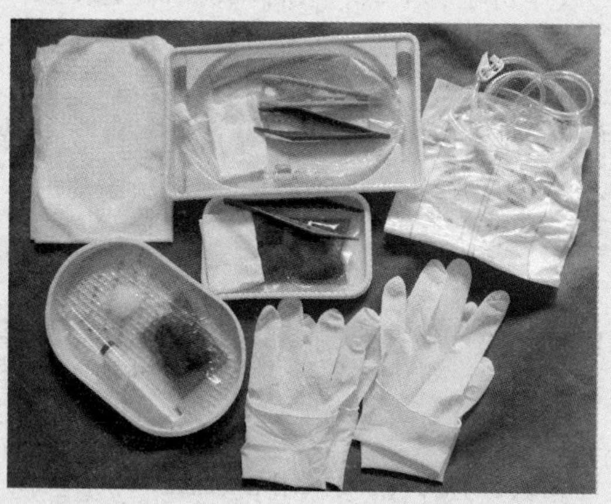

图16-1　一次性导尿包内用物

3. 实施

(1) 女患者导尿法

流程	内容与要点说明
(1) 准备	• 护士洗手、戴口罩 • 指导或协助患者清洗外阴，以减少尿路感染机会

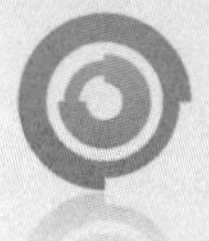

续表

流程	内容与要点说明
(2) 核对解释	• 备齐用物携至床旁,称呼患者,查对无误后,向患者及家属解释导尿的目的和需配合事项,以取得合作
(3) 安置卧位	• 松开床尾盖被;协助患者脱去对侧裤腿盖在近侧腿上,必要时盖上浴巾,对侧腿用盖被遮盖,以防着凉 • 患者取屈膝仰卧位,两腿略外展 • 铺小橡胶单和治疗巾(或一次性垫巾)于患者臀下,置弯盘于近会阴处
(4) 初步消毒	• 消毒双手,核对检查并打开导尿包,取出初步消毒用物,左手戴手套,将消毒液棉球倒入小方盘内 • 右手持镊子夹取消毒液棉球,依次消毒阴阜、大阴唇,再用左手分开大阴唇消毒小阴唇、尿道口(消毒顺序:由外向内,自上而下,先对侧再近侧,每个棉球限用一次),污棉球置弯盘内(图 16-2) • 消毒毕,脱下手套置于弯盘内,并将弯盘、小方盘一并移至床尾处
(5) 开导尿包	• 消毒双手,将导尿包置于患者两腿之间(嘱患者勿移动肢体),按无菌技术操作原则打开治疗巾
(6) 戴手套、铺巾	• 戴无菌手套,铺孔巾,使孔巾和治疗巾形成一无菌区
(7) 整理用物	• 按操作顺序排列用物,用石蜡油棉球润滑导尿管前端并放于方盘内,根据需要将导尿管和集尿袋的引流管连接 • 将消毒液棉球放入弯盘内,并将弯盘置于外阴处
(8) 再次消毒	• 左手分开并固定小阴唇,右手持镊子夹取弯盘内消毒液棉球依次消毒尿道口、两侧小阴唇、尿道口(顺序:由内向外、自上而下、先对侧再近侧,每个棉球限用一次),污棉球置于床尾弯盘内 • 左手继续固定小阴唇,右手将弯盘、镊子移至床尾
(9) 插导尿管	• 嘱患者张口呼吸,使尿道括约肌松弛 • 右手将盛有导尿管的方盘置于近会阴处,用另一镊子夹导尿管前端对准尿道口轻轻插入 4~6 cm,见尿液流出再插入 1 cm(图 16-3)
(10) 引流尿液	• 松开左手,固定导尿管,将尿液引流入集尿袋内(放尿时注意观察患者反应及感觉) • 如留尿培养标本,用无菌标本瓶接取中段尿液 5 mL,盖好瓶盖,放置适当处
(11) 拔导尿管	• 导尿完毕,夹闭导尿管,轻轻拔出导尿管 • 撤下孔巾并擦净会阴,收拾导尿用物弃于医用垃圾桶内、撤出治疗巾和小橡胶单放于治疗车下层(一次性垫巾弃于医用垃圾桶内),脱去手套

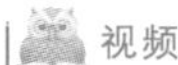

女患者导尿-第一次消毒

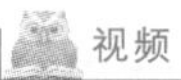

女患者导尿-第二次消毒

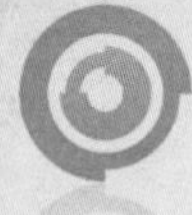

续表

流程	内容与要点说明
(12) 整理与记录	• 协助患者穿裤,取舒适卧位;整理床单位、清理用物 • 将呼叫器置于易取处,消毒双手,取下口罩,交代注意事项,如有异常及时呼叫 • 记录导尿时间、引流量、尿液性状和患者反应
(13) 送检标本	• 将尿标本贴上标签连同化验单送检

(2) 男患者导尿法

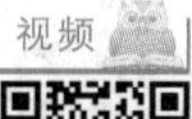

男患者导尿第一次消毒

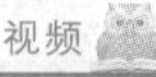

男患者导尿第二次消毒

男患者导尿插管

流程	内容与要点说明
(1) 准备	• 护士洗手、戴口罩 • 男性患者包皮和冠状沟易藏污垢,指导或协助患者导尿前要彻底清洁,以减少尿路感染机会
(2) 核对解释	• 携用物至床旁,称呼患者,查对无误后,向患者及家属解释导尿的目的和需配合事项,以取得合作
(3) 安置卧位	• 松开床尾盖被,协助患者取屈膝仰卧位,两腿略外展(同女患者导尿体位安置) • 铺小橡胶单和治疗巾(或一次性尿垫)于患者臀下,置弯盘于近会阴处
(4) 初步消毒	• 消毒双手,核对检查并打开导尿包,取出初步消毒用物,左手戴手套,将消毒液棉球倒入小方盘内,右手持镊子夹消毒液棉球消毒阴阜、阴茎背侧,用无菌纱布提起阴茎,消毒阴茎腹侧和阴囊 • 用无菌纱布包裹阴茎,将包皮后推,暴露尿道口并固定,自尿道口向外旋转擦拭尿道口、龟头和冠状沟数次(每个棉球限用一次,注意擦净包皮和冠状沟)
(5) 开导尿包	• 同女患者导尿法
(6) 戴手套、铺巾	• 同女患者导尿法
(7) 整理用物	• 同女患者导尿法
(8) 再次消毒	• 左手用无菌纱布裹住阴茎并提起使之与腹壁呈 60°角(使耻骨前弯消失,利于插管,见图 16-4),将包皮后推,暴露尿道口,同上法再次用消毒液棉球消毒尿道口、龟头至冠状沟
(9) 插导尿管	• 嘱患者张口呼吸 • 左手继续固定阴茎,右手持另一镊子夹导尿管前端轻轻插入 20~22 cm,见尿液流出再插入约 2 cm • 如遇阻力,稍停片刻,请患者深呼吸,再缓缓插入,切忌用力过快过猛损伤尿道黏膜
(10) 引流、拔管、整理、记录、送标本	• 同女患者导尿法

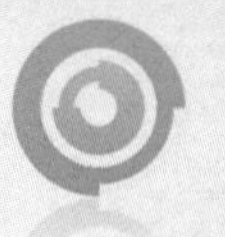

4. 评价

(1) 患者痛苦减轻,达到导尿目的。

(2) 护士操作方法正确,动作轻稳,患者未发生泌尿系统损伤或感染。

(3) 操作过程中关心患者,维护患者自尊,护患沟通有效。

【指导要点】

1. 告知患者导尿的目的及配合方法。

2. 告知患者如何配合操作,减少污染。

3. 向患者介绍疾病的相关知识,指导患者养成定时排尿的习惯

【注意事项】

1. 严格无菌操作

操作中严格执行无菌技术操作原则,防止泌尿系统感染。

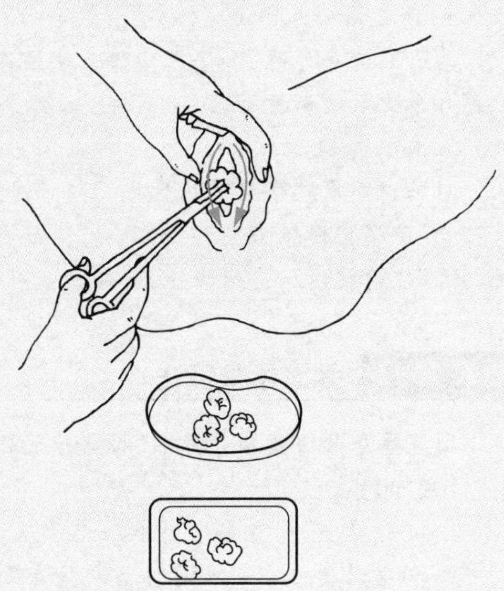

图 16-2　女患者导尿初步消毒外阴

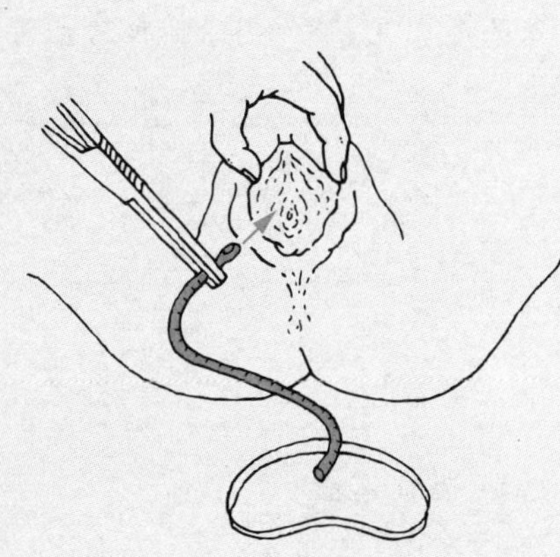

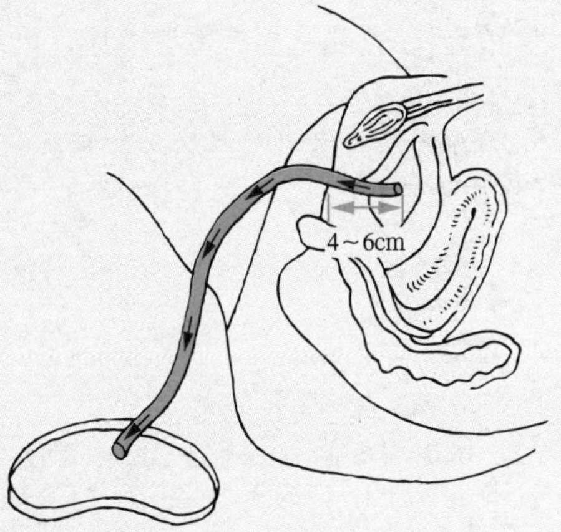

图 16-3　女患者导尿法

2. 维护患者自尊

做好解释与沟通,遮挡操作环境,保护患者的隐私。

3. 避免损伤尿道黏膜

选择光滑、粗细适宜的导尿管,插管时注意解剖特点,动作要轻柔、准确,以免损伤尿道黏膜。男性患者导尿管插入前建议使用润滑止痛胶,插管遇阻力时切忌强行插入,必要时请专科医师插管。

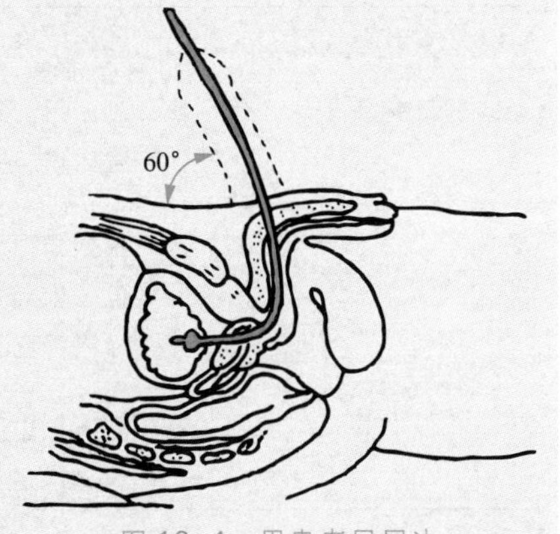

图 16-4　男患者导尿法

4. 避免误插入阴道

为女患者导尿时，如导尿管误入阴道或触及尿道口以外区域，应立即拔出，更换无菌导尿管后重新插入。

5. 防止虚脱和血尿

对膀胱高度膨胀且又极度虚弱的患者，第一次放尿不能超过 1 000 mL。因大量放尿，可使腹腔内压力突然降低，大量血液滞留在腹腔血管内，导致血压下降而虚脱；还可使膀胱内压突然降低，引起膀胱黏膜急剧充血而发生血尿。

技术 16-2 留置导尿管法

留置导尿管法是在导尿后，将导尿管保留在膀胱内持续引流出尿液的方法。

【目的】

1. 抢救危重、休克患者时准确记录尿量，测量尿相对密度，以观察病情变化。

2. 为盆腔器内官手术前的患者引流尿液，以排空膀胱，避免术中误伤。

3. 为某些泌尿系统手术后的患者留置导尿管，便于持续引流和冲洗；并可减轻手术切口的张力，以利于愈合。

4. 为昏迷、截瘫等尿失禁患者或会阴部有伤口的患者引流尿液，保持会阴部的清洁干燥。

5. 为尿失禁患者进行膀胱功能训练。

【操作程序】

1. 评估

同导尿法。

2. 计划

(1) 用物准备：同导尿法。

(2) 环境准备：安静、整洁，温度适宜，光线充足，隔帘遮挡。

3. 实施

流程	内容与要点说明
(1) 行导尿法	• 同男或女患者导尿法
(2) 固定尿管	• 见尿后再插入 7～10 cm(避免膨胀的气囊卡在尿道内口，压迫膀胱内壁，造成黏膜损伤)，排尿后夹闭引流管 • 根据导尿管上注明的气囊容积，向气囊管道开口端缓慢注入等量无菌生理盐水(一般为 5～10 mL)，轻拉导尿管有阻力感，即证实导尿管已固定牢固(图16-5) • 撤下孔巾，擦净外阴，用安全别针将引流管固定在床单上(引流管要留足够的长度，以免翻身时导尿管脱出)

续表

流程	内容与要点说明
(3) 固定集尿袋	• 将集尿袋固定在床沿(低于膀胱的高度,以防尿液逆流引起泌尿系统感染)(图 16-6、图 16-7),开放导尿管,贴上标签并注明置管日期
(4) 整理与记录	• 整理导尿用物弃于医用垃圾桶内,撤出治疗巾和小橡胶单放于治疗车下层(一次性垫巾弃于医用垃圾桶内),脱去手套 • 协助患者穿裤,取舒适卧位;整理床单位;洗手,取下口罩 • 将呼叫器置于易取处,交代注意事项,如有异常及时呼叫 • 记录留置导尿管时间、引流量、尿液性状、颜色和患者反应

4. 评价

(1) 护士无菌观念强,操作方法正确,患者未发生泌尿系统损伤和感染。

(2) 操作过程中关心患者,护患沟通有效。患者及家属认识到留置导尿管的重要性,并能积极配合。

(3) 为患者留置导尿管后,护理及时、有效,未发生并发症。

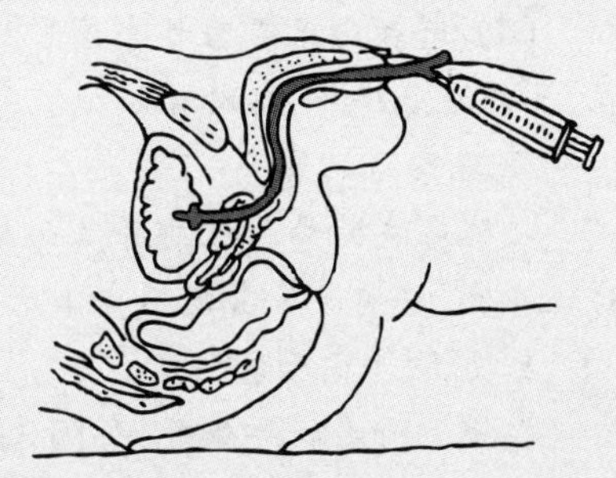

图 16-5　气囊导尿管的固定方法

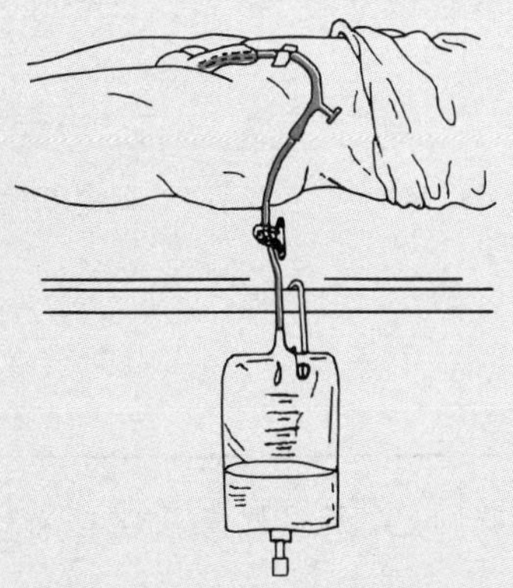

图 16-6　导尿管、引流管及集尿袋的固定(男用)

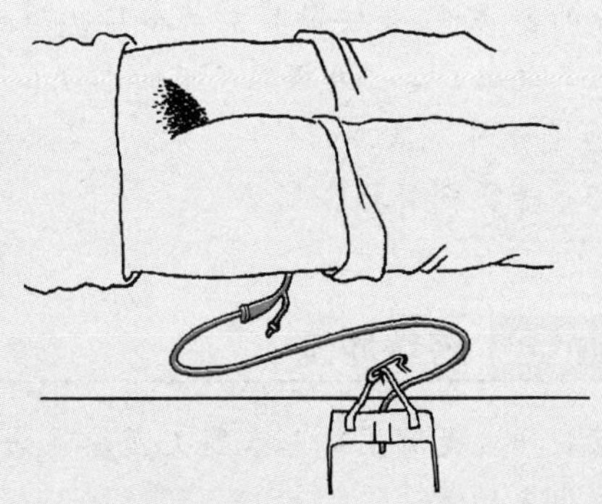

图 16-7　导尿管、引流管及集尿袋的固定(女用)

【指导要点】

1. 告知患者留置导尿的目的及重要性,鼓励患者主动参与护理。
2. 告知患者防止尿管受压、脱出的注意事项。
3. 告知患者离床活动时的注意事项。

【注意事项】

1. 保持引流通畅

引流管应妥当放置，避免受压、扭曲、牵拉和堵塞，防止引流不畅而致泌尿系统感染。

2. 防止逆行感染

(1) 保持尿道口清洁：男患者每日用 0.5%碘伏棉球擦拭尿道口、龟头及包皮，女患者用 0.5%碘伏棉球擦拭外阴和尿道口，1~2 次/d；如分泌物过多，应先用0.02%高锰酸钾溶液清洗，再用消毒液棉球擦拭。

(2) 及时排空集尿袋并每周更换 1~2 次。

(3) 每周更换导尿管，硅胶导尿管可酌情延长换管时间。如为气囊尿管，拔管时应先抽出气囊内的生理盐水再拔管。

(4) 患者离床活动时导尿管和集尿袋应妥善放置，防止脱落，集尿袋应低于耻骨联合，并避免挤压，以防尿液逆流导致泌尿系统感染。

3. 观察与记录

观察尿液的量和性质并及时记录，如发现尿液有沉淀、混浊、结晶时，应及时做膀胱冲洗，每周做尿常规检查 1 次。

4. 训练膀胱反射功能

在拔管前夹闭导尿管，每隔 3~4 h 开放一次，采用间歇式引流，使膀胱定时充盈和排空，促使膀胱功能的恢复。

5. 做好健康教育

(1) 向患者及其家属解释留置导尿管的目的和护理方法，使其认识到预防泌尿道感染的重要性，并鼓励其主动参与护理。

(2) 鼓励患者每天摄取足够的水分和进行适当的活动，使尿量维持在 2 000 mL 以上，产生自然冲洗尿路的作用，以减少尿路感染的机会，同时也可以预防尿结石的形成。

(3) 膀胱反射功能训练

技术 16-3 膀胱冲洗

膀胱冲洗是利用导尿管将无菌溶液灌入到膀胱内，再利用虹吸原理将灌入的液体引流出来的方法。

【目的】

1. 对留置导尿管的患者，保持其尿液引流通畅。
2. 清除膀胱内的血凝块、黏液、细菌等异物，预防感染。
3. 治疗某些膀胱疾病，如膀胱炎、膀胱肿瘤。

【操作程序】

1. 评估

(1) 患者的病情、意识状态、自理能力。

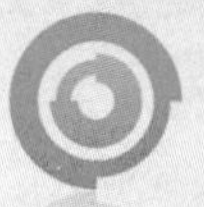

(2) 患者的心理反应及合作程度。

(3) 尿液及排尿情况,如尿液性质、出血情况、排尿不适症状等。

2. 计划

(1) 用物准备

1) 治疗盘内备:按导尿法准备的导尿用物、无菌膀胱冲洗器一套、消毒液、无菌棉签。

2) 冲洗溶液:生理盐水、0.02%呋喃西林液、3%硼酸溶液、0.1%新霉素溶液。冲洗溶液的温度为38~40 ℃。

3) 其他:便盆、便盆巾、输液架、医嘱执行单、手消毒液、生活垃圾桶及医用垃圾桶。

(2) 环境准备:安静、整洁,温度适宜,光线充足,隔帘遮挡。

3. 实施

流程	内容与要点说明
(1) 准备	• 洗手、戴口罩
(2) 核对解释	• 携用物至患者床旁,称呼患者,查对无误后,解释操作的目的
(3) 留置导尿	• 按留置导尿法进行导尿,固定导尿管、集尿袋,排空膀胱(有利于药液与膀胱壁充分接触,并保持有效浓度,达到冲洗的目的)
(4) 连接冲洗器	• 启开冲洗液瓶盖,常规消毒瓶塞,检查并打开膀胱冲洗器,将冲洗导管针头插入瓶塞,冲洗液瓶倒挂于输液架上,瓶内液面距床面约60 cm(以便产生一定压力,使液体能够顺利滴入膀胱),排气后关闭导管 • 分开导尿管与集尿袋引流管接头连接处,消毒导尿管口和引流管接头后,分别与"Y"形管的两个分管相连接,"Y"形管的主管连接冲洗导管(图16-8) • 应用三腔导尿管导尿时,可免用"Y"形管
(5) 冲洗膀胱	• 关闭引流管,开放冲洗管,使溶液滴入膀胱,调节滴速为80~100滴/min,(滴速不宜过快,以免患者产生强烈尿意,使冲洗液从尿管侧流出) • 待患者有尿意或滴入溶液200~300 mL后,关闭冲洗管,开放引流管,将冲洗液全部引流出来后,再关闭引流管,遵医嘱如此反复进行(注意观察患者反应、冲洗出入量、颜色及有无不适主诉)
(6) 连接集尿袋	• 冲洗完毕,取下冲洗管,消毒导尿管口和引流管接头并连接 • 清洁外阴部,固定导尿管及集尿袋,集尿袋位置应低于膀胱
(7) 整理与记录	• 协助患者取舒适卧位,整理床单位,清理用物 • 将呼叫器置于易取处,洗手,取下口罩,交代注意事项,如有异常及时呼叫 • 记录冲洗液名称、冲洗出入量、引流液性质及冲洗过程中患者的反应等

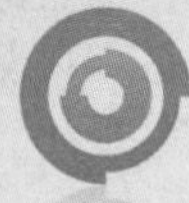

4. 评价

(1) 操作正确,引流管通畅,患者未发生泌尿系统感染。

(2) 护患沟通有效、患者积极配合。

【指导要点】

1. 告知患者膀胱冲洗的目的及配合方法。

2. 告知患者冲洗过程中如有不适及时通知护士。

【注意事项】

1. 严格执行无菌技术操作,避免感染的发生,"Y"形管须低于耻骨联合,以便引流彻底。

2. 若滴入治疗用药,药液须在膀胱内保留30 min后再引流出体外。

3. 根据患者反应及症状调整冲洗速度和冲洗液用量,如出现剧烈腹痛、腹胀或出血较多应停止冲洗,并通知医生处理。

4. 冲洗过程中观察病情变化及引流管是否通畅。若引流出的液量少于灌入的液体量,应考虑是否有血块或脓液阻塞,可增加冲洗次数或更换导尿管。

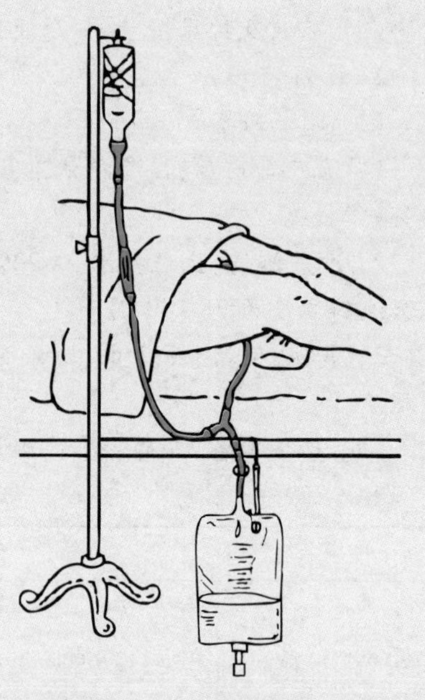

图 16-8 膀胱冲洗

第二节 排便护理

学习要求

- ⊙ 与排便有关的解剖与生理
- ● 排便活动的评估
- ⊙ 影响排便的因素
- ● 排便异常的护理
- ●★ 灌肠法
- ⊙▲ 口服高渗溶液清洁肠道法、简易通便法、肛管排气法

当食物经口进入胃和小肠消化吸收后,残渣贮存于大肠内并形成粪便。通常情况下,粪便的性质与形状可以反映消化系统的功能状况。因此,护士通过对粪便及排便活动的观察,可以及早发现消化与排便有关的护理问题,有助于诊断和选择适宜的治疗、护理措施。

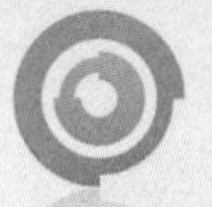

一、与排便有关的解剖与生理

（一）大肠的解剖

人体参与排便运动的主要器官是大肠。大肠全长 1.5 m，起自回肠末端，止于肛门，由盲肠、结肠、直肠和肛管四个部分组成。

1. 盲肠

盲肠是大肠的起始部，左接回肠，其内有回盲瓣，起括约肌的作用，既可控制回肠内容物进入盲肠的速度，又可防止大肠内容物逆流。

2. 结肠

结肠围绕在小肠周围，分升结肠、横结肠、降结肠和乙状结肠。

3. 直肠

直肠长约 16 cm，位于盆腔内，上端续乙状结肠，下端移行于肛管。

4. 肛管

肛管长约 4 cm，上续直肠，下止于肛门，为肛门内外括约肌所包绕。肛门内括约肌为环形平滑肌，有协助排便作用；肛门外括约肌为骨骼肌，可控制排便。

（二）大肠的生理功能

1. 吸收水分、电解质和维生素。
2. 形成粪便并排出体外。
3. 利用肠内细菌制造维生素。

（三）大肠的运动

大肠的运动少而慢，对刺激的反应也较迟缓。大肠的运动形式有以下 4 种。

1. 袋状往返运动

是空腹时最常见的一种运动形式，主要由环形肌无规律的收缩引起，它使结肠袋中内容物向前后两个方向作短距离移动，但并不向前推进。

2. 分节或多袋推进运动

是进食后较多见的一种运动形式，由一个结肠袋或一段结肠收缩推移肠内容物至下一结肠段。

3. 蠕动

蠕动是一种推进运动，开始于横结肠，可推动一部分大肠内容物到降结肠或乙状结肠，对肠道排泄起重要作用。

4. 集团蠕动

集团蠕动是一种进行很快且向前推进很远的强烈蠕动，起源于横结肠，强烈的蠕动波可将肠内容物从横结肠推至乙状结肠和直肠，此蠕动每天发生 3～4 次，最常发生在早餐后的 60 min 内。

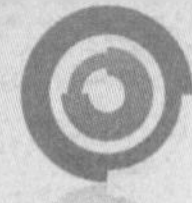

（四）排便

粪便从大肠排出的过程称为排便。正常人的直肠腔内通常无粪便，当肠蠕动将粪便推入直肠时，刺激直肠壁内的感受器，冲动经盆神经和腹下神经传导至脊髓腰骶段的初级排便中枢，同时向上传导到大脑皮层，引起便意和排便反射。如果环境条件许可，皮层发出下行冲动到脊髓初级排便中枢，通过盆神经传出冲动，使降结肠、乙状结肠和直肠收缩，肛门内括约肌舒张，同时，阴部神经冲动减少，肛提肌收缩，肛门外括约肌舒张，使粪便排出体外。此外，通过支配腹肌和膈肌的神经使腹肌和膈肌也发生收缩，腹内压增加，促进粪便排出。

排便活动受大脑皮层的控制，意识可以加强或抑制排便。因此，个体通过一定时间的排便训练后，就可自主地控制排便。正常时直肠对粪便的压力刺激具有一定的阈值，当达到此阈值时，便可引起便意。如果个体经常有意识地遏制排便，可使直肠渐渐失去对粪便压力刺激的敏感性，加之粪便在大肠内停留时间过长，水分被过度吸收，导致粪便干结，造成排便困难，这是产生便秘的最常见的原因之一。

二、排便活动的评估

（一）粪便的评估

1. 正常粪便

（1）次数和量：成人一般每日排便 1～3 次，每次平均量为 100～300 g。排便量与膳食种类、数量、摄入液体量及消化器官的功能有关。进食高蛋白质、膳食纤维少等精细食物，则粪便量少；进食大量蔬菜、水果、粗粮，则粪便量多。

（2）形状和颜色：正常粪便柔软成形，呈黄褐色，婴儿的粪便呈黄色或金黄色。粪便的颜色受某些食物和药物的影响，如食用大量绿色蔬菜，则粪便呈暗绿色；摄入动物血和含铁制剂，则粪便呈暗黑色。

（3）气味和混合物：粪便的气味是由食物中的蛋白质被细菌分解发酵而产生的，因膳食种类而异。粪便中含有少量黏液，有时可伴有未消化的食物残渣。

2. 异常粪便

（1）次数：成人每日排便超过 3 次或每周少于 3 次且形状改变，应视为排便异常，如腹泻、便秘。

（2）形状：消化不良或急性肠炎时，排便次数增多，粪便呈糊状或水样；便秘时，粪便干结坚硬，有时会呈栗子样；肠道部分梗阻或直肠、肛门狭窄时，粪便呈扁条状或带状。

（3）颜色：柏油样便提示上消化管出血，暗红色便提示下消化管出血，陶土色便提示胆道梗阻，果酱样便见于阿米巴痢疾、肠套叠患者，粪便表面有鲜血或排便后有鲜血滴出见于肛裂或痔疮等患者，白色"米泔水"样便见于霍乱、副霍乱患者。

（4）气味：直肠溃疡、肠癌患者粪便呈腐臭味；上消化管出血患者粪便呈腥臭味；消化不良患者、乳儿粪便呈酸臭味，严重腹泻患者粪便呈恶臭味。

(5) 混合物:肠炎患者粪便中混有大量黏液,痢疾、直肠癌患者粪便中伴有脓血,肠道寄生虫感染患者粪便中可见蛔虫、蛲虫等。

(二) 排便活动的评估

1. 正常排便

正常排便受意识控制,自然,无障碍,无痛苦。

2. 异常排便

(1) 便秘:指个体正常排便习惯改变,排便次数减少或排出干硬便的状态。常伴有腹痛、腹胀、消化不良、食欲不佳、乏力等。见于排便习惯不良、饮食不合理、活动减少、强烈的情绪反应、某些器质性病变及滥用缓泻剂、灌肠等。

(2) 大便嵌塞:指粪便持久潴留在直肠内,水分被持续吸收,坚硬不能排出。常伴有排便冲动、腹痛、腹胀、肛门疼痛,肛门处有少量液化的粪便渗出,但不能排出粪便。常见于慢性便秘的患者。

(3) 腹泻:指个体排便次数增多,排出稀薄而不成形的粪便或水样便。常伴有恶心、呕吐、腹痛、肠鸣等。见于饮食不当或泻剂使用不当、胃肠道疾患、情绪紧张焦虑或某些内分泌疾病等。

(4) 大便失禁:指肛门括约肌不受意识控制而不自主地排便。见于神经系统的病变或损伤、情绪失调、精神障碍等。

(5) 肠胀气:指肠道内积聚过多的气体而不能排出。常伴有痉挛性腹痛、腹胀、呃逆、肛门排气过多,腹部膨隆,叩诊呈鼓音。见于食入产气性食物过多、吞入大量空气、肠蠕动减慢、肠道梗阻及肠道术后等。

(三) 影响排便的因素

1. 年龄

2~3 岁以下的婴幼儿,由于神经肌肉系统发育不完善,不能控制排便;老年人由于腹肌张力降低,胃肠蠕动减慢,肛门括约肌松弛,易发生排便异常。

2. 饮食

饮食是影响排便的重要因素。如果摄入液体不足、进食量少或食物中缺乏膳食纤维,均可导致粪质变硬,排便减少,发生便秘及肠胀气。

3. 心理因素

精神抑郁时活动减少,肠蠕动减弱,可致便秘;而情绪紧张、焦虑可兴奋迷走神经,增加肠蠕动,导致腹泻。

4. 活动

适当活动可刺激肠蠕动,有助于维持正常的排便功能。若长期卧床,缺乏活动,可导致排便困难。

5. 排便习惯

个体排便环境、时间、姿势发生改变均可影响正常排便。如卧床患者因不习惯使用便盆而易导致排便困难。

6. 疾病因素

神经系统受损可致大便失禁；结肠炎可使排便次数增加；腹部或会阴部有伤口时，因疼痛可抑制便意。

7. 治疗因素

麻醉剂、止痛药可使肠蠕动减弱引起便秘；缓泻剂可刺激肠蠕动，使排便次数增加；长期使用抗生素可干扰肠道内正常菌群功能而引起腹泻。

三、排便异常的护理

（一）便秘患者的护理

1. 心理护理

给患者以耐心的解释和合理的指导，消除其紧张情绪和顾虑。

2. 提供排便环境

提供隐蔽的环境，适当调整治疗和护理的时间，使患者安心排便。

3. 取合适的体位和姿势

如病情允许可让患者取坐位排便，卧床患者可酌情抬高上身，以利排便。对手术患者，在手术前有计划地训练其在床上使用便器。

4. 腹部按摩

按结肠解剖位置（升结肠→横结肠→降结肠）做环形按摩，刺激肠蠕动并增加腹内压，帮助排便。

5. 遵医嘱给予缓泻剂或灌肠

缓泻剂如番泻叶、蓖麻油、芦荟胶囊、果导片等。如上述方法无效时，可按医嘱给予灌肠。

6. 健康教育

使患者和家属认识到维持正常排便习惯的意义和有关知识，遵循预防为主的原则。

（1）定时排便：向患者讲解有关排便知识，养成定时排便的习惯。

（2）合理饮食、用药：多吃富含膳食纤维和维生素的食物，如蔬菜、水果、粗粮等；多饮水；适当进食油脂类的食物；尽量不用易引起便秘的药物，如可卡因、钙剂、铝剂、铁剂等。

（3）保证休息和睡眠：放松心情，减轻压力。

（4）适当活动：安排适量活动，如散步、做操、打太极拳等；卧床患者可在床上进行活动。

（5）使用通便剂：指导患者或家属学会正确使用简易通便剂，如开塞露、甘油栓等；但不可长期使用。

（6）心脏病、高血压等患者：应保持大便通畅，避免用力排便，必要时使用缓泻剂。

（二）大便嵌塞患者的护理

1. 早期简易通便

可使用栓剂、口服缓泻剂来润肠通便。必要时先行油类保留灌肠，2～3 h 后再做清

洁灌肠。

2. 晚期人工取便

在清洁灌肠无效后，操作者戴上手套，将涂润滑剂的示指慢慢插入患者肛门，取出粪石。操作时注意动作轻柔，避免损伤直肠黏膜，患者如有心悸、头昏等不适，立即停止操作。用人工取便易刺激迷走神经，故心脏病、脊髓受损者须慎用。

3. 健康教育

向患者及家属讲解有关排便的知识，协助患者建立合理的膳食结构，维持正常的排便习惯，防止便秘的发生。

（三）腹泻患者的护理

1. 心理护理

关心患者，给予心理安慰，并做好清洁护理，使其感到身心舒适。

2. 卧床休息

减少肠蠕动、减少患者体力消耗。

3. 去除病因

如为肠道感染可遵医嘱给予抗生素治疗。

4. 饮食护理

鼓励患者多饮水，酌情给予清淡的半流质或流质食物。如腹泻严重应暂禁食。

5. 防治水、电解质紊乱

遵医嘱给予止泻剂、口服补液盐或静脉输液。

6. 皮肤护理

便后用软纸轻擦肛门，便后用温水清洗，会阴部及肛周皮肤，保持皮肤清洁干燥，必要时涂油膏以保护皮肤。

7. 观察病情

观察并记录排便的次数、量和性质，需要时留标本送检。严重者观察记录生命体征、出入量等。如疑为传染病时，按隔离原则进行护理。

8. 健康教育

向患者讲解有关腹泻的预防和护理知识，指导患者养成良好的饮食和卫生习惯。

（四）大便失禁患者的护理

1. 心理护理

大便失禁患者往往表现为心情紧张、自卑、忧郁。护士应尊重、理解患者，给予心理安慰与支持，使其树立信心，积极配合治疗和护理。

2. 皮肤护理

床上铺橡胶单及中单（或一次性尿垫），注意肛门周围和臀部皮肤的护理，如每次排便后用温水洗净、擦干，保持局部清洁干燥，必要时涂油膏保护。注意观察骶尾部皮肤情况并定时翻身按摩，预防压疮。

3. 环境清洁

保持室内环境清洁，定时开门窗通风换气，保持室内空气清新，使患者舒适。

4. 重建控制排便的能力

了解患者排便的时间、规律，定时给予便器以试行排便；病情许可时保证患者每天摄入足够的液体；指导患者进行肛门括约肌及盆底肌肉收缩锻炼，逐步恢复肛门括约肌的控制能力。

（五）肠胀气患者的护理

1. 心理护理

向患者解释肠胀气的原因及治疗和护理方法，以解除患者的紧张情绪。

2. 促进排气

（1）鼓励并协助患者适当活动。卧床患者应常更换卧位，病情许可应协助患者下床活动。

（2）腹部热敷或按摩、针灸治疗。

（3）必要时遵医嘱给予药物治疗或行肛管排气。

3. 饮食护理

给予易消化的食物，勿食豆类、糖类、油炸类等易产气的食物及碳酸类饮料，进食速度不宜过快。

四、与排便有关的护理技术

（一）灌肠法

灌肠法是将一定量的灌肠液由肛门经直肠灌入结肠，以清除肠腔内粪便和积气或由肠道供给药物，达到协助诊断和治疗目的的方法。

根据灌肠的目的可分为不保留灌肠法和保留灌肠法。

根据灌入的液体量，不保留灌肠法可分为大量不保留灌肠法和小量不保留灌肠法；而为了达到清洁肠道的目的，反复进行大量不保留灌肠，则为清洁灌肠法。

技术 16-4 大量不保留灌肠法

【目的】

1. 解除便秘、肠胀气。
2. 清洁肠道，为某些手术、检查或分娩做准备。
3. 稀释并清除肠道内的毒物，以减轻中毒。
4. 为高热患者降温。

【操作程序】

1. 评估

（1）患者的年龄、病情、意识状态、排便情况。

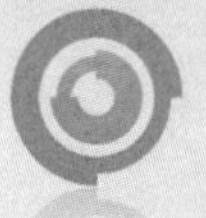

(2) 患者的心理反应、合作及耐受程度。

(3) 患者肛门周围皮肤黏膜状况。

2. 计划

(1) 用物准备

1) 治疗盘内备:一次性灌肠包(包内有灌肠袋、引流管、肛管1套、肥皂冻1包、搅棒1根、垫巾、纸巾数张、手套1双、方盘1个),量杯、水温计、润滑剂、棉签。

2) 灌肠溶液:常用0.1%~0.2%的肥皂液、生理盐水。溶液温度为39~41 ℃,降温时用28~32 ℃,中暑患者用4 ℃生理盐水。成人每次用量为500~1 000 mL,小儿为200~500 mL。

3) 其他:便盆、便盆巾、输液架、医嘱执行单、手消毒液、生活垃圾桶及医用垃圾桶。

(2) 环境准备:安静、整洁,温度适宜,光线充足,隔帘遮挡。

3. 实施

流程	内容与要点说明
(1) 准备	• 护士洗手、戴口罩
(2) 核对解释	• 备齐用物携至患者床旁,称呼患者,查对无误后,解释操作目的和过程,以取得合作
	• 嘱患者排尿
(3) 安置卧位	• 关闭门窗,隔帘遮挡
	• 协助患者取左侧卧位(借重力作用使液体容易流入乙状结肠和降结肠),双膝屈曲,将臀部移近床沿,脱裤至膝部
(4) 开包垫巾	• 检查灌肠器包并打开,取出垫巾铺于患者臀下,方盘置于臀边,纸巾放于治疗巾上
	• 对不能自控排便者可取仰卧位,臀下置便盆
(5) 润管排气	• 取出灌肠袋,关闭引流管上调节器开关,将灌肠液倒入灌肠袋内,测量温度,挂灌肠袋于输液架上(液面距肛门40~60cm)
	• 戴手套,润滑肛管前端,排尽管内气体,关闭调节器开关
(6) 插管灌液	• 左手垫卫生纸分开臀部,显露肛门,嘱患者做深呼吸(使肛门括约肌松弛以利插管),右手持肛管轻轻插入直肠7~10cm(图16-9)
	• 固定肛管,打开调节器开关,使溶液缓缓流入。观察液体流入及患者耐受情况,根据患者耐受程度,适当调整灌肠袋高度。待液体即将流完时,关闭调节器
(7) 拔管、嘱咐	• 用卫生纸包住肛管,轻轻拔出弃于医用垃圾桶内,擦净肛门,脱手套,消毒双手
	• 助患者取舒适卧位,嘱患者尽可能保留5~10min后再排便

续表

流程	内容与要点说明
(8) 协助排便	• 对不能下床的患者,给予便盆,将卫生纸、呼叫器放于易取处。对能下床的患者扶助其上厕所排便;撤去垫巾
(9) 整理与记录	• 整理床单位,清理用物,开窗通风换气 • 洗手,取下口罩;观察大便性质、颜色、量,必要时留取标本送检 • 将呼叫器置于易取处,向患者交代注意事项,如有异常及时呼叫 • 记录结果。如灌肠后排便一次,记为 1/E;如灌肠后无排便记为 0/E;如自行排便 1 次,灌肠后又排便 1 次记为 1^1/E

4. 评价

(1) 操作方法正确、熟练,达到灌肠目的。

(2) 关心患者,护患沟通有效,患者能够积极配合操作。

【指导要点】

1. 告知患者灌肠的目的及配合方法。

2. 告知患者出现任何不适,立即通知护士。

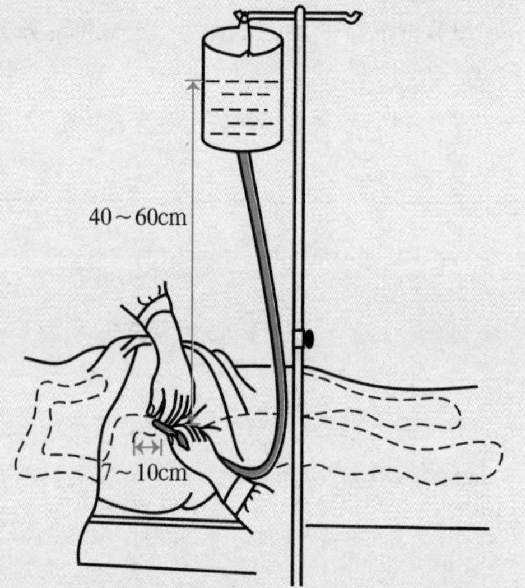

图 16-9 大量不保留灌肠法

【注意事项】

1. 保护患者

维护患者自尊,尽量少暴露患者,并防止着凉。

2. 密切观察

注意观察灌肠筒内液面下降情况,如溶液流入受阻,可能是粪块堵塞肛管口,可稍转动肛管或挤捏肛管;严密观察患者反应并倾听患者主诉,如患者感觉腹胀或有便意,可降低灌肠筒高度以减慢流速,或暂停片刻并嘱患者张口呼吸以放松腹肌,降低腹压;如患者出现面色苍白、出冷汗、剧烈腹痛、心慌气急,应立即停止灌肠,与医生联系,及时处理。

3. 溶液选择

遵医嘱准备灌肠溶液,掌握溶液的量、温度、浓度及压力。肝性脑病患者禁用肥皂液灌肠,以减少氨的产生与吸收;充血性心力衰竭和水钠潴留的患者禁用生理盐水灌肠;伤寒患者灌肠时,溶液量不得超过 500 mL,且筒内液面距肛门的距离不超过 30 cm。

4. 降温灌肠后的处理

降温灌肠后嘱患者保留 30 min 后再排便,排便后 30 min 测量体温,并记录在体温单上。

5. 禁忌证

消化管出血、妊娠、急腹症、严重心血管疾病患者禁忌灌肠。直肠、结肠和肛门等手术后及大便失禁的患者不宜灌肠。

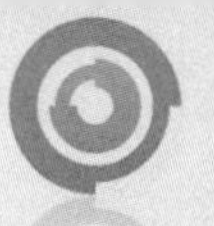

技术 16-5 小量不保留灌肠法

【目的】

1. 为年老体弱、小儿、保胎孕妇及腹部或盆腔手术后的患者软化粪便，解除便秘。

2. 排出肠道积气，减轻腹胀。

【操作程序】

1. 评估

同大量不保留灌肠法。

2. 计划

(1) 用物准备

1) 治疗盘内备：一次性灌肠包(或注洗器、肛管 20~22 号、量杯、止血钳、温开水 5~10 mL、手套、弯盘、一次性垫巾)，其余同大量不保留灌肠法。

2) 灌肠溶液："1、2、3 溶液"(50%硫酸镁 30 mL、甘油 60 mL、温开水 90 mL)、甘油或液状石蜡 50 mL 加等量的温开水。溶液温度为 38 ℃。

3) 其他：便盆、便盆巾、输液架医嘱执行单、手消毒液、生活垃圾桶及医用垃圾桶。

(2) 环境准备：安静、整洁，温度适宜，光线充足，隔帘遮挡。

3. 实施

流程	内容与要点说明
(1)~(3)	• 准备、核对解释、安置卧位同大量不保留灌肠法
(4) 润管排气	• 戴手套，用注洗器抽取溶液(或将盛有灌肠液的小容量灌肠筒挂于输液架上)，连接肛管，润滑肛管前段，排气后夹管
(5) 插管灌液	• 同大量不保留灌肠术，将肛管插入直肠 7~10 cm，幼儿 4~7 cm 后松夹，缓缓注入灌肠液，注毕反折并夹管，取下注洗器，再抽吸溶液，松夹后灌注，如此反复进行，直至溶液注完(图 16-10)
(6) 注温开水	• 注入温开水 5~10 mL，抬高肛管末端，使管内液体全部流入
(7) 拔管、嘱咐	• 用血管钳夹住肛管末端或反折肛管，用卫生纸包住肛管轻轻拔出，弃于医用垃圾桶内，擦净肛门，脱手套 • 协助患者取舒适体位，嘱患者尽量保留 10~20 min 后再排便
(8) 协助排便	• 同大量不保留灌肠法
(9) 整理与记录	• 同大量不保留灌肠法

注：目前，临床上采用一种简便、有效的灌肠方法，即甘油灌肠。使用时患者取左侧卧位，打开甘油灌肠剂包装帽盖，挤出少许液体润滑管口，将灌肠剂管缓缓插入肛门 7~10 cm。固定灌肠剂，轻轻挤压，灌毕，反折灌肠剂管口同时拔出，嘱患者尽量忍耐 10 min 后排便。便秘患者一次用量 60 mL，小儿用量酌减。清洁灌肠一次 110 mL，重复 2~3 次。

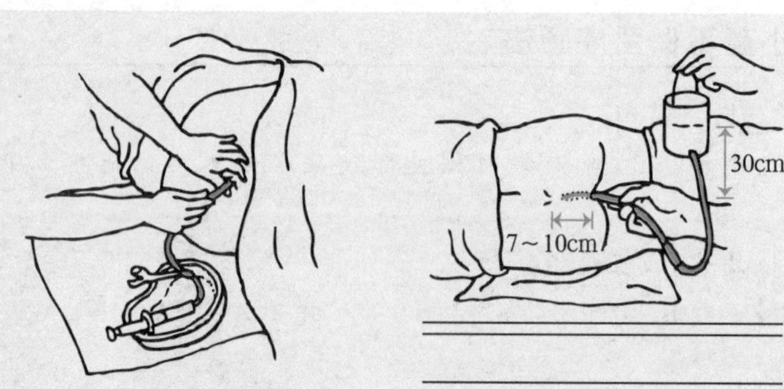

图 16-10　小量不保留灌肠法

4. 评价

同大量不保留灌肠法。

【指导要点】

1. 告知患者灌肠的目的及配合方法。

2. 指导患者及家属保持健康的生活习惯以维持正常排便。

【注意事项】

1. 如用小容量灌肠筒，则筒内液面距肛门的距离不超过 30 cm。

2. 灌肠液注入的速度不宜太快，否则易引起排便反射。

3. 每次抽吸灌肠液时应夹住并反折肛管，防止空气进入肠道，引起腹胀。

技术 16-6　清洁灌肠法

【目的】

彻底清除滞留在结肠中的粪便，为直肠、结肠检查和手术前做肠道准备。

【操作程序】

同大量不保留灌肠法，第一次用 0.1%～0.2% 的肥皂液，以后用生理盐水，直至排出的液体清洁无粪质为止。注意灌肠时压力要低，液面距肛门高度不超过 40 cm，每次灌肠后让患者稍休息片刻。

【注意事项】

同大量不保留灌肠法。

技术 16-7　保留灌肠法

【目的】

1. 常用于镇静、催眠。

2. 治疗肠道内感染。

【操作程序】

1. 评估

(1) 患者的病情、意识状态、肠道病变的性质及部位、排便状况。

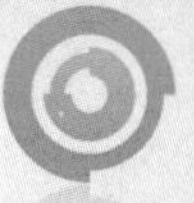

(2) 患者的心理反应、合作及耐受程度。

(3) 患者肛门周围皮肤黏膜状况。

2. 计划

(1) 用物准备

1) 同小量不保留灌肠法,应选择较细的肛管(8~10号),另备抬高臀部的小垫枕。

2) 常用溶液:镇静催眠用10%水合氯醛;肠道感染用2%小檗碱或0.5%~1%新霉素或其他抗生素。药物剂量遵医嘱,灌肠溶液量不超过200 mL,温度39~41 ℃。

(2) 环境准备:同小量不保留灌肠法。

3. 实施

流程	内容与要点说明
(1) 准备	• 护士洗手、戴口罩 • 协助患者排便、排尿(以利于药物在肠腔内保留、吸收)
(2) 核对解释	• 携用物至床旁,称呼患者,查对无误后,解释操作目的和过程
(3) 安置卧位	• 关闭门窗,隔帘遮挡 • 根据病情安置卧位。如为慢性细菌性痢疾患者应取左侧卧位(因其病变部位在直肠或乙状结肠),如为阿米巴痢疾患者应取右侧卧位(因其病变部位多在回盲部) • 臀部移近床沿,脱裤至膝部,抬高臀部10 cm(防止药液溢出) • 臀下垫橡胶单和治疗巾,弯盘置于臀旁
(4) 接管排气	• 挂灌肠筒于输液架上(液面距肛门<30 cm) • 戴手套,用注洗器抽取药液,连接肛管,润滑肛管前段,排净管内空气,反折并夹管
(5) 插管灌液	• 左手垫卫生纸分开臀部,显露肛门,右手持管轻轻插入直肠15~20 cm • 固定肛管,松夹,缓缓注入药液 • 最后注入5~10 mL温开水,并抬高肛管末端,反折并夹管
(6) 拔管、嘱咐	• 用卫生纸包住肛管,轻轻拔出弃于医用垃圾桶内,擦净肛门,轻轻按揉肛门处,脱手套 • 协助患者取舒适体位,嘱患者尽量忍耐,使药液保留20~30 min
(7) 整理与记录	• 整理床单位,清理用物,开窗通风;洗手,取下口罩 • 观察患者的反应,将呼叫器置于易取处,向患者交代注意事项,如有异常及时呼叫 • 做好记录

4. 评价

(1) 操作方法正确,溶液能够有效保留,达到治疗目的。

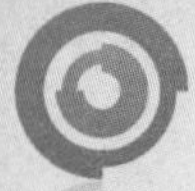

（2）关心患者，护患沟通有效，患者能够积极配合。

【指导要点】

告知患者保留灌肠的目的及配合方法。

【注意事项】

1. 正确评估灌肠的目的和病变部位，以便灌肠时选择合适的卧位。

2. 灌肠前先嘱患者排尿、排便，灌肠时肛管要细，插管要深，液量要少，速度要慢，以利于药液的有效保留和肠黏膜的充分吸收。

3. 肠道感染的患者，以晚上睡眠前灌肠为宜，因此时活动量小，药液易于保留吸收。

4. 肛门、直肠、结肠术后及排便失禁的患者均不宜作保留灌肠。

目前临床上推广使用一次性灌肠袋代替灌肠筒进行各种灌肠。

（二）口服高渗溶液清洁肠道法

口服高渗溶液后，利用其在肠道内不吸收而形成高渗环境的特点，使肠腔内水分大量增加，从而软化粪便，刺激肠蠕动，加速排便，以达到清洁肠道的目的。适用于直肠、结肠检查和手术前肠道准备。

技术 16-8 口服高渗溶液清洁肠道法

【目的】

彻底清除结肠中的粪便，为肠道的检查和手术做准备。

【方法】

1. 甘露醇法

患者于术前 3 d 进食半流质饮食，术前 1 d 进食流质饮食，并于术前 1 d 下午 2 时至 4 时，口服甘露醇溶液 1 500 mL（20%甘露醇 500 mL 和 5%葡萄糖 1 000 mL 混匀），一般服后15～20 min 即反复自行排便。

2. 硫酸镁法

患者于术前 3 d 进食半流质饮食，且每晚口服 50%硫酸镁 10～30 mL，术前 1 d 进食流质饮食，并于术前 1 d 下午 2 时至 4 时，口服 25%硫酸镁 200 mL（50%硫酸镁 100 mL 和 5%葡萄糖盐水 100 mL 混匀），然后再口服温开水 1 000 mL，一般服后 15～30 min即反复自行排便。

【指导要点】

1. 告知患者口服高渗溶液清洁肠道的目的及配合方法。

2. 告知患者出现任何不适，立即通知护士。

【注意事项】

1. 服药速度不宜过快，以免引起恶心、呕吐。

2. 注意观察患者的一般情况，排便的次数及粪便性质，确定是否达到清洁肠道的目的。

（三）简易通便法

简易通便法是一种采用通便剂协助患者排便的简单、经济的方法。

技术 16-9　简易通便法

【目的】

通过简便、经济、有效的措施，帮助老年人、体弱和长期卧床的患者解除便秘。

1. 评估

(1) 患者的病情、意识状态及排便状态。

(2) 患者的心理反应及合作程度。

2. 计划

(1) 用物准备：卫生纸、手套（或纱布）、开塞露（用 50%甘油或山梨醇制成，成人用量为 20 mL，小儿用量为 10 mL）或甘油栓（用甘油和明胶制成的栓剂）、垫枕、手消毒液、生活垃圾桶及医用垃圾桶。

(2) 环境准备：注意隐蔽性及保暖。

3. 实施

流程	内容与要点说明
(1) 准备	• 护士洗手，戴口罩
(2) 核对解释	• 携用物至床旁，称呼患者，查对无误后，解释操作目的和过程
(3) 安置体位	• 助患者取左侧卧位，臀部靠近床沿，屈膝，臀部垫高，暴露肛门
(4) 使用通便剂	
开塞露	• 拧开开塞露外盖，挤出少许液体润滑开口处 • 嘱患者做排便动作以放松肛门括约肌，将开塞露的前段轻轻插入肛门，再将药液全部挤入直肠内（图 16-11）
甘油栓	• 戴手套或用纱布垫手，捏住甘油栓底部轻轻插入肛门至直肠，并抵住肛门处轻轻按揉（图 16-12），脱手套
(5) 整理与嘱咐	• 整理床单位，嘱患者尽量忍耐 5~10 min 后再排便 • 安置患者，将呼叫器置于易取处，交代注意事项，如有异常及时呼叫 • 洗手，取下口罩

4. 评价

(1) 操作方法正确，达到操作目的。

(2) 注意关心患者，护患沟通有效。

【指导要点】

指导患者及家属保持健康的生活习惯以维持正常排便。

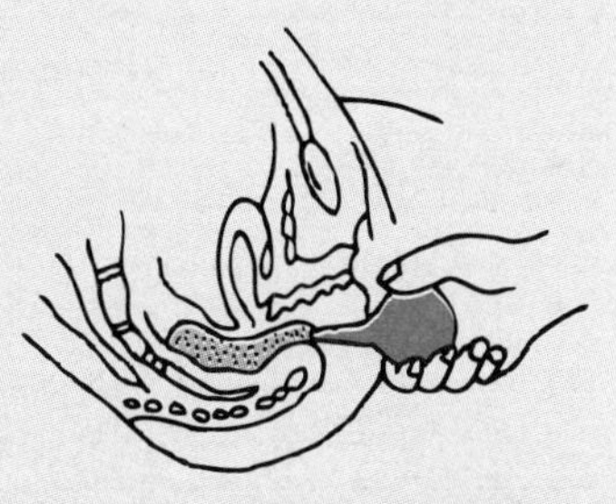

图 16-11　开塞露通便法

【注意事项】

插入通便剂时动作应轻柔，以免损伤直肠黏膜。

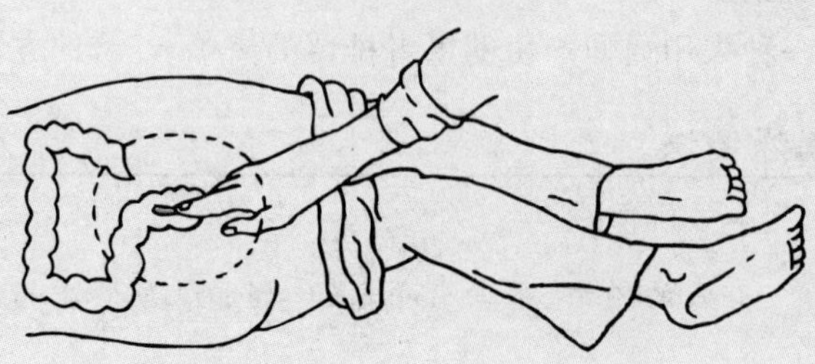

图 16-12　甘油栓通便法

（四）肛管排气法

将肛管自肛门插入直肠，以排出肠内积气的方法。

技术 16-10 肛管排气法

【目的】

帮助患者排出肠腔积气，以减轻腹胀。

【操作程序】

1. 评估

（1）患者的病情、意识状态及肠胀气情况。

（2）患者的心理反应及合作程度。

2. 计划

（1）用物准备：治疗盘内备：肛管（26 号）、玻璃接管、橡胶管、玻璃瓶（内盛水 3/4 满）、瓶口系带、润滑剂、棉签、胶布（1 cm×15 cm）、别针、卫生纸、弯盘、手套。

（2）其他：手消毒液、生活垃圾桶及医用垃圾桶。

（3）环境准备：安静、整洁，温度适宜，光线充足，隔帘遮挡。

3. 实施

流程	内容与要点说明
（1）准备	• 护士洗手、戴口罩 • 将玻璃瓶口系带（图 16-13）
（2）核对解释	• 备齐用物，携至床旁，称呼患者，查对无误后，解释操作目的和过程
（3）安置卧位	• 隔帘遮挡，协助患者取侧卧位或仰卧位，暴露肛门
（4）系瓶、连管	• 将玻璃瓶系于床边 • 戴手套，橡胶管一端和肛管相接，另一端插入玻璃瓶内液面以下
（5）插管、固定	• 润滑肛管，左手垫卫生纸分开臀部，显露肛门，嘱患者深呼吸，右手持管轻轻插入直肠 15~18 cm，并用胶布固定（图 16-14） • 用别针将橡胶管固定于床单上（注意留出足够翻身的长度）

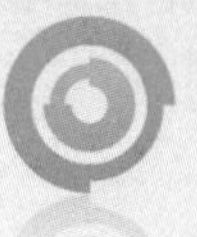

续表

流程	内容与要点说明
(6) 观察	• 观察排气情况,如瓶中有气泡逸出,说明有气体排出,如瓶中无气泡逸出或气泡很少,说明排气不畅
(7) 拔管	• 拔出肛管弃于医用垃圾桶,擦净肛门,脱手套
(8) 整理与记录	• 整理床单位,清理用物;洗手,取下口罩 • 安置患者,将呼叫器置于易取处,交代注意事项,如有异常及时呼叫 • 记录排气时间及排气效果

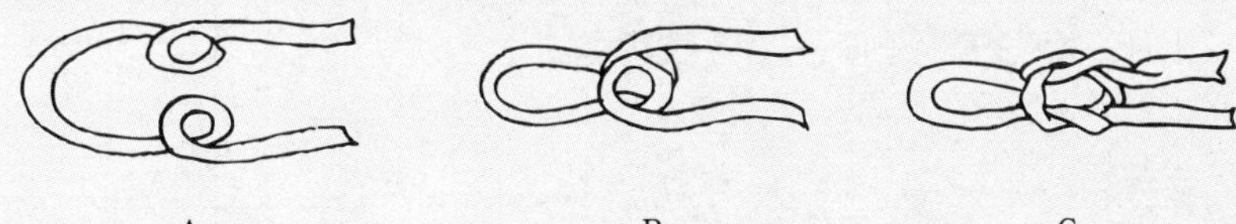

图 16-13 瓶口系带法

4. 评价

(1) 操作方法正确,患者腹胀减轻或消失。

(2) 护患沟通有效,患者能积极配合。

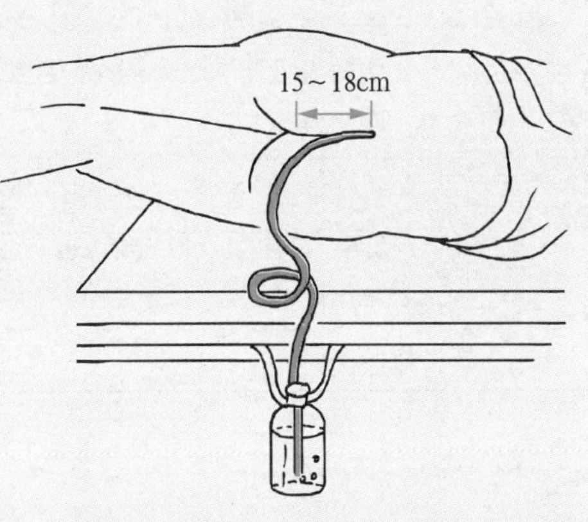

图 16-14 肛管排气法

【指导要点】

1. 告知患者肛管排气的目的及配合方法。

2. 告知患者避免腹胀的方法,指导患者保持健康的生活习惯。

【注意事项】

1. 如果排气不畅,可帮助患者更换卧位,按摩腹部,以促进排气,并及时记录。

2. 肛管保留时间一般不超过 20 min,如保留时间过长,则会降低肛门括约肌反应,甚至导致肛门括约肌永久性松弛。必要时可间隔 2~3 h 后重复插管排气。

角色扮演活动——模拟大量不保留灌肠

拓展与练习

1. 活动情境

住院患者李某,男,50 岁,腹痛、腹胀,3 d 未解大便,责任护士小胡遵医嘱用 0.1%肥皂液 800 mL 为患者进行大量不保留灌肠。

学生分组进行角色扮演,每 2 人为一组,分别轮流扮演护士和患者。

2. 活动指导

(1) 活动目的:掌握大量不保留灌肠方法及其健康教育内容。

(2) 活动要求:① 活动中注重人文关怀及提高沟通能力。② 按护理程序进行活动;强调对患者相关知识的评估及大量不保留灌肠方法的正确应用。

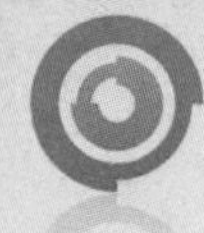

3. 效果评价(见评价表)

模拟大量不保留灌肠评价表

项目	评分要点	分值	自评	小组评	实得分
评估	患者情况;护士相关知识及能力	15			
准备	用物齐备;环境安全、遮蔽(口述);患者配合,体位正确;护士准备符合要求	10			
灌肠	细心核对;安置卧位、润管排气、插管深度、拔管、保留时间、操作后处理均正确	40			
健康教育	向患者讲解维持正常排便习惯的意义及方法(定时排便、合理饮食及用药、适当活动,注意休息);指导患者及家属学会正确使用简易通便剂	15			
人文关怀	举止得体、言谈礼貌;操作前细心解释;操作中及时沟通,正确指导;操作后诚恳致谢,亲切嘱咐	20			
总评分及教师评价:					

(刘远红)

第十七单元 药物疗法

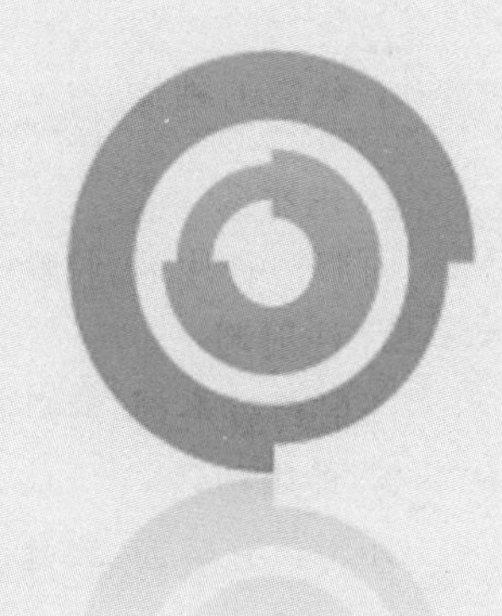

药物在预防、诊断和治疗疾病中起着重要作用，护士不仅是给药的直接执行者，还是药物作用的观察者和患者合理用药的指导者。因此，护士应正确运用药理学知识，熟练掌握正确的给药方法，准确评估患者用药后的疗效与反应，指导患者合理用药，以确保临床用药正确、有效、安全。

PPT

药物疗法

第一节　给药的基本知识

学习要求

- 药物的领取方法和保管要求
- 给药原则
- 给药的途径
- 护理常用外文缩写及中文译意
- 给药的次数和时间

护士在药物治疗过程中，不仅要熟悉药物的药理学知识，还必须掌握药物的领取与保管方法、给药的时间和途径等，严格遵守药疗原则，对患者实施全面、安全的给药护理，使药物治疗达到最佳效果。

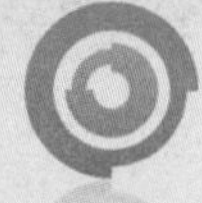

一、药物的种类、领取和保管

（一）药物的种类

1. 内服药

内服药有片剂、胶囊、溶剂、酊剂、散剂及丸剂等。

2. 注射药

注射药有溶剂、混悬剂、油剂、结晶及粉剂等。

3. 外用药

外用药有溶剂、软膏、酊剂、洗剂、搽剂、粉剂、栓剂、滴剂及膜剂等。

4. 其他类

其他类药物有植入缓释药片、胰岛素泵、粘贴敷片、气雾剂等。

（二）药物的领取

1. 病区内所备的常用药物，由专人负责，按规定进行领取和补充。

2. 口服药由中心药房专人负责配药，由病区护士领回，再次核对后发药。

3. 患者使用的贵重药物或特殊药物凭医生的处方领取。

4. 剧毒药、麻醉药及抢救药品，病区应有固定基数，用后凭医生的处方领取补充。

目前，有条件的医院已开始实行计算机联网管理，由药房或中心配药站送药到病区，不由护士领取药物。

（三）药物的保管

1. 药柜管理

药柜应放在通风、干燥、光线充足处，避免阳光直射，由专人保管，并保持清洁。

2. 分类放置

按内服药、注射药、外用药等分类放置，视有效期的先后次序有计划地使用，使用后及时补充。麻醉药、剧毒药、精神药按照《麻醉药品和精神药品管理条例》进行管理；麻醉药品需专柜加锁保存，使用专用处方，专本登记，专人管理，每班清点交接；对未用完的最小包装剩余药进行销毁，销毁应有 2 人在场并签字。患者个人专用的特殊药物，应注明床号、姓名，单独存放，不用时及时退回。对高危药品如 10%氯化钾、10%氯化钠、细胞毒类药品存放时同一抽屉不能超过 2 种，抽屉内外须有“高危药品”标志，专人管理。

3. 标签明确

内服药标签为蓝色边、外用药标签为红色边、剧毒药和麻醉药标签为黑色边；标签上应标明药名（中英文对照）、剂量和浓度。

4. 定期检查

按规定定期检查药品质量、有效期，防止积压变质。如药物有变色、沉淀、混浊、异

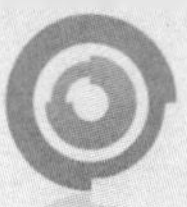

味、潮解、霉变、标签脱落或模糊不清、药物已过期现象，均不可使用，应及时退回药房处理。急救药品应每日清点补充。

5. 按性质保存

（1）易挥发、潮解、风化或氧化的药物应装密封瓶内盖紧。如乙醇、碘酊、维生素 D_3、糖衣片、甘草片、维生素 B_1。

（2）易遇光变质的药物，应装入有色瓶内置于阴凉处，如为针剂应放在避光纸盒内保存。如碘酊、氨茶碱、维生素 C、维生素 D_3、肾上腺素、硝普钠。

（3）易被热破坏的生物、生化制品应冷藏（2～10 ℃）保存。如疫苗、抗毒血清、胎盘球蛋白。

（4）易燃、易爆的药物应单独存放，注意密闭并置于阴凉处，远离火源。如乙醇、乙醚、环氧乙烷。

二、给药原则

（一）准确执行给药医嘱

药疗护士必须遵医嘱给药，但应避免盲目执行医嘱。应具备所给药物的有关知识，包括常用药物的作用、用量、药效、给药途径与方法、副作用、配伍禁忌、中毒表现及处理方法等。对有疑问的医嘱，应核实清楚后方可执行。护士应熟练掌握医院常用外文缩写及中文译意（表 17-1）。

（二）安全用药

1. 严格执行“三查七对”制度。

三查：操作前、操作中、操作后查（查七对内容）。

七对：核对床号、姓名、药名、浓度、剂量、方法和给药时间。

为确保医疗安全，在患者身份的确认时应至少同时使用 2 种以上方法进行身份识别，如双向核对姓名、床号，核对腕带等，患者姓名核对时，应包含反问姓名的确认方式；同时增加了性别、年龄及有效期（批号）的核对。

2. 严格检查药物质量，如发现药物有变质、密封瓶有裂痕、瓶盖有松动，或已过期，均不可使用。

3. 对易过敏药物，给药前应询问有无过敏史，必要时做药物过敏试验。同时用两种或两种以上的药物时，应注意配伍禁忌。

4. 发现给药错误，及时报告医生，予以处理。

（三）正确实施给药

1. 熟练掌握正确的给药技术。

2. 做到“五准确”，即准确的药物，准确的浓度、剂量，准确的方法，准确的时间，准确的患者。

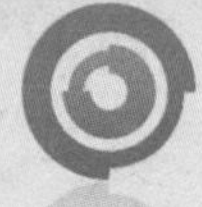

3. 指导患者合理用药，向患者讲解所用药物的名称、剂量、用法、时间安排等。教会患者评价治疗效果，并了解药物可引起的不良反应及基本处置方法等。

（四）密切观察

注意观察患者用药后的效果及不良反应（副反应、毒性反应、停药反应及过敏反应等），必要时报告医生并做好记录。

三、给药途径

给药途径应根据药物的性质、剂型以及组织对药物的吸收情况和治疗需要而定。分为舌下含化、吸入、口服、注射（皮内、皮下、肌内和静脉注射）、直肠给药和外敷等。不同的给药途径其药物作用的快慢与强弱也有所不同。常用给药途径中，除动、静脉注射药液直接进入血液循环外，其他药物均有一个吸收过程，吸收速度由快至慢的顺序为：吸入>舌下含服>直肠给药>肌内注射>皮下注射>口服>皮肤给药。有时，相同的药物不同的给药途径还会产生不同的药物效应。

四、给药的次数与时间

给药的次数与间隔时间是以药物的半衰期为参与依据。一般选择能维持有效的血药浓度、发挥最大药效，又不至于引起毒性反应为最佳间隔时间，同时还要兼顾药物的特性和人体的生理节奏。

在临床工作中，对给药时间要求不太严格的药物，可按常规给药时间表的安排给药，以便于管理。但要注意综合考虑用药目的、药物性质、吸收速度以及血药浓度的要求等因素，合理安排，不宜刻板地遵照常规给药时间表给药。临床工作中常用外文缩写来表示给药的次数与间隔的时间（表 17-1，表 17-2）。

表 17-1 医院常用外文缩写及中文译意

外文缩写	中文译意	外文缩写	中文译意
am	上午	12n	中午 12 点
pm	下午	12mn	午夜 12 点
ac	饭前	hs	临睡前
pc	饭后	prn	必要时（长期）
qm	每晨一次	sos	需要时（限用一次，12 h 内有效）
qn	每晚一次	st	立即
qd	每日一次	Dc	停止
bid	每日两次	gtt	滴

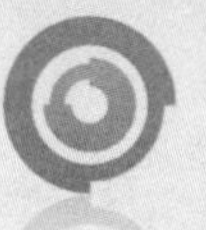

续表

外文缩写	中文译意	外文缩写	中文译意
tid	每日三次	Po	经口,口服,内服
qid	每日四次	ID	皮内注射
qod	隔日一次	H	皮下注射
biw	每周两次	IM 或 im	肌内注射
qh	每小时一次	IV 或 iv	静脉注射
q2h	每 2 小时一次	iv gtt 或 VD	静脉滴注
q3h	每 3 小时一次	aa	各,每个
q4h	每 4 小时一次	MAN	生产日期
q6h	每 6 小时一次	LOT.	生产批号
q8h	每 8 小时一次	EXP.	有效期至

表 17-2　医院常用给药时间安排(外文缩写)

给药时间	安排	给药时间	安排
qm	6am	qid	8am,12n,4pm,8pm
qd	8am	q2h	6am,8am,10am,12n,2pm,…
qn	8pm	q3h	6am,9am,12n,3pm,…
bid	8am,4pm	q4h	8am,12n,4pm,8pm,12mn,…
tid	8am,12n,4pm	q6h	8am,2pm,8pm,2am,…

第二节　口服给药法

学习要求

⊙▲ 配药方法

⊙▲ 发药方法

● 发药注意事项

口服给药法是最常用、最方便的给药方法,药物经口服后,被胃肠道吸收、利用,起局部或全身作用。口服给药因吸收较慢且不规则,故不适用于急救,也不适用于意识不清、频繁呕吐、禁食等患者。

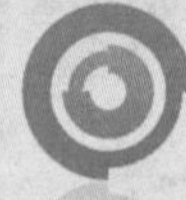

技术 17-1 口服给药法

【目的】

1. 协助患者遵医嘱安全、正确地服药。

2. 预防、诊断和治疗疾病，维持正常生理功能。

【操作程序】

1. 评估

(1) 患者的病情、吞咽能力、服药的自理能力及用药情况。

(2) 患者的心理反应、合作程度及是否具有所用药物相关知识。

(3) 所用药物特性及用药反应。

2. 计划

(1) 用物准备：发药盘、医嘱执行单、小药卡、药杯、量杯、药匙、滴管、研钵、包药纸、湿纱布、治疗巾、饮水管、水壶（内盛温开水）、手消毒液、生活垃圾桶、医用垃圾桶及发药车。

(2) 环境准备：整洁、光线适宜、无干扰。

3. 实施

流程	内容与要点说明
▲备药	
(1) 护士准备	• 洗手、戴口罩
(2) 核对	• 核对医嘱执行单和小药卡（七对内容）
(3) 置卡、置杯	• 按床号顺序将小药卡和药杯放入发药盘内
(4) 配药	• 按床号顺序及小药卡上的药名、剂量、时间配药
① 严格查对	• 查七对内容，查药物质量 • 三查：从药柜取药瓶（袋）时，从药瓶（袋）取出药物时，取药后放回原处时
② 配固体药	• 用药匙取药，放在一个药杯内 • 口含片、粉剂及特殊要求的药物必须用纸包好后放入药杯 • 为婴幼儿、鼻饲或上消化道出血等患者配药，应将药片研碎（控释片、缓释片除外）包好后放入药杯
③ 配水剂药	• 同时配几种药液，应分别放置
量杯计量	• 左手持量杯，拇指置于所需刻度，并与视线平齐；右手持药瓶，将药液摇匀，标签朝上，倒药液至所需刻度处（图 17-1），倒毕用湿纱布擦净瓶口 • 更换药液品种时，应将量杯洗净后再用
滴管计量	（药液不足 1 mL，用滴管计量） • 先在药杯内置少量冷开水，再滴入所需药液（使服药量准确） • 滴管尖与药液水平面成 45°，以使计量准确（按 1 mL 为 15 滴计算）

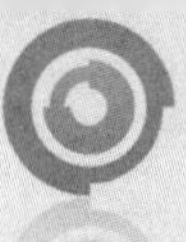

续表

流程	内容与要点说明
④ 配油剂药	• 方法同配水剂药 • 先在药杯中加少量冷开水，以免药液附着杯壁而影响服药剂量 • 不宜稀释的药物，可用固定滴管，直接滴入患者口中
⑤ 再查对	• 配药完毕，须将药物、小药卡与医嘱执行单核对一遍，用治疗巾遮盖药盘
(5) 整理	• 整理、清洁药柜及用物，洗手，取下口罩
▲发药	• 按规定时间发药
(1) 两人查对	• 发药前须经两人一起按医嘱执行单上医嘱认真查对配好的药物，以确保用药安全
(2) 备物	• 洗手后携服药本、发药盘、温开水、吸水管等(置于发药车上)至患者床旁
(3) 核对解释	• 核对床头卡，礼貌称呼患者，核对床号、姓名，并询问患者名字，得到准确回答，再查看药名、剂量、时间、给药途径是否正确，如为袋装药物，应将药袋打开核对药物 • 所有药物应一次取离药盘，不同患者的药物不可同时取出。 • 解释用药目的及注意事项 • 更换药物或停药时，应告知患者
(4) 协助服药到口	• 协助患者服药，重症患者应喂服；鼻饲患者应将药物研碎、溶解后经胃管注入，再用少量温开水冲净胃管 • 提供温开水，协助患者服药，并确认服下(特别是麻醉药、催眠药、抗肿瘤药)
(5) 再核对	• 药杯或药袋放回时再次核对
(6) 嘱咐与整理	
① 嘱咐	• 安置患者，将呼叫器置于易取处，嘱咐患者如有异常及时呼叫
② 清洁消毒	• 收回药杯，浸泡消毒后冲洗清洁、消毒后备用 • 一次性药杯按要求集中处理；盛油剂的药杯，先用纸擦净后再消毒 • 清洁药盘、药车
(7) 观察与记录	• 洗手，记录发药时间并签名 • 观察药物疗效及反应，若有异常，及时报告医生，酌情处理并记录

注：目前，大多数医院护士不参与配药，病区也不设药柜。由药房专人负责配药、核对，再由病区护士定时核对、发药。也有医院已采用药品摆药机摆药。

4. 评价

(1) 给药正确无误。

(2) 患者遵从治疗方案用药,获得并理解了有关用药知识。

(3) 达到预期疗效,无不良反应。

【指导要点】

1. 告知患者口服给药的方法、配合要点、服药特殊要求、注意事项。

2. 指导慢性病和出院后继续服药的患者按时、正确、安全服药。

【注意事项】

1. 患者对药物有疑问

应重新核对,无误后向患者解释方可服用。

2. 患者因故暂不能服药

应将药物取回,适时再发药或交班。

3. 指导患者根据药物特性正确服药

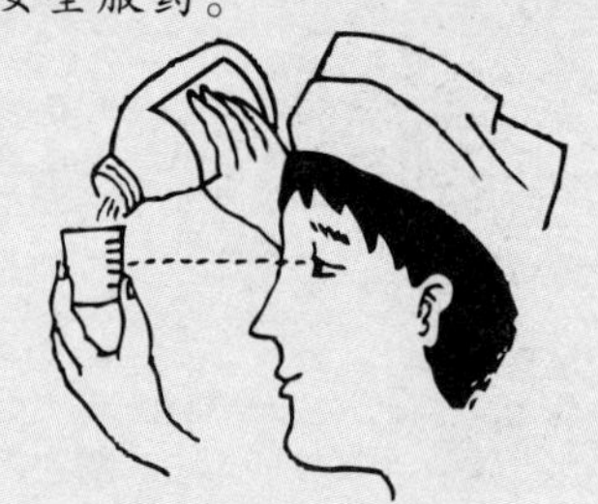

图 17-1 倒取药液

(1) 注意服药时间:不同药物对服用时间有不同的要求。助消化药、解表药和对胃黏膜有刺激性的药物宜饭后服,有利于食物消化及减少对胃黏膜的刺激;有些药如精神类药物则需睡前服;增进食欲的健胃药宜在饭前服(饭前 15~30 min),以利胃液分泌而增进食欲;中药补益药宜饭前服用以利吸收;抗生素及磺胺类药物需在血液内保持有效浓度,必须准时给药。

(2) 注意服药的方法:① 对呼吸道黏膜起安抚作用的止咳糖浆及口内溶化的药片,服后不宜立即饮水(15 min 后方可饮水),以免冲淡药液,降低疗效;若同时服用多种药物时,应最后服用止咳糖浆。② 磺胺类和发汗类药服后宜多饮水,防止磺胺类药因尿少析出结晶,堵塞肾小管;并有利于增强发汗药的药效。③ 缓释片、控释片、肠溶片、胶囊吞服时不可嚼碎;而复方铝酸铋、消食片等则需要嚼碎后服下。④ 对牙齿有腐蚀作用或使牙齿染色的药物如枸橼酸铁胺,服用时应避免与牙齿直接接触,可用饮水管吸入,服后再漱口。

(3) 注意药物的配伍禁忌:有配伍禁忌的药物,不宜同时或间隔时间太短服用,如呋喃妥因与碳酸氢钠。应尽量避免同时服用中药和西药,在医生的指导下同时服用多种药物,应间隔 1 h 的时间。

(4) 观察药物的副作用:如皮疹、恶心、呕吐、心率改变、黄疸,如服用强心苷类药物,服前应先测心率及其节律,心率低于 60 次/min 或节律异常时,则不可服用,并应及时报告医生。

第三节 雾化吸入疗法

学习要求

● ★ 超声波雾化吸入疗法

●★ 氧气雾化吸入疗法

⊙▲ 压缩气体雾化吸入疗法

雾化吸入疗法是采用雾化装置将药液以气雾状喷出，由呼吸道吸入，达到预防和治疗疾病的目的。具有药物起效快、有效率高、对身体的毒副作用小等特点。常用方法有超声波雾化吸入疗法、氧气雾化吸入疗法及压缩气体雾化吸入疗法。

常用药物：① 抗生素类药物：林可霉素、庆大霉素、头孢类药物等。② 解除支气管痉挛药：氨茶碱、异丙托溴铵、沙丁胺醇等。③ 糖皮质激素：地塞米松。④ 湿化呼吸道、稀释痰液药：碳酸氢钠溶液、沐舒坦（盐酸氨溴索）、乙酰半胱氨酸、α-糜蛋白酶等。

一、超声波雾化吸入法

超声波雾化吸入法是应用超声波声能，使药液成为微小雾滴，由呼吸道吸入的方法。其特点是雾量大小可以调节；雾滴小而均匀，可随深吸气到达终末支气管及肺泡。

技术 17-2 超声波雾化吸入法

【目的】

1. 预防和治疗呼吸道感染。
2. 解除支气管痉挛。
3. 湿化呼吸道、稀释痰液。
4. 减轻呼吸道黏膜水肿。

【操作程序】

1. 评估

（1）患者的病情、有无呼吸困难、咳嗽、咳痰等。

（2）患者的心理反应及合作程度。

（3）所用药物特性、用药反应及雾化器各部件性能。

2. 计划

（1）用物准备：超声波雾化器 1 套、水温计、治疗巾、药液、符合国家标准的自来水或饮用水，有的雾化器需冷蒸馏水（按说明书要求）；手消毒液、生活垃圾桶及医用垃圾桶、治疗车。

超声波雾化器的结构及作用原理：

1）超声波发生器：通电后输出高频电能，其面板上有电源、雾量开关，定时器，指示灯及启动键。

2）水槽与晶体换能器：水槽盛冷水，其底部有一晶体换能器，接受发生器的高频电能，将其转化为超声波声能。

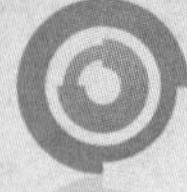

3）药杯与药杯罐：药杯为透声膜，声能可透过此膜与杯内药液作用，使药液表面的张力和惯性受到破坏，成为微细雾滴喷出。

4）螺纹管、口含嘴或面罩：传送雾状药液到呼吸道。

注：型号不同其构造及操作要求略有差异，但原理基本相同。

（2）环境准备：整洁，光线适宜。

3. 实施

流程	内容与要点说明
（1）准备	
① 护士准备	• 洗手、戴口罩
② 雾化器准备	• 水槽内按要求加水质较软的冷水，最好使用纯净水，至水位线 • 连接雾化器各部件
③ 注入药液	• 检查药杯并安装 • 向药杯内注入配好的药液（30～50 mL） • 连接螺纹管与口含嘴或面罩
（2）核对解释	• 携用物至病床旁，核对确认患者并做解释以取得合作
（3）安置患者	• 协助患者取舒适的体位（坐位、半坐位或侧卧位），颌下铺治疗巾
（4）开机	• 接通电源，调整定时开关至所需时间（一般 15～20 min） • 打开电源开关和雾化开关，调节雾量
（5）吸入药液	• 将口含嘴放入患者口中，或将面罩置于患者口鼻部，指导患者闭口深呼吸 • 注意观察患者反应及装置情况
（6）关机	• 取下口含嘴或面罩，先关雾量开关，后关电源开关，拔下插头
（7）整理	• 擦干患者面部，帮助患者卧于舒适体位，并协助排痰，并漱口；将呼叫器置于易取处，嘱咐患者如有异常及时呼叫 • 将水槽中水倒出，用纱布擦净换能器上和水槽中的积水
（8）观察记录	• 药杯、药杯罐、口含嘴、面罩及螺纹管浸泡消毒 1 h，清洗擦干后备用 • 洗手，记录雾化时间并签名 • 观察药物疗效及反应，若有异常，及时报告医生，酌情处理并记录

4. 评价

（1）护士操作正确无误。

（2）患者理解治疗目的，积极、正确配合治疗。

（3）达到预期疗效，无不良反应。

【指导要点】

1. 告知患者超声雾化吸入法的目的、方法、注意事项。

2. 教会患者深呼吸方法、深呼吸配合雾化的方法及有效咳嗽排痰的方法；告知患者出现不适及时通知医护人员。

【注意事项】

1. 正确使用雾化器

熟悉雾化器性能，水槽内保持有足够的水（虽有缺水保护装置，但不可在缺水状态下长时间开机），水温不宜超过 50 ℃。

2. 注意保护药杯及换能器

因药杯罐及换能器质脆易破碎，在操作及清洗过程中，动作要轻，防止损坏。

3. 观察及协助排痰

注意观察患者痰液排出是否困难，有时因干稠的分泌物经湿化而膨胀后致痰液不易咳出，应予叩背，助痰排出，必要时吸痰。

二、氧气雾化吸入法

氧气雾化吸入法是利用高速氧气气流，使药液形成雾状，随吸气进入呼吸道，达到治疗目的。

技术 17-3 氧气雾化吸入法

【目的】

1. 治疗呼吸道感染。
2. 解除支气管痉挛。
3. 稀释痰液。
4. 减轻呼吸道黏膜水肿。

【操作程序】

1. 评估

同超声波雾化吸入法。

2. 计划

(1) 用物准备：氧气雾化吸入器、氧气装置一套（湿化瓶内不放水）、药液、5 mL 注射器、手消毒液、生活垃圾桶及医用垃圾桶、治疗车。

射流式塑料雾化器（图 17-2）：

射流式塑料雾化器借助高速气流通过毛细管孔，并在管口产生负压，将药液由邻近管道吸出，所吸出的液体冲击前方阻挡口被撞击成雾滴。

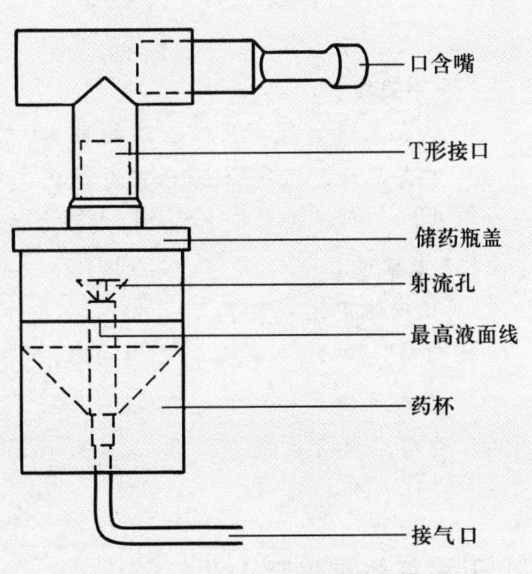

图 17-2 射流式塑料雾化器

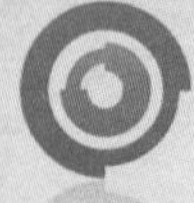

(2) 环境准备:治疗室或病室整洁,氧气筒放置安全。

3. 实施

流程	内容与要点说明
(1) 准备	• 洗手、戴口罩 • 向药杯内注入配好的药液(5 mL)
(2) 核对解释	• 携用物至病床旁,核对确认患者并解释(解释目的及作用原理,以利正确配合) • 教会患者使用雾化器
(3) 安置患者	• 协助患者取舒适的体位(坐位或半坐位),并漱口
(4) 连接氧气	• 雾化器的接气口连接氧气,调节氧流量至 6~8 L/min
(5) 吸入治疗	• 指导患者手持雾化器,把口含嘴放入口中 • 紧闭口唇深吸气,用鼻呼气,反复进行至药液喷完为止 • 如为面罩式,可将面罩罩于口鼻部,嘱患者平静呼吸,至药液喷完为止
(6) 关闭氧气	• 吸入毕,取出雾化器,关闭氧气开关
(7) 整理	• 帮助患者卧于舒适体位,并漱口;将呼叫器置于易取处,嘱咐患者如有异常及时呼叫 • 清理用物,雾化器浸泡消毒 1 h,清洗擦干后备用
(8) 观察记录	• 洗手,记录雾化时间并签名 • 观察药物疗效及反应,若有异常,及时报告医生,酌情处理并记录

4. 评价

(1) 患者理解治疗目的,积极、正确配合治疗。

(2) 患者感觉舒适,症状减轻。

【指导要点】

1. 告知患者氧气雾化吸入法的目的、方法、注意事项,勿动氧气装置。

2. 指导患者深吸气,使药液充分达到支气管和肺泡内,屏气 1~2 s,再轻松呼气,治疗效果更佳。教会患者有效咳嗽排痰的方法;告知患者出现不适及时通知医护人员。

【注意事项】

1. 正确使用供氧装置

注意用氧安全,氧气湿化瓶内勿放水,以免液体进入雾化器内使药液稀释。

2. 观察及协助排痰

注意观察患者痰液排出情况,如痰液仍未咳出,可予拍背、吸痰等方法协助排痰。

三、压缩气体雾化吸入法

压缩气体雾化吸入法是应用压缩雾化吸入机产生的压缩气体,使药液形成雾状,

随吸气进入呼吸道达到治疗目的。其特点有：产生的雾量能够满足肺部的潮气量；可以自动调节，与患者的呼吸容量相匹配；安全且确保药物在肺部的沉积；操作简单、使用方便。目前已在临床广泛应用。

技术 17-4 压缩气体雾化吸入法

【目的】

同氧气雾化吸入法。

【操作程序】

1. 评估

同超声波雾化吸入法。

2. 计划

(1) 用物准备：压缩雾化吸入机、药液、5~10 mL注射器；手消毒液。

压缩雾化吸入机结构(图 17-3)：

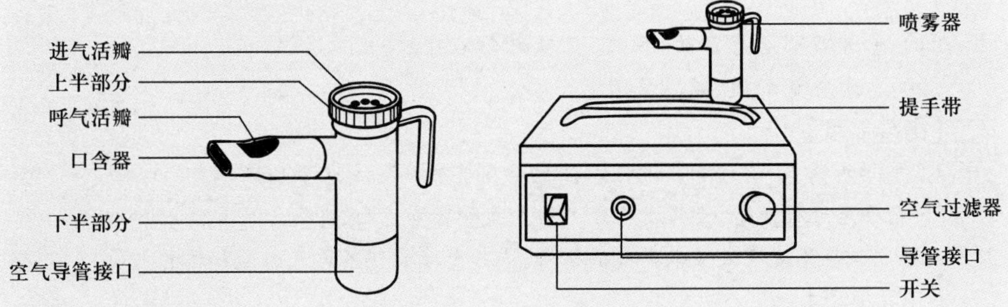

图 17-3 压缩雾化吸入机

1) 压缩机：面板上有开关、空气过滤器、空气导管接口、电源线等。

2) 喷雾器：空气导管接口、下半部分、带呼气活瓣的口含器或面罩、上半部分和进气活瓣。

(2) 环境准备：病室安静、整洁，装置及用物放置有序。

3. 实施

流程	内容与要点说明
(1) 准备	
① 护士准备	• 洗手、戴口罩
② 连接压缩机	• 检查并连接压缩机空气导管
③ 连接喷雾器	• 取下喷雾器的上半部分和进气活瓣，注入药液(2~8 mL)后再安装好 • 安装口含器或面罩 • 喷雾器与压缩机上空气导管相连接
(2) 核对解释	• 携用物至病床旁，核对确认患者并作解释，教会患者使用雾化器
(3) 安置体位	• 协助患者取舒适的坐位

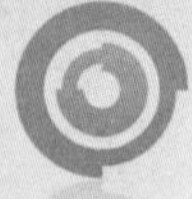

续表

流程	内容与要点说明
(4) 吸入治疗	• 打开压缩机开关 • 指导患者手持雾化器,双唇含住口含器,平静自如地呼吸,进行吸入治疗 • 提示药物已用完的声音信号响起来,喷雾器冒出的气雾不规则时立即停止治疗
(5) 关机	• 取下口含器或面罩,关压缩机开关,拔下插头,拔下空气导管
(6) 整理	• 擦干患者面部,帮助患者卧于舒适体位,协助排痰并漱口;将呼叫器置于易取处,嘱咐患者如有异常及时呼叫 • 拆开喷雾器的所有部件,按要求消毒、清洗擦干、完全干燥后备用
(7) 观察记录	• 洗手记录雾化时间并签名 • 观察药物疗效及反应,若有异常,及时报告医生,酌情处理并记录

4. 评价

(1) 患者理解治疗目的,积极、正确配合治疗。

(2) 患者感觉舒适,症状减轻。

【指导要点】

1. 告知患者压缩气体雾化吸入法的目的、方法及注意事项。

2. 指导患者深吸气,使药液充分达到支气管和肺泡内,屏气 1~2 s,再轻松呼气,治疗效果更佳。教会患者有效咳嗽排痰的方法;告知患者出现不适及时通知医护人员。

【注意事项】

1. 妥善放置压缩机

应放在平坦、光滑且稳定的平面上,防止粗糙的表面堵塞压缩机底部的通风口。

2. 干燥喷雾器

喷雾器使用后必须完全干燥后组装备用。清洗后须用清洁无绒的干布擦拭,晾至完全干透,也可用吹风机加速干燥过程。

第四节 注 射 法

学习要求

- ● 注射原则
- ⊙▲ 抽吸药液法
- ●★ 皮内注射、皮下注射、肌内注射法
- ●▲ 静脉注射法

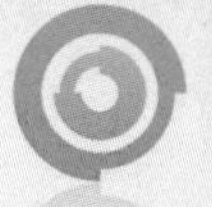

注射法是将无菌药液注入体内的方法。可达到协助诊断、预防和治疗疾病的目的。

一、注射原则

（一）严格执行查对制度

做好“三查七对”。仔细检查药液质量，如药物有变色、沉淀、混浊、有效期已过或安瓿有裂痕等则不可使用。同时用数种药液时应注意查对配伍禁忌。

（二）严格遵守无菌操作原则

注射前护士应洗手或用速干消毒液消毒手，戴口罩。注射部位皮肤做常规消毒，即用2%碘酊棉签以注射点为中心向外呈螺旋式涂擦，直径在5 cm以上，碘酊干后用75%乙醇棉签以同法脱碘，范围大于碘酊消毒面积，待干后方可注射。或用0.5%碘伏以同法涂擦消毒两遍，无须脱碘。操作中防止药液和注射器、针头的无菌区域被污染。

（三）严格执行消毒隔离制度

注射时做到一人一针、一人一垫（或治疗巾）、一人一止血带，防止交叉感染。所用物品须按医院感染防护要求处理；一次性物品使用后，须按规定分类集中处理，不可随意丢弃。

（四）选择合适的注射器和针头

根据药液剂量、黏稠度、刺激性的强弱、注射方法以及注射对象等选择注射器和针头。注射器应完整无裂缝，不漏气；针头应锐利，无钩、无弯曲，型号合适；注射器和针头的衔接须紧密。一次性注射器的包装应密封且在有效期内。

（五）选择合适的注射部位

防止损伤血管和神经。不可在局部皮肤有损伤、炎症、硬结、瘢痕及患皮肤病处进针。长期注射时有计划地变更部位。

（六）注射药物现配现用

注射药物应按规定的时间临时抽取，及时注射，防止药物污染或药效降低。

（七）进针前排尽空气

进针前排尽注射器内空气，以防空气进入血管形成栓塞；排气时应防止浪费药液。

（八）进针后检查回血

进针后、注射药液前应抽动活塞检查有无回血。动、静脉注射必须见回血方可注

入药液；皮下、肌内注射无回血方可注入药液，如有回血，应拔出针头，加压止血后更换部位重新进针，不可将药液注入血管内。

（九）减轻患者的不适与疼痛

1. 解除患者思想顾虑，分散注意力，小儿多鼓励，指导或协助患者采取适当的姿势，使肌肉放松，易于进针。

2. 注射时做到两快一慢，即进针和拔针快，推药液慢，以减轻对组织的刺激。

3. 注射刺激性强的药物或油剂，针头宜粗长，且进针要深。同时注射几种药物，先注射刺激性较弱的，再注射刺激性较强的，推药速度宜更慢，以减轻疼痛。

二、注射前准备

（一）用物准备

1. 基础注射盘

常规放置下列用物：

（1）无菌持物镊。

（2）皮肤消毒液（常用2%碘酊、75%乙醇；或0.5%碘伏）、速干手消毒液及无菌棉签、无菌纱布。

（3）砂轮、弯盘、启瓶器、无菌棉签、棉签，静脉注射时加止血带、小垫枕及治疗巾。

2. 注射器和针头

（1）构造（图17-4）：注射器由乳头、空筒、活塞（活塞体、活塞轴、活塞柄）构成。其中乳头、空筒内壁、活塞体应保持无菌，手不可触摸。

针头的构造分针尖、针梗和针栓3部分。其中针尖、针梗应保持无菌，手不可触摸。

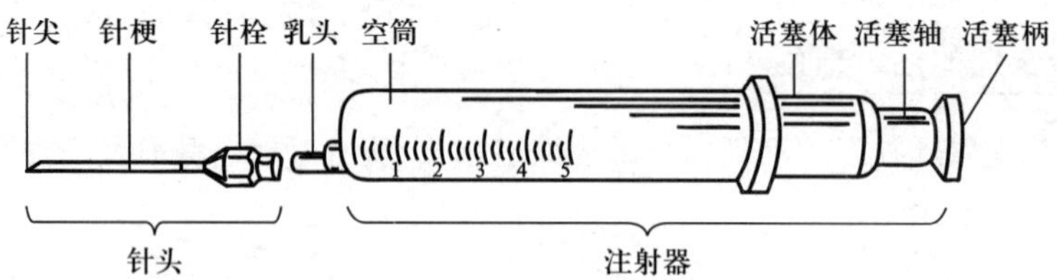

图17-4　注射器和针头的构造

（2）规格：

注射器有1、2、5、10、20、30、50、100 mL等规格。

针头有4、4 $\frac{1}{2}$、5、5 $\frac{1}{2}$、6、6 $\frac{1}{2}$、7、8、9、12号等规格。

3. 注射药液

按医嘱准备。

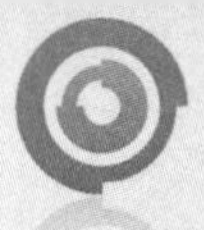

（二）抽吸药液

技术 17-5 抽吸药液法

【目的】

应用无菌技术，从安瓿或密封瓶内准确抽吸药液，为注射药物做准备。

【操作程序】

1. 评估

给药目的、药物性能及给药方法。

2. 计划

（1）用物准备：基础注射盘、注射器和针头、医嘱执行单、药液、手消毒剂。

（2）环境准备：清洁、无尘埃飞扬，符合无菌操作的基本要求，光线充足。

3. 实施

流程	内容与要点说明
（1）准备	• 洗手、戴口罩 • 查对医嘱，按医嘱执行单备药 • 仔细查对药液的名称、浓度、剂量、失效期及质量
（2）抽吸药液	
▲自安瓿抽吸药液	
① 消毒安瓿	• 将安瓿顶端药液弹至体部，以保证药量准确 • 用 75%乙醇或 0.5%碘伏棉签消毒安瓿颈部至顶端及砂轮 • 在安瓿颈部划一锯痕，再次消毒，拭去细屑（若有蓝色标记，则不需锯痕，消毒一遍即可）
② 折断安瓿	• 用无菌纱布包裹（保护已消毒的安瓿和操作者），折断安瓿（拇指按蓝点标记处）
③ 吸取药液	• 持注射器，将针尖斜面向下置入安瓿内的液面下（避免靠近安瓿底部和颈部吸药，以防吸入微粒），持活塞柄（不可触及活塞体），抽动活塞吸药（图 17-5，图 17-6）
▲自密封瓶抽吸药液	见图 17-7
① 消毒瓶塞	• 除去铝盖中心部分，常规消毒瓶塞待干
② 注入空气	• 向瓶内注入与所需药液相等的空气（以免形成负压）
③ 吸取药液	• 倒转药瓶，使针尖在液面以下，吸药至所需量，示指固定针栓拔针
以下剂型须注意：	
结晶或粉剂	• 用无菌生理盐水或注射用水或专用溶媒充分溶解后吸取
黏稠油剂	• 选用较粗的针头，药物稍加温（易被热破坏的药液除外）后吸取
混悬剂	• 摇匀后立即吸取（针头稍粗）

抽吸药液法

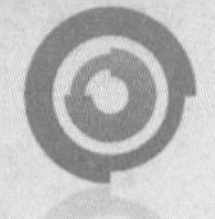

续表

流程	内容与要点说明
(3) 排尽空气	• 针头垂直向上(示指固定针栓),轻拉活塞,使针头内药液流入注射器内,并使气泡聚集在乳头口,稍推活塞,驱出气体(勿浪费药液)
(4) 保持无菌	• 将空药瓶或安瓿套在针头上(避免针栓进入安瓿内);或套针头套,安瓿或药瓶放其旁边,以便查对 • 再次查对后放于已铺好的无菌巾中准备注射
(5) 整理与记录	• 洗手,脱口罩;整理用物并记录

4. 评价

(1) 严格执行查对制度,无差错。

(2) 严格遵守无菌操作原则,无污染。

(3) 操作规范,抽尽药液,排尽空气,不浪费药液。

视频

自小安瓿内吸取药

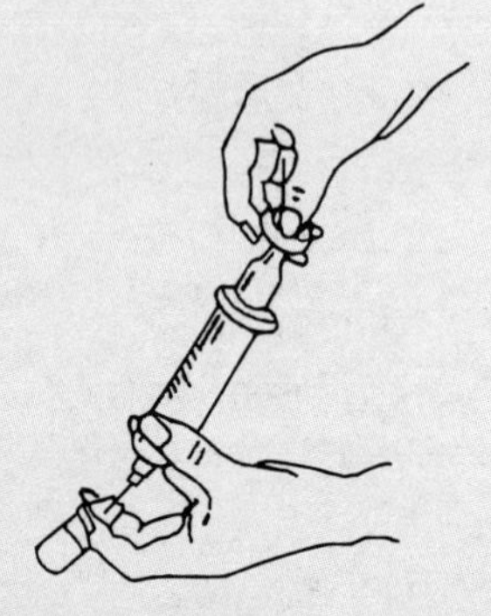

图 17-5 自小安瓿内吸取药液

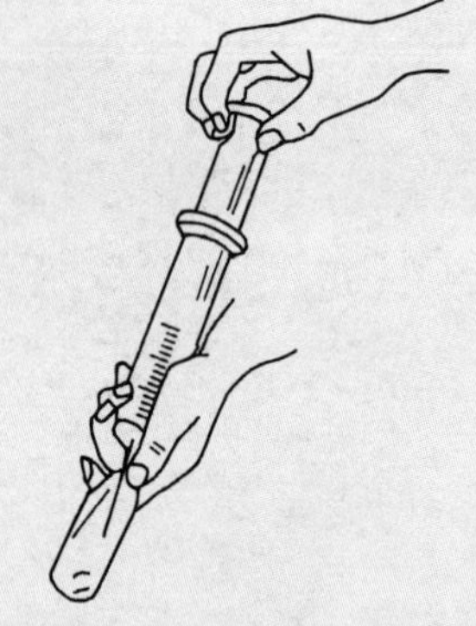

图 17-6 自大安瓿内吸取药液

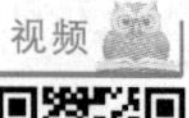

自大安瓿内吸取药

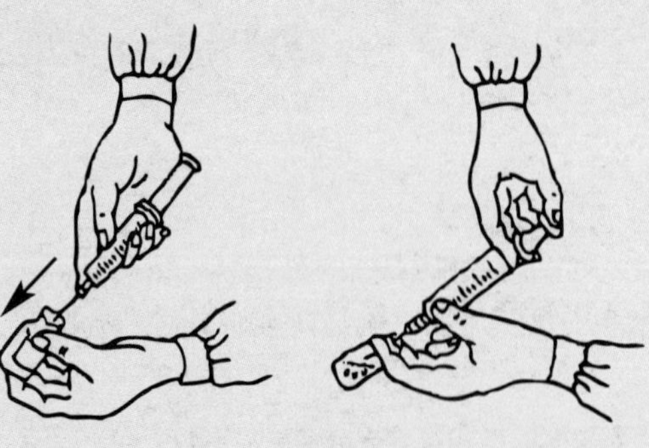

A. 插入针头

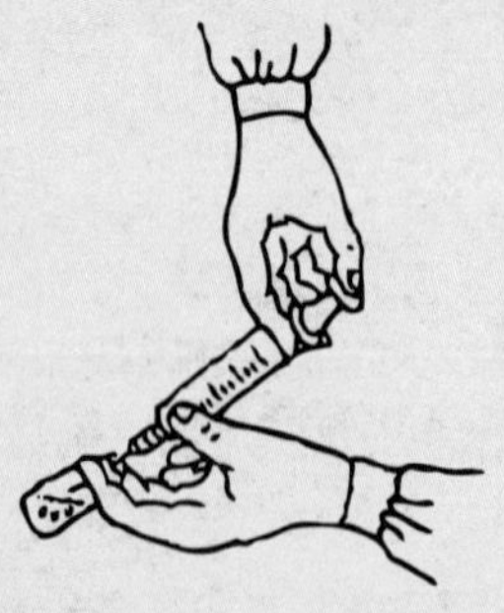

B. 注入空气

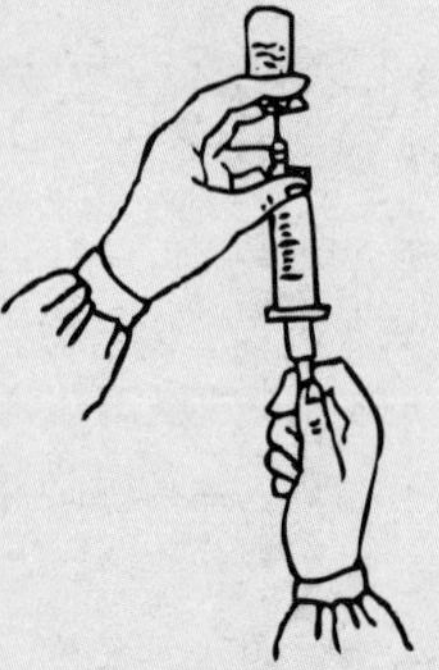

C. 抽吸药液

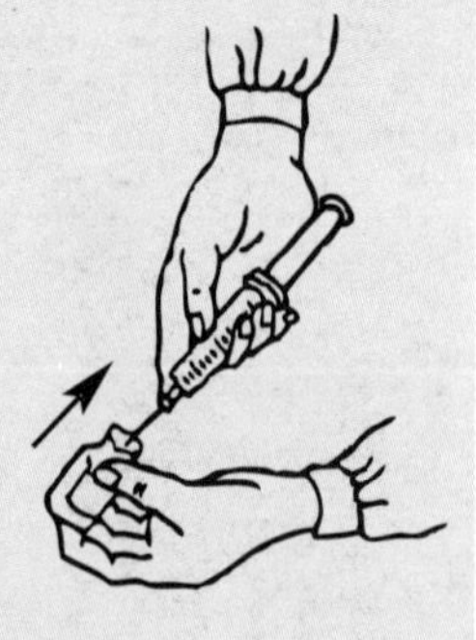

D. 拔出针头

图 17-7 自密封瓶内吸取药液

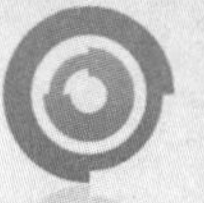

三、常用注射法

（一）皮内注射法

皮内注射法（ID）是将小量无菌药液注入表皮与真皮之间的方法。

技术 17-6 皮内注射法

【目的】

1. 用于药物过敏试验。
2. 预防接种。
3. 局部麻醉的先驱步骤。

【操作程序】

1. 评估

（1）患者的病情、给药目的及有无药物过敏史。

（2）患者的心理状况及合作程度。

（3）注射部位皮肤状况，所用药物特性，用药反应及皮试结果。

2. 计划

（1）用物准备：基础注射盘、1 mL 注射器、4 或 $4\frac{1}{2}$ 号针头、医嘱执行单、药液，手消毒剂，锐器盒、生活垃圾桶及医用垃圾桶、治疗车。若做药物过敏试验，应另备抢救盒（0.1% 盐酸肾上腺素、地塞米松各 1 支，1 mL 和 2 mL 注射器各 1 支，砂轮）。

（2）环境准备：整洁，符合无菌操作的基本要求，光线充足。

3. 实施

流程	内容与要点说明
（1）准备	• 洗手、戴口罩 • 按医嘱抽吸药液（或配制皮试溶液），排尽空气，放于无菌盘内
（2）核对解释	• 携用物至患者床旁，称呼患者，查对无误后，解释操作的目的和过程 • 做药物过敏试验者再次核对有无药物过敏史
（3）选择部位	• 协助患者显露注射部位
药物过敏试验	• 取前臂掌侧下段（皮肤较薄，易于注射；肤色较淡，易于判断结果；且方便）
预防接种	• 上臂三角肌下缘
局麻的先驱步骤	• 需要麻醉的局部
（4）皮肤消毒	• 常规消毒皮肤 • 药物过敏试验者只用 75% 乙醇消毒皮肤，以免因脱碘不彻底影响局部反应的观察，也防止与碘过敏反应相混淆

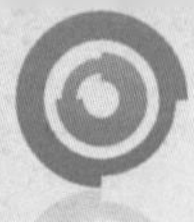

续表

流程	内容与要点说明
(5) 再查对	• 再次查对,检查排气情况,必要时再次排气
(6) 进针	• 左手绷紧皮肤,右手持注射器,示指固定针栓,针尖斜面向上与皮肤成 5°刺入皮内(图 17-8)
(7) 推药	• 左手拇指固定针栓,右手缓慢注入药液 0.1 mL,使局部隆起呈半球状皮丘,皮肤变白并显露毛孔
(8) 拔针	• 注射毕快速拔针,勿用棉签按压,以确保剂量准确。再次核对床号、姓名,记录注射时间
(9) 嘱咐	• 嘱患者勿按揉局部,药物过敏试验者,勿离开病室(或注射室),观察 20 min 后判断结果(与患者核对时间);将呼叫器置于易取处,如有异常及时呼叫
(10) 整理	• 协助患者取舒适卧位,整理床单位、用物(按要求处理用物,注射器按要求放于锐器盒集中处理) • 洗手,取下口罩
(11) 观察记录	• 记录注射时间并签名 • 观察药物疗效及反应,若有异常,及时报告医生,酌情处理并记录 • 对做皮试的患者,按规定时间由 2 名护士观察结果,并记录

4. 评价

(1) 进针深度、注入药量准确,皮丘符合要求。

(2) 按时观察试验结果(2 名护士观察)及不良反应,做出判断并记录。

(3) 护患沟通有效、患者积极配合。

【指导要点】

1. 告知患者皮内注射的目的、方法、注意事项及配合要点。
2. 告知患者不能按揉,出现任何不适,立即通知医护人员。

视频

常用注射法-皮内注射

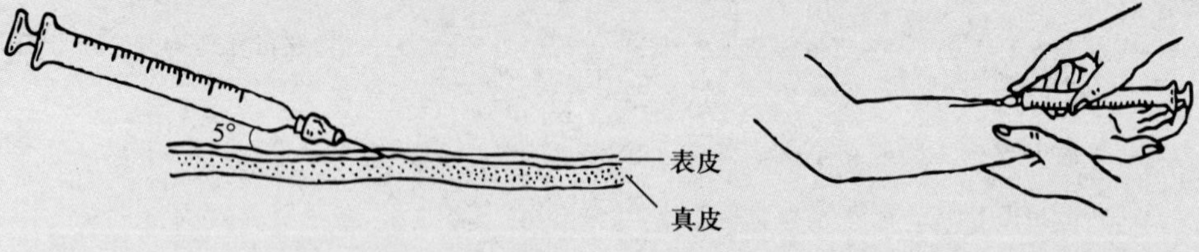

图 17-8 皮内注射法

【注意事项】

1. 进针勿深,推注剂量要准确,拔针后切勿按揉注射部位。
2. 药物过敏试验前须询问患者用药史、过敏史及家族史。
3. 做药物过敏试验,忌用碘酊、碘伏消毒,以免影响结果判断。

（二）皮下注射法

皮下注射法（H）是将少量无菌药液注入皮下组织的方法。

技术 17-7 皮下注射法

【目的】

1. 用于不宜口服而需在一定时间内发挥药效的药物，如肾上腺素、胰岛素。

2. 预防接种各种菌苗、疫苗。

3. 局部给药，如局部麻醉、封闭疗法。

【操作程序】

1. 评估

（1）患者的病情及用药情况。

（2）患者对所用药物和注射方法的了解程度，心理反应及合作程度。

（3）注射部位皮肤及皮下组织状况。

2. 计划

（1）用物准备：基础注射盘、1 或 2 mL 注射器、5～6 号针头、医嘱执行单、药液、手消毒剂、锐器盒、生活垃圾桶及医用垃圾桶，治疗车。

（2）环境准备：符合无菌操作的基本要求，光线充足、安静。

3. 实施

流程	内容与要点说明
（1）准备	• 洗手、戴口罩 • 按医嘱抽吸药液，排尽空气
（2）核对解释	• 携用物至患者床旁，称呼患者，核对确认患者并解释
（3）选择部位	• 协助患者取舒适体位及显露注射部位
常用部位	• 上臂三角肌下缘、上臂外侧（中 1/3）、腹部、后背、大腿前侧与外侧（图 17-9），胰岛素笔[1]注射还可选择臀部
预防接种	• 常在上臂三角肌下缘注射
局麻及封闭疗法	• 在需要麻醉及治疗的局部注射
（4）皮肤消毒	• 常规消毒皮肤
（5）查对	• 再次查对并检查排气情况，必要时再次排气
（6）进针	• 左手绷紧皮肤（过瘦者可捏起局部皮肤），右手持注射器，示指固定针栓，针尖斜面向上与皮肤成 30°～40°迅速将针梗的 2/3 刺入皮下（图 17 -10）
（7）抽回血推药	• 用左手抽动活塞，无回血即可缓慢推药
（8）拔针与核对	• 注射毕，用干棉签轻放针刺处，快速拔针后按压片刻（减轻针尖斜面对组织的刺激），再次核对床号、姓名

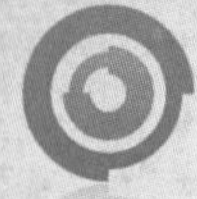

续表

流程	内容与要点说明
(9) 整理与嘱咐	• 安置患者,将呼叫器置于易取处,交代注意事项,如有异常及时呼叫 • 整理床单位、用物(按要求处理用物,注射器按要求放于锐器盒集中处理) • 洗手,取下口罩
(10) 观察记录	• 记录注射时间并签名 • 观察药物疗效及反应,若有异常,及时报告医生,酌情处理并记录

注:[1]目前医院和家庭使用的胰岛素注射笔具有方便、安全、剂量准确、疼痛感轻等优点。是根据糖尿病患者的实际需要而设计的。胰岛素药液储存在笔芯中,笔芯和笔身连接,而笔身是一个调节剂量的仪器,专门设计的一次性针头超细超短,进行皮下注射。

4. 评价

(1) 患者明确注射目的,能积极配合。

(2) 正确无误给药,患者无不良反应。

(3) 与患者沟通有效,达到预期效果,长期注射患者能掌握注射知识和判定更换注射部位的计划。

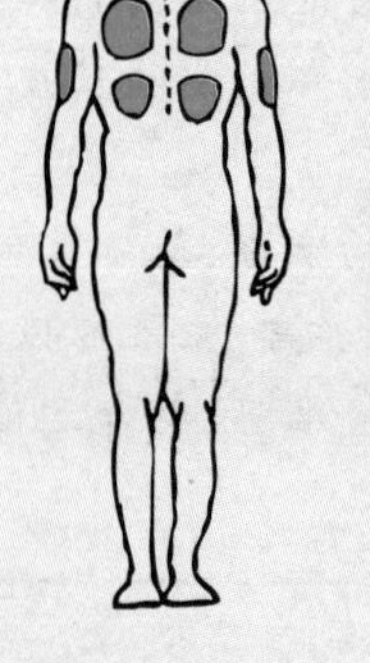

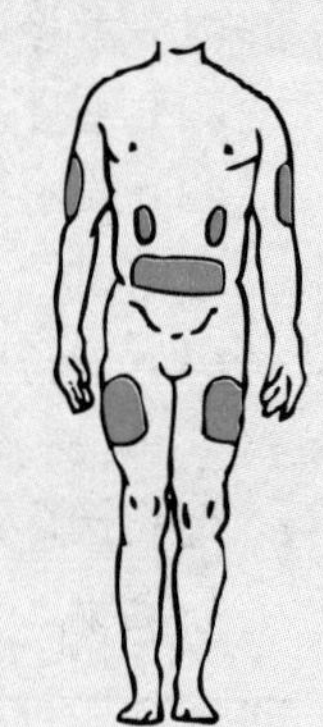

图 17-9 皮下注射部位

【指导要点】

1. 告知患者皮下注射的目的、方法、注意事项及配合要点。

2. 告知患者出现任何不适,立即通知医护人员。

【注意事项】

1. 药量准确

注射药液少于 1 mL 时,必须使用 1 mL 注射器,以保证剂量的准确。

2. 角度正确

进针角度不宜超过 45°,以免刺入肌层。

视频

常用注射法-皮下注射

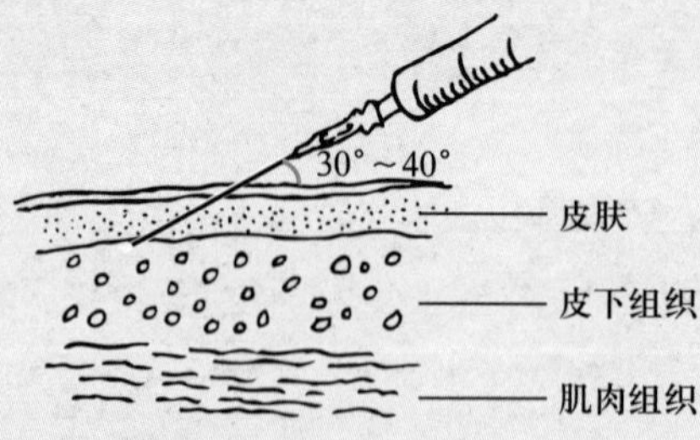

A.进针角度

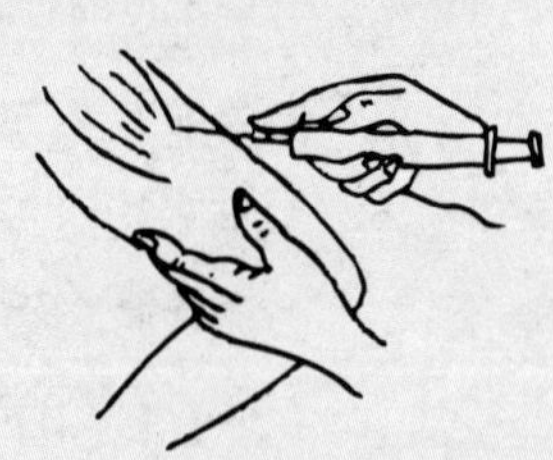

B.进针方法

图 17-10 皮下注射法

3. 计划使用注射部位

须长期皮下注射的患者,应有计划更换注射部位,以利于药物吸收。并注意观察局部对药物的吸收情况,如吸收差、有硬结,可热敷局部。

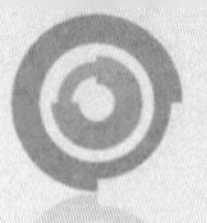

4. 正确拔针

拔针时，勿用干棉签用力按压进针点（应先拔针后按压），避免针尖斜面对组织造成切割伤而增加拔针时的疼痛感。

（三）肌内注射法

肌内注射法（IM）是将少量无菌药液注入肌肉组织内的方法。

技术 17-8 肌内注射法

【目的】

1. 用于需较短时间内发挥疗效，又不宜采用口服或静脉注射的药物。

2. 用于注射刺激性较强或药量较大，且不宜作静脉注射的药物。

【部位与体位】

1. 部位

肌内注射应选择肌肉较丰富，离大血管、神经较远的部位。常用的部位有：臀大肌、臀中肌、臀小肌、股外侧肌及上臂三角肌。

（1）臀大肌注射定位：注射时，应避免刺伤坐骨神经。定位方法有两种。

1）十字法：从臀裂顶点向左或右划一水平线，然后从髂嵴最高点作一垂直线，将一侧臀部分为4个象限，其外上四分之一象限，并避开内角（髂后上棘与股骨大转子连线所截内角，见图17-11A）即为注射部位。

2）连线法：取髂前上棘与尾骨连线的外1/3处为注射部位（图17-11B）。

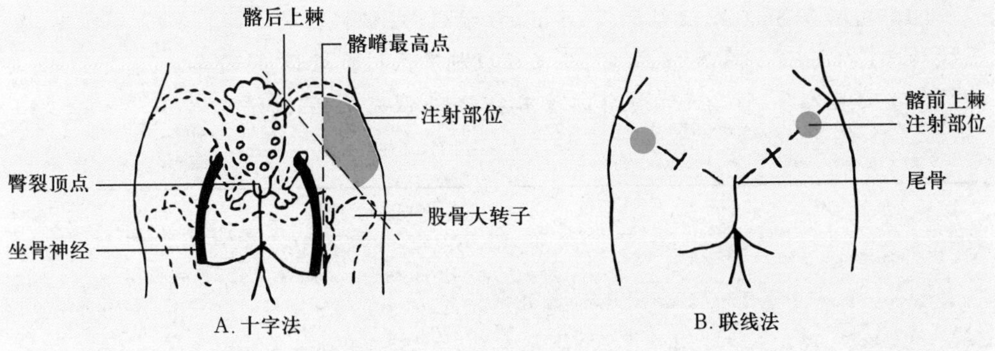

图17-11 臀大肌注射定位法

（2）臀中肌、臀小肌注射定位：该处注射可避开大血管、神经，且脂肪组织较薄，肌肉坚实，解剖标界易找并实用，故目前使用日趋广泛。定位方法有两种。

1）二指法：以示指指尖和中指指尖分别置于髂前上棘和髂嵴下缘处，在示指、中指、髂嵴之间构成一个三角形区域。注射部位在示指和中指构成的角内（图17-12）。

2）三指法：髂前上棘外侧三横指处。患儿以自己手指为标准。

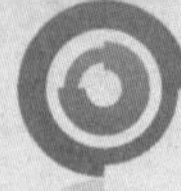

(3) 股外侧肌注射定位：大腿外侧中段(膝上10 cm，髋关节下 10 cm)约 7.5 cm 宽(一般成人)。此区大血管、神经干很少通过，可注射的范围较广，适合于多次注射。

(4) 上臂三角肌注射定位：上臂外侧，肩峰下 2~3 横指处。此处肌肉较薄，只供小剂量注射。

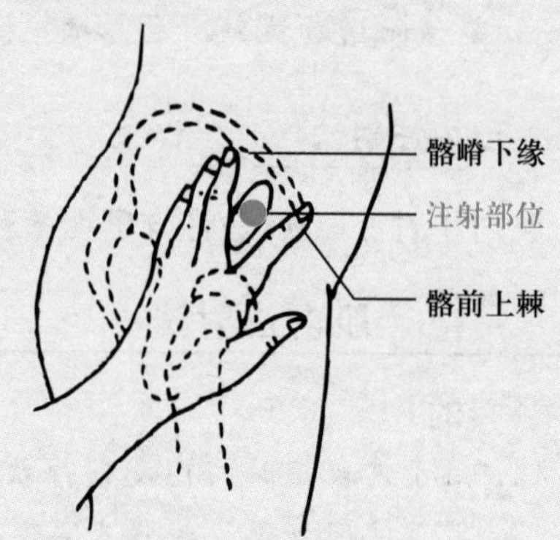

图 17-12　臀中肌、臀小肌注射定位

2. 体位

肌内注射时，为使局部肌肉放松，可采用以下几种姿势。

侧卧位：患者侧卧，上腿伸直，放松，下腿稍弯曲。是臀中肌、臀小肌注射的最佳体位。

俯卧位：患者俯卧，足尖相对，足跟分开，头偏向一侧。是臀大肌注射的最佳体位。

仰卧位：常用于危重及不能翻身的患者，可用于臀中肌、臀小肌注射。

坐位：座椅应稍高，以便于操作(门诊患者常采用)。

【操作程序】

1. 评估

(1) 患者的病情及用药情况。

(2) 患者对所用药物和注射方法的了解程度，心理状况及合作程度。

(3) 注射部位皮肤及肌肉组织状况。

2. 计划

(1) 用物准备：基础注射盘、2~5 mL 注射器(或根据药量选择)、6~7 号针头、医嘱执行单、药液、手消毒液、锐器盒、生活垃圾桶及医用垃圾桶，治疗车。

(2) 环境准备：符合无菌操作的基本要求，光线充足，温度适宜。

3. 实施

流程	内容与要点说明
(1) 准备	• 洗手、戴口罩 • 按医嘱抽吸药液，排尽空气
(2) 核对解释	• 携用物至患者床旁，称呼患者，核对确认患者，并作解释
(3) 选择部位	• 协助患者取合适的体位，并显露注射部位，注意保护患者自尊 • 准确选择注射部位，以防损伤血管及神经
(4) 皮肤消毒	• 常规消毒皮肤、待干
(5) 查对	• 再次查对并检查排气情况，必要时再次排气
(6) 进针	• 左手拇指和示指绷紧皮肤 • 右手持注射器，中指固定针栓，呈握毛笔状姿势，用手臂带动腕部力量，将针头迅速垂直刺入 2.5~3 cm(针梗的 2/3，消瘦者及小儿略减)，并固定(图 17-13)

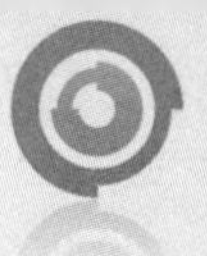

续表

流程	内容与要点说明
(7) 抽回血、推药	• 用左手抽动活塞，无回血即可缓慢推药
(8) 拔针与核对	• 注射毕，用干棉签按压针刺处，快速拔针，再次核对床号、姓名
(9) 整理与嘱咐	• 安置患者，将呼叫器置于易取处，交代注意事项，如有异常及时呼叫 • 整理床单位、用物（按要求处理用物，注射器按要求放于锐器盒集中处理） • 洗手，取下口罩
(10) 观察记录	• 记录注射时间并签名 • 观察药物疗效及反应，若有异常，及时报告医生，酌情处理并记录

4. 评价

(1) 患者明确注射目的，有安全感，能积极配合。

(2) 注射部位定位准确，给药正确，患者无不良反应。

(3) 与患者沟通有效，达到预期效果。

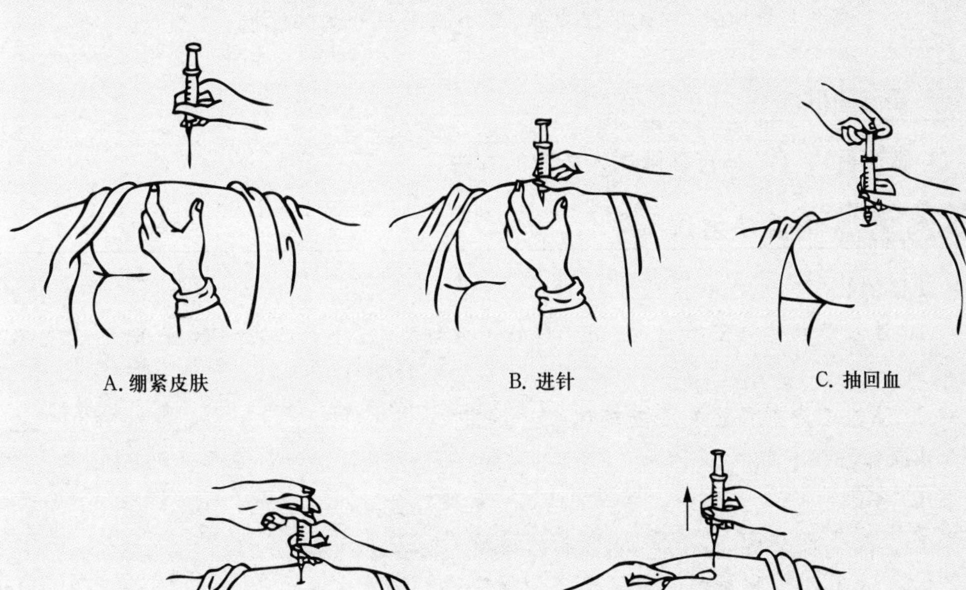

A. 绷紧皮肤　　B. 进针　　C. 抽回血

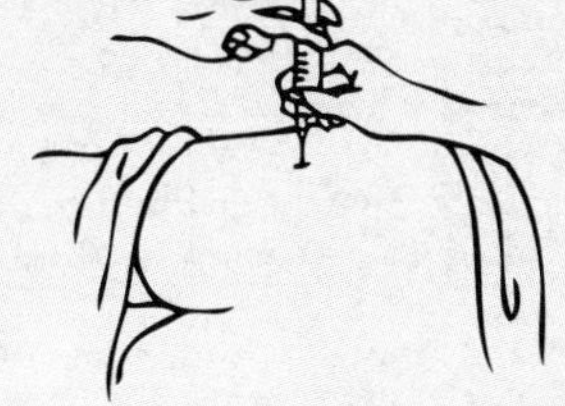

D. 推注药物

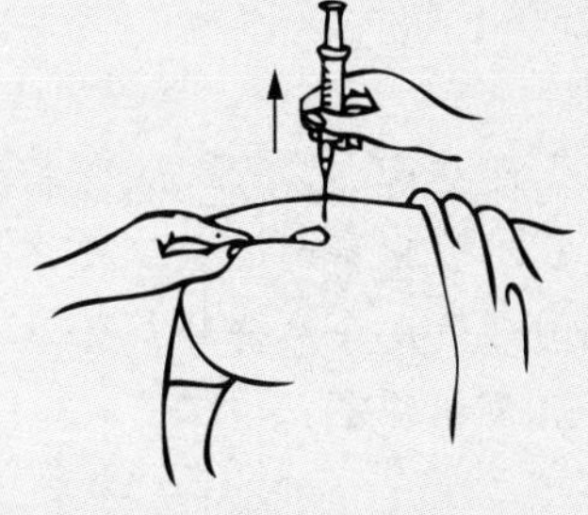

E. 拔针

图 17-13　肌内注射法

视频

常用注射法-肌内注射

【指导要点】

1. 告知患者肌内注射的目的、方法、注意事项及配合要点。

2. 对臀部肌肉进行注射的患者，指导正确采用放松肌肉、减轻疼痛的体位；出现局部硬结的患者，指导采用局部热敷方法。

3. 告知患者出现任何不适，立即通知医护人员。

【注意事项】

1. 使用油剂及混悬剂

应选用稍粗的针头，并将针头与乳头衔接处拧紧，以防用力推注时该处松脱致药液外漏。混悬剂排气后应立即注射，防止药物堵塞针头或更换针头注射。

2. 勿将针梗全部刺入

防止针梗从根部折断，难以取出。

3. 常更换注射部位

长期注射者，应经常更换注射部位，并选择粗长针头；注意观察局部对药物的吸收情况，如吸收差，有硬结可采用局部热敷及其他理疗措施。

4. 防止损伤坐骨神经

注射部位须准确，两岁以下婴幼儿，由于臀部肌肉发育不完善，不宜选用臀大肌注射，以免损伤坐骨神经，可选用臀中肌、臀小肌或股外侧肌注射。

（四）静脉注射法

静脉注射法（IV）是自静脉注入药液的方法。

技术 17-9 静脉注射法

【目的】

1. 注入药物达到治疗目的，用于药物不宜口服、皮下和肌内注射，或需迅速发挥药效时。

2. 注入造影剂作诊断检查或试验。

【操作程序】

1. 评估

（1）患者的病情、用药情况、药物的性质。

（2）患者对静脉穿刺的认识及合作程度。

（3）穿刺部位皮肤及静脉血管状况（血管充盈度、管壁弹性以及血管管径是否与药物浓度剂量相符等）。

2. 计划

（1）用物准备：基础注射盘、根据药量选择注射器、6～9 号针头或头皮针、止血带、小垫枕及垫巾、胶布、无菌纱布、医嘱执行单、药液，手消毒剂，锐器盒、生活垃圾桶及医用垃圾桶，治疗车。

（2）环境准备：符合无菌操作的基本要求，光线充足，温度适宜。

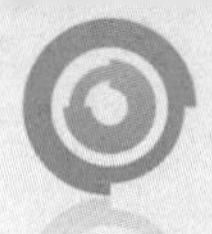

3. 实施

流程	内容与要点说明
▲四肢静脉注射法	
(1) 准备	• 洗手、戴口罩 • 按医嘱抽吸药液,排尽空气
(2) 查对与解释	• 携用物至患者床旁,称呼患者,核对确认患者并作解释
(3) 选择静脉	• 常用肘部、腕部、手背、足背、踝部等处浅静脉(图 17-14) • 选择合适的静脉,明确静脉方向、深浅,在其下放置小垫枕,上铺垫巾
(4) 皮肤消毒	• 在穿刺部位上方 5~6 cm 处扎止血带(末端向上,以免污染无菌区域),嘱患者握拳,使静脉充盈 • 常规消毒注射部位皮肤,待干
(5) 查对与排气	• 再次查对并排气
(6) 穿刺静脉	• 用左手拇指绷紧静脉下端皮肤,右手持注射器,示指固定针栓,针尖斜面向上与皮肤成 15°~30°,由静脉上方或侧方刺入皮下,再沿静脉方向潜行刺入静脉(图 17-15),见回血可再顺静脉方向推进少许
(7) 松带与固定	• 松开止血带,嘱患者松拳,固定针头(头皮针用胶布固定)
(8) 推药	• 缓慢注入药液(图 17-16),推注过程中应试抽回血并密切观察局部情况
(9) 拔针与核对	• 注射毕,用消毒干棉签轻放于皮肤穿刺点处,快速拔针后按压穿刺点(同时按压皮肤及静脉进针点)3~5 min,以制止局部渗血 • 再次核对床号、姓名
(10) 整理与嘱咐	• 安置患者,将呼叫器置于易取处,交代注意事项,如有异常及时呼叫 • 整理床单位、用物(按要求处理用物,注射器按要求放于锐器盒集中处理) • 洗手,取下口罩
(11) 观察记录	• 记录注射时间并签名 • 观察药物疗效及反应,若有异常,及时报告医生,酌情处理并记录
▲股静脉注射法	(常用于抢救危重患者时作紧急穿刺,注入药物或置管加压输血输液)
(1) 吸药、查对	• 护士准备、吸药、查对、解释同四肢静脉注射法
(2) 安置体位	• 帮助患者仰卧,下肢伸直,略外展外旋
(3) 消毒	• 常规消毒局部皮肤及操作者左手示指和中指
(4) 定位	• 股静脉位于股三角区内,在股动脉(其走向和髂前上棘与耻骨结节连线中点相交)内侧 0.5 cm 处(图 17-17) • 用左手示指或中指,在腹股沟髂前上棘与耻骨结节连线中点稍下方(约 1 cm),股动脉搏动最明显处作股动脉定位,并加以固定
(5) 穿刺静脉	• 右手持注射器,针头与皮肤成 90°或 45°,在股动脉内侧 0.5 cm 处刺入 • 左手抽动活塞,见有暗红色血液,即表示已达股静脉

续表

流程	内容与要点说明
(6) 推药	• 固定针头，根据需要注入药液(左手推药)
(7) 拔针与按压	• 注射毕，拔针后局部立即用无菌纱布加压止血 3~5 min(以防出血或形成血肿)
(8) 查对	• 再次核对床号、姓名
(9) 整理与嘱咐	• 安置患者，将呼叫器置于易取处，交代注意事项，如有异常及时呼叫 • 整理床单位，清理用物(按要求处理用物，注射器按要求放于锐器盒集中处理) • 洗手、取下口罩
(10) 观察记录	• 记录注射时间并签名 • 观察药物疗效及反应，若有异常，及时报告医生，酌情处理并记录

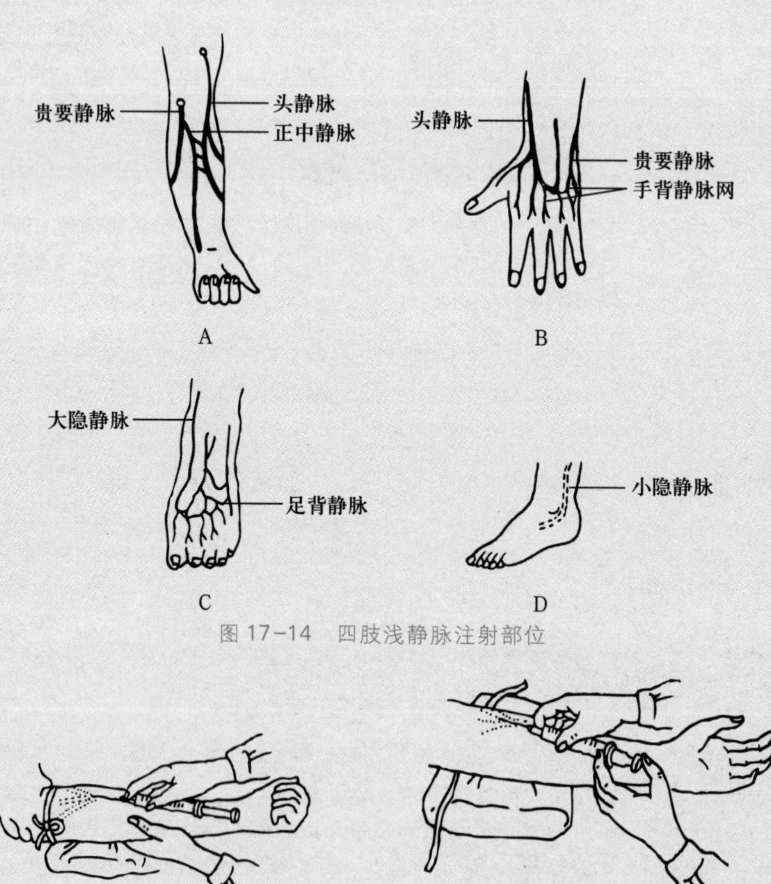

图 17-14　四肢浅静脉注射部位

图 17-15　四肢静脉注射进针法

图 17-16　四肢静脉注射推药法

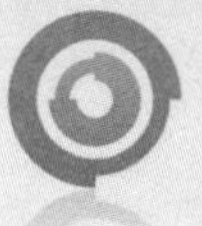

4. 评价

(1) 患者明确注射目的，有安全感，能积极配合。

(2) 给药正确无误，操作熟练，静脉穿刺一次成功，患者无痛苦，无感染，无渗出，无皮下瘀血。

(3) 与患者沟通有效，达到预期效果。

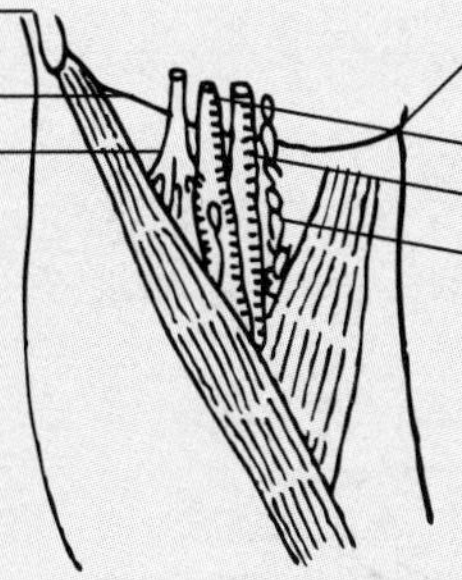

图 17-17 股静脉解剖位置

【指导要点】

1. 告知患者静脉注射的目的、方法、注意事项及配合要点。

2. 告知患者静脉注射过程中及注射后，如有任何不适，立即通知医护人员。

【注意事项】

1. 合理选择静脉

选择粗、直、弹性好、易于固定的静脉，并避开关节和静脉瓣。长期静脉给药者，应由远心端到近心端的选择血管，但对刺激性强、浓度高的药物应选较大的静脉进行注射。

2. 严格掌握注射速度

推注速度应根据患者年龄、病情及药物性质而定，必要时使用微量注射泵严格控制速度；同时密切观察用药效果及不良反应。

3. 正确使用对组织有强烈刺激的药物

注射对组织有强烈刺激的药物，应另备盛有生理盐水的注射器和头皮针，静脉穿刺、固定后，先注入少量生理盐水，再次确认在血管后，再调换抽有药液的注射器进行注射，以防药液外溢而导致皮下组织的损伤及坏死。

4. 观察有无药液外溢

注射过程中，间断回抽血液，确保药液安全注入血管内。如注入药液时患者述疼痛或局部隆起，回抽无回血或回血不良，表明针头已滑出血管或穿透血管壁。应立即拔出针头，压迫止血后更换部位，另换针头重新注射。

5. 防止血肿发生

如压迫止血不当，时间不够，或反复穿刺可造成血肿；凝血功能不良者应延长按压时间；穿刺(尤其是股静脉穿刺)时，如抽出鲜红色血液，提示刺入动脉，应立即拔出针头，用无菌纱布紧压穿刺处 5~10 min，直至无出血为止。

【静脉穿刺失败的常见原因】

1. 针尖斜面一半在血管外

可有回血，部分药液溢出至皮下，局部隆起并有痛感(图 17-18A)。

2. 针头刺入较深

斜面一半穿破对侧血管壁，可有回血，部分药液溢出至深部组织，如只推注少量

药液，局部不一定隆起，有痛感(图 17-18B)。

3. 针头刺入过深

穿破对侧血管壁，没有回血，如只推注少量药液，局部不一定隆起，有痛感(图 17-18C)。

4. 针头未刺入血管内

刺入过浅，或因静脉滑动，针头未刺入血管内，无回血。

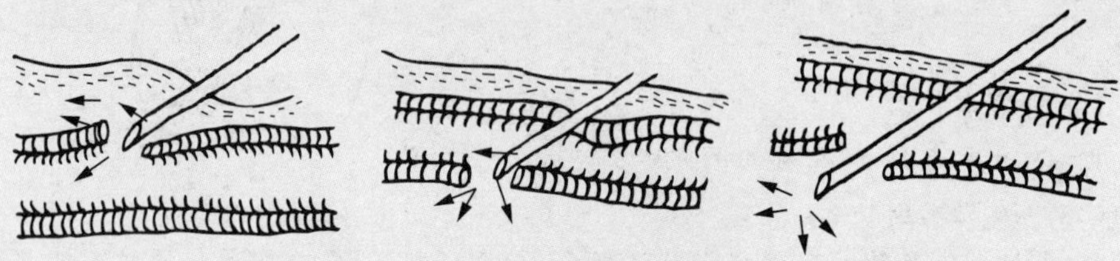

A. 针尖斜面一半在血管外　　B. 针头刺入较深　　C. 针头刺入过深

图 17-18　静脉注射失败的常见原因

附 17：微量注射泵

微量注射泵是电子调速注射装置，能将小剂量药液持续、均匀、定量注入人体的注射装置。临床上常用于小儿及某些药物如硫酸镁、毛花苷 C、氨茶碱等静脉注射(图 17-19)。

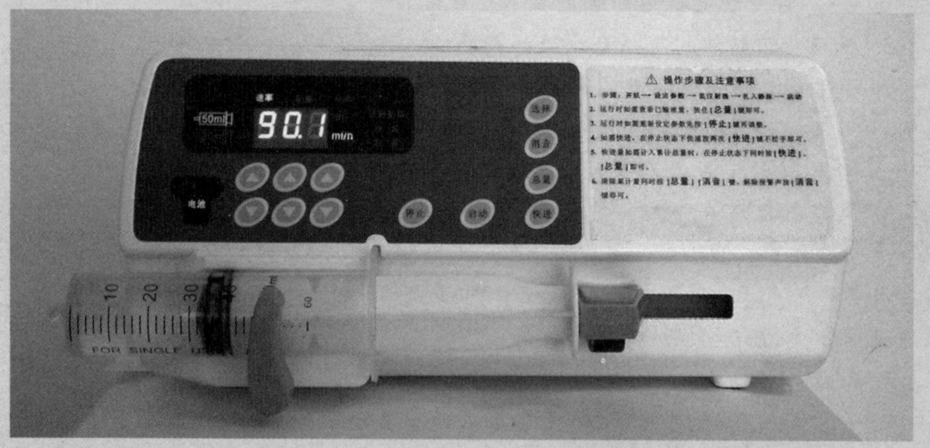

图 17-19　微量注射泵

操作要点：备好静脉注射通路→核对医嘱和患者，准备药液，注明药名、浓度、剂量、速度→连接微量泵的辅助导管，排气后安装到微量泵上→固定微量泵→打开开关→遵医嘱设置输注速度、量→连接静脉通路，启动微量泵，记录→更换药液(先夹闭静脉通道，暂停微量泵输注，取出注射器，更换完毕后，放回微量泵，复查注射程序无误后，再启动微量泵开始注射)→药物注射完毕，机器自动停止(或按下停止键)→拔针按压(或松开注射器与静脉穿刺针的连接)→取出注射器，关闭微量注射泵，切断电源→整理床单位，清理用物，协助患者取舒适卧位。

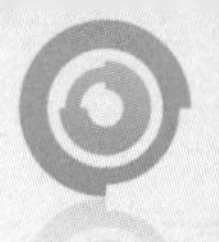

文档

拓展与练习

注意事项：① 需避光的药液，应用避光注射器抽取药液，并使用避光泵管。② 使用中，如需更改输液速度，则先按停止键，重新设置后再按启动键；更换药液时，应暂停输注，更换完毕复查无误后，再按启动键。③ 持续使用时，每 24h 更换微量泵管道及注射器。

角色扮演活动——模拟注射胰岛素

1. 活动情境

住院患者张某，女，66 岁，诊断为非胰岛素依赖型糖尿病，需长期注射胰岛素；责任护士小李遵医嘱为患者皮下注射胰岛素 8U。

学生分组进行角色扮演，每 2 人为一组，分别轮流扮演护士和患者。

2. 活动指导

(1) 活动目的：掌握皮下注射技术及其健康教育内容。

(2) 活动要求：① 活动中注重人文关怀及提高沟通能力。② 按护理程序进行活动；强调对患者相关知识的评估及皮下注射技术的正确应用。

3. 效果评价（见评价表）

模拟注射胰岛素评价表

项目	评分要点	分值	自评	小组评	实得分
评估	患者情况；药物；护士相关知识及能力	15			
准备	用物齐备；环境安全（口述）；患者配合，体位正确；护士准备符合要求	10			
注射技术	细心核对；抽吸药物、部位选择、消毒方法、持针手法、进针角度、进针深度、抽回血、推药、拔针、按压及操作后处理均正确	40			
健康教育	建立轮流交替注射部位的计划；讲解胰岛素的作用；有计划教会患者自己注射胰岛素	15			
人文关怀	举止得体、言谈礼貌；操作前细心解释；操作中及时沟通，正确指导；操作后诚恳致谢，亲切嘱咐	20			
总评分及教师评价：					

（庄　红）

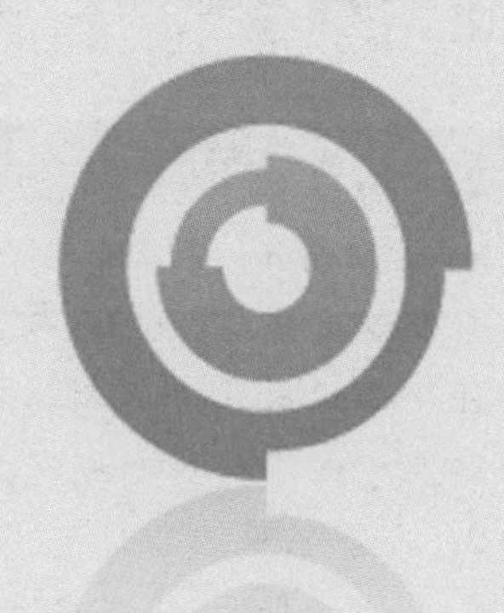

第十八单元 药物过敏试验法

药物可以治疗疾病，但过敏性体质的人在使用某些药物时，可引起不同程度的过敏反应，甚至发生过敏性休克，如不及时抢救，可危及生命。为了防止发生过敏反应，在使用某些药物前，除须详细询问过敏史外，还须做药物过敏试验。护士应正确掌握试验液配制和试验方法，认真观察，正确判断试验结果，同时要熟练掌握过敏反应的急救技术。

PPT

药物过敏试验法

第一节 青霉素过敏试验与过敏反应的处理

学习要求

- ○ 青霉素过敏反应的原因
- ● 青霉素过敏反应的预防
- ●★ 青霉素过敏试验的方法
- ● 青霉素过敏反应的临床表现及急救

青霉素具有杀菌力强、毒性低的特点，临床应用广泛。但青霉素易致过敏反应，人群中有3%~6%的人对青霉素过敏，多发生于多次接受青霉素治疗者，偶见于初次用药的患者，而且任何年龄、性别、任何制剂和剂量、任何给药途径均可发生过敏反应。因此在使用青霉素前都应先做过敏试验，试验结果阴性者方可用药。同时要加强青霉素使用前后的监测，及时发现过敏反应并处理。

一、青霉素过敏反应的原因

青霉素本身不具有免疫原性，但制剂中所含的高分子聚合物（6-氨基青霉烷酸）及

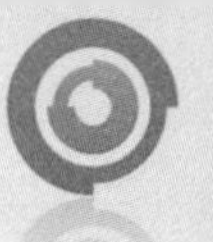

其降解产物(如青霉噻唑酸和青霉烯酸)以及某些霉菌(青霉菌)属于半抗原物质,进入机体后,可与组织蛋白、多肽、多糖结合后而形成全抗原,刺激机体产生特异性抗体 IgE,由于 IgE 与组织细胞具有特殊的亲和力,故形成的抗体固定在某些组织的肥大细胞上和血液中的嗜碱性粒细胞表面,使机体呈致敏状态。当具有过敏体质的人再次接受类似抗原刺激后,即与特异性抗体结合,发生抗原抗体反应,导致细胞破裂,从排出的颗粒中和细胞内释放一系列血管活性物质,如组胺、缓激肽、5-羟色胺、白三烯,这些物质作用于效应器官,使平滑肌痉挛、毛细血管扩张、毛细血管通透性增高、腺体分泌增多。由于血管活性物质作用的部位不同及个体差异,故临床表现也是多种多样,导致患者出现皮肤、呼吸道、消化道的过敏反应,甚至出现过敏性休克。

二、青霉素过敏反应的预防

青霉素过敏反应发生率高,过敏性休克更是威胁患者的生命安全,因此要采取各种措施,尽可能预防青霉素过敏反应的发生。

1. 用药前详细询问患者的用药史、过敏史和家族史,无过敏史者用药前必须做过敏试验,已知有过敏史者禁止做过敏试验。

2. 凡首次用药,停药 3 d 以上者,以及更换药物批号时,均须按常规做过敏试验。

3. 青霉素皮试液要现用现配,皮试液浓度与注射剂量要准确,配制青霉素皮试液时生理盐水、注射器及针头应专用。

4. 护士应加强责任心,严格"三查七对"制度。青霉素过敏试验或注射前均应做好急救的准备工作(备好 0.1%盐酸肾上腺素和氧气等)。严密观察患者,注射后须观察 30 min,以防迟缓性过敏反应的发生。

5. 试验结果阳性者禁止使用青霉素,同时报告医生,在医嘱单、体温单、注射执行单、床头卡、病历上醒目地注明青霉素过敏试验阳性反应,并告知患者及其家属。

三、青霉素过敏试验的方法

技术 18　青霉素过敏试验法

【目的】

安全用药,预防青霉素过敏反应。

【操作程序】

1. 评估

(1) 患者的病情、用药史、过敏史、家族史。

(2) 患者的心理反应与合作程度。

(3) 患者局部皮肤状况。

2. 计划

(1) 用物准备:注射盘内备药液,0.1%盐酸肾上腺素,急救药品与器械,1 mL、

2 mL注射器各一套，4（或 $4\frac{1}{2}$）、7号针头，手消毒剂、锐器盒、生活垃圾桶及医用垃圾桶，余同皮内注射。

（2）环境准备：环境整洁，符合无菌操作要求，光线充足。

3. 实施

流程	内容与要点说明
（1）准备	
① 护士准备	• 洗手、戴口罩
② 配制皮试液	（青霉素皮试液浓度为：200~500 U/mL） • 以青霉素 G 1瓶（80万U）为例，注入生理盐水2 mL，每毫升含青霉素 G 40万 U • 用1 mL注射器取0.1 mL上液加生理盐水至1 mL，每mL含青霉素G 4万 U • 取0.1 mL上液（弃去0.9 mL）加生理盐水至1 mL，每mL含青霉素G 4 000 U • 取0.1 mL上液（弃去0.9 mL）加生理盐水至1 mL，每mL含青霉素G 400 U • 每次配制时，均需将溶液混匀
（2）核对与解释	• 携用物至患者床旁，称呼患者，查对无误后，解释操作的目的和过程，询问患者用药史、过敏史
（3）皮内注射	• 按皮内注射法在患者前臂掌侧下段注入青霉素皮试液0.1 mL（含青霉素G 20或50 U） • 拔针后勿用棉签按压
（4）整理与嘱咐	• 安置患者，将呼叫器置于易取处，交代患者勿按揉、勿离开病室，20 min后看结果，如有异常及时呼叫 • 整理床单位、用物（按要求处理用物，注射器按要求放于锐器盒集中处理）
（5）判断试验结果	• 观察20 min后，由2名护士判断试验结果 • 阴性：皮丘无改变，周围不红肿，无自觉症状 • 阳性：局部皮丘隆起，并出现红晕、硬块，直径大于1 cm，或红晕周围有伪足，痒感，严重时可出现过敏性休克或全身出现皮疹 • 洗手，取下口罩
（6）观察记录	• 记录药敏试验结果及时间并签名，护士直接记录在临时医嘱单上，并实行双签名制，无其他护士时可由在岗医师签名，签名方式以分数表示，分子为做皮试者同时参与结果判断，分母为另一判断结果者。若为阴性结果，用蓝色笔以“-”表示，若为阳性结果，用红笔以“+”表示。阳性者不可用药，并在医嘱单、体温单、门诊病例、床头卡上用红笔注明过敏 • 观察反应，若有异常，及时报告医生，酌情处理并记录

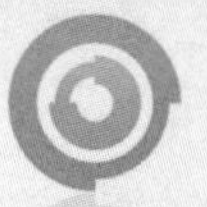

4. 评价

(1) 严格遵守操作规程,确保患者用药安全。

(2) 患者了解试验的目的及注意事项,能主动配合操作。

【指导要点】

1. 告知患者做过敏试验的目的、方法及配合要点。

2. 告知患者皮试后不可离开,就地等待 20 min 观察结果,以免发生严重过敏反应时,贻误抢救时机;嘱患者如感不适立即通知护士。

【注意事项】

1. 准确配制皮试液,正确判断试验结果。

2. 患者空腹时不宜进行皮试。

3. 消毒皮肤时,避免反复用力涂擦局部皮肤,忌用含碘消毒剂

4. 皮试后注意观察,门诊患者 20 min 内勿离开注射室。

四、青霉素过敏反应的临床表现

(一) 过敏性休克

过敏性休克是青霉素过敏反应中最严重的反应,发生率为 10/万~5/万,其特点是反应迅速、强烈,可危及患者生命。一般在做青霉素皮内试验或注射药物后数秒或数分钟内闪电式发生,也有的于半小时后出现,极少数患者发生在连续用药的过程中。

1. 呼吸道阻塞症状

由于喉头水肿、支气管痉挛、肺水肿所致,患者主观感觉胸闷,喉头堵塞伴濒死感,客观表现气急、哮喘、发绀、呼吸困难等。

2. 循环衰竭症状

由于周围血管扩张导致有效循环血量不足,患者面色苍白,出冷汗,脉搏细弱,血压急剧下降等。

3. 中枢神经系统症状

由于脑组织缺氧,患者出现烦躁不安、头晕、面部及四肢麻木、意识丧失、抽搐、大小便失禁等症状。

4. 皮肤过敏症状

可出现皮肤瘙痒、荨麻疹及其他皮疹。

(二) 血清病型反应

一般于用药后 7~12 d 内发生,临床表现和血清病相似,有发热、关节肿痛、皮肤瘙痒、荨麻疹、全身淋巴结肿大、腹痛等症状。

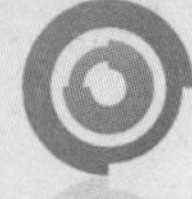

（三）各器官或组织的过敏反应

1. 皮肤过敏反应

表现为皮肤瘙痒、荨麻疹，严重者可发生剥脱性皮炎。

2. 呼吸道过敏反应

可引起哮喘或诱发原有的哮喘发作。

3. 消化系统过敏反应

可引起过敏性紫癜，以腹痛和便血为主要症状。

上述表现可单独出现，也可同时存在，常以呼吸道症状或皮肤瘙痒最早出现，因此必须注意倾听患者的主诉并加强观察。

五、青霉素过敏性休克的急救措施

1. 就地抢救

立即停药，患者就地平卧，注意保暖，立即通知医生。

2. 注射盐酸肾上腺素

立即皮下注射 0.1%盐酸肾上腺素 0.5～1 mL，患儿酌减，如症状不缓解，可每隔 30 min 皮下或静脉注射该药 0.5 mL，直至脱离危险期。此药是抢救过敏性休克的首选药物，它具有收缩血管、增加外周阻力、升高血压、兴奋心肌、增加心排血量及松弛支气管平滑肌等作用。

3. 保持有效的呼吸与循环功能

① 立即给予氧气吸入，以改善缺氧症状；② 当呼吸受抑制时，应立即进行口对口人工呼吸，给予肌内注射尼可刹米或洛贝林等呼吸中枢兴奋剂；③ 喉头水肿影响呼吸时，应立即准备配合施行气管切开术；④ 患者心搏骤停时，立即进行心肺复苏抢救。

4. 根据医嘱给药

地塞米松 5～10 mg 静脉注射或用氢化可的松 200 mg 加入 5%～10%葡萄糖溶液 500 mL中静脉滴注，此药有抗过敏作用，能迅速缓解症状。此外，还可根据病情给予升压药物（如多巴胺、间羟胺）、纠正酸中毒和抗组胺类药物等。

5. 观察与记录

密切观察患者呼吸、脉搏、血压、神志、尿量等。对病情动态变化做好护理记录。患者未脱离危险期，不宜搬动。

第二节　其他常用药物过敏试验法

学习要求

- ★ 各种药物过敏试验的方法

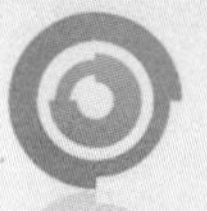

- 各种药物过敏试验的结果判断
- 链霉素过敏反应的临床表现及急救
- 破伤风抗毒素脱敏注射法

一、链霉素过敏试验法

链霉素除过敏反应外还有中毒反应，也容易引起过敏性休克，其发生率仅次于青霉素，但死亡率较青霉素高，其原因除过敏因素外，还与中毒因素有关。使用时应引起重视。

（一）链霉素过敏试验法

1. 试验液的配制

以每毫升含链霉素 2 500 U 的皮内试验液为标准（表 18-1），皮内试验剂量为0.1 mL（含 250 U）。

表 18-1 链霉素皮试液的配制

链霉素	加生理盐水/mL	链霉素含量/($U \cdot mL^{-1}$)	要求
100 万 U	3.5	25 万	溶解，用 5 mL 注射器
0.1 mL	0.9	2.5 万	摇匀，用 1 mL 注射器
0.1 mL	0.9	2 500	摇匀

2. 试验方法

确认患者无链霉素过敏史，取链霉素皮试液 250 U/0.1 mL，在患者前臂掌侧下段做皮内注射，观察 20 min 后，判断试验结果并记录。

结果判断方法同青霉素。

（二）链霉素过敏反应的临床表现

1. 同青霉素过敏反应，但较少见。

2. 伴有全身麻木、肌肉无力、抽搐、眩晕、耳鸣、耳聋等毒性反应，而且链霉素的毒性反应比链霉素的过敏反应更常见、更严重。

链霉素过敏反应的机制系药物本身的毒性作用及所含杂质（链霉素胍和二链霉胺）具有释放组胺的作用，使小动脉和毛细血管扩张，血压下降，休克；链霉素与钙离子结合，致使血钙降低，患者表现麻木、头晕、抽搐，最初仅口周麻木，严重者四肢、面部、头皮等全身麻木，甚至四肢抽动。

（三）过敏反应的急救措施

一般急救措施同青霉素。可同时应用钙剂，给予 10% 葡萄糖酸钙（或氯化钙）

10 mL静脉缓慢推注，而使症状减轻。

二、破伤风抗毒素过敏试验法

破伤风抗毒素(TAT)是一种免疫马血清，对人体是异种蛋白，具有抗原性，注射后也容易出现过敏反应。因此，在用药前须做过敏试验，曾用过破伤风抗毒素间隔时间超过一周者，如再使用，还须重做皮内试验。

(一) 皮试液的配制

取每支 1 mL 含 1 500 国际单位(IU)的破伤风抗毒素药液 0.1 mL，加生理盐水稀释至 1 mL(即 150 IU/mL)。

(二) 试验方法

取破伤风抗毒素试验液 0.1 mL(含 15 IU)作皮内注射，观察 20 min 后判断试验结果。

(三) 试验结果判断

见表 18-2。

表 18-2 破伤风抗毒素皮肤试验结果的判断

结果	局部皮丘情况	全身情况
阴性	皮丘局部不红肿	无自觉症状，无不适表现
阳性	皮丘红肿、硬结直径大于 1.5 cm，红晕直径超过 4 cm，有时出现伪足、痒感	全身过敏反应、血清病型反应与青霉素过敏反应相同，可出发热、头晕、心慌、恶心，甚至发生过敏性休克

若试验结果不能肯定时，应做对照试验，确定为阴性者，将余液 0.9 mL 做肌内注射。若试验结果为阳性，可采用脱敏注射法或注射入破伤风免疫球蛋白。

(四) 脱敏注射法

1. 原理

以少量抗原，在一定时间内多次消耗体内的抗体，避免因为一次性大量释放而致过敏，从而达到脱敏目的。

2. 原则

少量多次，逐渐增加用量。施行脱敏注射前，可应用苯海拉明等抗组胺药物，以减少过敏反应的发生。

3. 方法

给过敏者分多次小剂量肌内注射药液(表 18-3)，每隔 20 min 注射一次，每次注射

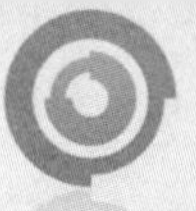

后均须密切观察。在脱敏注射过程中如发现患者有全身反应,如气促、发绀、荨麻疹及过敏性休克时,应立即停止注射,并迅速处理。如反应轻微,待消退后,酌情将剂量减少,注射次数增加,使其顺利注入所需的全量。

表 18-3 破伤风抗霉素脱敏注射法

次数	抗毒血清	生理盐水	注射法
1	0.1 mL	0.9 mL	IM
2	0.2 mL	0.8 mL	IM
3	0.3 mL	0.7 mL	IM
4	余量	稀释至 1 mL	IM

也可将 1 mL TAT 稀释成 10 mL TAT 等渗盐水液,分别以 1 mL,2 mL,3 mL,4 mL 做 4 次肌内注射,每次间隔 20 min。

三、普鲁卡因过敏试验法

普鲁卡因属于局部麻醉药,少数患者用药后可发生过敏反应,故应用普鲁卡因前应先做皮肤过敏试验,结果为阴性的方可注射。

普鲁卡因皮试液浓度为:0.2%~0.25%(2.0~2.5 mg/mL)。

试验方法为:取 0.25%(即 2.5 mg/mL)普鲁卡因液 0.1 mL(含 0.25 mg)做皮内注射,观察 20 min 后判断试验结果。试验结果判断同青霉素。

目前临床所用普鲁卡因每支 2 mL 含 40 mg(每毫升含 20 mg,即 2%)。配制方法为:取普鲁卡因(每支 2 mL 含 40 mg)0.1 mL 加等渗盐水至 1 mL,即每毫升含 2.0 mg。

四、细胞色素 c 过敏试验法

细胞色素 c 有矫正细胞呼吸和促进物质代谢的作用,临床用于各种组织缺氧的急救或辅助治疗。偶见过敏反应发生,在用药前应先作过敏试验。

(一) 皮试液的配制

取细胞色素 c(每支 2 mL 含 15 mg)0.1 mL 加等渗生理盐水至 1 mL,每毫升含 0.75 mg。

(二) 试验方法

1. 皮内试验

取细胞色素 c 试验液 0.1 mL(含 0.075 mg)做皮内注射,观察 20 min后,判断试验结果。

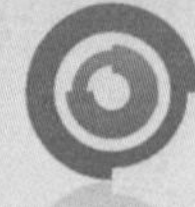

2. 划痕试验

在前臂掌侧下段内侧，用75%乙醇消毒皮肤后，取细胞色素c原液（7.5 mg/mL）1滴，滴于皮肤上，以无菌针头在表皮上划痕两道，长约0.5 cm，其深度以微量渗血为宜。观察20 min后，判断试验结果。

（三）试验结果判断

局部发红，直径大于1 cm，有丘疹者为阳性。

五、碘过敏试验法

临床上常用碘化物造影剂作肾、胆囊、膀胱、支气管、心血管、脑血管、其他脏器与周围血管造影，CT增强扫描和其他各种腔道、瘘管的造影。此类药物可发生过敏反应，在造影前须做过敏试验，阴性者，方可做碘造影检查。

（一）试验方法与结果判断

1. 皮内注射法

（1）取碘造影剂0.1 mL做皮内注射，观察20 min后，判断试验结果。

（2）结果判断：阴性者皮试局部无变化；阳性者皮试局部有红肿、硬块，皮丘直径大于1 cm，或有其他全身表现。

2. 静脉注射法

（1）取碘造影剂（30%泛影葡胺）1 mL，于静脉内缓慢注射，观察5～10 min后判断试验结果。

（2）结果判断：阴性者无任何不适，阳性者有血压、脉搏、呼吸和面色改变。

（二）注意事项

1. 在静脉注射造影剂前，必须先行皮内试验，如为阴性，再作静脉试验，静脉试验阴性者方可进行碘剂造影检查。

2. 少数患者过敏试验阴性，但在注射碘造影剂时发生过敏反应，故在造影时仍需备好急救药品。

3. 严格掌握碘造影剂的禁忌证，详细询问用药史及过敏史，对有心肝肾功能障碍、过敏性疾病、糖尿病、婴幼儿和65岁以上老年人等高危因素的患者慎用药，必要时选用非离子型造影剂，非离子型造影剂的优点是渗透浓度低，与血浆等渗，降低了黏稠度、化学毒性、渗透毒性和神经毒性，目前已经广泛用于心脏、血管造影和CT增强扫描，但即便是非离子型造影剂，其不良反应仍然存在。

（三）过敏反应处理

同青霉素。

六、头孢菌素类药物过敏试验法

头孢菌素是一类高效低毒、应用广泛的抗生素，也可致过敏反应，所以用药前需做皮肤过敏试验。头孢菌素与青霉素之间有不完全的交叉过敏反应，对青霉素过敏者中有10%～30%对头孢菌素过敏，对头孢菌素过敏者大多数对素青霉素过敏。头孢菌素类药物各品种之间因结构上的差异，也存在交叉过敏反应，使用前均需进行过敏试验。

（一）皮试液的配制

皮试液浓度一般为 500 μg/mL（表 18-4）。

表 18-4　头孢菌素类药物皮试液配制法

头孢菌素类药物量	加生理盐水量	药液质量浓度	要求
0.5 g	2 mL	250 mg/mL	溶解，用 2 mL 注射器
取上液 0.2 mL	0.8 mL	50 mg/mL	摇匀，用 1 mL 注射器
取上液 0.1 mL	0.9 mL	5 mg/mL	摇匀
取上液 0.1 mL	0.9 mL	500 μg/mL	摇匀

（二）试验方法与结果判断

试验方法、结果判断与过敏反应处理同青霉素。

此外，抗狂犬病血清、精制抗蝮蛇毒血清、精制抗炭疽血清、天冬酰胺酶等药物应用时也需做皮试。

文档
拓展与练习

角色扮演活动——模拟配制头孢菌素皮试液及做皮试

1. 活动情境

住院患者杨某，男，71 岁。体温 38.1 ℃，咳嗽、咳痰一周，痰液为黄绿色，诊断为肺炎。责任护士小王遵医嘱为患者静脉注射头孢噻肟钠 1g iv bid，注射前需先做皮试。

学生分组进行角色扮演，每 3 人为一组，分别轮流扮演护士和患者。

2. 活动指导

（1）活动目的：掌握皮试液配制技术及用药安全指导。

（2）活动要求：① 查对意识强，贯彻安全用药知识；② 按护理程序进行活动；强调过敏史、用药史及家族史的询问，皮试液配制剂量准确，皮内注射技术正确，注射后对患者做好嘱咐及用药后观察。③ 活动中注重人文关怀及提高沟通能力。

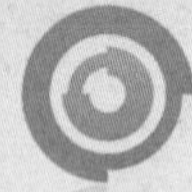

3. 效果评价(见评价表)

模拟配制头孢菌素皮试液及做皮试评价表

项目	评分要点	分值	自评	小组评	实得分
评估	患者情况;药物;护士相关知识及能力	15			
准备	用物齐备;环境安全(口述);患者配合,体位正确;护士准备符合要求	10			
皮试液配制及皮试	细心核对;皮试液配制剂量准确、配制方法正确;询问、急救准备、皮试部位选择、进针角度及深度、推药、拔针、结果判断及操作后处理均正确	40			
健康教育	有关肺炎患者环境温湿度、营养、饮水、有效排痰等方面的健康教育	15			
人文关怀	举止得体、言谈礼貌;操作前细心解释;操作中及时沟通,正确指导;操作后诚恳致谢,亲切嘱咐	20			
总评分及教师评价:					

(侯玉华)

第十九单元
静脉输液和输血法

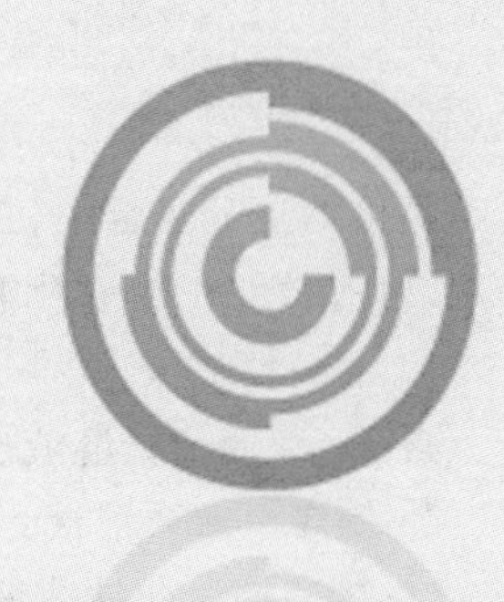

静脉输液和输血是利用大气压和液体静压形成的输液系统内压高于人体静脉压的原理，将一定量的无菌溶液、药液或血液直接输入静脉内的方法，是临床抢救和治疗患者的重要护理措施之一。护士的职责在于熟练掌握静脉输液和输血的知识和技能，准确地应用于临床工作中，确保患者安全用药，以促进身心健康。

PPT

静脉输液和输血法

第一节　静脉输液法

学习要求

⊙ 常用溶液种类及其作用

●▲ 周围静脉输液法

⊙△ 头皮静脉输液法

⊙ 输液速度及时间的计算

● 输液故障及其排除法；输液反应的护理

⊙ 输液微粒污染

静脉输液是临床常用的护理操作技术，护士的主要职责是遵医嘱建立静脉通道；同时，了解治疗的目的、输入药液的种类及其作用、预期效果、可能发生的并发症，密切监测输液过程，并对出现的故障及并发症进行及时有效的处理。

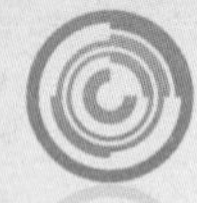

一、常用溶液及其作用

（一）晶体溶液

晶体溶液分子量小，在血管内存留时间短，对维持细胞内外水分的平衡具有重要作用，可有效纠正体液及电解质平衡失调。常用的晶体溶液包括：

1. 葡萄糖溶液

常用5%葡萄糖溶液、10%葡萄糖溶液。用于补充水分和热能。

2. 等渗电解质溶液

5%葡萄糖氯化钠溶液、0.9%氯化钠溶液、复方氯化钠溶液（即林格液，内含氯化钠、氯化钾和氯化钙）等。用于补充水分及电解质。

3. 碱性溶液

5%碳酸氢钠溶液、11.2%乳酸钠溶液，用于纠正酸中毒，调节酸碱平衡。

4. 高渗溶液

50%葡萄糖溶液、20%甘露醇、25%山梨醇，用于利尿脱水，减轻水肿，也可以降低颅内压，改善中枢神经系统的功能。

（二）胶体溶液

胶体溶液分子量大，在血管内存留时间长，能有效维持血浆胶体渗透压，增加血容量，改善微循环，提高血压。临床上常用的胶体溶液包括：

1. 右旋糖酐

常用的溶液有中分子右旋糖酐和低分子右旋糖酐两种。中分子右旋糖酐，用于提高血浆胶体渗透压、扩充血容量。低分子右旋糖酐，用于降低血液黏稠度、改善微循环和抗血栓形成。

2. 代血浆

羟乙基淀粉（706代血浆）、氧化聚明胶和聚维酮等溶液。输入后可增加血浆胶体渗透压和循环血量，在急性大出血时可与全血共用。

3. 浓缩白蛋白液

有5%白蛋白和血浆蛋白等。用于提高胶体渗透压，补充蛋白质和抗体，减轻组织水肿和增强机体免疫力。

4. 水解蛋白注射液

用于纠正低蛋白血症，促进组织修复。

（三）静脉高价营养液

复方氨基酸、脂肪乳剂等。用于供给热能，维持正氮平衡，为患者补充各种维生素和矿物质。

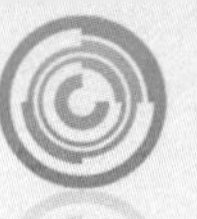

二、静脉输液方法

静脉输液方法包括周围浅静脉输液法、头皮静脉输液法和中心静脉输液法。

技术 19-1　密闭式周围静脉输液法

【目的】

1. 补充水分及电解质，预防和纠正水、电解质及酸碱平衡紊乱。
2. 增加循环血量，改善微循环，维持血压。
3. 输入药物，治疗疾病。
4. 补充营养，供给热能，促进组织修复。

【操作程序】

1. 评估

(1) 患者年龄、病情、意识、心肺功能、自理能力、药物性质、过敏史等。

(2) 心理状况及合作程度。

(3) 患者静脉穿刺部位皮肤状况，静脉血管弹性及充盈度。

2. 计划

(1) 用物准备

1) 密闭式一次性输液器一套：① 普通型输液器。② 一次性分液袋式输液器（其优点是减少污染机会；便于加药；节约液体，减轻患者经济负担。尤其适合小儿、急救及需要一次输入两种以上药物的患者），见图 19-1。

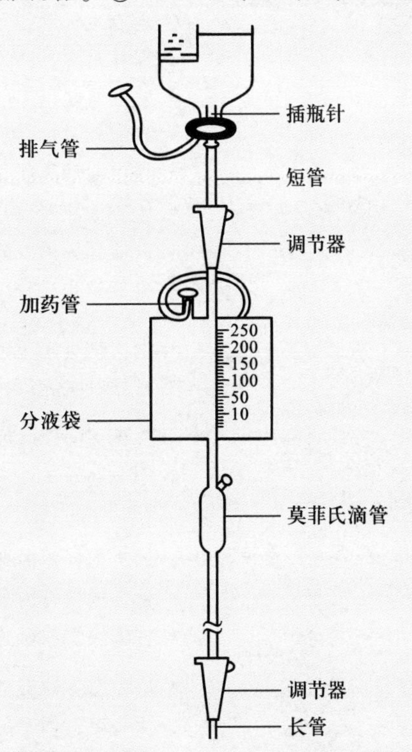

图 19-1　密闭式一次性分液袋式输液器

2) 2%碘酊或安尔碘、75%乙醇、瓶套、开瓶器、垫巾、止血带、敷贴（或胶布）、输液卡、医嘱执行单、手消毒剂、锐器盒、生活垃圾桶及医用垃圾桶、输液架，必要时备小夹板和绷带。

3) 按医嘱准备药液。

4) 静脉留置针输液法需另备静脉留置针（图 19-2）、封管液。

常用封管液与用量：

1) 无菌生理盐水：每次用量 5~10 mL，每隔 6 h 冲管一次。

2) 肝素盐水：每毫升生理盐水含肝素 10~100 U，一般每次用量为 2~5 mL。

(2) 环境准备：清洁、安静、舒适、光线充足。

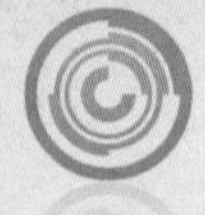

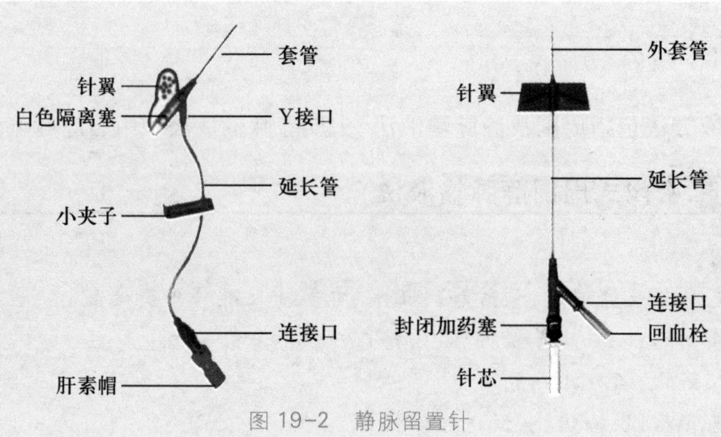

图 19-2　静脉留置针

3. 实施

流程	内容与要点说明
▲普通头皮针输液法	
(1) 准备	
① 护士准备	• 护士洗手、戴口罩
② 药物准备	• 按医嘱填写输液卡和输液瓶贴 • 认真核对药物名称、浓度、剂量及有效期,检查药液瓶身有无裂痕,瓶盖有无松动,对光检查药液有无混浊、沉淀及絮状物等,如为抗生素,需核对皮试结果、批号 • 输液瓶贴(注明床号、姓名、药名、浓度、剂量)倒贴在药液标签旁 • 套瓶套,启开铝盖中心部分,常规消毒瓶塞 • 按医嘱加入所需药物(分液袋式则按医嘱备好药物)
③ 插入插瓶针	• 检查输液器包装、有效期与质量,打开输液器包装,取出输液器,将输液器针头插入瓶塞至根部,关闭调节器 • 分液袋式:插针前须关闭输液管下端调节器
(2) 核对解释	• 携用物至床旁,称呼患者,查对无误后,向患者解释输液目的,嘱患者排尿,助患者取舒适体位。固定输液架位置
(3) 初步排气	• 挂输液瓶于输液架上 • 倒置莫菲氏滴管,并挤压滴管使输液瓶内液体流入滴管内,当达到1/3~2/3满时,迅速转正滴管,打开调节器,液体缓缓下降,待液体流入头皮针管内即可关闭调节器 • 检查输液管内无气泡,排气一次成功 • 将输液管放置妥当
(4) 皮肤消毒	• 协助患者取舒适卧位,在穿刺静脉肢体下放以垫巾,备输液胶贴,置于垫巾上 • 选择粗直、弹性好、避开关节和静脉瓣的静脉,首次消毒皮肤

视频

静脉输液法-皮肤消毒

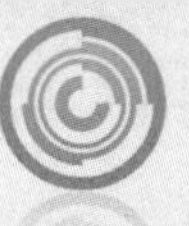

续表

流程	内容与要点说明
	• 在穿刺点上方 6 cm 处扎止血带,再次消毒皮肤 • 再次核对,打开调节夹,再次排气至少量药液滴出 • 关闭调节夹并检查针头及输液管内有无气泡,取下护针帽
(5) 静脉穿刺	• 嘱患者握拳,左手绷紧穿刺部位下端皮肤,固定血管,右手持头皮针针翼,使针尖斜面向上并与皮肤成 15°~30°角进针,见回血后再将针头沿血管方向潜行少许
(6) 固定针头	• 一手固定针柄,一手松开止血带,打开调节夹,嘱患者松拳 • 待液体滴入通畅后用输液贴分别固定,第一条胶贴固定针翼,第二条带小棉片的胶贴固定于穿刺局部,第三条胶贴固定于盘成环状的头皮针胶管上
(7) 调节滴速	• 根据患者的年龄、病情和药物性质调节滴速 • 一般成人为 40~60 滴/min,儿童为 20~40 滴/min(按输液器点滴系数为 15 计,如输液器点滴系数为 20,成人输液滴数应为 55~80 滴/min) • 对年老体弱、婴幼儿、患有心肺疾病的患者以及输入高渗盐水、含钾药物、升压药物时输入速度宜慢 • 对脱水严重、且心肺功能良好者,输入速度可稍快 • 取下垫巾、止血带
(8) 整理及嘱咐	• 操作后核对患者,安置患者于舒适体位 • 告知每分钟滴速及注意事项,放置呼叫器于易取处
(9) 记录	• 洗手,在输液卡上正确填写输液时间及滴速,护士签全名后挂于输液架上;在执行单上注明输液时间并签名
(10) 观察	• 每隔 15~30 min 巡视病房一次,及时处理异常情况
(11) 添加药液	• 需连续输液时,及时添加药液 • 套瓶套,除去铝盖中心部分,常规消毒瓶塞(或按医嘱加入所需药物),拔出第一瓶内的插瓶针,插入第二瓶内,观察点滴通畅
▲ 静脉留置针输液法	(优点:有利于保护静脉,减少反复穿刺造成的血管损伤,减轻患者痛苦;便于给药和抢救。适用于需要长期输液且静脉穿刺较困难的患者)
(1) 输液准备	• 同密闭式输液法(1)~(3)
(2) 备留置针	• 选择型号适宜的静脉留置针(在满足治疗前提下选用最小型号、最短的留置针),检查包装、型号、生产日期及有效期 • 确认针尖及套管尖端完好,旋转松动套管
(3) 连接排气	• 连接留置针与输液器,消毒后将输液器上头皮针头插入肝素帽内,排气
(4) 选择静脉	• 选择相对粗直、有弹性的血管
(5) 消毒皮肤	• 将小垫枕置于穿刺肢体下,铺治疗巾,备胶布及透明敷贴,并在透明敷贴上写上日期和时间,在穿刺点上方 10 cm 处扎止血带,常规消毒穿刺部位,消毒直径 8~10 cm,待干

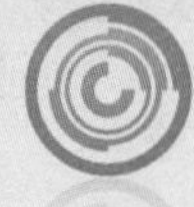

续表

流程	内容与要点说明
(6) 穿刺	• 戴手套,再次核对,取下留置针头套,再次排气 • 嘱患者握拳,护士左手绷紧皮肤,右手持留置针翼,针尖斜面向上,在血管上方使针头与皮肤成 15°~30°进针,见回血后,降低穿刺角度,平行将穿刺针推进少许,针芯后撤约 0.5 cm,将导管与针芯一起全部送入静脉,撤针芯,放于锐器收集盒中
(7) 固定	• 松止血带,嘱患者松拳,用透明无菌敷贴将导管固定于皮肤上,脱手套 • 用标有穿刺日期和时间的透明敷贴 U 型固定延长管,肝素帽高于导管尖端,且与血管平行,并用胶布固定头皮针
(8) 调节滴速	• 根据患者的年龄、病情及药物性质调节滴速 • 再次查对
(9) 整理与记录	• 撤去治疗巾,取出止血带和小垫枕,整理床单位,协助患者取舒适体位,告知注意事项,将呼叫器置于患者易取处,整理用物,洗手,记录
(10) 正确封管	• 输液完毕,关闭调节器,将头皮针针尖斜面留在肝素帽内少许,将抽好封管液的注射器与头皮针连接,将封管液注入静脉,采用脉冲正压式封管,即采用推一下停一下手法,当封管液剩余 0.5~1 mL 时,一边推注一边退针(推注速度大于退针速度),确保留置针内全是封管液体,最后边推边关闭导管夹,以确保正压封管 • 留置针保留时间根据产品使用说明书而定
(11) 再次输液	• 常规消毒静脉帽胶塞,将排好气的输液器头皮针插入静脉帽内,调节输液速度
(12) 拔针	• 关闭调节器,揭开胶布及无菌敷贴,置无菌干棉签或无菌棉球于穿刺点上方,快速拔出套管针,按压穿刺点 3~5 min 至无出血为止
(13) 整理记录	• 协助患者取舒适体位,整理床单位,清理用物,洗手,记录

4. 评价

(1) 严格执行无菌操作和查对制度。

(2) 操作正确、规范,达到治疗目的。

(3) 输液局部无异常,未出现输液反应。

(4) 患者理解输液目的,有安全感,能够配合。

【指导要点】

1. 告知患者输液目的、方法及配合要点,输液预计完成时间。

2. 告知患者或家属不可随意调节滴速。

3. 告知患者穿刺部位的肢体避免用力过度或剧烈活动,外周静脉留置针留置期间,避免穿刺肢体下垂。

4. 出现异常及时告知医护人员。

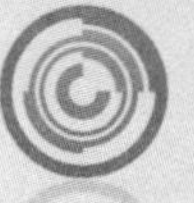

【注意事项】

1. 严格无菌及查对

操作中严格执行无菌技术操作原则和查对制度,防止差错事故发生。

2. 合理安排输液顺序

据患者病情、用药原则和药物性质,合理安排输液顺序。

3. 合理使用静脉

对需长期输液的患者,要合理使用静脉,一般从远端小静脉开始(抢救时例外),下肢静脉不应作为成年人穿刺血管的常规部位。对连续输液者,应24 h更换输液器一次。

4. 正确添加药液

按医嘱添加液体时,注意控制分液袋上方调节器,保证剂量准确;加药时,注意不要污染插瓶针及分液袋加药管口,并混匀药液。

5. 加强巡视

注意倾听患者主诉和观察输液是否通畅,及时处理输液故障,并积极配合医生处理各种输液反应。发生留置针相关并发症,应拔管重新穿刺。

6. 保持通畅

一旦发现留置针管内有回血,应立即用肝素液冲洗,避免管腔被堵塞。

附19-1:输液泵的临床应用

输液泵是机械或电子的输液控制装置,通过作用于输液导管达到控制输液速度的目的。常用于需要严格控制输液速度和药量的情况,如应用升压药物、抗心律失常药物以及婴幼儿的静脉输液或静脉麻醉时。

输液泵的种类很多,其主要结构与功能大致相同。现以JMS-OT-601型为例(图19-3)简单介绍输液泵的使用方法。

1. 将输液泵固定在输液架上。
2. 接通电源,打开电源开关。
3. 按常规排尽输液管内的空气。
4. 打开“泵门”,将输液管呈“S”形放置在输液泵的管道槽中,关闭“泵门”。
5. 设定每毫升滴数以及输入量。
6. 按常规穿刺静脉后,将输液针与输液泵连接。
7. 确认输液泵设置无误后,按压“开始/停止”键,启动输液。
8. 当输液量接近预先设定的“输液量限制”时,“输液量显示”键闪烁,提示输液结束。
9. 输液结束时,再次按压“开始/停止”键,停止输液。
10. 按压“开关”键,关闭输液泵,打开“泵门”,取出输液管。

使用输液泵的注意事项:

(1) 特殊用药需有特殊标记,避光药物需用避光输液泵管。

(2) 使用中,如需更改输液速度,则先按停止键,重新设置后再按启动键;如需打开输液泵门,应先夹闭输液泵管。

(3) 根据产品说明使用相应的输液管路,持续使用时,每24 h更换输液管道。

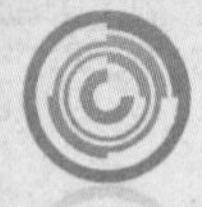

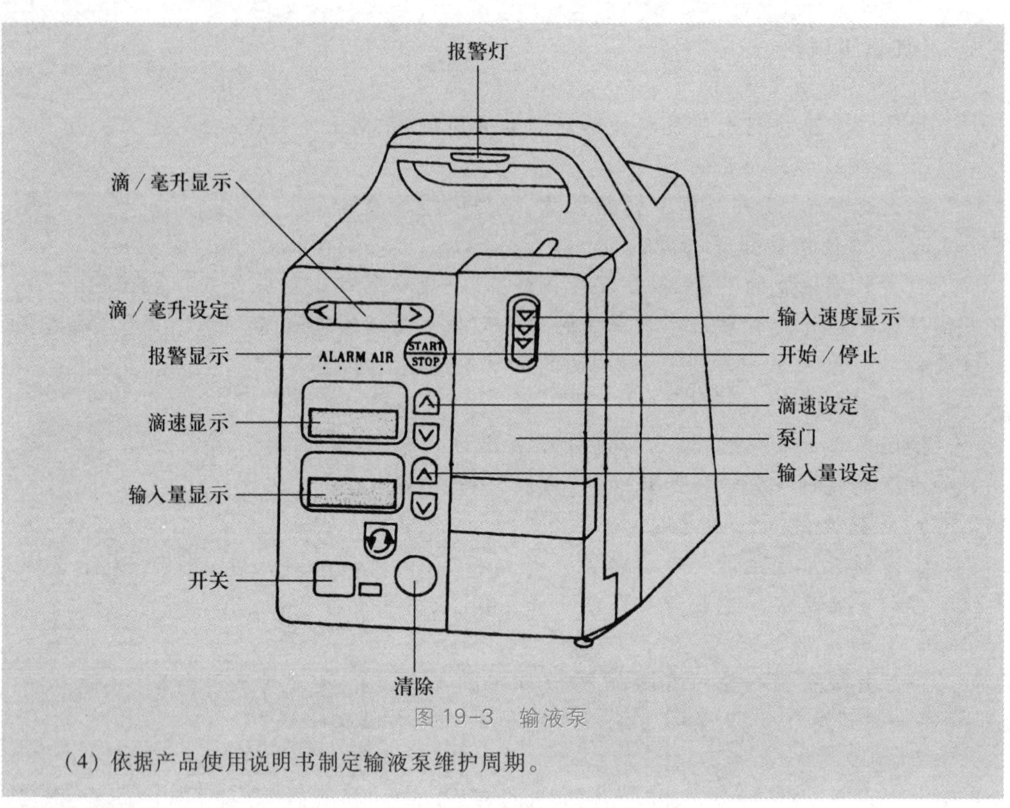

图 19-3　输液泵

（4）依据产品使用说明书制定输液泵维护周期。

技术 19-2　小儿头皮静脉输液法

小儿头皮静脉丰富，分支多，互相沟通，交错成网，表浅易见，不易滑动，易于固定。患儿静脉输液常采用头皮静脉，方便患儿肢体活动，有利于治疗及护理工作的开展。常用的头皮静脉有额静脉、颞浅静脉、耳后静脉及枕静脉（图 19-4）。

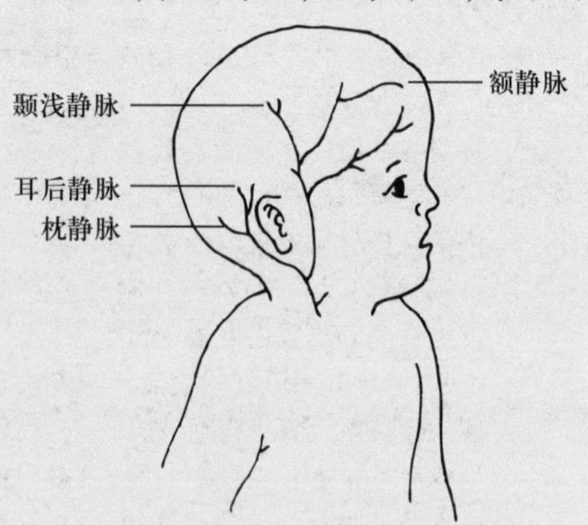

图 19-4　小儿头皮静脉分布

【目的】

同周围静脉输液法

【操作程序】

1. 评估

（1）患儿年龄、病情，输液的目的及输入药物的性质、作用及不良反应。

（2）心理状况及配合程度。

（3）穿刺局部的皮肤及静脉血管状况。

2. 计划

（1）用物准备：4～5 $\frac{1}{2}$号头皮针，5～10 mL 注射器，无菌生理盐水，备皮用物，余同密闭式静脉输液。

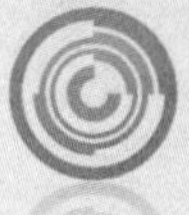

(2) 环境准备：清洁、安静、舒适、光线充足。

3. 实施

流程	内容与要点说明
(1) 准备	• 护士洗手、戴口罩，备齐用物 • 根据医嘱准备好药液、溶液，查对、填写输液卡及标签，根据医嘱准备好药物，插输液器，输液瓶挂于输液架上排气备用，注射器抽吸生理盐水接头皮针排气备用
(2) 核对解释	• 携用物至床旁，核对并向患儿及家属解释操作目的
(3) 安置患儿	• 患儿取仰卧位或侧卧位，头下垫小枕 • 助手固定患儿头部与四肢。操作者位于患儿头端
(4) 选择静脉	• 选择较粗、直的头皮静脉，剃去局部毛发，清洁局部皮肤，便于固定 • 用75%乙醇消毒皮肤，待干
(5) 穿刺固定	• 护士左手拇指、示指分别固定穿刺静脉两端，右手持针柄，沿静脉向心方向穿刺，见回血后再将针头推进少许，推注少许液体，如无异常，即用无菌敷贴固定 • 分离针头和注射器，连接头皮针与输液器
(6) 调节滴速	• 根据年龄、病情和药物性质调节滴速，一般不超过20滴/min。 • 加强巡视，观察输液是否通畅、穿刺部位皮肤情况
(7) 整理记录	• 洗手，脱口罩，在输液卡上正确填写输液时间及滴速，护士签全名后挂于输液架上；在执行单上注明输液时间并签名 • 协助患儿取舒适体位，将呼叫器置于易取处并交代注意事项 • 整理床单位，清理用物（注射器及针头按要求分别放入医用垃圾桶和锐器盒内统一处理）

4. 评价

(1) 严格执行无菌技术操作和查对制度。

(2) 操作正确规范，动作轻稳。

【指导要点】

1. 告知患儿家属输液目的、方法及配合要点。

2. 告知患儿家属不可随意调节滴速；出现异常及时告知医护人员。

【注意事项】

1. 进行头皮静脉输液时，应注意小儿头皮静脉与动脉的鉴别（表19-1）。

表19-1　小儿头皮静脉与动脉的鉴别

项目	头皮静脉	头皮动脉
外观	微蓝色	淡红色
管壁	薄，易被压瘪	厚，不易被压瘪
搏动	无	有
活动度	较固定	易滑动
血流方向	向心流动	离心流动

2. 操作过程中密切观察危重患儿的面色和一般情况，及时发现病情变化。

3. 长期输液的患儿应经常更换体位，以防发生压疮和坠积性肺炎。

4. 其余同密闭式静脉输液法。

附 19-2：颈外静脉穿刺置管输液法

颈外静脉是颈部最大的浅静脉，其行径表浅，位置较恒定，易于穿刺。因此在特殊情况下可以输液，但不可多次穿刺。颈外静脉穿刺置管，主要由医生进行操作。护士的主要职责是术中的配合，插管后的输液及护理。目前，临床上为抢救患者及静脉穿刺困难患者建立血管通路，采用浅静脉留置针经颈外静脉穿刺输血、输液，对患者生命的维持起了重要作用。穿刺部位同颈外静脉穿刺置管输液法的穿刺部位（图19-5）。

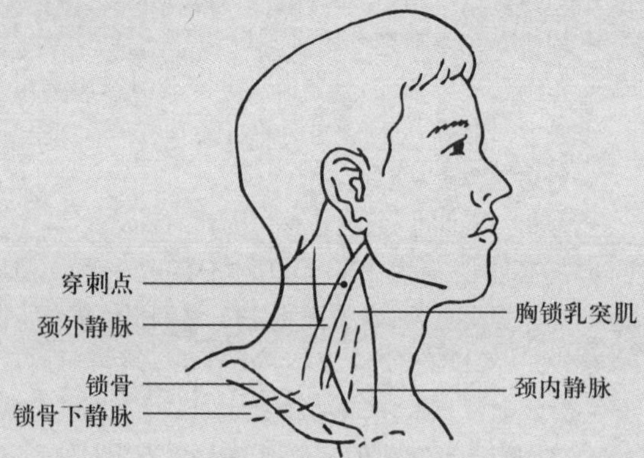

图 19-5　颈外静脉输液穿刺部位

1. 适用范围

（1）长期输液，而周围静脉不易穿刺者。

（2）长期静脉内滴注高浓度或有刺激性的药物，或进行静脉内高营养者。

（3）周围循环衰竭需测量中心静脉压者。

2. 用物准备

除头皮静脉输液法的用物外，还包括：

（1）无菌穿刺包：内装穿刺针 2 根（长约 6.5 cm，内径 2 mm，外径 2.6 mm）、硅胶管两条（长 25~30 cm，内径 1.2 mm，外径 1.6 mm）、5 mL 和 10 mL 注射器各一副、6 号针头 2 枚、平针头 1 个、尖头刀片、静脉帽、镊子、无菌纱布 2~4 块、孔巾、弯盘、安全别针。

（2）另备：无菌生理盐水、1%普鲁卡因注射液（或 2%利多卡因）、无菌手套、无菌敷贴、0.4%枸橼酸钠生理盐水或肝素稀释液。

3. 操作步骤

（1）选择体位：协助患者去枕平卧，头部转向对侧，肩下垫一薄枕，使患者头低肩高，颈部充分伸展，充分暴露穿刺部位。

（2）选择穿刺点并消毒：术者立于床头，取下颌角与锁骨上缘中点连线的上 1/3 处颈外静脉外缘为穿刺点（图 19-5），常规消毒皮肤。

（3）开包铺巾：打开无菌穿刺包，戴无菌手套，铺孔巾，布置一个无菌区，便于术者操作。

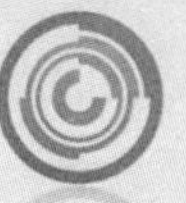

（4）局部麻醉：由助手协助，术者用 5 mL 注射器抽吸 1%普鲁卡因，在穿刺部位行局部麻醉；用 10 mL 注射器吸取无菌生理盐水，以平针头连接硅胶管，排尽空气备用。

（5）穿刺：先用刀片尖端在穿刺点上刺破皮肤做引导以减少进针时皮肤阻力，穿刺时助手用手指按压颈静脉三角处（阻断血流时静脉充盈，便于穿刺），术者左手绷紧穿刺点上方皮肤，右手持穿刺针与皮肤成 45°进针，入皮后成 25°沿静脉方向穿刺。

（6）插管：见回血后，立即抽出穿刺针内芯，左手拇指用纱布堵住针栓孔，右手持备好的硅胶管送入针孔内 10 cm 左右。插管时由助手一边抽回血，一边缓慢注入生理盐水。当插入过深，较难通过锁骨下静脉与颈外静脉汇合角处，可改变插管方向，再试通过。插管动作要轻柔，以防盲目插入使硅胶管在血管内打折或硅胶管过硬刺破血管发生意外。

（7）接输液器输液：确定硅胶管在血管内后，缓慢退出穿刺针；再次抽回血，注入生理盐水，检查导管是否在血管内；确定无误后，移开孔巾，接平头针头，连接输液器输入备用液体。如输液不畅，应观察硅胶管有无弯曲，是否滑出血管外。

（8）固定并调节滴速：用无菌敷贴覆盖穿刺点并固定硅胶管；硅胶管与输液管接头处用无菌纱布包扎并用胶布固定在颌下。固定要牢固，防止硅胶管脱出。根据患者年龄、病情及药物性质调节滴速。

（9）暂停输液的处理：暂停颈外静脉输液时，为防止血液凝集在输液管内，可用 0.4%枸橼酸钠生理盐水 1～2 mL 或肝素稀释液 2 mL 注入硅胶管进行封管，用无菌静脉帽塞住针栓孔，再用安全别针固定在敷料上。每天更换穿刺点敷料，用 0.9%过氧乙酸溶液擦拭消毒硅胶管，常规消毒局部皮肤。

（10）再行输液的处理：如需再次输液，取下静脉帽，消毒针栓孔，接上输液装置即可。

（11）输液完毕的处理：停止输液时，硅胶管末端接上注射器，边抽吸边拔出硅胶管（边抽吸边拔管可防止残留的小血块和空气进入血管，形成血栓），局部加压数分钟，用 75%乙醇消毒穿刺局部，无菌纱布覆盖。

4. 注意事项

（1）严格执行无菌操作及查对制度，预防感染及差错事故的发生。

（2）仔细选择穿刺点。穿刺点的位置不可过高或过低，过高因近下颌角而妨碍操作，过低则易损伤锁骨下胸膜及肺尖而导致气胸。

（3）输液过程中加强巡视，如发现硅胶管内有回血，应及时用 0.4%枸橼酸钠生理盐水冲注，以免血块阻塞硅胶管。

（4）防止硅胶管内发生凝血，每天暂停输液时，用 0.4%枸橼酸钠生理盐水 1～2 mL或肝素稀释液 2 mL 注入硅胶管进行封管。若发现硅胶管内有凝血，应用注射器将凝血块抽出，切忌将凝血块推入血管造成栓塞。

（5）每天输液前要先检查导管是否在静脉内。

（6）穿刺点上的敷料应每日更换，潮湿后要立即更换，并按正确的方法进行消毒。更换敷料时应注意观察局部的皮肤有无红肿，一旦出现红、肿、热、痛等炎症表现，应做相应的抗炎处理。

三、输液速度及时间的计算

在输液过程中，每毫升溶液的滴数称为该输液器的点滴系数。目前常用静脉输液器的点滴系数有 10、15、20、50 等几种型号。静脉点滴的速度和时间可按下列公式计算。

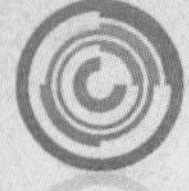

① 已知输入液体总量与计划所用输液时间，计算每分钟滴数：

$$每分钟滴数=\frac{液体总量(mL)\times 点滴系数}{输液时间(min)}$$

例如：患者，王某，因脑出血急诊入院。血压 180/120 mmHg，心率 60 次/min，神志不清，大小便失禁，右侧肢体瘫痪。根据医嘱给予 20%的甘露醇 250 mL 静脉滴注，要求在 25 min 内输完，所用输液器的点滴系数为 15，求每分钟滴数。

$$每分钟滴数=250\times 15/25=150(滴/min)$$

② 已知每分钟滴数与输液总量，计算输液所需用的时间：

$$输液时间(h)=\frac{液体总量(mL)\times 点滴系数}{每分钟滴数\times 60(min)}$$

例如：患者李某，因腹泻遵医嘱静脉输液 2 000 mL，每分钟滴数为 50 滴，所用输液器的点滴系数为 15，请问需用多长时间输完？

$$2\ 000\times 15/50\times 60=10(h)$$

四、输液故障及其排除法

（一）溶液不滴

1. 针尖斜面滑出血管外

液体注入皮下组织，穿刺部位局部肿胀并有疼痛。应更换针头，另选静脉重新穿刺。

2. 针尖斜面紧贴血管壁

液体不滴或滴速缓慢，挤压输液管有回血。调整针头位置或适当变换肢体位置，直到点滴通畅。

3. 针头堵塞

一手捏住滴管下端输液管，另一手轻轻挤压靠近针头端的输液管，感觉有阻力，松手后无回血。应更换针头，另选静脉重新穿刺。切忌强行挤压或用溶液冲注针头，以免凝血块进入静脉造成栓塞。

4. 压力过低

由于周围循环不良或肢体抬举过高或输液瓶位置过低等造成。可适当抬高输液瓶或放低肢体位置。

5. 静脉痉挛

由于穿刺肢体长时间暴露在寒冷环境中或输入液体温度过低所致。可局部热敷以缓解痉挛。

（二）莫菲氏滴管内液面过高

1. 滴管有调节孔

先夹紧滴管上端输液管，然后打开调节孔，待滴管内液体降至露出液面，见到点滴时，再关闭调节孔，松开滴管上端的输液管即可。

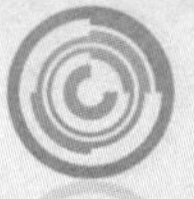

2. 滴管无调节孔

取下并倾斜输液瓶，使插瓶针针尖斜面露出瓶内液面，使空气进入输液管内，待滴管内液体缓缓下流至露出液面，再将输液瓶挂回输液架上继续点滴。

（三）莫菲氏滴管内液面过低

1. 滴管有调节孔

夹闭滴管下端输液管，然后打开调节孔，待滴管内液面升至滴管高度的1/2时，再关闭调节孔，松开滴管下端输液管即可。

2. 滴管无调节孔

夹闭滴管下端输液管，用手挤压滴管，使输液瓶内的液体下流至滴管内，当液面升至滴管高度的1/2时，停止挤压，松开滴管下端输液管即可。

（四）莫菲氏滴管内液面自行下降

在输液过程中，如果出现滴管内液面自行下降，应检查滴管上端输液管和滴管的衔接是否松动、滴管有无裂隙，必要时予以更换。

五、输液反应的护理

（一）发热反应

【评估】

1. 原因

发热反应是输液反应最常见的一种。由于输入致热物质而引起，常因输液器具灭菌不合格或被污染、输入的药液制剂不纯或保存不良，或未严格执行无菌操作技术等所致。

2. 临床表现

多发生于输液后数分钟至1 h。患者表现为发冷、寒战、发热。轻者体温在38.0 ℃左右，停止输液后数小时内体温可自行恢复正常；严重者初起寒战，继之高热，体温可高达40.0 ℃以上，并伴有恶心、呕吐、头痛、脉速等全身症状。

【护理措施】

1. 预防

（1）输液前认真检查药液质量，输液器具的包装、灭菌日期、有效期等。

（2）严格执行无菌技术及查对制度。

2. 处理

（1）发热反应轻者，应立即减慢滴速或停止输液，通知医生。

（2）发热反应重者，应立即停止输液，并保留剩余溶液和输液器，必要时送检验科做细菌培养，以查找发热反应的原因。

（3）对症处理：出现寒战时应保暖，高热时行物理降温，严密观察生命体征，遵医嘱给予抗过敏药物或激素等药物。

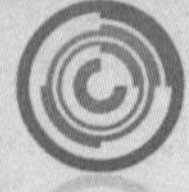

（4）保留剩余药液及输液器，以便进行检测，查找原因。

（二）循环负荷过重（急性肺水肿）

【评估】

1. 原因

（1）由于输液速度过快，在短时间内输入液体过多，使循环血量剧增，心脏负荷过重引起。

（2）患者原有心肺功能不良，尤多见于急性左心功能不全者。

2. 临床表现

患者突然出现呼吸困难、胸闷、咳嗽，咳出粉红色泡沫样痰，严重时痰液可从口、鼻涌出，听诊双肺布满湿啰音，心率快，心律不齐。

【护理措施】

1. 预防

（1）正确执行医嘱，在输液过程中，密切观察患者情况。

（2）严格控制输液速度和输液量，尤其对心肺功能不良、老年人、儿童更应谨慎。

2. 处理

（1）有上述表现者应立即停止输液并迅速通知医生，进行紧急处理。

（2）减轻心脏负荷：协助患者取端坐位，双腿下垂，以减少下肢静脉回流，减轻心脏负荷。必要时用止血带或血压计袖带进行四肢轮扎，每 5～10 min 轮流放松一次。

（3）改善缺氧状况：高流量吸氧，一般氧流量为 6～8 L/min，以提高肺泡内压力，减少肺泡内毛细血管渗出液的产生；同时用 20%～30% 的乙醇进行湿化，降低肺泡内泡沫的表面张力，使泡沫破裂消散，改善肺部气体交换，缓解缺氧症状。

（4）遵医嘱给药：给予镇静、强心、利尿和扩血管等药物。

（5）心理护理：给予患者心理支持，缓解其紧张情绪，使患者积极配合治疗及护理。

（三）静脉炎

【评估】

1. 原因

（1）长期输注高浓度、刺激性较强的药液。

（2）刺激性较强的塑料导管在静脉内放置时间过长。

（3）静脉输液过程中未严格执行无菌技术操作，导致局部静脉感染。

2. 临床表现

局部组织出现发红、肿胀、疼痛、皮温增高；沿静脉走向出现红色或褐色条纹，扪及呈索状硬结；注射部位周围皮肤颜色改变（呈苍白色或暗红色）；穿刺点脓性分泌物。可伴有畏寒、发热等全身症状。

【护理措施】

1. 预防

（1）严格执行无菌技术操作，防止感染。

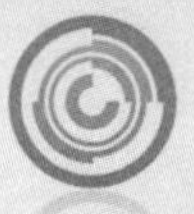

（2）对血管壁刺激性较强的药物应充分稀释后再使用，防止药液渗出血管外，且输液速度宜慢。

（3）注意保护静脉，要有计划地更换输液部位。

2. 处理

（1）立即停止在炎症部位的输液，抬高患肢并制动。局部可涂以喜辽妥软膏，3 次/d；或 50%硫酸镁或 95%乙醇局部热湿敷，3 次/d，20 min/次。

（2）超短波理疗 1 次/d，15～20 min/次。

（3）中药治疗。将如意金黄散加醋调成糊状，局部外敷，每日 2 次，或六合丹外敷，1 次/d。

（4）对合并感染者，遵医嘱给予抗生素治疗。

（四）空气栓塞

【评估】

1. 原因

（1）输液时输液管内空气未排尽；输液装置有裂隙或连接不紧，有漏气。

（2）拔出较粗的、近胸腔的深静脉导管后，穿刺点封闭不严密。

（3）加压输液、输血时无人守护；液体输完未及时更换药液或拔针，均有发生空气栓塞的危险。

进入静脉的空气，随着血液循环进入右心房，然后进入右心室。如空气量少，随血流进入肺动脉，再分散到肺小动脉内，最后经毛细血管吸收，则损害较小。如空气量大，空气进入右心室后堵塞在肺动脉入口，使右心室的血液不能进入肺动脉，因而从机体组织回流的静脉血不能在肺内进行气体交换（图 19-6），引起机体严重缺氧而死亡。

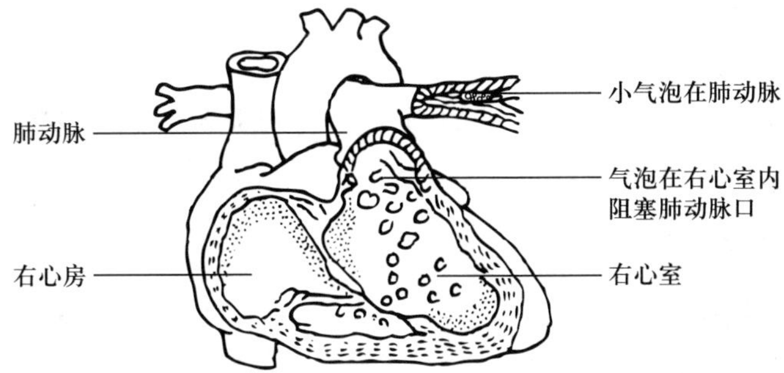

图 19-6　空气在右心室内堵塞肺动脉入口

2. 临床表现

患者感到胸部异常不适或胸骨后疼痛，呼吸困难，严重发绀，并伴有濒死感。心前区听诊可闻及响亮、持续的“水泡声”。心电图呈现心肌缺血和急性肺心病的改变。

【护理措施】

1. 预防

（1）输液前认真检查输液器质量，排尽输液管内的空气。

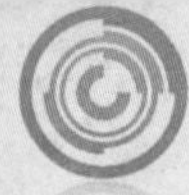

（2）输液过程中加强巡视，及时添加药液或更换输液瓶；输液完毕及时拔针；加压输液、输血时应有专人守护。

（3）拔出较粗的、近胸腔的深静脉导管后，必须立即严密封闭穿刺点。

2. 处理

（1）安置体位：如出现上述表现，立即置患者于左侧头低足高卧位。该体位有助于气体浮向右心室尖部，避免阻塞肺动脉入口。随着心脏的舒缩，气体被混成泡沫，分次小量进入肺动脉内逐渐被吸收(图 19-7)。

（2）氧气吸入：给予高流量氧气吸入，以提高患者血氧浓度，纠正缺氧。

（3）有条件时可使用中心静脉导管抽出空气。

（4）病情观察：严密观察病情变化，如有异常及时对症处理。

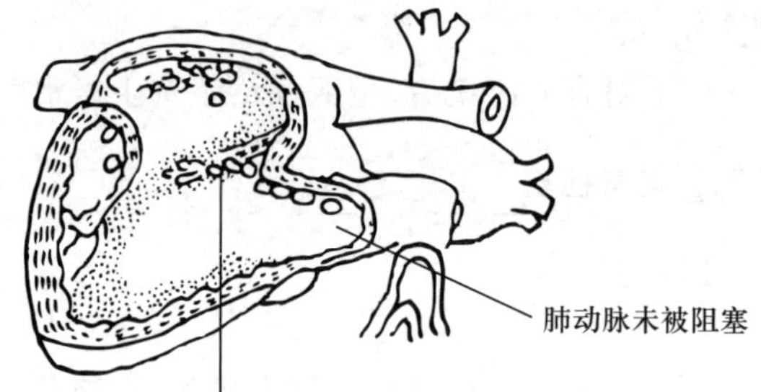

图 19-7　左侧头低足高卧位肺动脉入口状况

六、输液微粒污染

输液微粒是指输入液体中的非代谢性颗粒杂质直径为 1～15 μm 的为多数，少数可达 50～300 μm。输液微粒污染指在输液过程中，将输液微粒带入人体后对人体造成严重危害的过程。

（一）输液微粒的来源

1. 药物制作过程中混入异物与微粒。

2. 盛装药液的容器不洁净。

3. 输液器与注射器具不洁净。

4. 在输液准备工作中的污染。如切割安瓿、开启瓶塞，反复穿刺溶液瓶橡胶塞及输液环境不洁等。

（二）输液微粒污染的危害

1. 可直接堵塞血管，引起局部供血不足，组织缺血、缺氧，甚至坏死。

2. 红细胞聚集在微粒上，形成血栓，引起血管栓塞和静脉炎。

3. 微粒可因被吞噬细胞增殖包围形成肉芽肿，易受其损害的部位有肺、脑、肝、肾等。

4. 出现血小板减少症和过敏反应；刺激组织发生炎症或形成肿块。

5. 微粒本身作为抗原，引起发热反应、静脉炎等输液反应。

（三）预防和消除微粒污染的措施

1. 注意输液过程中的空气净化。

净化操作室空气，可在超净工作台进行输液前准备；在通气针头或通气管内放置滤膜，阻止空气中微粒进入液体中；定期进行空气消毒，或安装空气净化装置，减少病

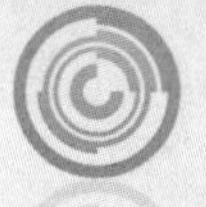

原微生物和尘埃的数量，使输液环境洁净。

2. 尽量采用密闭式一次性医用塑料输液（血）器，减少污染机会；选用有过滤装置的输液器。

3. 对输入药液及包装进行认真查对。

4. 严格无菌技术操作。

5. 输入药液最好现用现配，避免长时间搁置被污染。

6. 选用工艺及技术先进厂家的制剂。

第二节 静脉输血法

学习要求

- ⊙ 血液制品的种类和作用
- ● 输血前准备
- ● 输血方法
- ● 输血反应的护理
- △ 静脉输血法（间接输血法）

静脉输血是将全血或成分血如血浆、红细胞、白细胞或血小板等通过静脉输入体内的方法，是临床急救与治疗疾病的一项重要措施，在临床上被广泛应用。

一、血液制品的种类和作用

血液由血细胞和血浆两大部分组成。随着输血理论与技术的迅速发展，无论是在血液的保存与管理，还是在血液成分的分离以及血液制品的种类等方面，都取得了明显的进步。

（一）全血

全血指采集的血液未经任何加工而全部保存备用的血液，分为新鲜血和库存血两类。

1. 新鲜血

保留了血液中原有的各种成分，可以补充各种血细胞、凝血因子、血小板。适用于血液病患者。

2. 库存血

在 4 ℃环境下保存 2～3 周的血液，其成分以红细胞和血浆蛋白为主，适用于各种原因引起的大出血患者。血液成分随保存时间的延长而发生变化，其中红细胞平均每天损坏率为 1%左右，白细胞仅能存活 3～5 d，血小板易凝集破坏，24 h 后逐渐减少，3 d

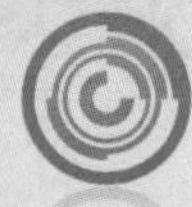

后无治疗价值。含保存液的血液 pH 为 7.0~7.25，随保存时间延长，葡萄糖分解，乳酸增高，pH 逐渐下降，保存到 21 d 时，pH 约为 6.8。由于细胞逐渐破坏，细胞内钾离子外溢，使血浆钾离子含量增多，酸性增高。因此，大量输血时要防止酸中毒和高血钾症。

（二）成分血

血液内含有许多功能不同的成分，因此具有多种生理功能。成分输血是根据血液比重不同，将血液的各种成分加以分离提纯，根据病情需要输注有关的成分。其优点是一血多用，节约血源，针对性强，疗效好，副作用少，便于保存、运输和使用。临床上常用的成分血有：

1. 红细胞制剂

（1）浓缩红细胞：是新鲜全血经离心或沉淀去除血浆后的剩余部分，因红细胞浓度高，血浆蛋白少，可减少血浆内抗体引起的发热及过敏反应。适用于红细胞携氧功能缺陷和血容量正常或接近正常的贫血患者。

（2）洗涤红细胞：红细胞经生理盐水洗涤数次后，再加入适量生理盐水或代血浆制成。因除去了血浆中及红细胞表面吸附的抗体和补体、白细胞及红细胞代谢产物等，适用于免疫性溶血性贫血、阵发性血红蛋白尿、脏器移植术后以及发生过原因不明的过敏反应或发热的患者。

（3）红细胞悬液：全血经离心提取血浆后的红细胞加入等量红细胞保养液制成，保持红细胞的生理功能，适用于战地急救及中小手术患者。

（4）冰冻红细胞：在-80 ℃保存，保存期至少 3 年。输注冰冻红细胞反应率较低，输注前经融化后除去保护剂配成红细胞悬液，适用于有白细胞抗体或原因不明的输血发热反应，或需长期反复输血的贫血患者。特别适用于保存稀有血型血和预存自身血。

2. 血浆

是全血经分离后的液体部分，主要成分为血浆蛋白，不含血细胞，无凝集原，因此无需做交叉配血试验，但应输同型血浆。常用的有：

（1）普通血浆：分新鲜血浆和保存血浆两种。前者在采血后立即分离输入，它除了红细胞外，基本上保留了血液的各种成分，适用于凝血因子缺乏的患者；保存血浆除血浆蛋白外，其他成分逐渐破坏，一般可保存 6 个月，适用于血容量及血浆蛋白较低的患者。

（2）冰冻血浆：普通血浆放在-30~-18 ℃低温下保存。保存期一般为 1 年，使用时放在 37 ℃温水中溶化，并于 6 h 内输入。

（3）干燥血浆：是将冰冻血浆放在真空装置下加以干燥而制成，保存时间为 5 年，使用时可加适量等渗盐水或 0.1%枸橼酸钠溶液溶解。

3. 白细胞浓缩悬液

新鲜全血离心后取其白膜层的白细胞，于 4 ℃环境下保存，48 h 内有效。适用于治疗粒细胞缺乏伴严重感染的患者。

4. 血小板浓缩悬液

全血离心所得，22 ℃环境下保存，24 h 内有效。适用于血小板减少或血小板功能

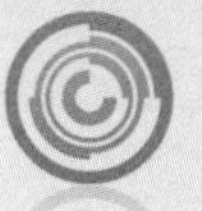

障碍的出血患者。

5. 凝血酶原复合物

为冻干粉剂，使用时以注射用水或5%的葡萄糖溶解后静脉滴注。适用于各种原因导致的凝血因子缺乏的出血性疾病。

（三）其他血液制品

1. 白蛋白液

从血浆中提纯而得，临床上常用稀释成5%白蛋白液，有增高胶体渗透压、扩充血容量和增加血浆蛋白的作用，适用于肾病、肝硬化、吸收不良症导致的低蛋白血症以及严重烧伤的患者。

2. 纤维蛋白原

适用于纤维蛋白缺乏症，弥散性血管内凝血（DIC）的患者。

3. 抗血友病球蛋白浓缩剂

适用于血友病患者。

4. 抗铜绿假单胞菌血浆

适用于铜绿假单胞菌感染的患者。

人工血液也称人工替代血液，是将具有携氧能力的物质作为血液代用品如“人工血红蛋白”“人工细胞”等，使输血理论与技术向更纵深的方向发展。

附 19-3：血型与相容性检查

1. 血型

血型通常是指红细胞膜上特异性抗原的类型。根据红细胞所含的凝集原不同，把人类的血液分为若干类型。其中ABO血型系统与Rh血型系统与临床关系最密切。

（1）ABO血型系统：根据人类红细胞膜表面是否含有A、B凝集原，将人的血液分为A、B、AB、O四型。红细胞膜上仅含有A凝集原者，为A型血；仅含有B凝集原者，为B型血；同时含有A、B两种凝集原者，为AB型血；既不含A也不含B凝集原者，为O型血（表19-2）。

表 19-2　ABO 血型系统抗原与抗体分布规律

血型	红细胞膜上的抗原（凝集原）	血清中的抗体（凝集素）
A	A	抗 B
B	B	抗 A
AB	A、B	无
O	无	抗 A+抗 B

（2）Rh血型系统：人类血液中除A、B抗原外，还含有C、c、D、d、E、e六种抗原。医学上通常将红细胞膜上含有D抗原者称为Rh阳性，而红细胞膜上缺乏D抗原者称为Rh阴性。在我国汉族中有99%的人为Rh阳性，仅有不足1%的人为Rh阴性。在有些少数民族人群中，Rh阴性者较多，因此，在少数民族居住地区，Rh血型的问题应受到特别的重视。Rh阴性的受血者在第一次接受

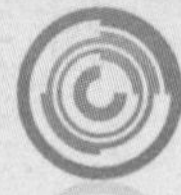

Rh 阳性血液的输血后，一般不产生明显的输血反应，但在第二次或多次输入 Rh 阳性的血液时，可发生溶血反应。

2. 交叉相容配血试验

其目的是检查受血者与供血者之间有无不相合的抗体。输血前虽已验明供血者与受血者的 ABO 血型相同，为保证安全，在确定输血前仍需再做交叉配血试验（表 19-3）。

（1）直接交叉配血试验：用受血者血清和供血者红细胞进行配合试验，检查受血者血清中有无破坏供血者红细胞的抗体。检验结果要求绝对不可有凝集或溶血现象。

（2）间接交叉配血试验：用供血者血清和受血者红细胞交叉配合试验，检查供血者血清中有无破坏受血者红细胞的抗体。

如果直接交叉和间接交叉实验结果都没有凝集反应，即交叉配血试验阴性，为配血相合，方可进行输血。

表 19-3　交叉配血试验

	直接交叉配血试验	间接交叉配血试验
供血者	红细胞	血清
受血者	血清	红细胞

虽然从理论上，O 型血可输给其他各型而不发生凝集，AB 型血可接受其他各型血，但在临床应用中仍以输同型血为原则。

二、输血前准备

（一）备血

根据医嘱备血，抽取静脉血标本和已填写的输血申请单、血型相容配合检验单一并送交血库，作血型鉴定、交叉配血试验和传染病全项免疫鉴定。每 200 mL 血液为一单位，如需血 1～2 单位者，取血标本 2 mL，需血 3～4 单位者，取血标本 3 mL。静脉输入全血、红细胞、白细胞与血小板制品等均必须做血型鉴定和交叉配血试验，输入血浆则做血型鉴定。严禁同时采集两位患者及两位以上患者的血标本，防止混淆。

（二）取血

护士凭取血单到血库取血，与血库工作人员共同认真做好“三查、十对”工作。即：

三查：查血液制品的有效期、血液制品的质量（表 19-4）、输血装置是否完好。

表 19-4　正常血液与异常血液的鉴别

	正常血液	异常血液
上层血浆	淡黄色、半透明	红色、混浊
下层血细胞	暗红色	暗紫色
两层界限	清楚、无凝块	不清楚、有凝块

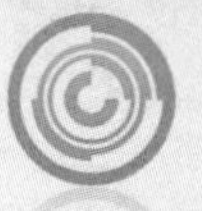

十对：对患者姓名、性别、年龄、床号、门急诊/住院号、血袋号、血液制品种类和剂量、血型鉴定、交叉配血试验结果。

查对正确无误，护士在交叉配血试验单上签名后，领取血液。

（三）取血后注意事项

1. 血液从血库取出后，途中平放拿稳，勿剧烈振荡血液，以免红细胞被大量破坏而造成溶血。

2. 血液不能加温，防止血浆蛋白凝固变性而引起反应。如为库存血，应在室温下放置 15~20 min 后再输入。血液不得自行贮存，尽快应用。

3. 血液制品中不得加入任何药物，以防血液变质。

（四）再次核对

输血前，操作者须与另一名护士再次核对，确认准确无误后方可输血。

（五）知情同意

输血前，应向患者或其家属告知输血的目的、可能发生的输血反应及经血液传播疾病的可能性，征得患者或家属同意，并在输血治疗知情同意书上签字。

三、输血方法

技术 19-3 静脉输血法

【目的】

1. 补充血容量

增加有效循环血量，改善心肌功能和全身血液灌流，提高血压，促进血液循环。常用于失血、失液引起的血容量减少或休克患者。

2. 补充血红蛋白

纠正贫血，以促进携氧功能。常用于因血液系统疾病而引起的严重贫血，以及为某些慢性疾病的患者增加血红蛋白及携带氧的能力，改善全身状况。

3. 补充各种凝血因子和血小板

改善凝血功能，有助于止血。常用于凝血机制障碍的患者。

4. 补充血浆蛋白

增加蛋白质，纠正低蛋白血症，改善营养，维持胶体渗透压，减少组织渗出和水肿，保证循环血量。常用于低蛋白血症的患者。

5. 增强机体免疫力

新鲜血液含有多种抗体及白细胞、血小板，输血后可以增强机体免疫力。常用于严重感染、烧伤等患者。

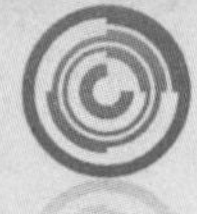

6. 排出有害物质

用于一氧化碳、苯酚等化学物质中毒，血红蛋白失去运氧能力或不能释放氧气供组织利用时，以改善组织器官的缺氧症状。溶血性输血反应及重症新生儿溶血病时，可采用换血法。为排出血浆中的自身抗体，也可采用换血浆法。

【操作程序】

1. 评估

(1) 评估患者年龄、病情、意识状态、自理能力、合作程度。

(2) 了解血型、输血史及不良反应史。

(3) 评估局部皮肤及血管情况。

2. 计划

(1) 用物准备

1) 间接输血法：同密闭式静脉输液法，将一次性输液器改为一次性输血器(其装置和密闭式输液器基本相同，是用滤血器代替莫菲氏滴管，滤血器的网孔可去除大的细胞碎屑和纤维蛋白等微粒，而血细胞、血浆等均能通过滤网)。另备生理盐水、血液制品(根据医嘱准备)、9号头皮针，一次性手套。

2) 直接输血法：无菌治疗盘内放置50 mL注射器数具及9号针头(根据输血量而定)、3.8%枸橼酸钠溶液，生理盐水、一次性手套、血压计袖带，余同静脉注射法。

(2) 环境准备：清洁、安静、舒适、光线充足。

3. 实施

流程	内容与要点说明
▲ 间接输血法	(将抽出的血液按静脉输液法输给患者的方法)
(1) 准备	• 护士洗手、戴口罩，将用物携至患者床旁
(2) 核对解释	• 核对患者姓名、床号、住院号，向患者解释操作过程及配合事项，协助患者排尿；2名护士共同查对所用溶液及血制品 • 严格执行"三查、十对"，确保无误
(3) 输入盐水	• 按密闭式静脉输液法为患者建立静脉通道，输入少量生理盐水。
(4) 摇匀血液	• 取储血袋再次由2名医务人员共同核对无误后，护士将血液托在手上，以旋转式动作轻轻摇匀，避免剧烈震荡，以防止红细胞破坏
(5) 消毒、输血	• 戴手套，打开血袋封口，常规消毒开口处胶管，将输血器针头从生理盐水瓶拔出后平行插入血袋胶管内，缓慢将血袋挂于输液架上(输血器若为双插头，则用开关夹夹闭生理盐水通路，打开另一输血通路插管输血)
(6) 调节滴速	• 开始输入速度宜慢，不超过20滴/min，密切观察15 min，如无不良反应，根据病情、年龄及输注血液制品的成分调节滴数

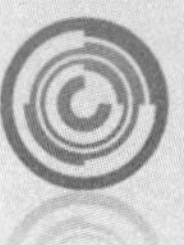

续表

流程	内容与要点说明
	• 一般成人 40~60 滴/min,儿童、年老体弱、严重贫血、心衰患者滴速宜慢
(7) 挂血型牌	• 脱手套,再次查对无误,填写输血卡,挂血型牌
(8) 整理记录	• 协助患者取舒适卧位;向患者交代输血中注意事项,将床旁呼叫器置于患者易取处
	• 整理用物及床单位,洗手,记录
(9) 严密观察	• 输血过程中加强巡视,严密观察注意有无输血反应并及时处理
	• 如发生严重反应,应立即停止输血并保留余血待查
(10) 续血处理	• 输血完毕或需输另一袋血液时,在上一袋血液将输尽时,更换生理盐水继续输入,直至输血器内的血液全部输入体内,再拔针或更换另一袋血液继续输入
(11) 分类整理	• 空血袋装入原塑料袋中,再放入纸盒内,置 4 ℃左右冰箱中保存 24 h,24 h 后患者无输血不良反应再放入有黄色标记的污物袋中按规定集中处理
	• 输血针头较粗,拔针后应延长按压时间
	• 整理床单位,处理用物,输血器及针头,按要求分别放入医用垃圾桶和锐器盒内统一处理,洗手、取下口罩
(12) 详细记录	• 记录输血时间、种类、量、血型、血袋号及有无输血反应等
▲ 直接输血法	(将供血者的血液抽出后立即输给患者的方法,适用于急需又无库血时以及对婴幼儿少量输血)
(1) 准备	• 护士洗手、戴口罩,将用物携至患者床旁
	• 受血者和供血者分别卧于相邻的两张床上,暴露一侧手臂
(2) 核对解释	• 认真执行查对制度,分别核对受血者和供血者姓名、血型、交叉配血试验结果,防止差错事故,并解释操作过程及配合事项
(3) 抽取抗凝剂	• 用备好的注射器抽取一定量的抗凝剂,一般 50 mL 血中需加入 3.8% 枸橼酸钠溶液 5 mL,避免血液凝固
(4) 抽血、输血	• 将血压计袖带缠于供血者上臂并充气,使压力维持 100 mmHg 左右
	• 选择粗大静脉(多选肘正中静脉),常规消毒,抽取血液,然后立即按静脉注射方法输给受血者
	• 操作由三人协作完成,一人抽血,一人传递,另一人输血,如此连续进行
	• 从供血者静脉内抽血时不可过急过快,并注意观察其面色、血压的变化,并询问其有无不适
	• 推注速度不可过快,随时观察患者的反应
	• 需连续抽血时,无需拔出针头,只需更换注射器,注意更换注射器时松血压计袖带,用手指压迫穿刺点静脉近心端针尖斜面部位以减少出血

续表

流程	内容与要点说明
(5) 拔针按压	• 输血结束,拔出针头,用无菌纱布按压穿刺点至无出血
(6) 整理用物	• 整理床单位,清理用物,注射器及针头按要求分别放入医用垃圾桶和锐器盒内统一处理 • 洗手,记录输血时间、量、血型、有无输血反应

4. 评价

(1) 操作规程正确,及时准确完成输血治疗及护理,无差错发生。

(2) 患者安全、舒适,无不良反应。

【指导要点】

1. 告知患者输血目的、方法,告知患者及家属输血中的注意事项。

2. 告知患者输血反应的表现,出现不适及时通知医护人员。

【注意事项】

1. 严格查对、规范操作

严格无菌操作;在取血时、输血前必须两人认真查对,并双签名。确保安全输血。凡血袋有下列情形之一者,一律不得使用。① 标签破损,字迹不清;② 血袋有破损、漏血;③ 血液中有明显凝块;④ 血浆呈乳糜状或暗灰色;⑤ 血浆中有明显气泡、絮状物或粗大颗粒;⑥ 未摇动时血浆层与红细胞的界面不清或交界面上出现溶血;⑦ 红细胞层呈紫红色;⑧ 过期或其他须查证的情况。

2. 避免不良反应

在输血前后及两袋血液之间,都应静脉输入少量生理盐水,以免出现不良反应;血液内不得加入其他药品,如钙剂、酸性或碱性药物、高渗或低渗溶液,以防血液变质。血液从血库取出后应在 30 min 内输入,不宜久置,一个单位的全血或成分血应在 4 h 内输完,避免溶血。空血袋低温保存 24 h,以备输血后患者出现不良反应时,查找原因,之后按医疗废物处理。

3. 密切观察、加强巡视

输注开始后的 15 min 以及输血过程应定期对患者进行监测。密切观察患者有无不良反应,注意倾听患者主诉,以便及时发现问题及时处理。出现输血反应立即减慢或停止输血,更换输液器,用生理盐水维持静脉通畅,通知医生,做好抢救准备,保留余血,并记录。

4. 确保成分输血安全、有效

由于成分血量较少,输注时应加强监护,不可离开患者,以免发生危险。一次输多个成分血时,遵医嘱使用抗过敏药物,避免发生过敏反应;输入混合血时,应先输成分血,其次为新鲜血,最后输库血,以保证成分血的效能。

5. 认真记录

护理记录单记录内容:① 患者血红蛋白量以及沟通内容记录,如输血的反应和

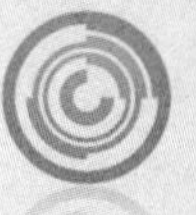

并发症向患者交代清楚，患者表示同意等。② 经两人查对无误后输入血液的血型、血量、血袋号、献血者姓名、输血滴速。③ 经观察 15 min 后无反应再调节的输血滴速。④ 输血过程中有无输血反应。⑤ 输血完毕，经观察 30 min 后有无反应。

附 19-4：自体输血法

自体输血：是指术前采集患者体内血液或手术中收集自体失血，经过洗涤、加工，在术后或需要时再输回给患者本人的方法，即回输自体血。自体输血是最安全的输血方法。

1. 优点

(1) 无需做血型鉴定和交叉配血试验，不会产生免疫反应，避免了抗原抗体反应所致的溶血、发热和过敏反应。

(2) 节省血源。

(3) 避免了因输血而引起的疾病传播。

(4) 解决罕见血型血的来源。

2. 适应证

(1) 胸腔或腹腔内出血，如脾破裂、异位妊娠破裂出血者。

(2) 估计出血量在 1 000 mL 以上的大手术，如肝叶切除术。

(3) 手术后引流血液回输，一般仅能回输术后 6 h 内的引流血液。

(4) 体外循环或深低温下进行心内直视手术。

(5) 患者血型特殊，难以找到供血者时。

3. 禁忌证

(1) 胸腹腔开放性损伤达 4 h 以上者。

(2) 凝血因子缺乏者。

(3) 合并心脏病、阻塞性肺部疾患或原有贫血的患者。

(4) 血液在术中受胃肠道内容物污染。

(5) 血液可能受癌细胞污染者。

(6) 有脓毒血症和菌血症者。

4. 形式

自体输血有下列三种形式：

(1) 术前预存自体血：对符合条件的择期手术患者，在术前抽取患者的血液，并将其放于血库在低温下保存，待手术时再输还给患者。一般于手术前 3~5 周开始，每周或隔周采血一次，直至手术前 3 d 为止，以利机体应对采血引起的失血，使血红蛋白恢复正常水平。

(2) 术前稀释血液回输：于手术日手术前采集患者血液，并自静脉输入等量的晶体或胶体溶液，使患者血容量保持不变，但血液处于稀释状态，减少术中红细胞损失，采集的血液可在术中或术后输给患者。

(3) 术中失血回输：在手术中收集血液，采用自体输血装置，经抗凝和过滤后再将血液回输给患者。多用于脾脏破裂、输卵管破裂，血液流入腹腔 6 h 内无污染、无凝血者。自体失血回输的总量应限制在 3 500 mL 以内，大量回输自体血时，应适当补充新鲜血浆和血小板。

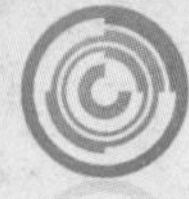

四、输血反应的护理

输血是具有一定危险性的治疗措施,会引起输血反应,严重者可以危及患者的生命。因此,为了保证患者的安全,在输血过程中,护士必须严密观察,及时发现输血反应的征象,并积极采取有效的措施处理各种输血反应。

(一) 发热反应

发热反应是输血反应中最常见的。

【评估】

1. 原因

(1) 输入致热原所致:如血液、保养液、输血用具被致热原污染。

(2) 免疫反应:多次输血后,受血者血液中产生白细胞和血小板抗体,当再次输血时,受血者体内产生的抗体与供血者的白细胞和血小板发生免疫反应,引起发热。

(3) 违反无菌技术操作原则,造成输血过程污染。

2. 临床表现

可在输血过程中或输血后 1~2 h 以内发生反应,患者初起发冷、寒战,继之高热,体温可达 38.0~41.0 ℃,可伴有皮肤潮红、头痛、恶心、呕吐、肌肉酸痛等症状。发热持续时间不等,轻者持续 1~2 h 即可缓解,体温逐渐降至正常。

【护理措施】

1. 预防

严格管理血液保养液和输血用具,有效预防致热原,严格执行无菌技术操作,防止污染。

2. 处理

(1) 密切观察病情变化:反应轻者可减慢输血速度,症状可自行缓解;反应重者应立即停止输血,密切观察生命体征;保留余血,连同储血袋一并送检,以备查明原因之用;并及时通知医生。

(2) 对症处理:高热者行物理降温,寒战者给予保暖、饮热饮料等。

(3) 遵医嘱给药:给予解热镇痛药、抗过敏或激素类药物。如异丙嗪或肾上腺皮质激素。

(二) 过敏反应

【评估】

1. 原因

(1) 形成全抗原使机体致敏:患者为过敏体质,对某些物质易引起过敏反应。如输入血液中的异体蛋白质与患者机体的蛋白质结合形成全抗原使机体致敏。

(2) 输入血中含有致敏物质:如供血者在献血前使用过可致敏的药物或进食了可

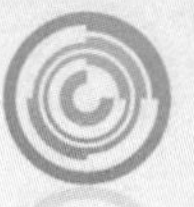

致敏的食物。

(3) 多次输血产生抗体：多次输血的患者，体内可产生过敏性抗体，当再次输血时，抗原抗体相互作用所致过敏反应。

(4) 输入血中含抗体：供血者血液中的变态反应性抗体随血液传给受血者，一旦与相应的抗原结合，即可发生过敏反应。

2. 临床表现

过敏反应大多发生在输血后期或输血即将结束时，轻重程度不一，通常与症状出现的早晚有关。症状出现越早，反应越严重。

(1) 轻度反应：输血后出现皮肤瘙痒，局部或全身出现荨麻疹。

(2) 中度反应：出现血管神经性水肿，多见于颜面部，表现为眼睑、口唇高度水肿。也可发生喉头水肿，表现为呼吸困难，两肺可闻及哮鸣音。

(3) 重度反应：发生过敏性休克。

【护理措施】

1. 预防

(1) 正确管理血液和血制品。

(2) 选用无过敏史的献血者。

(3) 献血者在采血前 4 h 内不宜食用高蛋白和高脂肪食物，以免血中含有过敏物质，宜用清淡饮食或饮糖水。

(4) 有过敏史和需多次输血的患者输血前遵医嘱给予抗过敏药物。

2. 处理

(1) 密切观察反应并及时处理：密切监测生命体征变化；轻度过敏者，减慢输血速度，遵医嘱给予抗过敏药物，继续观察；中、重度过敏反应，应立即停止输血，保留静脉通路，通知医生。保留余血及输血器，以便查明原因。

(2) 对症处理：呼吸困难者给予氧气吸入，严重喉头水肿者行气管切开，循环衰竭者给予抗休克治疗。

(3) 遵医嘱给药：皮下注射 0.1%盐酸肾上腺素 0.5~1 mL 或给予抗过敏药、激素类药等。

(三) 溶血反应

溶血反应是最严重的输血反应，是由于供血者或受血者的红细胞发生异常破坏或溶解引起的一系列临床症状。

【评估】

1. 原因

(1) 输入异型血：由于供血者和受血者血型不符所致，多由于 ABO 血型不相容而引起；反应发生快，后果严重。

(2) 输入变质血：输血前红细胞已经被破坏溶解，如血液贮存过久，使血细胞脆性增大；血液保存不当，温度过高或过低；血液中加入高渗、低渗溶液或影响 pH 的药物；血液振荡过剧或受到细菌污染等，均可导致红细胞破坏溶解。

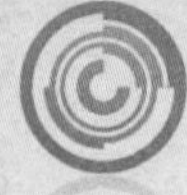

（3）Rh 血型不合所致的溶血：Rh 阴性患者首次输入 Rh 阳性血液时不发生溶血反应，但输血 2～3 周后体内即产生抗 Rh 因子的抗体。如再次接受 Rh 阳性的血液，即可发生溶血反应。Rh 血型不合引起的溶血反应较少见，且发生缓慢，可在输血后几小时至几天后才发生，症状较轻。

2. 临床表现

常在输入 10～15 mL 血液后发生，死亡率高。其临床表现可分为 3 个阶段。见表 19-5。

表 19-5　溶血反应发生机制及临床表现

发生阶段	机制	临床表现
开始阶段	红细胞凝集成团，部分小血管被阻塞	头胀痛、面部潮红、四肢麻木、腰背部剧烈疼痛、胸闷等
中间阶段	红细胞溶解，大量血红蛋白释放进入血浆	黄疸、血红蛋白尿（酱油色）、伴寒战、高热、呼吸急促、发绀、血压下降等
最后阶段	大量血红蛋白在肾小管遇酸变成结晶体，同时抗原抗体作用使肾小管内皮细胞缺血缺氧，坏死脱落阻塞肾小管	急性肾衰竭的表现：少尿、无尿、管型尿和蛋白尿，氮质血症、高钾血症和酸中毒等，严重者可导致死亡。

【护理措施】

1. 预防

（1）认真做好血型鉴定和交叉配血试验。

（2）严格执行查对制度，严守操作规程，杜绝差错事故发生。

（3）严格遵守血液保存规则，不使用变质血液。

2. 处理

（1）停止输血、送检：一旦发生溶血反应立即停止输血（保留静脉通路，以备按医嘱给药），通知医生；保留余血并抽取患者血标本一同送检，重做血型鉴定和交叉配血试验。

（2）给予氧气吸入：改善组织缺氧状况。

（3）保护肾脏：双侧腰部封闭，并用热水袋热敷双侧肾区，缓解肾小管痉挛，保护肾脏。

（4）碱化尿液：静脉滴注碳酸氢钠，增加血红蛋白在尿中的溶解度，减少沉淀，避免阻塞肾小管。

（5）遵医嘱给予升压药或其他药物治疗。

（6）严密观察生命体征和尿量变化：采用留置导尿监测每小时尿量，并做好记录，若发生肾衰竭，行腹膜透析或血液透析治疗。

（7）若出现休克症状，应进行抗休克治疗。

（8）心理护理：安慰患者，消除其紧张、恐惧心理。

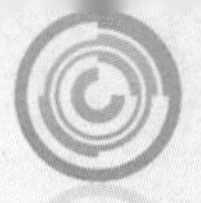

（四）与大量输血有关的反应

大量输血一般是指在 24 h 内紧急输血量相当于或大于患者总血容量。常见的与大量输血有关的反应有循环负荷过重、出血倾向、枸橼酸钠中毒反应等。

1. 循环负荷过重

其原因、临床表现、预防及护理措施同静脉输液反应。

2. 出血倾向

（1）原因：长期反复输血或超过患者原血液总量的输血，由于库血中血小板破坏较多或凝血因子缺乏引起出血。

（2）临床表现：皮肤、黏膜出现瘀点或瘀斑，穿刺部位可见大块瘀斑或手术伤口渗血等。

（3）护理措施：① 密切观察：短时间输入大量库存血时，应密切观察患者意识、血压、脉搏的变化，注意观察皮肤、黏膜或手术伤口有无出血。② 预防：严格掌握输血量，每输库存血 3~5 个单位，应补充 1 个单位的新鲜血；根据凝血因子缺乏情况补充有关成分。

3. 枸橼酸钠中毒反应

（1）原因：枸橼酸钠是常用的抗凝剂，当大量输血时枸橼酸钠也大量进入体内，如果患者的肝功能受损，枸橼酸钠不能完全氧化和排出，与血中游离钙结合使血钙浓度下降。

（2）临床表现：患者出现手足抽搐，血压下降，出血倾向，心率缓慢甚至心搏骤停。

（3）护理措施：① 严密观察患者病情变化及输血后反应。② 预防：每输入库存血 1 000 mL，遵医嘱静脉注射 10%葡萄糖酸钙 10 mL 或氯化钙 10 mL，补充钙离子，预防发生低钙血症。

大量输入库存血时，因血细胞破坏较多，钾离子含量增多，酸性增大，可引起高钾血症和酸中毒。

（五）其他

由于输血不当还可引起空气栓塞、细菌污染反应、体温过低及通过输血传染各种疾病（病毒性肝炎、疟疾、艾滋病、梅毒等）。严格把握采血、贮血和输血操作的各个环节是预防上述输血反应的关键。

角色扮演活动——模拟静脉输液

1. 活动情境

患者李某，女，25 岁，诊断为急性阑尾炎，需禁饮禁食静脉补液；责任护士小王遵医嘱为患者静脉输液。

学生分组进行角色扮演，每 2 人为一组，分别轮流扮演护士和患者。

2. 活动指导

（1）活动目的：掌握外周静脉输液技术及其健康教育内容。

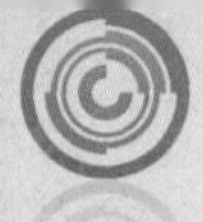

（2）活动要求：① 活动中注重人文关怀，提高护生的沟通能力。② 按护理程序进行活动；强调对护士相关知识的评估及静脉输液技术的正确应用。

3. 效果评价（见评价表）

模拟静脉输液评价表

项目	评分要点	分值	自评	小组评	实得分
评估	患者情况；药物；护士相关知识及能力	15			
准备	用物齐备；环境安全（口述）；患者配合，排空膀胱，体位正确；护士准备符合要求	10			
输液技术	细心核对；液体连接输液器、静脉选择、排气、消毒、进针角度、固定、调节滴速及操作后处理均正确	40			
健康教育	指导患者及家属保护血管，建立轮流使用血管的计划；告知静脉输液的作用；教会患者及时发现输液故障及输液反应并能应急处理	15			
人文关怀	举止得体、言谈礼貌；操作前细心解释；操作中及时沟通，正确指导；操作后诚恳致谢，亲切嘱咐	20			
总评分及教师评价：					

（刘静馨）

第二十单元
标 本 采 集

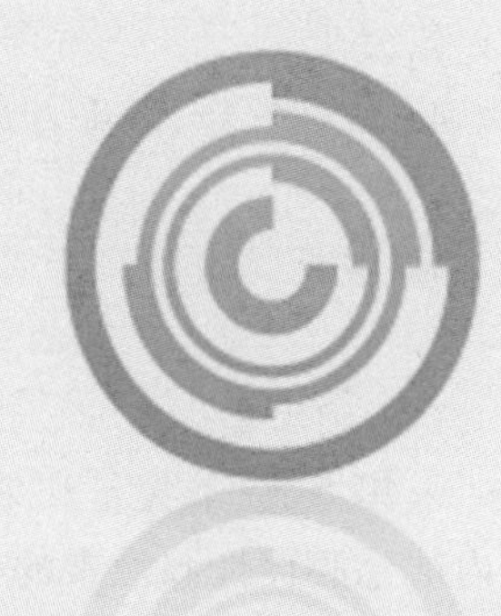

标本采集是指采集人体少量的血液、体液、排泄物、分泌物及组织等样品。标本检验结果可反映机体的正常生理功能和病理变化，对观察病情、确定诊断、制订防治措施等起着重要作用。同时为护士正确评估患者健康状况及制订护理计划提供客观依据。标本采集的时间、方法与检验结果的准确性密切相关。因此，护士必须掌握正确采集标本的技术，以便取得准确的检验结果。

PPT

标本采集

第一节　标本采集的原则

学习要求

- 标本采集的原则

随着现代医学的发展，诊断疾病的方法逐渐增多，但各种标本检验仍是基本的诊断方法之一。为了确保标本的质量，采集标本时应遵循以下基本原则。

一、按医嘱采集标本

由医生填写检验申请单，要求目的明确，字迹清楚，并签全名。护士对申请单如有疑问，应及时找相关医生核实，无误后方可执行。

二、做好采集前准备

1. 采集标本前，应明确检验项目、检验目的、采集标本量，选择采集方法及注意事项。

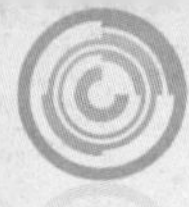

2. 根据检验目的选择适当容器，容器外贴标签（目前多为条形码形式），注明科别、病区、床号、姓名、检验目的及送检日期等。

3. 采集标本前应仔细查对医嘱，核对检验申请单、检验项目及患者床号、姓名，以防差错发生。

4. 做好解释，向患者说明检验目的及注意事项，取得患者配合。

三、确保标本质量

1.正确采集

采集方法、采集量和采集时间均要正确，如做尿妊娠试验时，需留取晨尿，因为晨尿内绒毛膜促性腺激素的含量高，易获得阳性检验结果。

2. 及时送检

标本采集后，应及时送检，防止标本变质；特殊标本应注明采集时间，如检验红斑狼疮细胞，抽取患者血标本后，需写明取血时间并及时送检。

四、培养标本的采集

为了确保检验结果的准确度，采集细菌培养标本应在患者使用抗生素前，如已使用，应在下次使用抗生素前采集，并在检验单上注明；严格执行无菌操作，标本需放入无菌容器内，而且容器无裂缝，瓶塞干燥；不可混入防腐剂、消毒剂和药物；培养液要足量，无混浊、变质。

第二节　各种标本采集方法

学习要求

● ▲ 血、尿、粪便标本采集法

○ △ 痰标本采集法

○ 咽拭子标本采集法

各种标本的采集和处理方法各不相同，而不当的采集和处理方法可直接影响标本的检验结果。因此，护士遵医嘱采集标本时，应做好充分的准备，认真查对，运用正确的采集方法，保证标本的质量。标本采集主要包括血标本采集法、尿标本采集法、粪便标本采集法、痰标本采集法、咽拭子标本采集法等。

一、血标本采集法

血液检查不仅可反应血液系统本身的病变，协助临床诊断，还可为判断病情进展

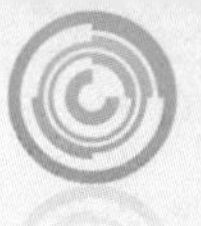

及确定治疗方案提供参考。血标本包括动脉血标本和静脉血标本两大类，其中静脉血标本分为全血标本、血清标本和血培养标本 3 种。

技术 20-1 血标本采集法

【目的】

1. 静脉血标本

(1) 全血标本：测定血液中某些物质的含量，如血糖、尿素氮、尿酸、肌酐、肌酸、血氨。

(2) 血清标本：测定电解质、血清酶、脂质、肝功能等。

(3) 血培养标本：用于查找血液中的病原菌。

2. 动脉血标本

常用于血液气体分析。

【操作程序】

1. 评估

(1) 患者病情、治疗情况及检验目的。

(2) 患者对抽取血标本的心理反应与合作程度。

(3) 穿刺局部皮肤及血管状况。

2. 计划

(1) 用物准备：

1) 静脉血标本：基础注射盘、一次性无菌注射器（规格视血量而定）、皮肤消毒剂、无菌棉签、止血带、小垫枕及治疗巾、标本容器（干燥试管、抗凝管或培养瓶）或双向采血针及真空采血管（附 20-1）、检验申请单、手消毒液、锐器盒、生活垃圾桶及医用垃圾桶，按需备酒精灯、火柴。

2) 动脉血标本：另备无菌手套、无菌纱布、无菌软木塞或橡胶塞、肝素、小沙袋。

(2) 环境准备：安静、整洁、光线充足。

3. 实施

流程	内容与要点说明
(1) 准备	• 护士衣帽整洁、洗手，戴口罩 • 根据检验目的选择容器，贴标签，标签上注明患者科室、病区、床号、姓名、检验目的及送检日期
(2) 核对解释	• 携用物至患者床旁，称呼患者，核对并解释检验目的及注意事项（如需空腹采血的项目，应事先告知患者按要求禁食）
(3) 采集方法	
▲ 静脉血标本采集法	
1) 注射器采血法	
① 选择静脉	• 按静脉注射法选择血管，扎止血带，消毒皮肤，嘱患者握拳
② 穿刺抽血	• 按静脉注射法行静脉穿刺，见回血后，抽取所需血量，松开止血带，嘱患者松拳

续表

流程	内容与要点说明
③ 拔针按压	• 用干棉签轻放穿刺点，迅速拔出针头后按压穿刺点，嘱病人屈肘至不出血为止
④ 注标本入容器	• 若同时采集不同种类的血标本，将血液依次注入血培养瓶→抗凝管→干燥试管
全血标本	• 取下针头，将血液顺管壁缓慢注入盛有抗凝剂的试管内，立即轻轻摇匀，使血液和抗凝剂充分混合，防止血液凝固
血清标本	• 取下针头，将血液顺管壁缓慢注入干燥试管内，勿将泡沫注入，避免振荡，防止红细胞破裂溶血
血培养标本	• 严格执行无菌技术操作，防止血标本污染；成人每次采集 10~20 mL，婴儿和儿童 1~5 mL • 注入密封瓶：除去铝盖中心部分，常规消毒瓶塞，更换无菌针头后将血液注入培养瓶内，轻轻摇匀 • 注入三角烧瓶：松开瓶口纱布，取出塞子，迅速在酒精灯火焰上消毒瓶口，取下针头，将血液注入瓶内，轻轻摇匀，再将瓶塞、瓶口经火焰消毒后塞好，扎紧封瓶纱布 • 再次核对
2）真空采血器采血	（见附 20-1：真空采血系统的相关知识）
① 选择静脉	• 按静脉注射法选择血管，扎止血带，消毒皮肤，嘱患者握拳
② 穿刺抽血	• 根据标本类型选择合适的真空采血管，将采血针与持针套连接 • 取下真空采血针护套，进行穿刺，见回血后，嘱患者松开拳头，按顺序依次插入真空采血管，顺序：血培养瓶→抗凝管→干燥试管，采样尽量在 1 min 内完成
③ 拔针按压	• 抽血毕松开止血带用干棉签轻放穿刺点，迅速拔出针头后请患者轻压棉签 3~5 min，至不出血为止，手臂需举至高于心脏水平位置以控制血流 • 将真空管颠倒混匀 5~10 次，切勿用力振摇
▲动脉血标本采集法	
① 穿刺点定位	• 患者取舒适体位，显露前臂掌侧穿刺部位，即掌侧腕关节上 2 cm 桡动脉搏动明显处。股动脉穿刺点位于腹股沟股动脉搏动明显处（成人常选择桡动脉或股动脉，新生儿宜选择桡动脉）
② 局部消毒	• 常规消毒穿刺部位皮肤，直径至少 8 cm
③ 固定动脉	• 用注射器抽吸肝素 0.2 mL 湿润内壁后，针尖向上推出多余液体和注射器内残留的气泡 • 护士常规消毒左手示指和中指或戴无菌手套，固定欲穿刺动脉搏动最明显处于两指间

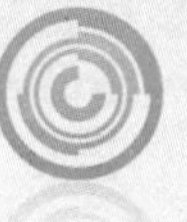

续表

流程	内容与要点说明
④ 穿刺抽血	• 护士右手持注射器，在两指间针头与皮肤成 90°或 45°刺入动脉，见有鲜红色回血即以右手固定穿刺针，左手迅速抽血至 1 mL
⑤ 拔针按压	• 抽血毕迅速拔针，同时局部用无菌纱布加压止血 5～10 min，必要时沙袋压迫止血 • 如作血气分析，针头拔出后即将针头斜面刺入无菌橡胶塞或专用凝胶针帽，以隔绝空气。并轻轻搓动注射器使血液与肝素混匀，再次核对
(4) 整理与嘱咐	• 安置患者，将呼叫器置于易取处，交代注意事项，如有异常及时呼叫 • 整理床单位、用物（按要求处理用物，注射器按要求放于锐器盒集中处理） • 洗手，取下口罩
(5) 观察记录	• 记录标本采集时间并签名 • 观察患者有无不适及穿刺局部情况
(6) 送检标本	• 标本连同检验申请单再次核对后立即送检

4. 评价

(1) 严格执行无菌技术操作，无污染。

(2) 标本采集方法正确，并及时送检。

(3) 患者局部皮肤无淤血及皮下血肿。

(4) 护患沟通有效，患者能主动配合操作。

【指导要点】

1. 告知患者血标本采集的目的及配合方法，如需空腹采血应提前告知。

2. 告知患者正确按压穿刺点，并保持穿刺点清洁、干燥。

3. 采集动脉血标本时，指导患者尽量放松，平静呼吸，避免影响血气分析结果。

【注意事项】

1. 生化检验时，宜清晨空腹采血，由于此时血液中各种化学成分处于相对稳定状态，检验结果较准确。

2. 取血后，应回抽注射器活塞，以防血液凝固造成针头阻塞、注射器粘连。

3. 严禁在输血、输液的针头处或同侧肢体抽取血标本，应在对侧肢体采集血标本，以防血液被稀释及药物作用影响检验结果。

4. 有出血倾向的患者，应谨慎采集动脉血标本，穿刺后应延长按压时间至少 10 min。

5. 采集血培养标本，应严格执行无菌操作，防止污染；培养液的种类及量应符合要求，血培养瓶应在室温下避光保存，瓶塞保持干燥。两次血培养标本采集时间至少间隔 1 h。已使用过抗生素治疗的患者，应在下次使用抗生素前采集血培养标本；间歇性寒战患者应在寒战或体温高峰前取血，当预测寒战或高热时间有困难时，应在寒战或发热时尽快采集血培养标本。

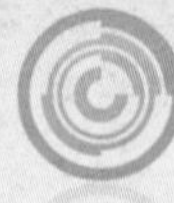

附20:真空采血系统相关知识

真空采血系统由真空采血针和真空采血管组成,是利用真空管中事先设置的真空负压,自动吸血进入试管,它减少了抽拉针管和注血入试管等步骤,很大程度上减少了溶血反应的发生。它具有简捷、安全、方便等优点(图20-1)。

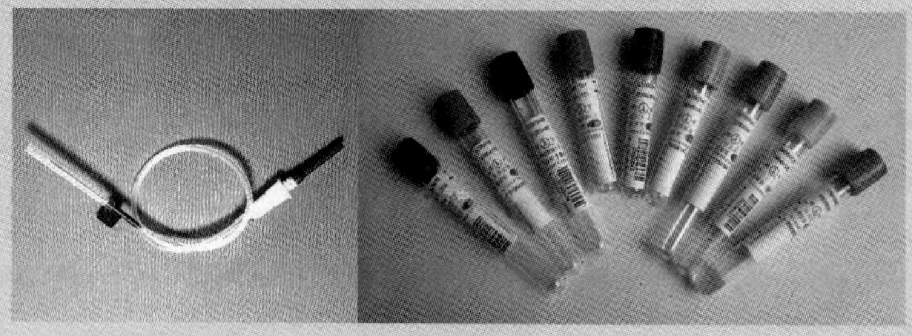

图20-1 真空采血针、真空采血管

视频

真空采血

真空采血管由高质量的玻璃或塑料制成,试管内壁硅化处理,光滑不挂血,抗凝剂定量均匀雾化于管壁,添加血小板保护液,有效阻止血小板聚集,保证试验结果准确可靠。带有安全管盖的真空采血管有效地避免了从采血到血样处理过程中血标本的污染问题。根据所需血量,可选用不同真空度的真空管。

真空管内有各种添加剂,可满足各种检验对血标本的要求。按国际标准使用真空管的头盖颜色和标签颜色来区分采血管的用途。如红或黄色——生化检测;紫色——全血试验;蓝色——凝血测定;黑色——红细胞沉降率;绿色——快速血浆生化、血流变试验。

二、尿标本采集法

尿液的组成及性状可反应机体的代谢状况,通过对尿液进行实验室检查,可观察病情、协助诊断和观察疗效。临床上尿标本采集包括:常规标本、12 h或24 h标本、培养标本。

技术20-2 尿标本采集法

【目的】

1. 常规标本

用于检查尿液的颜色、透明度、有无细胞和管型,测定尿比重,作尿蛋白及尿糖定性检测等。

2. 12 h或24 h尿标本

用于各种定量检查,如尿爱迪计数(12 h尿细胞计数)、钾、钠、氯、肌酐、肌酸、17-羟类固醇、17-酮类固醇、尿糖、尿蛋白定量;以及尿浓缩查结核杆菌等。

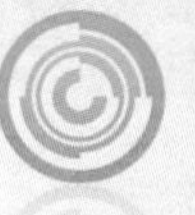

3. 尿培养标本

采集未被污染的尿液查找尿液中的病原菌。

【操作程序】

1. 评估

(1) 患者病情、治疗情况、检验目的、排尿情况及女性患者是否在月经期。

(2) 患者对采集尿标本的心理反应与合作程度。

(3) 尿标本采集的种类与要求。

2. 计划

(1) 用物准备：检验申请单，手消毒液、生活垃圾桶及医用垃圾桶。根据检验目的准备：

1) 常规标本：一次性尿常规标本容器或容量在 100 mL 以上的清洁容器。

2) 12 h 或 24 h 尿标本：容量在 3 000~5 000 mL 的带盖大口清洁容器、防腐剂（表 20-1）。

表 20-1　常用防腐剂的作用和用法

名称	作用	用法	临床应用
40%甲醛	固定尿液中的有机成分，防腐	24 h 尿液中加入 1~2 mL	尿爱迪计数（12 h 尿细胞计数）
浓盐酸	防止尿液中激素被氧化，防腐	24 h 尿液中加入 5~10 mL	17-羟类固醇 17-酮类固醇
0.5%~1%甲苯	保持尿液中的化学成分不变，防腐	每 100 mL 尿液加入 2 mL（甲苯于第一次尿液倒入后即加入，使之形成薄膜覆盖在尿液表面，防止细菌污染）	尿蛋白、尿糖定量，尿钠、钾、氯、肌酐、肌酸定量

3) 尿培养标本：消毒外阴用物、无菌试管、试管夹、酒精灯、火柴。

(2) 环境准备：整洁、光线充足、患者体位舒适，隔帘遮挡，保护患者隐私。

3. 实施

流程	内容与要点说明
(1) 准备	• 护士衣帽整洁、洗手，戴口罩 • 根据检验目的选择容器，贴标签，标签上注明患者科室、病区、床号、姓名、检验目的及送检日期
(2) 核对解释	• 携用物至患者床旁，称呼患者，核对并解释检验目的及注意事项
(3) 采集方法	
▲常规标本	• 嘱患者留取清晨第一次尿液的中段尿 30~50 mL 于标本瓶中，如为一次性尿常规标本容器盛 1/2~2/3 满，测尿比重须留 100 mL

续表

流程	内容与要点说明
▲12 h 或 24 h 尿标本	• 容器外注明起止时间,做好交接班 12 h 尿标本:晚 7 时患者排空膀胱后至次晨 7 时的全部尿液 24 h 尿标本:晨 7 时患者排空膀胱后,留至次晨 7 时的全部尿液 • 根据不同的检验目的加入防腐剂 • 将规定时间内的尿液混匀后记录总量,取 100~200 mL 送检
▲培养标本	
① 导尿术留取法	• 见第十六单元排泄护理相关内容 • 尿潴留者用导尿管弃去前段尿后,留取 10~15 mL 尿液置于灭菌容器内送检 • 留置导尿患者应先夹闭尿管 30 s,消毒导尿管外部及尿管口,用注射器通过导尿管抽取尿液,防止带入消毒剂 • 长期留置尿管者,应在更换新导尿管后留取尿标本
② 中段尿留取法	• 采集前患者必须膀胱充盈(有尿意,一般要求在膀胱内存留 4~6 h 或以上的尿液为佳),用清水充分清洗会阴部,再用灭菌水冲洗尿道口。若男性患者包皮过长,应将包皮翻开冲洗。排尿,将前段尿弃去 • 用试管夹夹住无菌试管在酒精灯上消毒试管口后,接取中段尿 10 ml • 再次消毒试管口和塞子
(4) 整理与嘱咐	• 安置患者,将呼叫器置于易取处,交代注意事项,如有异常及时呼叫 • 整理床单位、清理用物 • 洗手,取下口罩
(5) 观察记录	• 记录标本采集时间并签名 • 导尿术留取尿标本,注意观察患者有无不适
(6) 送检标本	• 标本连同检验申请单立即送检

4. 评价

(1) 护患沟通有效,患者能主动配合操作。

(2) 标本采集方法正确,并及时送检。

【指导要点】

1. 告知患者正确留取尿标本对检验结果的重要性。

2. 告知患者留取尿标本的目的、方法、注意事项及配合要点。

【注意事项】

1. 女患者在月经期不宜留取尿标本;如会阴分泌物过多,应先清洗或冲洗会阴,再留取标本。

2. 昏迷或尿潴留患者可通过导尿法采集尿标本。

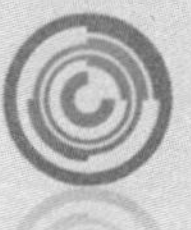

3. 留置导尿的患者留取尿常规标本，可打开集尿袋下方引流口的橡胶塞进行留尿，尿培养标本不能留取尿袋中的尿液标本送检。

4. 避免经血、白带、精液、粪便或其他异物混入标本。

5. 留取尿标本前不宜过多饮水。

三、粪便标本采集法

粪便的性状和组成可以反映出消化系统的功能，对粪便的观察有助于消化系统疾病的诊断和治疗。粪便标本采集包括：常规标本、隐血标本、寄生虫和虫卵标本、培养标本。

技术 20-3 粪便标本采集法

【目的】

1. 常规标本

检查粪便的颜色、性状、混合物、寄生虫卵等。

2. 隐血标本

检查粪便内肉眼不能观察到的微量血液。

3. 寄生虫及虫卵标本

检查粪便中寄生虫成虫、幼虫和虫卵。

4. 培养标本

检查粪便中的致病菌。

【操作程序】

1. 评估

(1) 患者病情、治疗、排便情况及自理能力。

(2) 患者对采集粪便标本的心理反应与合作程度，了解女性患者是否在月经期。

(3) 粪便标本采集的种类与检验目的。

2. 计划

(1) 用物准备：检验申请单，手消毒液、生活垃圾桶及医用垃圾桶。根据检验目的的不同，另备：

1) 常规标本：检便盒（内附棉签或检便匙），清洁便盆。

2) 隐血标本：检便盒（内附棉签或检便匙），清洁便盆。

3) 寄生虫及虫卵标本：检便盒（内附棉签或检便匙），透明胶带及载玻片（查找蛲虫），清洁便盆。

4) 培养标本：无菌一次性使用肛拭子（由试管、试管塞和棉签组成）（图 20-2），另备消毒便盆、无菌甘油或生理盐水。

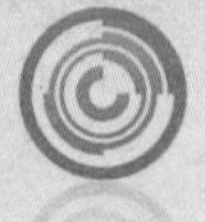

(2) 环境准备:病室整洁、光线充足,必要时隔帘遮挡,保护患者隐私。

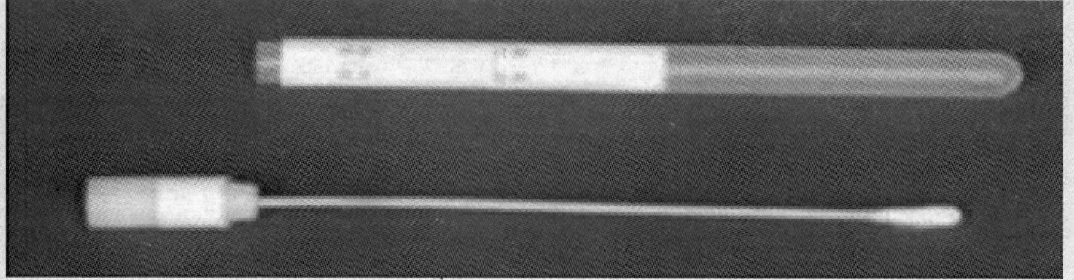

图 20-2　无菌一次性使用拭子(肛拭子上;咽拭子下)

3. 实施

流程	内容与要点说明
(1) 准备	• 护士衣帽整洁、洗手,戴口罩 • 根据检验目的选择容器,贴标签,标签上注明患者科室、病区、床号、姓名、检验目的及送检日期
(2) 核对解释	• 携用物至患者床旁,称呼患者,核对并解释检验目的及注意事项
(3) 采集方法	
▲常规标本	• 嘱患者排便于清洁便盆中,用棉签或检便匙挑取粪便中央部分或黏液、脓血等异常部分,量约 5 g(相当于蚕豆大小)放入蜡纸盒内 • 水样便盛于容器中
▲隐血标本	• 嘱患者检查前 3 d 禁食肉类、动物血、肝、绿色蔬菜、含铁丰富的食物和药物 • 第 4 d 按常规标本采集粪便标本
▲寄生虫及虫卵标本	
检查寄生虫卵	• 嘱患者排便于清洁便盆中,采集不同部位带脓血、黏液的粪便 5~10 g 送检
找寄生虫体或虫卵计数	• 采集 24 h 粪便 • 患者服驱虫药后或作血吸虫孵化检查则应留取全部粪便
检查阿米巴原虫	• 采集粪便标本前,先将便盆用热水加温至人体体温,患者排便后连同便盆立即送检,因为阿米巴原虫在低温下可失去活力难以查找
检查蛲虫	• 嘱患者于夜晚 12 点左右或清晨排便前,将透明胶带贴在肛门四周(因为蛲虫常在午夜或清晨时爬到肛门处产卵) • 取下粘有虫卵的透明胶带,粘贴在载玻片上或将透明胶带对合
▲培养标本	• 嘱患者排便于消毒便盆中,用无菌长棉签取带脓血黏液部分的粪便放入无菌培养管中送检 • 若患者无便意,将肛拭子前端用无菌甘油或生理盐水湿润,轻轻插入肛门 4~5 cm(幼儿 2~3 cm),顺一个方向轻轻在直肠内旋转,蘸取直肠内黏液后取出,置于容器内

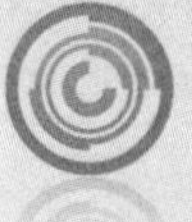

续表

流程	内容与要点说明
(4) 整理与嘱咐	• 安置患者,将呼叫器置于易取处,交代注意事项,如有异常及时呼叫 • 整理床单位,清理用物 • 洗手,取下口罩
(5) 观察记录	• 记录标本采集时间并签名 • 观察患者有无不适
(6) 送检标本	• 标本连同检验申请单立即送检

4. 评价

(1) 护患沟通有效,患者能主动配合操作。

(2) 标本采集方法正确,并及时送检。

【指导要点】

1. 告知患者正确留取标本对检验结果的重要性。

2. 告知患者粪便标本留取的目的、方法及注意事项。

【注意事项】

1. 灌肠后的粪便、粪便过稀及混有油滴等不宜作为检查标本。

2. 便标本应新鲜,不可混入尿液及其他杂物。

四、痰标本采集法

痰液是气管、支气管及肺泡的分泌物。其检验结果能为诊断和治疗提供依据。痰标本采集包括:常规标本、24 h 标本和培养标本。

技术 20-4　痰液标本采集法

【目的】

1. 常规标本

检查痰的一般性状,做涂片,经特殊染色检查痰内癌细胞、细菌、虫卵等,以协助诊断某些呼吸系统疾病。

2. 24 h 痰标本

检查 24 h 痰液的量、性状,协助诊断。

3. 痰培养标本

检查痰液中的致病菌。

【操作程序】

1. 评估

(1) 患者病情、治疗情况、痰液及排痰。

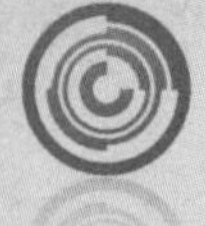

（2）患者对采集痰液标本的心理反应与合作程度。

（3）观察患者口腔黏膜和咽部情况。

2. 计划

（1）用物准备：

1）常规标本：痰盒、冷开水。

2）24 h 标本：痰杯或清洁广口集痰器，容量为 500 mL，少量清水。

3）培养标本：漱口液，如冷开水、多贝尔溶液等，无菌集痰器。

4）必要时备电动吸引器、吸痰管、特殊集痰器、手套、生活垃圾桶及医用垃圾桶等。

（2）环境准备：病室安静、整洁、通风、光线充足。

3. 实施

流程	内容与要点说明
（1）准备	• 护士衣帽整洁、洗手，戴口罩 • 根据检验目的选择容器，贴标签，标签上注明患者科室、病区、床号、姓名、检验目的及送检日期
（2）核对解释	• 携用物至患者床旁，称呼患者，核对并解释检验目的及注意事项
（3）采集方法	
▲常规标本	
① 漱口	• 嘱患者晨起后用冷开水漱口，以去除口腔中的杂质
② 留取标本	• 深呼吸数次后，用力咳出气管深处第一口痰液，盛于痰盒内，痰液量不少于 1 mL • 痰量少或无痰患者可采用 10%盐水加温至 45 ℃左右雾化吸入后，将痰液咳出 • 难于自然咳嗽、不合作或人工辅助呼吸患者的痰液采集：患者取适当卧位，先叩击患者背部，然后将集痰器与吸引器连接，抽吸痰液 2～5 mL于集痰器内（图 20-3），留取痰标本 • 如查找癌细胞，应立即送检或用 95%乙醇或 10%甲醛固定
▲24 h 标本	• 注明留痰起止时间，容器内加少量清水 • 嘱患者起床后进食前漱口后第 1 口痰开始留取，至次日晨进食前漱口后最后一口痰结束，全部痰液流入集痰器内送检
▲培养标本	
① 漱口	• 嘱患者晨起先用朵贝尔溶液漱口，去除口腔中的细菌，再用凉开水漱口
② 留取标本	• 数次深呼吸后，用力咳出气管深处的痰液，盛于无菌集痰器内 • 若患者不能咳痰或配合，按吸痰法将痰液吸入无菌集痰器内。也可用大号注射器连接吸痰管直接抽吸痰液
（4）整理与嘱咐	• 安置患者，将呼叫器置于易取处，交代注意事项，如有异常及时呼叫 • 整理床单位，清理用物 • 洗手，取下口罩

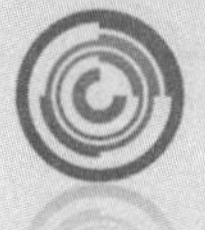

续表

流程	内容与要点说明
(5) 观察记录	• 记录标本采集时间并签名 • 观察患者有无不适
(6) 送检标本	• 标本连同检验申请单立即送检

4. 评价

(1) 护患沟通有效,患者能主动配合操作。

(2) 标本采集方法正确,并及时送检。

【指导要点】

1. 告知患者正确留取标本对检验结果的重要性。
2. 告知患者痰标本留取的方法及注意事项。
3. 告知患者避免将唾液、漱口水、鼻涕等混入痰中。

【注意事项】

1. 如留痰标本查找癌细胞,应立即送检,或用 10% 甲醛溶液或 95% 乙醇溶液固定后送检。

2. 采集痰标本时,嘱患者不可将漱口水、唾液、鼻涕等混入标本中。

3. 留取 24 h 痰液时,要注明起止时间,应注意减去所加入清水的量。

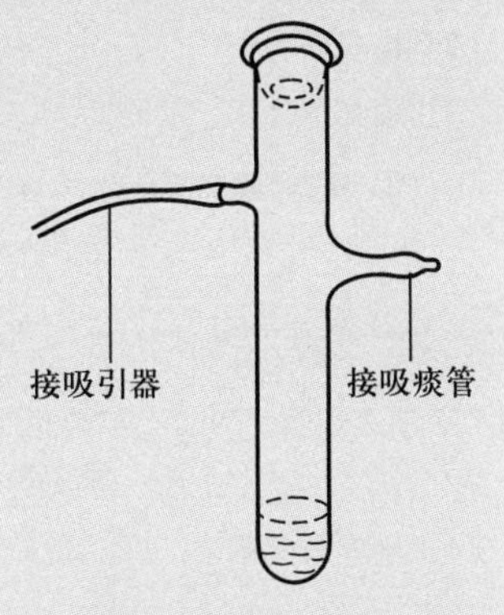

图 20-3 集痰器吸取痰标本

五、咽拭子标本采集法

咽拭子细菌培养能分离出致病菌,有助于白喉、化脓性扁桃体炎、急性咽喉炎等的诊断。

技术 20-5 咽拭子标本采集法

【目的】

从咽部和扁桃体部采集分泌物作细菌培养或病毒分离,协助临床诊断与治疗。

【操作程序】

1. 评估

(1) 患者病情、治疗情况。

(2) 患者对采集咽拭子标本的心理反应与合作程度。

(3) 观察患者口腔黏膜有无异常和咽部感染情况。

(4) 患者进食时间。

2. 计划

(1) 用物准备:无菌一次性使用咽拭子(图 20-2)、清水、压舌板、无菌生理盐水,必要时备手电筒。

(2) 环境准备:病室安静、整洁、通风、光线充足。

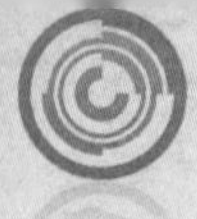

3. 实施

流程	内容与要点说明
(1) 准备	• 护士衣帽整洁、洗手,戴口罩 • 根据检验目的选择容器,贴标签,标签上注明患者科室、病区、床号、姓名、检验目的及送检日期
(2) 核对解释	• 携用物至患者床旁,称呼患者,核对并解释检验目的及注意事项
(3) 采集方法	
① 暴露咽喉部	• 患者用清水漱口,取出无菌咽拭子蘸取少量无菌生理盐水 • 嘱患者张口发"啊"的声音,用压舌板轻压舌部,暴露咽喉部
② 取分泌物	• 迅速擦拭患者口腔两侧腭弓及咽、扁桃体上的分泌物,避免咽拭子触及其他部位 • 迅速把咽拭子插入无菌试管内塞紧
(4) 整理与嘱咐	• 安置患者,将呼叫器置于易取处,交代注意事项,如有异常及时呼叫 • 整理床单位,清理用物 • 洗手,取下口罩
(5) 观察记录	• 记录标本采集时间并签名 • 观察患者有无不适
(6) 送检标本	• 标本连同检验申请单立即送检

4. 评价

(1) 护患沟通有效,患者能主动配合操作。

(2) 标本采集方法正确,并及时送检。

【指导要点】

1. 向患者及家属说明呼吸系统疾病发生的原因、临床症状及护理方法,做好呼吸系统疾病的预防。

2. 指导患者做好采集标本过程中的配合。

【注意事项】

1. 为了防止呕吐,避免患者在进食后 2 h 以内采集咽拭子标本,同时动作轻柔、敏捷。

2. 棉签不要触及其他部位,以免影响检验结果。

3. 采集真菌培养标本,应在口腔溃疡面上采取分泌物。

文档

拓展与练习

角色扮演活动——模拟静脉血标本和尿标本采集

1. 活动情境

王某,女,41 岁。主诉:尿频、尿急、尿痛,伴排尿困难 7 d 加重 2 d。诊断为"尿

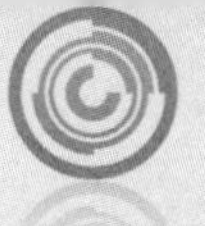

路感染”收入院。医嘱：肝肾功能检查，尿常规检查。责任护士小刘遵医嘱为患者采集血标本和尿标本。

学生分组进行角色扮演，每2人为一组，分别轮流扮演护士和患者。

2. 活动指导

(1) 活动目的：掌握血标本和尿标本采集技术及其健康教育内容。

(2) 活动要求：① 活动中注重人文关怀及提高沟通能力。② 按护理程序进行活动；强调对患者相关知识的评估、静脉血标本采集技术的正确应用及指导患者尿常规标本留取的方法。

3. 效果评价（见评价表）

模拟静脉血标本采集及尿常规标本采集评价表

项目	评分要点	分值	自评	小组评	实得分
评估	患者病情；护士相关知识及能力	15			
准备	用物齐备；环境安全（口述）；患者配合，体位正确；护士准备符合要求	10			
标本采集	细心核对；耐心解释；穿刺部位选择、进针角度及深度、抽血、按压、血标本处理及操作后处理均正确；指导患者留取尿常规标本的方法、时间、量均正确	40			
健康教育	尿路感染患者的注意事项；告知患者多饮水，注意个人卫生等	15			
人文关怀	举止得体、言谈礼貌；操作前细心解释；操作中及时沟通，正确指导；操作后诚恳致谢，亲切嘱咐	20			
总评分及教师评价：					

（温贤秀　敬　洁）

第二十一单元 危重患者的护理

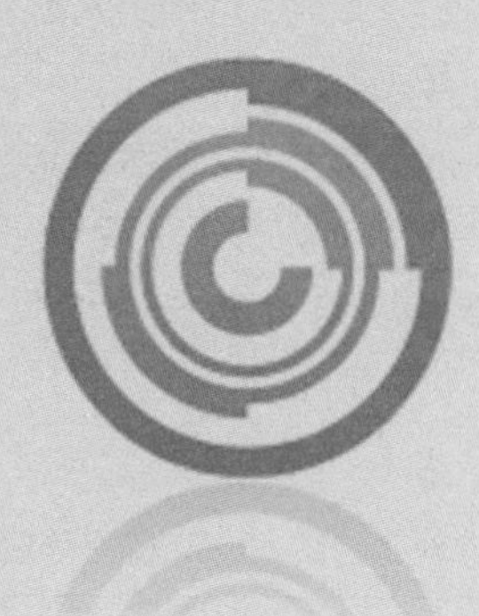

PPT 危重患者的护理

危重患者是指病情严重，随时有可能发生生命危险的患者，如休克、大出血、急性中毒、严重创伤、心搏骤停和脏器功能衰竭患者。危重患者需要护理人员仔细观察评估、及时配合抢救和精心护理，以挽救患者生命、提高抢救成功率、减少伤残率、促进康复、提高生命质量。

病情观察是护理危重患者的前提条件，配合抢救是护理危重患者的关键措施，组织管理是护理危重患者的重要保证。它们对危重患者的预后及转归起着决定性作用。

第一节 危重患者的护理

学习要求

- *危重患者的病情观察*
- *危重患者的护理*

护理危重患者是护理工作的重要任务之一，护士应该全面观察危重患者的生理、心理因素，及时发现危重患者的健康问题，采取有效措施进行抢救和护理。

一、病情观察

病情观察是医护人员运用视觉、听觉、嗅觉、触觉等感觉器官及辅助工具来获得患者资料的过程。观察方法包括视诊、听诊、触诊、叩诊、嗅诊等，护士对患者的病情观察

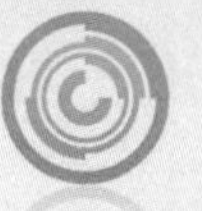

是一种有意识的、连续的过程，应该贯穿于患者疾病过程的始终。

（一）一般情况

1. 面容与表情

病情的轻重缓急、疾病的性质以及心理状态，都可反映在患者的面容与表情上。如急性病容，患者表现为面色潮红，呼吸急促，口唇干裂，鼻翼翕动，表情痛苦等，见于大叶性肺炎等患者；慢性病容，表现为面色灰暗或苍白，精神萎靡，表情淡漠，面容憔悴，双目无神等，见于恶性肿瘤等慢性消耗性疾病的患者；病危病容表现为面容枯槁，肤色苍白或发绀，表情淡漠，眼窝凹陷，出冷汗等，见于严重休克、大出血等危重患者。除了以上典型面容，临床上还有二尖瓣面容、甲状腺功能亢进面容、贫血面容、满月面容、脱水面容等。

2. 饮食与营养

饮食在疾病治疗中占有重要地位。危重患者机体分解代谢增强，能量消耗较大，应注意观察患者的食欲、进食量、饮食习惯及进食后反应等；并通过皮肤、毛发、指甲、皮下脂肪和肌肉的发育情况来综合判断患者的营养状况。

3. 姿势与体位

患者的姿势及体位与疾病有着密切的关系。患病时可出现特定的姿势，如腰部扭伤的患者站立时往往用手扶住腰部，以减轻疼痛；不同的疾病使患者采取不同的体位，如一般患者身体活动自如采取主动体位，极度衰竭或意识丧失的患者呈被动体位；急性腹膜炎患者多取仰卧屈膝位或双腿蜷曲位，以减轻疼痛；破伤风患者可出现角弓反张强迫体位。

4. 皮肤与黏膜

皮肤、黏膜可反映某些全身疾病的情况。护士应观察皮肤的颜色、温度、湿度、弹性、皮疹、出血、水肿及皮肤的完整性等，注意黏膜有无出血点、溃疡等。如贫血患者皮肤、口唇、眼结膜、指甲苍白；肺心病、心力衰竭等缺氧患者的口唇、面颊、鼻尖等部位发绀；休克患者皮肤湿冷；严重脱水患者皮肤弹性差；肾源性水肿患者大多表现为晨起眼睑、颜面水肿，而心源性水肿患者多为下肢和全身水肿。

5. 休息与睡眠

观察患者休息的方式，睡眠习惯、睡眠的深度、时间、有无睡眠障碍等，详见第十二单元。

6. 呕吐物与排泄物

呕吐是指胃内容物或一部分小肠内容物经口吐出体外的一种复杂的反射动作。呕吐可将胃内的有害物质吐出，是机体的一种防御反射，有一定的保护作用，但频繁而剧烈地呕吐可引起脱水、电解质紊乱等并发症。护士应注意观察呕吐的方式及呕吐物的性状、量、颜色、气味等，及时做好记录，必要时留取标本送检，以协助诊断。

（1）方式：颅内压增高时呈喷射状呕吐，无恶心先兆；反射性呕吐与进食有关，常有恶心先兆，发生时间有规律性，呕吐后可缓解不适感，多见于消化道疾病。

（2）性状：一般呕吐物含有消化液及食物，偶尔可见寄生虫。

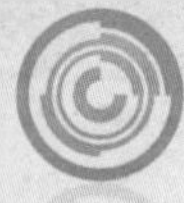

（3）量：成人胃容量约为 300 mL，若呕吐量超过 300 mL，则应考虑有无幽门梗阻或其他异常情况。

（4）颜色：急性大出血呕吐物为鲜红色，陈旧性出血呕吐物为咖啡色，胆汁反流入胃呕吐物为黄绿色，幽门梗阻因胃内容物在胃内潴留时间过长呕吐物为暗灰色。

（5）气味：普通呕吐物为酸味，胃内出血时为碱味，胆汁反流时为苦味，幽门梗阻时为腐臭味，低位性肠梗阻时为粪臭味。

排泄物包括尿液、粪便、汗液、痰液等，应注意观察其性状、量、颜色、气味等，及时做好记录，必要时留取标本送检，以协助诊断，详见第十六单元。

（二）生命体征

生命体征是衡量机体身心状况的可靠指标，正常状况下通过大脑皮质的控制和神经体液的调节而保持其恒定，当机体发生病理改变时，生命体征会发生相应的变化。及时发现生命体征的变化并及时处理，对护理危重患者具有重要意义，如体温低于 35 ℃，多见于休克及极度衰竭患者；体温突然升高，多见于急性感染；持续高热、超高热、体温持续不升均表示病情严重。脉搏少于 60 次/min 或多于 140 次/min，出现间歇脉、脉搏短绌，均说明病情有变化。出现呼吸频率高于 40 次/min 或低于 8 次/min，以及潮式呼吸、间停呼吸等，均是病情危重的表现。收缩压持续低于 70 mmHg 或脉压低于 20 mmHg，多见于休克患者；收缩压、舒张压持续增高应警惕发生高血压危象。详见第十三单元。

（三）意识

意识是大脑功能活动的综合表现，是人对周围环境的知觉状态。意识障碍是指个体对外界环境刺激缺乏正常反应的一种精神状态，表现为对自身及外界环境的认识及记忆、思维、定向力、知觉、情感等精神活动的不同程度的异常改变。凡影响大脑功能活动的疾病都会引起不同程度的意识障碍。意识障碍的程度分为嗜睡、意识模糊、昏睡和昏迷（浅昏迷和深昏迷）。

1. 嗜睡

是最轻度的意识障碍。患者处于持续睡眠状态，但可被轻度刺激或言语唤醒，醒后能正确回答问题，但反应迟钝，刺激去除后很快入睡。

2. 意识模糊

意识障碍程度较嗜睡深，表现为定向力障碍，思维和语言不连贯，可有错觉、幻觉、躁动不安、谵语或精神错乱。

3. 昏睡

患者处于熟睡状态，不易唤醒。压迫眶上神经及摇动身体等强刺激可被唤醒，醒后答话含糊或答非所问，停止刺激后很快再入睡。

4. 昏迷

是最严重的意识障碍，按其昏迷的程度可分为浅昏迷和深昏迷。

（1）浅昏迷：意识大部分丧失，无自主活动。对声、光刺激无反应，对疼痛刺激（如

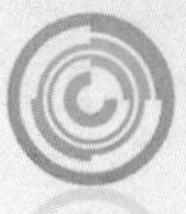

压迫眶上神经）可有痛苦的表情或肢体退缩等防御反应。瞳孔对光反射、角膜反射、眼球运动、咳嗽反射、吞咽反射等可存在。呼吸、心率、血压无明显改变，可有大小便失禁或潴留。

（2）深昏迷：意识完全丧失，对各种刺激均无反应。全身肌肉松弛，深浅反射均消失，偶有深反射亢进与病理反射出现。机体仅能维持呼吸与循环最基本的功能，血压可下降，呼吸不规则，大小便失禁或潴留。

（四）瞳孔

瞳孔的变化是许多疾病，尤其是颅内疾病和药物中毒、昏迷等病情变化的一个重要指征。观察瞳孔应注意观察两侧瞳孔的大小、形状、边缘、对称性及对光反应是否存在等。

1.正常瞳孔

正常瞳孔呈圆形，两侧等圆等大，边缘整齐，在自然光线下直径为2~5mm，对光反应灵敏。

2. 异常瞳孔

（1）双侧瞳孔缩小：瞳孔直径小于2 mm为瞳孔缩小，小于1 mm为针尖样瞳孔。常见于有机磷农药、吗啡、氯丙嗪等药物中毒。

（2）双侧瞳孔扩大：瞳孔直径大于5 mm为瞳孔扩大，常见于颅内压增高、颅脑损伤、濒死状态及颠茄类药物中毒等。

（3）两侧瞳孔不等大：常见于脑出血、脑肿瘤、脑疝等压迫一侧动眼神经。

（4）瞳孔对光反应消失：用手电筒直接照射瞳孔时，其大小不随光线刺激而变化，称瞳孔对光反应消失，常见于深昏迷等危重患者。

（五）心理状态

观察患者的心理状态应注意其语言和非语言行为、情绪状态、感知情况、思维能力、认知能力、对疾病的认识、价值观和信念等，危重患者常见的心理反应有恐惧、绝望、猜疑、焦虑和忧郁等。

（六）其他

除了以上观察内容外，还应注意观察常见症状如疼痛、咯血等药物治疗后反应的观察以及特殊检查及治疗后反应的观察。

二、危重患者的护理

对危重患者的护理，护士不仅要注重技术性的监测，还应加强基础护理，同时做好心理护理，以满足患者的基本生理、心理需要，同时有利于及时发现病情变化，及时抢救处理，预防压疮、坠积性肺炎、失用性萎缩及静脉血栓形成等并发症的发生。

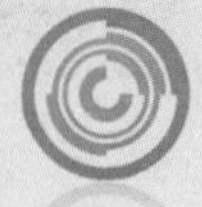

（一）病情监测

护士应持续动态监测各系统的功能，包括中枢神经系统、循环系统、呼吸系统、肾功能和体温等监测，及时发现异常情况，为危重患者的抢救提供重要依据。并做好病情动态变化的记录。

（二）保持呼吸道通畅

指导并协助患者定时做深呼吸及咳嗽训练、变换体位或采用叩拍胸背法，必要时雾化吸入，促使痰液咳出，以防发生坠积性肺炎。昏迷患者常因呼吸道分泌物及唾液等积聚喉头，引起呼吸困难甚至窒息，因此应使昏迷患者头偏向一侧，并及时吸出呼吸道分泌物，防止误吸。舌后坠者，应托起下颌或用舌钳将舌拉出，保持呼吸道通畅。

（三）确保足够的营养和水分

根据病情鼓励、协助患者进食，提供营养丰富易于消化吸收的食物。对不能经口进食者，可采取鼻饲或肠外营养支持。对体液不足的患者，应注意补充足够的水分。

（四）维持排泄功能

协助患者大小便。对尿潴留的患者，可采用诱导排尿等方法，必要时进行无菌导尿，以减轻患者的痛苦。对留置导尿管者，应加强常规护理，保持引流通畅，防止泌尿系统感染。对便秘者，可采取简易通便或灌肠等方法协助排便。

（五）确保安全

对意识丧失、谵妄、躁动不安的患者要使用保护具，防止坠床或自行拔管等，以确保其安全。对牙关紧闭抽搐（如破伤风）的患者，用牙垫或压舌板裹上数层纱布，放置于上下臼齿之间，防止舌咬伤；室内的光线宜暗，工作人员的操作要轻，避免外界环境的刺激引起抽搐。对有轻生念头的患者，应多关心并注意有无异常行为，同时与家属取得联系，设专人守护，以防止自杀或发生意外。长期卧床的患者，加强按摩，指导及协助患者行肢体主动和被动运动，每日 2~3 次。以促进血液循环，增加肌肉张力，防止肌肉失用性萎缩、关节强直及静脉血栓的发生。正确执行医嘱，确保患者医疗安全。

（六）加强清洁护理

1. 眼部护理

对眼睑不能自行闭合的患者，可涂金霉素眼膏或用凡士林纱布遮盖双眼，以保护角膜，防止因角膜干燥导致角膜炎、角膜溃疡或结膜炎。

2. 口腔护理

每日口腔护理 2~3 次，保持患者的口腔清洁，预防口腔感染及口腔溃疡等。

3. 皮肤护理

定时为危重患者翻身、擦洗及按摩，保持皮肤的清洁干燥，避免局部皮肤长期受

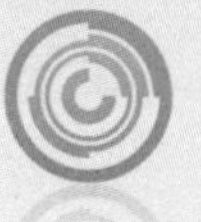

压，防止发生压疮。

（七）保持引流管通畅

危重患者常常安置有多种引流管，如胃肠减压管、导尿管和伤口引流管等，应安全放置并妥善固定，避免扭曲、受压、堵塞、脱落等，以确保引流通畅。同时注意严格无菌操作，防止逆行感染。

（八）心理护理

护士应根据患者的心理变化特点，给予及时、有效的心理护理。如对患者表现出关心、同情、尊重和接受；鼓励患者表达引起不安的因素，多采用治疗性触摸，多陪伴患者并鼓励家属探视；操作前向患者做简单清晰的解释；因人工气道或使用呼吸机治疗等出现语言沟通障碍者，可采用手势、书写等有效的沟通方式；减少环境刺激，病室光线宜柔和，保持安静，工作人员做到“四轻”并尽量降低各种仪器的噪声；在检查治疗时应使用床帘，保护患者的隐私。

第二节 抢救室的管理与设备

学习要求

- ⊙ 抢救室的管理
- ⊙ 抢救室的设备

抢救室的管理是使抢救工作能有效进行的重要保证，抢救室的急救药品、急救器械、急救包及其他用物应齐备、完好，以保证抢救工作顺利进行。

一、抢救室的管理

医院急诊科（室）和病区均应设置抢救室，病区的抢救室应设在护士站对面的单独房间内。抢救室应有专人管理，环境清洁、安静、宽敞、光线充足。为了不贻误抢救时机，一切抢救物品均应合理放置，严格执行“五定”制度（即定数量品种、定点放置、定人保管、定期消毒灭菌及定期检查维修），保持仪器设备完好率达 100%。护士要熟悉抢救物品的性能及使用方法，且能排除一般性故障，以便争分夺秒地对危重患者进行抢救。

二、抢救室的设备

抢救室的抢救设备包括抢救床、抢救车、抢救器械等。

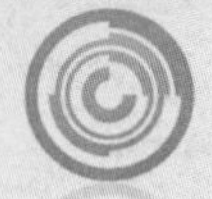

（一）抢救床

抢救床最好是多功能床或能升降的加轮活动床（图 21-1），另备心脏按压板一块，做胸外心脏按压时用。床头应有电源插座、中心吸氧及吸引装置，还应有环形输液架和床帘等。

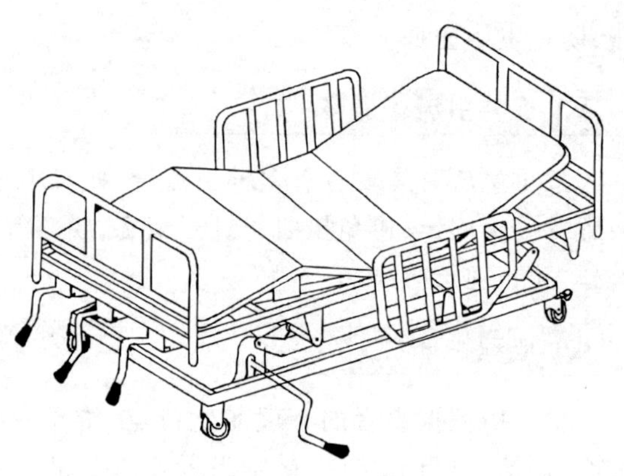

图 21-1　多功能活动床

（二）抢救车

抢救车内需备放下列物品。

1. 急救药品

常用急救药品见表 21-1。

表 21-1　常用急救药品

类别	药品
呼吸中枢兴奋药	纳洛酮、尼可刹米（可拉明）、山梗菜碱（洛贝林）等
升压药	去甲肾上腺素、盐酸肾上腺素、异丙肾上腺素、多巴胺、间羟胺等
降压药	硝普钠、肼屈嗪、硫酸镁注射液等
强心剂	毛花苷 C（西地兰）、毒毛花苷 K 等
抗心律失常药	胺碘酮、维拉帕米、普鲁卡因胺等
血管扩张药	甲磺酸酚妥拉明、硝酸甘油、硝普钠、氨茶碱等
止血药	卡巴克络、酚磺乙胺、维生素 K_1、对羧基苄胺（氨甲苯酸）、垂体后叶素等
解毒药	阿托品、碘解磷定、氯解磷定、亚甲蓝、二巯丙醇、硫代硫酸钠等
止痛镇静药	哌替啶（杜冷丁）、吗啡、苯巴比妥钠（鲁米那）、氯丙嗪（冬眠灵）等
抗过敏药	异丙嗪（非那根）、苯海拉明、曲吡那敏等
抗惊厥药	地西泮（安定）、异戊巴比妥钠（阿米妥钠）、苯巴比妥钠、硫喷妥钠、硫酸镁等
脱水利尿药	20%甘露醇、25%山梨醇、呋塞米（速尿）、利尿酸等
碱性药	5%碳酸氢钠、11.2%乳酸钠等
其他	氢化可的松、地塞米松、生理盐水、各种浓度的葡萄糖溶液、右旋糖酐 40（低分子右旋糖酐）、右旋糖酐 70（中分子右旋糖酐）、平衡液、10%葡萄糖酸钙、氯化钾、氯化钙、代血浆等

2. 一般用物

治疗盘、弯盘、血压计、听诊器、开口器、压舌板、舌钳、各种规格的一次性注射器、输液器、无菌棉签、无菌敷料、无菌治疗巾、无菌手套、无菌刀剪、各种引流瓶、引流管、氧气管与吸痰管、玻璃接管、手电筒、止血带、绷带、夹板、胶布、输液架、应急灯、多用插

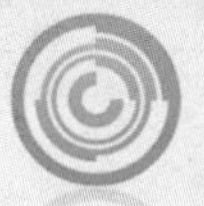

座以及皮肤消毒剂等。

3. 无菌急救包

抢救室的急救包包括气管切开包、静脉切开包、开胸包、胸穿包、腰穿包、腹穿包、缝合包、导尿包和接生包等。

（三）抢救器械

抢救室应备有氧气筒装置（或氧气管道化装置）、电动吸引器（或管道化吸引装置）、中心呼叫装置，抢救器械包括呼吸机、心电图机、心电监护仪、除颤仪、洗胃机和吸痰器，还可备心脏起搏器、简易呼吸器、麻醉机、超声波仪、手术器械和相应的附属设备等。

第三节　常用抢救技术

学习要求

- ▲ 心肺复苏
- ★ 吸氧法
- ▲ 吸痰法
- ▲ 洗胃法
- ▲ 人工呼吸器的使用

抢救危重患者的常用技术有心肺复苏、吸氧法、吸痰法、洗胃法和人工呼吸器的使用等。护士必须熟练地掌握各项抢救技术，才能及时有效地抢救危重患者。

一、心肺复苏

心肺复苏是对心脏骤停的患者所采取的紧急抢救措施。如心肺复苏及时有效，大多数患者能够存活，为进一步的治疗争取时间、奠定基础。因此，对心脏骤停的患者应在 4 min 内进行争分夺秒的抢救，开始时间越早，成活率越高。

技术 21-1　心肺复苏

【目的】

保证重要脏器血氧供应，尽快恢复心跳、呼吸。

【操作程序】

1. 评估

评估患者的病情、意识状态、呼吸、脉搏、有无义齿等情况。

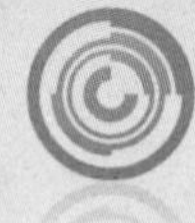

2. 计划

(1) 用物准备:治疗车、治疗碗、纱布或隔离面膜,纱布(用于清除口、鼻腔分泌物)、弯盘、护理记录单、洗手液、生活垃圾桶及医用垃圾桶。必要时备心脏按压板一块、脚踏凳等。

(2) 环境准备:环境宽敞、安静、安全,空气流通,光线充足,拉上隔帘。

3. 实施

视频 判断脉搏

视频 按压部位

流程	内容与要点说明
(1) 判断呼救	(判断意识、呼吸、脉搏并呼救)
① 判断意识	• 呼唤轻拍患者,判断有无意识,如无反应则判断患者无意识;并快速判断患者有无呼吸(观察胸廓起伏),异常呼吸如叹息样呼吸也看作无呼吸,5 s 内完成
② 紧急呼救	• 如无反应立即大声呼救并请求他人拨打急救电话,或协助抢救
③ 判断脉搏	• 呼救同时触摸颈动脉搏动(操作者用示指和中指指尖置于气管正中,相当于喉结的部位,旁开两指的颈外侧气管与肌群之间的沟内),5~10 s 完成。未扪及脉搏,应立即启动心肺复苏程序,并记录时间
(2) 复苏体位	• 将患者去枕、头后仰,卧于硬板床或地面上(卧于软床患者,其肩背下应垫心脏按压板),双手放于两侧,头、颈、躯干在同一轴线上,身体无扭曲
	• 松开衣领及腰带,暴露患者胸腹部
	• 抢救者立于患者右侧,必要时使用脚踏凳
(3) 心脏按压	(立即进行胸外心脏按压 30 次)
按压部位	• 胸骨中下 1/3 处(图 21-2A),即两乳头连线的胸骨中心,也可用中、示指触及肋下缘,向上滑动到剑突再向上移动两横指
	• 部位应准确,过高可伤及大血管,过低可伤及腹部脏器或引起胃内容物反流,偏离胸骨引起肋骨骨折
按压方法	• 一手掌根部置于按压部位,另一手掌平行重叠于该手背上,两手手指交叉并拢翘起,不能触及患者胸壁。操作者肩、肘、腕在一条直线上,并与患者身体长轴垂直,确保按压力垂直作用于患者胸骨,利用上身重量垂直下压(图 21-2B)
按压幅度	• 胸骨下陷 5~6 cm,而后立即放松,使胸廓完全反弹(胸部按压和放松时间大致相等),放松时手掌不能离开胸壁,反复进行按压
	• 儿童和婴儿的按压深度至少为胸部前后径的三分之一(儿童至少 5 cm,婴儿大约 4 cm)
按压频率	• 100~120 次/min 以上
	• 以足够的速率和幅度进行按压,强调用力按、快速按,尽量减少有效的胸外按压中断,直至自主循环恢复,按压间断时间不超过 10 s

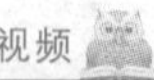

按压方法

按压的幅度和频率

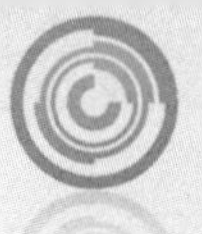

续表

流程	内容与要点说明
(4) 开放气道	• 清除口、鼻腔内分泌物或异物，并取下义齿，以免将污物等吹入气道深处，或影响人工呼吸效果 • 检查颈部有无损伤
仰面抬颏法	(开放气道首选此法，对解除舌后坠效果佳) • 操作者一手置患者前额，手掌向后下方施力使其头部后仰，另一手手指置患者的下颌骨下方，将颏部向前抬起(图 21-3)，使下颌尖、耳垂连线与地面垂直
仰面抬颈法	(颈部损伤者禁用) • 操作者一手抬起患者颈部，另一手以小鱼际肌侧下按患者前额，使其头后仰，颈部抬起(图 21-4)
托下颌法	(用于颈部损伤者) • 操作者双肘置患者头部两侧，将双手示、中、无名指放在患者下颌角后方，向前抬起下颌，双拇指推开患者口唇，用手掌根部及腕部使头后仰(图 21-5)
(5) 人工呼吸	(连续缓慢吹气 2 次，每次吹气 > 1 s，共用时 < 5 s，见图 21-6)
口对口	• 操作者用保持患者头后仰的手的拇指和示指捏住鼻孔，用纱布或隔离膜覆盖其口部，深吸一口气、屏气，双唇包住患者口部不留空隙(防吹气时气体从口鼻逸出)吹气，直至胸廓抬起。吹气毕，松开捏鼻孔的手，操作者头稍抬起侧转换气，同时观察胸廓复原情况
口对鼻	(用于口腔严重损伤或牙关紧闭患者) • 操作者一手将患者口唇紧闭，深吸一口气，双唇包住患者鼻部吹气(防止吹气时气体由口唇逸出，以克服鼻腔阻力)，吹气时间要长，用劲要大
口对口鼻	(用于婴幼儿) • 操作者双唇包住患者口鼻部吹气，吹气时时间要短，用劲要小 • 使用简易呼吸器的通气量是 500~600 mL • 有效指标：患者胸部起伏，且呼气时听到或感到有气体逸出
(6) 循环操作	• 按压与人工呼吸比例为 30：2，连续做 5 个循环 • 抢救中途换人应在做完 5 个循环或每隔 2 min 轮换，换人时间不能超过 5 s
(7) 观察判断	• 反复 5 个循环后，进行复苏效果评估，如未成功则继续进行心肺复苏 • 评估时间不超过 10 s • 复苏有效指标：颈动脉搏动恢复；收缩压大于 60 mmHg；自主呼吸恢复；瞳孔缩小，对光反射存在；面色、口唇、甲床和皮肤色泽转红 • 如复苏有效，将患者头偏向一侧，进行高级生命支持；如复苏无效，继续上述 5 个循环后再次判断，直至有条件进行高级生命支持
(8) 整理记录	• 复苏成功后撤去按压板，纱布放入医用垃圾桶内，头下垫枕，取舒适体位 • 洗手，记录抢救时间及经过

视频

口对口人工呼吸

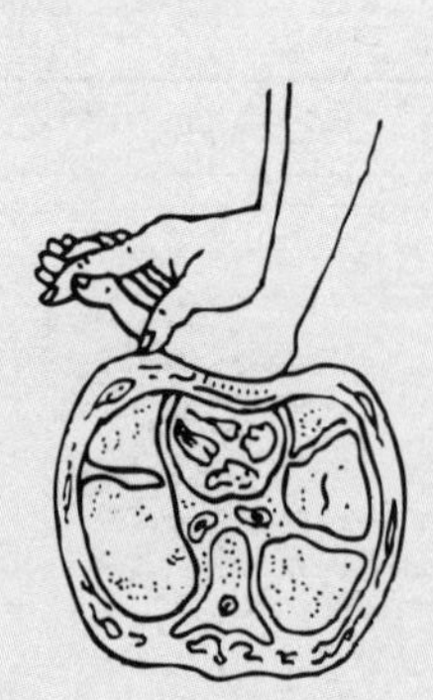

A. 按压部位　　B. 按压方法

图 21-2　胸外心脏按压

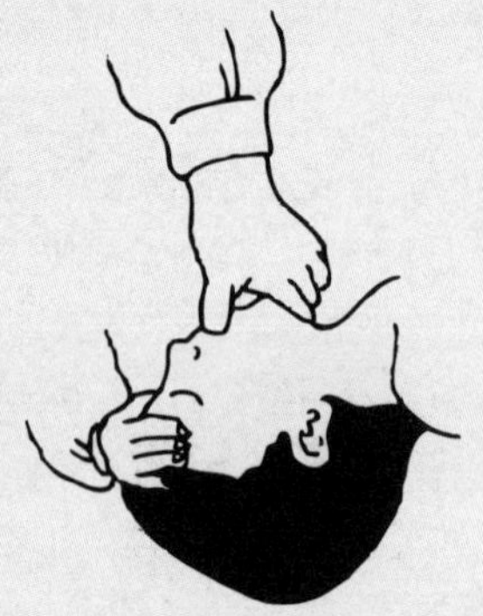

图 21-3　仰面抬颏法

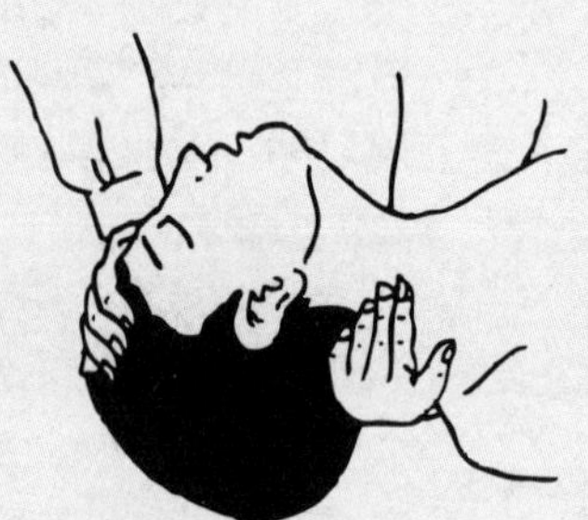

图 21-4　仰面抬颈法

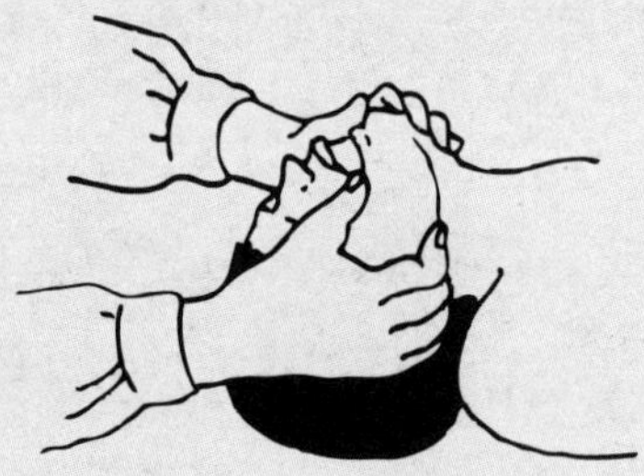

图 21-5　托下颌法

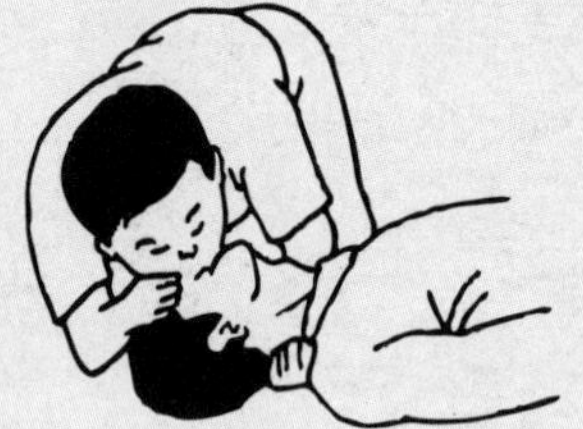

图 21-6　口对口人工呼吸

4. 评价

(1) 程序正确，动作准确、熟练，体现爱护伤者的观念。

(2) 心肺复苏有效。

(3) 物品处理正确，记录准确。

【指导要点】

心脏骤停是临床上最危急的情况之一，在抢救时护士来不及对家属解释。抢救结束后向家属解释并报告心肺复苏的结果，必要时进行心肺复苏知识和技术的培训。

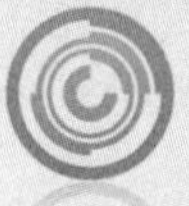

【注意事项】

1. 争分夺秒就地抢救

对无意识、无呼吸或异常呼吸(如叹息样呼吸)的心脏骤停成人患者,应立即启动心肺复苏程序,强调早期胸外按压。

2. 正确实施胸外心脏按压

① 确保足够的按压速度与深度,尽量减少中断,如需安插人工气道或除颤时,中断不应超过 10 s。② 确保准确的按压部位,过高可伤及大血管,偏离胸骨可能引起肋骨骨折;过低可伤及腹部脏器或引起胃内容物反流。③ 按压姿势正确:按压时操作者肩、肘、腕在一条直线上,并与患者身体长轴垂直,按压时手掌掌根不能离开患者胸壁,以免造成错位。

3. 正确实施人工呼吸

① 实施人工呼吸前必须开放和清理呼吸道,保证气道通畅。气道管理操作要迅速有效并尽量减少中断胸外按压。② 成人可使用 1~2 L 的简易呼吸器,如气道开放,无漏气,1 L 简易呼吸器挤压 1/2~2/3,2 L 简易呼吸器挤压 1/3。③ 人工通气时,避免过度通气。④ 如患者没有人工气道,吹气时稍停按压;如患者插有人工气道,吹气时可不暂停按压。

二、吸氧法

吸氧法是通过吸入氧气,以提高血氧含量及动脉血氧饱和度,纠正由各种原因所造成的缺氧状态。吸氧法是常用的急救措施之一,是维持机体生命活动的一种治疗方法。

技术 21-2 吸氧法

【目的】

供给患者氧气,改善缺氧症状。

【操作程序】

1. 评估

(1) 患者的病情、意识、呼吸状况及缺氧程度。

(2) 患者的心理反应及合作程度。

(3) 患者鼻腔内有无分泌物堵塞,有无鼻息肉、鼻中隔偏曲。

缺氧程度的判断:见表 21-2。

氧气吸入的适应证。

血气分析检查是用氧的客观指标,当患者的动脉血氧分压低于 50 mmHg 时(正常值为 95~100 mmHg),则应给予吸氧。

1) 呼吸系统疾患:影响了通气、换气功能者,如哮喘、支气管肺炎、肺水肿或气胸。

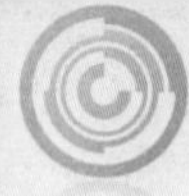

表 21-2 缺氧程度判断

程度	呼吸困难	发绀	神志	血气分析		
				动脉氧分压 PaO_2/mmHg	动脉二氧化碳分压 $PaCO_2$/mmHg	氧饱和度 SaO_2/%
轻度	不明显	轻	清楚	50 ~ 70	>50	>80
中度	明显	明显	正常或烦躁不安	30~50	>70	60~80
重度	严重、三凹征明显	显著	昏迷或半昏迷	<30	>90	<60

2）心脏功能不全：肺部充血致呼吸困难者，如心力衰竭。

3）各种中毒：中毒致呼吸困难或组织细胞利用氧障碍者，如吗啡、巴比妥等药物中毒、酸中毒或一氧化碳中毒。

4）中枢抑制而引起缺氧者：如昏迷患者、脑血管意外或颅脑损伤。

5）其他：如某些外科手术前后、重度贫血、休克、分娩时产程过长或胎心音不良。

2. 计划

（1）用物准备。

1）供氧设备：氧气筒和氧气表装置、氧气管道化装置（中心供氧装置）、氧气枕、高压氧舱装置。

2）吸氧器具：一次性鼻氧管（双孔）、鼻塞、面罩、头罩、单侧鼻导管。

3）辅助用物：治疗盘内置治疗碗（内盛镊子一把）、小药杯（内盛冷开水）、玻璃接管、橡胶管、棉签、胶布、纱布、扳手、安全别针、弯盘、氧气记录单和笔，医用垃圾桶及生活垃圾桶等。

目前，大部分医院采用新型氧气湿化装置（包括一次性使用鼻氧管和湿化瓶），可使吸氧安全无菌，显著提高氧气湿化效果，还可消除氧气湿化噪音。

氧气筒和氧气表的装置。

1）氧气筒：为圆柱形无缝钢筒（图 21-7），可耐高压达 14.71 MPa（相当于 150 kg/cm^2），容积约为 40 L，容纳氧约 6 000 L。

总开关：位于氧气筒的顶部，可控制氧气的放出。使用时，将总开关向逆时针方向旋转 1/4 周，即可放出足够的氧气；停用时，向顺时针方向旋紧。

气门：位于氧气筒颈部的侧面，可与氧气表相连，是氧气从筒中输出的途径。

2）氧气表：由以下五个部分组成。见图 21-7。

压力表：从表上的指针能测知筒内氧气的压力，以 MPa 或 kg/cm^2 表示。压力越大，说明筒内氧气贮存量越多。

减压器：是一种弹簧自动减压装置，可将来自氧气筒内的氧气压力减低到 0.20~0.30 MPa，即 2~3 kg/cm^2。减压器可使流量平稳，保证安全，便于使用。

流量表：用以测量每分钟氧气的流出量。表内装有浮标，当氧气通过流量表时，可

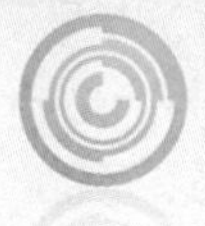

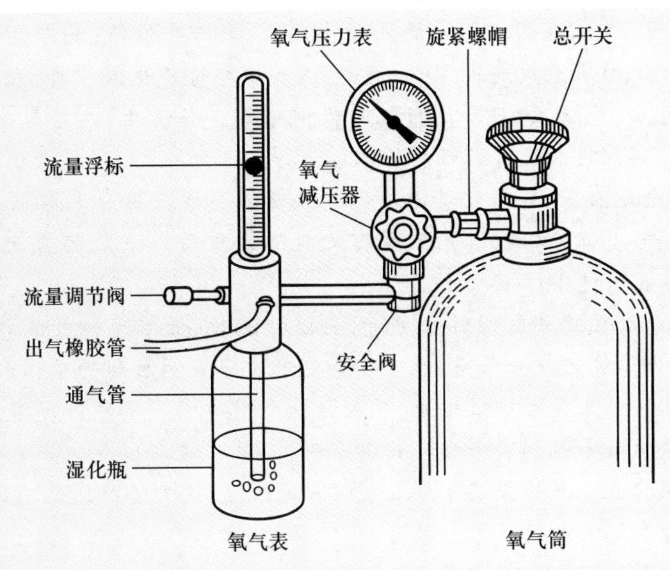

图 21-7　氧气筒、氧气表装置

将浮标吹起，浮标上端平面所指刻度，即为每分钟氧气的流出量。氧流量用 L/min（升/分）表示。流量表的下部有调节氧流量大小的开关。

湿化瓶：用以湿润氧气，以免呼吸道黏膜受到干燥气体的刺激，造成分泌物黏稠不易咳出。可选用一次性湿化瓶，或内装入 1/3～1/2 灭菌蒸馏水的湿化瓶，通气管浸入水中，湿化瓶出口和鼻氧管（或橡胶管）相连。湿化瓶应每日更换、消毒。

安全阀：当氧气流量过大，压力过高时，压力阀内部的活塞即自行上推，使过多的氧气由安全阀的四周小孔溢出，以保证安全。

氧气枕装置：氧气枕为一长方形的橡胶枕，在枕的一角有一根橡胶管，上面有调节氧流量的调节器。新购的氧气枕内含有滑石粉，使用前须反复灌注自来水冲洗干净，否则易引起吸入性肺炎，甚至窒息。

氧气枕管道化装置（中心供氧装置）：医院的氧气集中由中心供氧站供给，设置管道至各病区、门诊和急诊室。供应站有总开关控制，各用氧单位配有氧气表，随时装表即用。

高压氧装置：高压氧装置是特殊的加压氧舱，舱内充满高压氧气，治疗时以大于一个大气压 100%的氧气或混合氧吸入。

注：目前，便携式供氧装置和家庭用氧源让一些慢性呼吸系统疾病和持续低氧血症的患者可以在家中进行氧疗，不仅提高了氧疗效果，同时也给患者的使用带来方便，如氧浓缩器（制氧机）、液氧器、小型氧气瓶和氧气枕。

氧气成分、浓度、氧流量和氧浓度的换算法。

1）氧气成分：一般常用 99%氧气或 5%二氧化碳和纯氧的混合气体。

2）氧气吸入浓度：空气中氧气占 20.93%，二氧化碳占 0.03%，其余 79.04%为氮气、氢气和微量的惰性气体。吸氧浓度的掌握对纠正缺氧起着重要的作用。

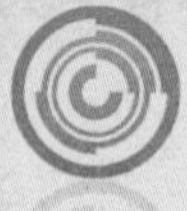

氧浓度低于25%，则和空气中的氧含量相似，无治疗价值；氧浓度高于60%，持续时间超过24 h，吸氧浓度超过50%，吸氧48 h后即可产生氧中毒，表现为恶心，烦躁不安，面色苍白，干咳，胸痛和进行性呼吸困难等。若新生儿，尤其是早产儿吸入氧的浓度过高，时间过长还可致眼晶状体后纤维组织增生，如持续数小时，则造成视网膜血管不可逆地阻塞、纤维化甚至失明。预防的关键是避免长时间高浓度吸氧，并定期监测血气分析，以血气分析结果来调节氧流量。吸氧的最大安全浓度是40%，吸纯氧不能超过4~6 h。

对缺氧和二氧化碳滞留同时并存者，应以低流量、低浓度持续给氧为宜。因慢性缺氧患者长期二氧化碳分压高，其呼吸主要依靠缺氧刺激颈动脉体和主动脉体的化学感受器，沿神经上传至呼吸中枢，反射性地引起呼吸。若高浓度吸氧，低氧血症迅速解除，则缺氧反射性刺激呼吸的作用消失，二氧化碳滞留更为严重，可造成呼吸抑制，甚至呼吸停止。故应正确掌握氧气吸入的浓度，达到治疗缺氧的目的。

3）氧流量和氧浓度的换算公式为：

吸氧浓度(%)＝21+4×氧流量(L/min)

氧流量和氧浓度的关系为(表21-3)：

表21-3　氧流量与氧浓度对照表

氧流量/L·min^{-1}	氧浓度/%	氧流量/L·min^{-1}	氧浓度/%
1	25	6	45
2	29	7	49
3	33	8	53
4	37	9	57
5	41		

（2）环境准备：安静整洁，温湿度适宜，光线充足，禁止明火、避开热源，有“用氧安全”的标记。

3. 实施

流程	内容与要点说明
▲鼻氧管（双孔）吸氧法	（一次性鼻氧管为特制的塑料双侧鼻导管，见图21-8A。是将鼻氧管前端插入鼻孔内约1 cm，导管环绕固定稳妥即可。此法应用简单，患者无不适感，容易接受，是临床上常用的吸氧方法之一）
（1）装表(氧气筒装置)	（装表不宜在病室进行）
① 换卡	• 取下“满”卡挂上“四防”卡(即防震、防火、防热、防油，以保证安全)
② 吹尘	• 打开总开关，放出少量氧气吹尘(以避免灰尘进入表中，损坏氧气表)，随即迅速关好总开关
③ 装表	• 将氧气表稍向后倾，使之与氧气筒的气门相接，用手旋紧螺旋接头，再用扳手旋紧，使表呈直立位
④ 接瓶	• 连接通气管、湿化瓶

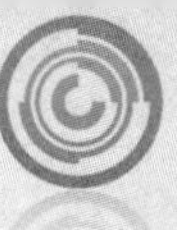

续表

流程	内容与要点说明
⑤ 检查	• 关流量表开关，开总开关，再开流量表开关，以检查氧气流出是否通畅，以及各连接部位有无漏气。无异常情况则关流量表开关备用
(2) 核对解释	• 洗手，将氧气筒装置及用物推至患者床旁 • 称呼并核对患者，解释吸氧的目的、插管的简要步骤及可能出现的不适，鼓励其配合，戴口罩
(3) 清洁鼻腔	• 检查鼻腔并用湿棉签清洁双侧鼻腔
(4) 连接导管	• 鼻氧管末端与湿化瓶的出气口相连
(5) 调节流量	• 打开流量开关调节流量 • 可根据病情、年龄、缺氧程度遵医嘱调节流量，如无二氧化碳潴留，轻度缺氧为 1～2 L/min，中度缺氧为 2～4 L/min，重度缺氧为 4～6 L/min，小儿为 1～2 L/min；二氧化碳潴留者应低流量、低浓度、持续给氧（一般 1～2 L/min）
(6) 插管	• 将鼻氧管前端放入水中湿润，观察有无气泡逸出，有气泡逸出表示鼻氧管通畅，并达到湿润的目的
(7) 固定与整理	• 将鼻氧管前端轻轻插入患者鼻孔 1 cm • 将鼻氧管环绕患者耳部，向下放置，移动活扣调整松紧度后固定于下颌处或适当固定于耳后（图 21-8B） • 整理床单位，安置患者，将呼叫器置于易取处；洗手，取下口罩 • 嘱咐患者不要张口呼吸，不要让鼻氧管扭曲，以免影响吸氧效果；嘱患者及家属不要随意动开关，以免发生危险
(8) 观察与记录	• 密切观察氧疗效果及鼻氧管是否通畅 • 记录用氧开始时间及氧流量并签名
▲停止用氧	（根据医嘱停止吸氧）
(1) 解释	• 携用物至患者床旁，称呼患者，查对无误后，解释停氧的目的和过程
(2) 拔管	• 洗手，戴口罩。拔出鼻氧管，用纱布擦去鼻部分泌物，分离鼻氧管后用物放入医用垃圾桶
(3) 放余气	• 检查压力表余量，关总开关，待放完余气（压力表指针和流量表的浮标下降为“0”），再关流量开关
(4) 整理与记录	• 整理床单位，安置患者，将呼叫器置于易取处；洗手，取下口罩 • 取下“四防”卡，记录停氧时间及氧气筒内剩余氧气量并签名
▲卸表法	（停用氧后，氧气筒推回治疗室卸表）
(1) 检查	• 确认已关好总开关，放完余气
(2) 卸表	• 一手托氧气表，一手用扳手将氧气表的螺帽旋松，再用手将表卸下 • 对未用完或已用完的氧气筒，应分别悬挂“满”或“空”卡

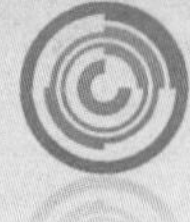

续表

流程	内容与要点说明
(3) 消毒	• 卸下的湿化瓶和通气管用消毒液浸泡消毒,一次性用物消毒后集中处理
其他常用吸氧法:	
(1) 装表	同鼻氧管吸氧法,需要时橡胶管与湿化瓶出气口相连
(2) 核对解释	同鼻氧管吸氧法
(3) 吸氧方法	
▲单侧鼻导管法	(是将鼻导管从一侧鼻孔插至鼻咽部,使患者吸入氧气的方法。此法节省氧气,但可刺激鼻腔黏膜,患者长时间应用会感觉不适)
① 清洁鼻腔	• 检查、清洁鼻腔
② 连接导管	• 鼻导管末端与橡胶管的玻璃接管相连,调节流量,测量长度(长度约为鼻尖至耳垂的 2/3,见图 21-9)
③ 润管插管	• 将鼻导管头端放入水中润滑,并观察有无气泡逸出
	• 插管至鼻咽部,若插管过深会引起上消化道胀气
④ 观察固定	• 观察无呛咳后用胶布固定于鼻翼及面颊部,并用别针将橡胶管固定于枕头或大单上
▲鼻塞法	(将特制的鼻塞代替鼻氧管的给氧方法,见图 21-10。该法比鼻氧管法更为简便,对鼻黏膜的刺激性小,患者感觉舒适易接受;但张口呼吸或鼻腔被堵塞者氧疗效果差)
① 清洁鼻腔	• 检查、清洁鼻腔
② 连接鼻塞	• 连接鼻塞(鼻塞大小以恰能接触鼻前庭壁为宜)于氧气橡胶管上,调节氧流量
③ 上鼻塞、固定	• 将鼻塞塞入患者鼻腔内,将鼻塞管固定于耳后
▲面罩法	(用面罩代替鼻导管的给氧方法。适用于病情较重、氧分压明显下降及张口呼吸的患者;但影响患者进食、饮水、服药和谈话等活动,翻身时面罩易移位,有的患者感觉憋闷而不易耐受)
① 连接氧气	• 将氧气橡胶管接于面罩上(图 21-11)的氧气进孔处。氧气从面罩底部的输入孔进入,呼出的气体从面罩两侧的小孔排出
② 调节流量	• 调节氧流量 6~8 L/min
③ 固定面罩	• 将面罩紧贴于患者口鼻处,用松紧带固定,注意检查面部、耳皮肤受压情况
▲氧气枕法	(是用氧气枕代替氧气装置的吸氧方法,见图 21-12。适用于家庭氧疗、抢救危重患者及转运患者途中)
① 连接导管	• 将充满氧气的氧气枕,接上湿化瓶,并将鼻氧管与氧气枕上的橡胶管连接

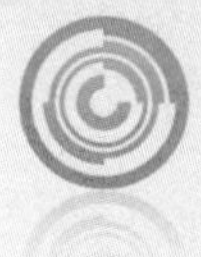

续表

流程	内容与要点说明
② 清洁鼻腔	• 检查、清洁鼻腔，打开流量开关
③ 插管、固定	• 同鼻氧管法
④ 安置氧气枕	• 让患者头部枕于氧气枕上（头部的重力作用可将枕中的氧气压出），或由其他人帮助按压氧气枕
▲头罩法	（将患儿头部置于透明的氧气头罩内进行吸氧的方法，见图21-13。该法简便、无刺激性，长时间吸氧不易产生氧中毒，且便于观察病情变化，适用于婴幼儿吸氧）
① 头置罩内	• 注意在头罩与颈部之间保持适当的空隙（防止二氧化碳潴留和重复吸入）
② 连接氧气	• 将氧气橡胶管接于头罩顶部的进气孔上
③ 调节流量	• 在头罩顶部有多个孔，通过开、闭孔的多少可调节罩内氧浓度
(4) 整理与记录	• 整理床单位，安置患者，将呼叫器置于易取处；废弃物放入医用垃圾桶；洗手，取下口罩
	• 记录用氧开始时间及氧流量并签名
(5) 嘱咐与观察	• 嘱咐患者及家属注意用氧安全
	• 密切观察氧疗效果及导管是否通畅

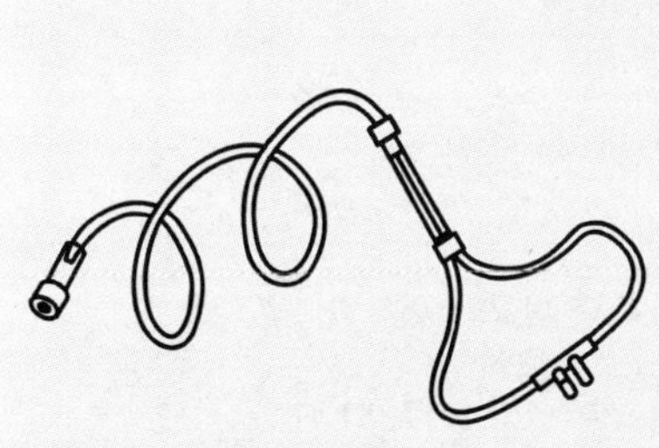

A.鼻氧管

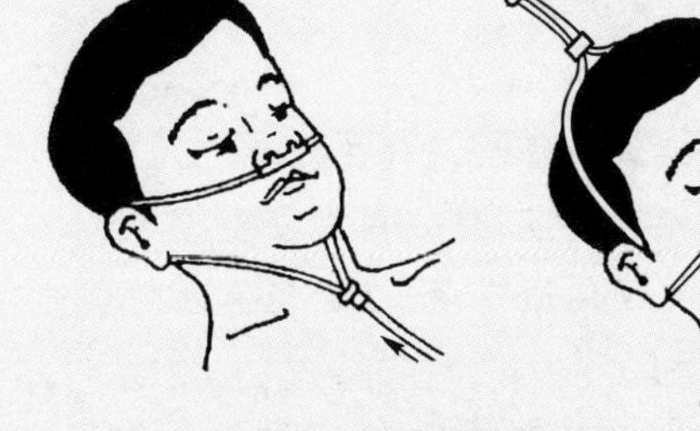

B.鼻氧管固定法

图21-8　一次性鼻氧管法

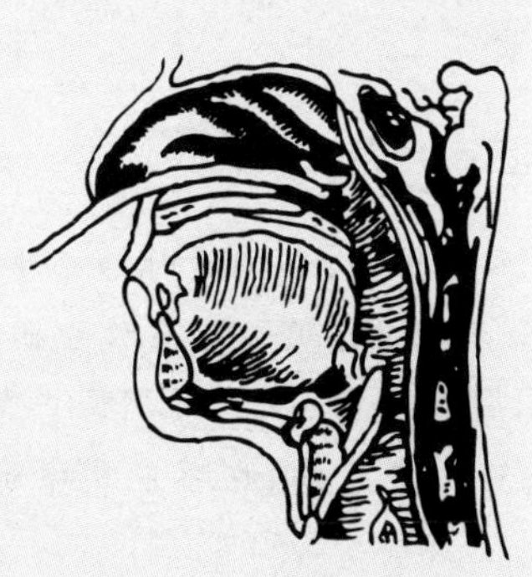

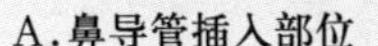

A.鼻导管插入部位

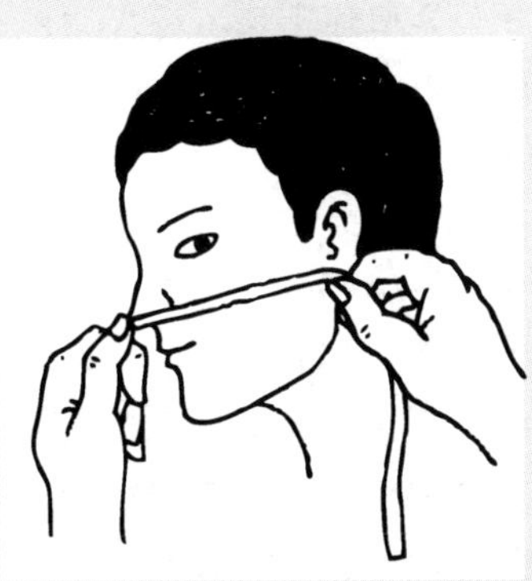

B.比量长度

图21-9　鼻导管插入深度

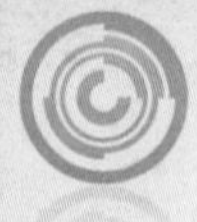

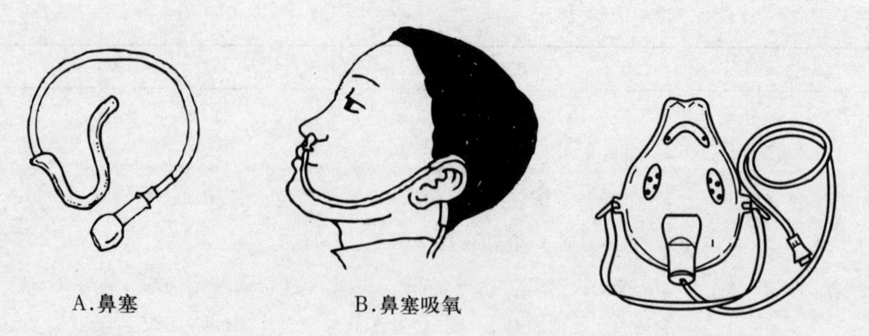

图21-10 鼻塞法

图21-11 面罩

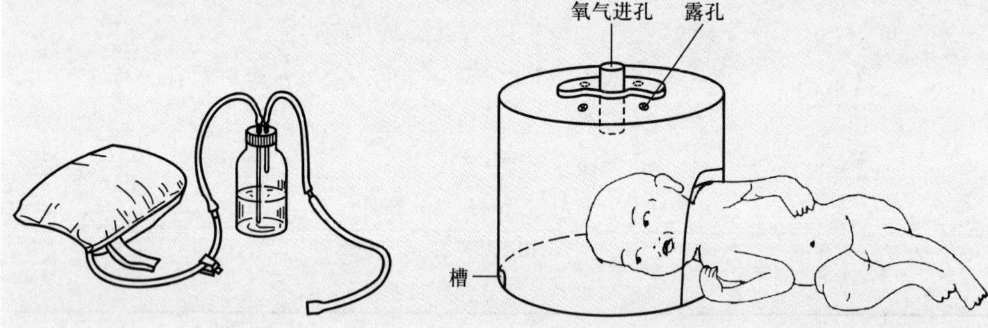

图21-12 氧气枕

图21-13 头罩法

4. 评价

(1) 患者缺氧的症状得到改善。

(2) 护士操作规范,保证用氧安全。

(3) 护患之间沟通有效,患者能有效配合并获得安全用氧知识。

【指导要点】

1. 向患者解释吸氧的目的,以取得合作。

2. 告知患者或家属勿擅自调节氧流量,注意用氧安全。

3. 告知患者如鼻咽部干燥不适或胸闷憋气时,应及时通知护士。

4. 根据用氧方式,指导患者进行有效呼吸。

【注意事项】

1. 做好"四防"

即防震、防火、防热、防油。① 氧气筒内压力很高,在搬运时避免震动和撞击,防止爆炸,使用时须固定好,防止倒下。② 氧气可助燃,氧气筒应放于阴凉处;至少距火源 5 m,距离暖气 1 m 以上,防止遇热膨胀引起爆炸;在氧源周围严禁烟火和放置易燃品,以防引起燃烧。③ 氧气表以及螺旋口上勿涂油;也不能用带油的扳手及手拧螺帽,避免引起燃烧。

2. 遵守操作规程

① 使用氧气前,应先调节好氧流量再插鼻导管吸氧。② 停用氧气前,应先拔出

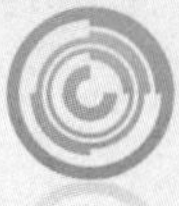

鼻导管，再关闭氧气开关。③ 中途改变氧流量时，应先将鼻导管与橡胶管分离，调节好流量后再接上。以避免开错开关方向，而致大量氧气突然冲入呼吸道而损伤肺组织。

3. 氧气筒内氧气不可用尽

若为氧气筒给氧，当压力表指针降至 0.50 MPa($5\ kg/cm^2$)时，即不可再用，以防灰尘进入氧气筒内，于再次充气时引起爆炸。

4. 密切观察氧疗效果及不良反应

在用氧的过程中要观察患者的缺氧情况有无改善，氧气装置有无漏气，管道是否通畅；定期测量脉搏和血压，观察患者的意识状态、皮肤颜色和呼吸方式；同时监测动脉血气分析以判断疗效，从而选择适当的用氧浓度。发现氧中毒、呼吸抑制等不良反应及时报告医生。

5. 防止感染及交叉感染

① 持续单侧鼻导管吸氧者，每日更换鼻导管 2 次以上，双侧鼻孔应交替插管，以减少对鼻黏膜的刺激；鼻塞、鼻氧管(双孔)应每日更换；面罩给氧应 4~8 h 更换一次。② 应及时清除鼻腔分泌物，以保持导管通畅。③ 湿化瓶及其无菌蒸馏水应每日更换，连接橡胶管定期消毒。④ 最好选用一次性的鼻导管、鼻塞、面罩、橡胶管和湿化瓶等，防止交叉感染。⑤ 湿化给氧，防止因呼吸道黏膜干燥而致的不适及感染。

6. 挂标志

对未用或已用空的氧气筒，应分别挂上“满”或“空”的标志，避免急用时误搬氧气筒而影响抢救速度。

三、吸痰法

吸痰法是指利用负压吸引的原理，经口腔、鼻腔或人工气道将呼吸道的分泌物吸出，以保持呼吸道通畅的一种抢救治疗技术。临床上常用于危重、昏迷、麻醉未清醒、年老体弱及人工气道等无排痰能力的患者。吸痰法包括电动吸引器吸痰法、管道化吸引装置(中心负压装置)吸痰法、注射器吸痰法和口对口吸痰法等。

技术 21-3 吸痰法

【目的】

吸出呼吸道分泌物和误入的呕吐物，以保持呼吸道通畅，预防并发症。

【操作程序】

1. 评估

(1) 患者的病情、意识、生命体征及治疗情况。

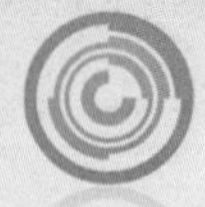

(2) 患者的心理反应及合作程度。

(3) 患者的双肺呼吸音、痰液的性状、呼吸困难及发绀的程度。

(4) 患者的口腔和鼻腔有无损伤。

(5) 负压吸引装置是否完好。

2. 计划

(1) 用物准备:

1) 治疗盘内置无菌有盖罐2只(试吸罐和冲洗罐,内盛无菌生理盐水)一次性F12-14型号无菌吸痰管数根、无菌手套、无菌纱布、弯盘、装有消毒液的瓶子,医用垃圾桶及生活垃圾桶。必要时备压舌板、张口器、舌钳。

2) 电动吸引器(或管道化吸引装置、50~100 mL注射器及吸球)。

电动吸引器结构:电动吸引器主要由六部分构成(图21-14),即马达、偏心轮、气体过滤器、压力表、普通储液瓶和安全瓶(或带安全阀的储液瓶)。

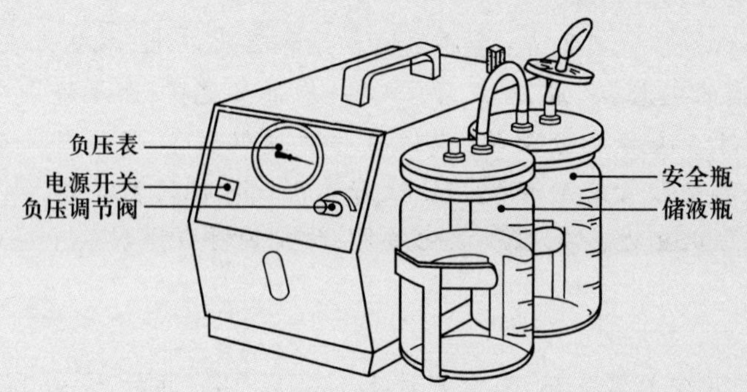

图21-14 电动吸引器

管道化吸引装置(中心负压装置):医院设有中心负压装置,将吸引管道连接到各个病床单位,且配有压力表装置,使用时插上压力表,打开吸引开关即可吸痰。

(2) 环境准备:安静整洁,温湿度适宜,光线充足。

3. 实施

流程	内容与要点说明
▲电动吸引器吸痰法	
(1) 吸引器准备	• 连接各导管,接通电源,打开开关,检查吸引器性能 • 调节负压,一般吸痰负压为20~40 kPa(150~300 mmHg) • 盛有消毒液的瓶子放于床旁桌上
(2) 核对解释	• 备齐用物携至床旁,称呼并核对患者,解释吸痰目的,以取得合作 • 洗手、戴口罩

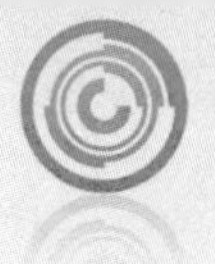

续表

流程	内容与要点说明
(3) 患者准备	• 听双肺呼吸音，吸入纯氧 1 min，可预防因吸痰所致的缺氧，同时观察血氧饱和度变化 • 协助患者的头转向操作者 • 检查口腔、鼻腔，取下活动义齿，颌下铺治疗巾，昏迷患者可用压舌板或张口器帮助张口
(4) 试吸	• 戴无菌手套，连接吸痰管，在试吸罐中试吸少量生理盐水，以检查负压及导管是否通畅，同时润滑吸痰管
(5) 抽吸痰液	
经口或鼻抽吸	• 操作者一手将吸痰管末端折叠，另一手将吸痰管经口或鼻进入气道，放松折叠的吸痰管，边旋转边向上提拉（每次吸痰时间不应超过15 s，以免缺氧） • 应先吸口鼻部分泌物，再吸气管内分泌物 • 痰液较多需要再次吸引，吸痰间隔时间 3～5 min，患者能耐受后再进行吸痰，每次吸痰时均需更换吸痰管 • 注意吸痰管插入是否顺利，遇有阻力时应分析原因，不得粗暴操作 • 如痰液黏稠，可变换体位、叩拍胸背、超声波雾化吸入或缓慢滴入化痰药物，以振动或稀释痰液，便于吸出
经人工气道抽吸	（与经口或鼻抽吸比较，应注意以下几点） • 先吸气管内，再吸口鼻部分泌物 • 吸痰管的选择：吸痰管外径应小于或等于气管插管内径的 1/2 • 插管深度：插入长度以超出气管插管末端 1 cm 为宜，以减少损伤
(6) 冲洗导管	• 抽吸冲洗罐内生理盐水冲洗吸痰管（以免被痰液堵塞）
(7) 整理与消毒	• 取下吸痰管，放入医用垃圾桶内，连接管接头插入盛有消毒液的瓶子中浸泡 • 取下手套，整理床单位，安置患者，将呼叫器置于易取处，交代注意事项，如有异常及时呼叫。洗手、取下口罩 • 吸痰用物根据吸痰操作性质每班更换或每日更换 1～2 次
(8) 观察与记录	• 观察并记录吸痰后患者的生命体征和血氧饱和度变化，听呼吸音，记录痰液的性状、量及颜色
▲管道化吸引装置吸痰法	（将压力表插进壁挂吸引接头，连接吸痰管，打开吸引开关，试吸生理盐水检查管道是否通畅，并调节好负压后进行抽吸）
▲注射器吸痰法	（用 50 mL 或 100 mL 的注射器连接吸痰管进行吸痰）
▲口对口吸痰法	（适用于家庭、婴幼儿或无吸引装置的紧急情况） • 操作者托起患者的下颌，使其头部后仰并捏住患者的鼻孔，隔一层纱布口对口地吸出分泌物

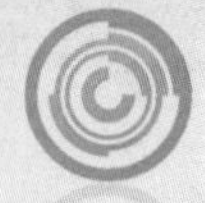

4. 评价

（1）患者的呼吸道通畅，缺氧症状改善。

（2）患者能有效配合，吸痰后感觉舒适。

（3）护士操作规范，避免呼吸道黏膜损伤。

（4）严格遵守无菌操作规程。

【指导要点】

1. 告知患者吸痰的目的，以取得合作。

2. 吸痰过程中，鼓励并指导清醒患者深呼吸，进行有效咳嗽和咳痰。

3. 向患者及家属讲解呼吸道疾病的预防保健知识。

【注意事项】

1. 密切观察

密切观察病情，发现喉头有痰鸣音或排痰不畅时立即抽吸。

2. 及时处理储液瓶

储液瓶内的吸出液应及时倾倒，液体不可超过容量的2/3，以免损坏机器。储液瓶内应放少量的含氯消毒液，便于消毒和清洗。患者用后的储液瓶应消毒后备用。

3. 吸痰并发症及其预防

（1）缺氧：每次吸痰时间不超过15 s；吸痰前后需听患者双肺呼吸音，给予纯氧吸入，观察血氧饱和度变化；选择粗细适宜的吸痰管。

（2）呼吸道黏膜损伤：吸痰动作要轻稳；调节合适的负压；插管时不可有负压，以免负压吸附黏膜引起损伤；吸引时禁止反复上下提插吸痰管。

（3）感染：严格执行无菌技术，吸痰管应每次更换，试吸罐和冲洗罐应标志明确，用过的吸痰管禁止进入试吸罐；吸痰用物每班更换或每日更换1~2次；勤做口腔护理。

四、洗胃法

常用的洗胃方法包括口服催吐法和胃管洗胃法。

口服催吐法是指患者反复自饮一定量的洗胃液后催吐，以达到排除胃内容物，减轻或避免毒物吸收的一种抢救技术。

胃管洗胃法是将胃管插入患者的胃内，反复向胃内注入并吸出一定量的溶液，以达到排除胃内容物，减轻或避免毒物吸收的一种抢救治疗技术。包括漏斗胃管洗胃法、电动吸引器洗胃法、自动洗胃机洗胃法和注洗器洗胃法。

技术21-4 洗胃法

【目的】

1. 解毒，清除胃内毒物或刺激物，防止或减少毒物吸收。服毒后4~6 h洗胃最有效。

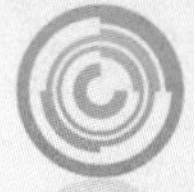

2. 减轻胃黏膜水肿，通过洗胃，可将幽门梗阻患者的胃内滞留食物洗出，以减轻滞留物对胃黏膜的刺激，从而减轻黏膜水肿与炎症。

3. 某些检查或手术做准备。

【操作程序】

1. 评估

(1) 患者的中毒情况，如毒物性质、中毒时间、服毒量、中毒途径、是否呕吐及入院前有无处理措施；全身情况，如生命体征、意识和瞳孔的变化。

(2) 患者的心理反应及合作程度。

(3) 患者的口腔、鼻腔黏膜情况，有无义齿等。

(4) 患者有无胃部疾病史和心脏病史，有无禁忌证。

洗胃的禁忌证：强腐蚀性毒物（强酸、强碱）中毒、肝硬化伴食道静脉曲张、近期有消化管出血及胃穿孔、胃癌及食道阻塞等。

2. 计划

(1) 用物准备：

1) 设备：漏斗胃管或电动吸引器、自动洗胃机。

2) 溶液：根据毒物性质选择洗胃溶液 10 000~20 000 mL，温度为 35~38 ℃，常用的洗胃溶液见表 21-4。另备盛水桶 2 只（1 只盛洗胃液，1 只空桶盛污水）。

3) 用物（按洗胃方法准备）：

① 口服催吐法：治疗盘内备量杯、漱口杯、压舌板、水温计、标本试管、毛巾及塑料围裙，治疗车、手消毒液、医用垃圾桶及生活垃圾桶等。

② 胃管洗胃法：治疗盘内备无菌洗胃包（内有消毒胃管、压舌板、镊子和纱布）、手套、量杯、水温计、标本试管、毛巾、塑料围裙、弯盘、棉签、液状石蜡、胶布、听诊器、手电筒，治疗车、手消毒液、医用垃圾桶及生活垃圾桶等。必要时备张口器、牙垫和舌钳。

漏斗胃管洗胃法：另备消毒漏斗胃管一根。

电动吸引器洗胃法：另备电动吸引器、储液瓶、输液瓶、“Y”管、夹子 2 个（或血管钳）、三段橡胶管和输液架。

注洗器洗胃法：另备 50~100 mL 注洗器 1~2 副。

自动洗胃机洗胃法：另备全自动洗胃机。

表 21-4　常用的洗胃溶液

毒物种类	洗胃溶液	禁忌药物
酸性物	镁乳，蛋清水[1]，牛奶	
碱性物	5%醋酸，白醋，蛋清水，牛奶	
氰化物	饮 3%过氧化氢溶液后引吐，1∶15 000~1∶20 000 高锰酸钾[2]	

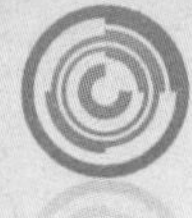

续表

毒物种类	洗胃溶液	禁忌药物
敌敌畏	2%~4%碳酸氢钠,1%盐水,1∶15 000~1∶20 000 高锰酸钾	
1605,1059,4049(乐果)	2%~4%碳酸氢钠	高锰酸钾[3]
美曲膦酯(敌百虫)	1%盐水或清水,1∶15 000~1∶20 000 高锰酸钾	碱性药物[4]
DDT(灭害灵),666	温开水或生理盐水,50%硫酸镁导泻	油性药物
苯酚(石炭酸)	1∶15 000~1∶20 000 高锰酸钾	
巴比妥类(安眠药)	1∶15 000~1∶20 000 高锰酸钾,硫酸钠[5]导泻	硫酸镁
异烟肼	1∶15 000~1∶20 000 高锰酸钾,硫酸钠导泻	
灭鼠药(磷化锌)	1∶15 000~1∶20 000 高锰酸钾或 0.1%硫酸铜[6]洗胃,或 0.5%~1%硫酸铜每 5~10 min 口服一次,每次 10 mL,并配合用压舌板刺激舌根引吐	牛奶,鸡蛋、脂肪及其他油类食物[6]

注:[1] 蛋清水可黏附于黏膜或创面上,从而起保护作用,同时可减轻患者疼痛。

[2] 氧化剂能将化学毒物氧化,从而改变其性能,减轻或去除其毒性。

[3] 1605、1059、4049 等中毒禁用高锰酸钾洗胃,否则会氧化成毒性更强的物质。

[4] 敌百虫中毒如用碱性药物洗胃,可分解出毒性更强的敌敌畏,其分解过程随着碱性的增强和温度的升高而加速。

[5] 巴比妥类药物采用硫酸钠导泻,是利用其在肠道内形成高渗透压,从而阻止肠道里的水分和残留的巴比妥类药物的吸收,以促使其尽快排出体外。而且硫酸钠对心血管和神经系统没有抑制作用,不会加重巴比妥类药物的中毒。

[6] 磷化锌中毒时口服硫酸铜,可使其转变成无毒的磷化铜沉淀,从而阻止其吸收,促使其排出体外。磷化锌易溶于油类物质,故忌用于脂肪性食物,以免促使磷的溶解吸收。

(2) 环境准备:安静整洁,温湿度适宜,光线充足,遮挡患者保护其自尊。

3. 实施

流程	内容与要点说明
▲ 电动吸引器洗胃法	(是利用负压吸引原理,将电动吸引器连接胃管进行洗胃的方法,见图 21-15)
(1) 准备	
① 吸引器准备	
检查与调节	• 通电以检查电动吸引器的性能 • 调节负压在 13.3 kPa(100 mmHg)左右,吸引负压不可过大,以免损伤胃黏膜
安装	• 将输液管与“Y”管的一端相连,将储液瓶的引流管、胃管末端分别与“Y”管的另外两个分支相连,夹闭输液管,检查各连接处有无漏气,将洗胃液倒入输液瓶,挂于输液架上

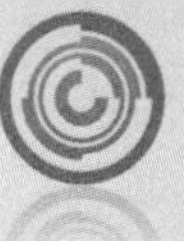

续表

流程	内容与要点说明
② 核对与解释	• 备齐用物携至床旁，称呼并核对患者，解释目的及配合方法，以取得合作
③ 患者准备	• 呼吸心搏骤停者，应先复苏后洗胃
	• 洗胃前应检查患者的生命体征，如有呼吸道分泌物增多或缺氧，应先吸痰，再插胃管洗胃
	• 洗手、戴口罩，协助患者取适当体位（中毒较轻取坐位或半坐位；中毒较重取左侧卧位，可减少毒物进入十二指肠；昏迷患者取去枕平卧、头偏向一侧）
	• 围塑料围裙或颌下围橡胶单及治疗巾，防止衣服、被单污染。取下义齿，置弯盘于口角旁，盛污桶放于患者座位前或床头下方
④ 插胃管	• 戴手套，用液状石蜡纱布充分润管，经口腔插入胃管（插管长度55~60 cm），证实在胃内后固定（插管方法参见第十五单元）
（2）洗胃	
① 吸胃内容物	• 开动吸引器，吸出胃内容物，必要时留取标本送检
② 灌洗	• 关闭吸引器，夹闭储液瓶的引流管
	• 开放输液管，使洗胃液流入到胃内 300~500 mL
	• 夹闭输液管，开放引流管，再开动吸引器，吸出灌洗液
③ 反复灌洗	• 反复灌洗直至流出液澄清无味为止
（3）观察	• 在灌洗过程中，注意观察灌入液与排出液是否相等，排出液的性质、量、颜色、气味，一旦出现腹痛、休克现象或排出液呈血性，应立即停止洗胃，通知医生，并采取相应的急救措施
	• 洗胃完毕，胃管宜保留一定时间，以利再次洗胃，尤其是有机磷中毒者，胃管应保留 24 h 以上，便于反复洗胃
（4）拔管、整理	• 患者病情稳定后拔出胃管，放入医用垃圾桶内，整理、消毒用物。吸引器储液瓶应消毒后盛少量的含氯消毒液备用，输液瓶，“Y”管夹子（或血管钳）、橡胶管及接头浸泡消毒
	• 脱手套，协助患者漱口。洗脸，整理床单位，安置患者于舒适体位，将呼叫器置于易取处，交代注意事项，如有异常及时呼叫
（5）记录	• 取下口罩，记录洗胃液的名称、量，洗出液的性质、量、颜色、气味和患者的反应
（6）吸引器整理与消毒	• 整理、消毒用物。吸引器储液瓶应消毒后盛少量的含氯消毒液备用，输液瓶，“Y”管夹子（或血管钳）、橡胶管及接头浸泡消毒
▲漏斗胃管洗胃法	（是利用虹吸原理，通过胃管将洗胃液灌入胃内，再吸引出来的方法）

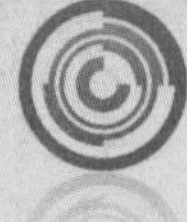

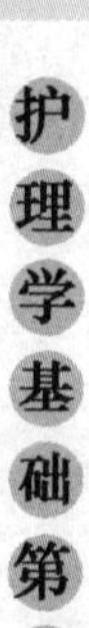

续表

流程	内容与要点说明
(1) 准备	• 同电动吸引器洗胃法②～④
	• 经口腔插入漏斗胃管后固定
(2) 洗胃	
① 吸胃内容物	• 吸尽胃内容物,必要时留取标本送检
② 灌洗	• 举漏斗高过患者头部 30～50 cm,将洗胃液缓慢倒入漏斗 300～500 mL,当漏斗内尚存少量溶液时,迅速将漏斗降至低于胃部的位置,倒置于污水桶中,利用虹吸作用,引出洗胃液(图 21-16)
	• 如引流不畅,可挤压橡胶球
③ 反复灌洗	• 反复灌洗直至流出液澄清无味为止
(3) 观察、拔管、整理记录	• 同电动吸引器洗胃法(3)～(5)
▲自动洗胃机洗胃法	(自动洗胃机通电后,能自动完成向胃内冲注洗胃液和吸出胃内容物全过程。可自动、迅速、彻底地清除胃内容物,见图 21-17)
(1) 准备	
① 洗胃机准备	
检查与调节	• 通电后检查自动洗胃机的性能并调试,调节好药量
安装	• 将三根橡胶管的一端分别与洗胃机的药管口、污管口和胃管口相连。连药管口的橡胶管另一端放入洗胃液桶内,注意管口必须在液面下;连污管口的橡胶管另一端放入空桶内;连胃管口的橡胶管另一端与患者的洗胃管相连(插胃管后)
②～④	• 同电动吸引器洗胃法
	• 插入的胃管是洗胃机特配胃管
(2) 洗胃	(洗胃机性能不同按键程序各异,请参照洗胃机说明书操作)
① 吸胃内容物	• 按“手吸”键,吸出胃内容物,必要时将吸出物送检
② 自动冲洗	• 再按“自动”键,机器将自动完成洗胃过程
	• 如发现管道被堵塞、流速减慢,可交替按“手冲”和“手吸”键,通畅后再按“自动”键,洗胃继续进行
③ 停机	• 待流出液澄清无味以后,按“停机”键,机器停止工作
(3) 观察、拔管、整理、记录	• 同电动吸引器洗胃法(3)～(5)
(4) 洗胃机清理	• 自动洗胃机用毕,将 3 根橡胶管(药管、胃管、污管)同时放入水中,再按“清洗”键,机器会自动清洗各管道;待清洗完毕,再将三根橡胶管取出,待机器内的水完全排尽,按“停机”键关机

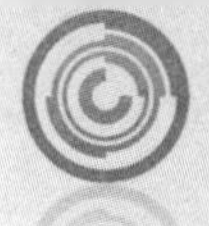

续表

流程	内容与要点说明
▲注洗器洗胃法	（将注洗器连接胃管进行洗胃的方法。适用于幽门梗阻和胃手术前的洗胃）
（1）准备	• 同电动吸引器洗胃法② ~④ • 经鼻腔插入胃管后固定
（2）洗胃	
① 吸胃内容物	• 用注洗器抽出胃内容物
② 灌洗	• 用注洗器吸入 200 mL 洗胃液，缓慢注入胃内，然后用注洗器抽出弃去
③ 反复灌洗	• 如此反复注入再吸出，直至洗净为止
（3）观察、拔管、整理、记录	同电动吸引器洗胃法（3）~（5）
▲口服催吐法	（用于服毒量少并清醒、合作者）
（1）准备	• 同电动吸引器洗胃法②~③ • 口服催吐法取坐位
（2）洗胃	
① 饮洗胃液	• 协助患者饮一定量的洗胃液，一次饮液量 300~500 mL
② 刺激呕吐	• 用压舌板刺激舌根处引起反射性呕吐
③ 反复灌洗	• 反复自饮洗胃液，再刺激呕吐，直至吐出液澄清无味为止
（3）观察、整理、记录	• 同电动吸引器洗胃法（3）~（5）

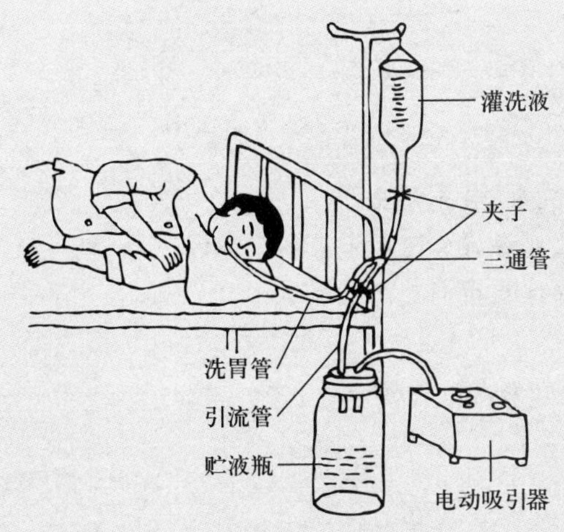

图 21-15　电动吸引器洗胃法

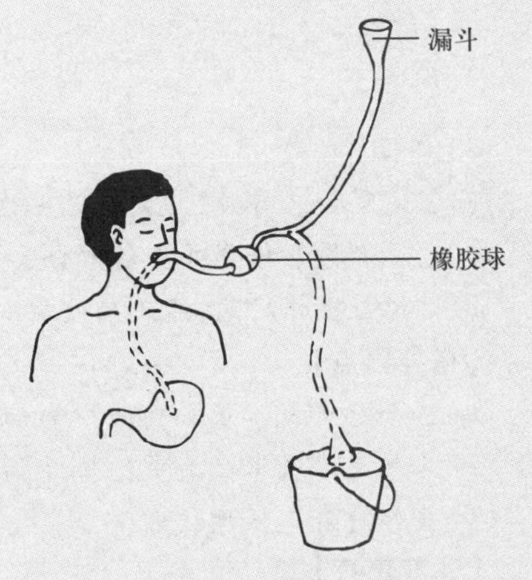

图 21-16　漏斗胃管洗胃法

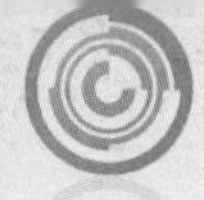

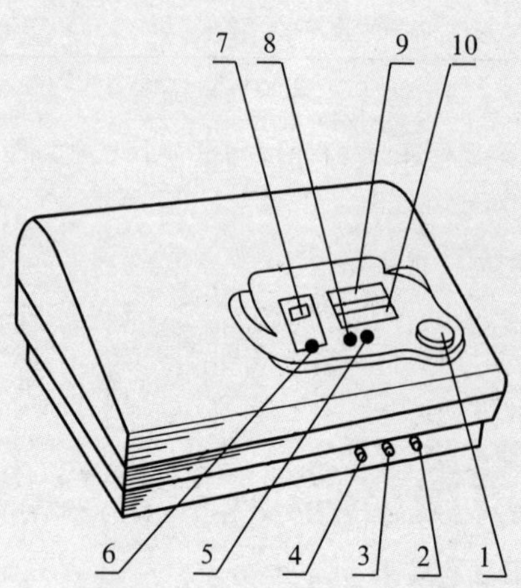

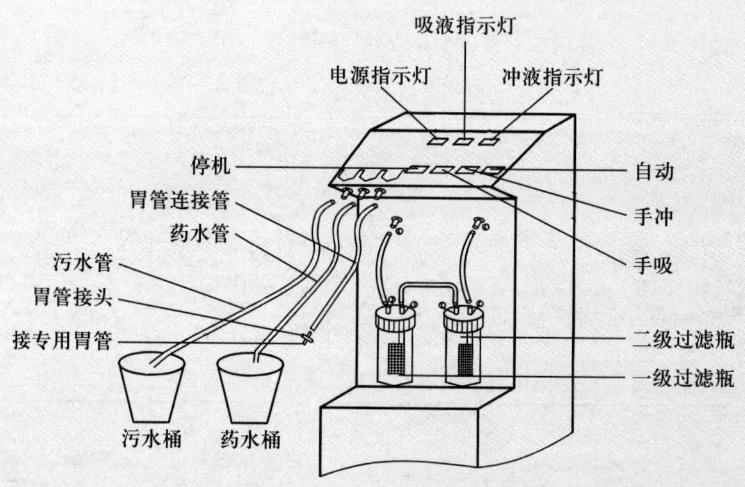

图 21-17　全自动洗胃机

4. 评价

(1) 洗胃彻底有效,且安全无并发症,衣、被无污染。

(2) 患者愿意接受并主动配合,身心痛苦减轻。

(3) 护士操作规范,能正确处理洗胃过程中的故障。

【指导要点】

1. 告知患者及家属如何减少影响健康的危险因素。
2. 告知患者及家属有关的康复知识。
3. 告知患者心理调适方法。

【注意事项】

1. 减少毒物吸收

急性中毒的患者,应尽快进行口服催吐,必要时进行胃管洗胃,以减少毒物的吸

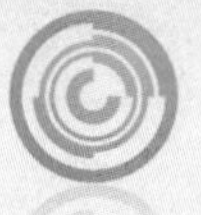

收。不管何种方法洗胃，都应先吸后洗。应尽早开放静脉通道，遵医嘱给药。

2. 防止黏膜损伤

插管时动作轻柔，胃管充分润滑，勿损伤食管黏膜或误入气管。

3. 正确选择洗胃液

毒物性质不明时，可选用温开水或生理盐水洗胃，待毒物性质明确后，再选用相应的对抗剂洗胃。

4. 腐蚀性药物禁止洗胃

患者吞服强酸、强碱等腐蚀性毒物时应禁止洗胃，按医嘱给予药物解毒；同时给予物理拮抗剂，如蛋清水、牛奶、豆浆和米汤，以保护胃黏膜。

5. 防止并发症

① 为昏迷患者洗胃应谨慎，取去枕平卧位，且头偏向一侧，以防窒息。② 灌入量一次不可超过 500 mL，以免引起窒息和急性胃扩张等。如灌入量过多，洗胃液可从口鼻腔涌出，有窒息的危险；灌入量过多还可导致急性胃扩张，使胃内压上升，促进毒物进入肠道，增加毒物的吸收；突然胃扩张又可兴奋迷走神经，引起反射性心搏骤停。

6. 幽门梗阻患者应在饭后 4~6 h 或空腹时洗胃，且应记录胃内潴留量。

五、人工呼吸器的使用

人工呼吸器是人工通气的一种自动工具，采用人工或机械装置产生通气，用以代替、控制或改变患者的自主呼吸运动，达到增加通气量，改善换气功能，减轻呼吸肌做功的目的。

人工呼吸器是借机械动力建立肺泡与气道通口（即肺泡与大气压）的压力差和逆差，使肺泡充气和排气，对呼吸暂停患者进行强迫通气，对通气障碍的患者进行辅助呼吸。

技术 21-5　人工呼吸器的使用

【目的】

1. 维持和增加机体通气量。

2. 纠正威胁生命的低氧血症。

【操作程序】

1. 评估

（1）患者的病情、意识、生命体征、血气分析指标等。

（2）患者的呼吸状况、呼吸道通畅程度、排痰情况及有无活动义齿。

（3）患者的心理反应及合作程度等。

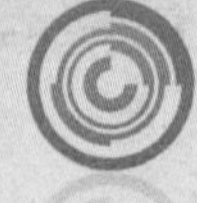

2. 计划

(1) 用物准备:

1) 简易呼吸器:由呼吸囊、呼吸活瓣、面罩及衔接管组成(图 21-18)。

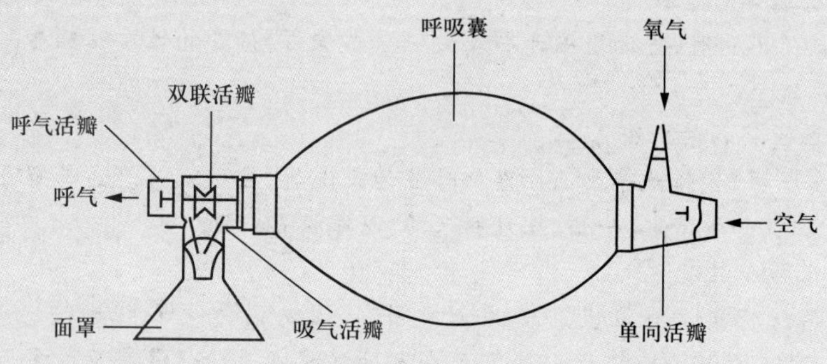

图 21-18 简易呼吸器

2) 人工呼吸机:各种呼吸机调节的参考数值见表 21-5。

表 21-5 呼吸机参考数值

项目	数值
呼吸频率(R)	10~16 次/min
潮气量(Vr)	10~15 mL/kg(通常在 600~800 mL)
每分通气量(VE)	8~10 L/min
吸呼比值(I/E)	1∶1.5~2.0
呼气压力(EPAP)	0.147~1.96 kPa(<2.94 kPa)
呼气末正压(PEEP)	0.49~0.98 kPa(渐增)
吸入氧浓度(FiO_2)	30%~40%(<60%)

3) 氧气装置。

(2) 环境准备:环境宽敞、空气流通。

3. 实施

流程	内容与要点说明
▲简易呼吸器使用法	(是最简单的借助器械加压的人工呼吸装置,常用于各种原因导致的呼吸停止或呼吸衰竭,其结构简单,携带方便,特别适宜现场急救)
(1) 护士准备	• 洗手、戴口罩
(2) 呼吸器准备	• 连接好呼吸器各部件,检查呼吸器性能 • 必要时连接氧气装置

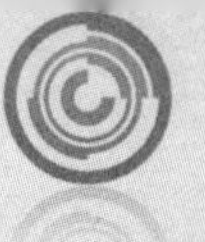

续表

流程	内容与要点说明
(3) 开放气道	• 患者仰卧,去枕,头后仰,托起下颌;松开衣领及腰带 • 畅通气道,清理呼吸道分泌物或呕吐物,取下义齿
(4) 辅助呼吸	
放置面罩	• 扣紧面罩于患者口鼻部,注意不能漏气;左手以"EC"手法(即拇指和示指成"C"型按住面罩,中指、无名指和小指呈"E"托住患者下颌)固定扣紧面罩
挤压气囊	• 右手挤压呼吸囊,使空气或氧气通过吸气活瓣进入患者肺部,一次挤压可有 500~600 mL 空气或氧气进入肺内;放松时,肺部气体随呼气活瓣排出 • 患者如有自主呼吸,辅助呼吸应与自主呼吸同步化,即患者吸气初顺势挤压呼吸囊,达一定潮气量便完全松开气囊,让患者自行完成呼气动作 • 挤压频率为 10 次/min,反复而有节律进行
(5) 观察与记录	• 操作中注意观察患者的自主呼吸情况 • 整理患者床单位及用物,消毒呼吸器,洗手,取下口罩 • 记录辅助呼吸的时间、效果及患者反应
▲ 人工呼吸机使用法	(适用于危重患者,需长期进行循环、呼吸支持者)
(1) 准备	
① 呼吸机准备	• 连接好呼吸机各部件,检查呼吸机性能 • 连接氧气装置
② 患者准备	• 备齐用物携至床旁,称呼并核对患者,向患者或家属解释辅助呼吸的目的、方法、配合要点及注意事项,以取得合作 • 保持呼吸道通畅,必要时吸痰 • 避免在饱餐后使用呼吸机,一般在餐后 1 h 左右为宜;无禁忌证患者保持床头抬高 30°~45°
(2) 辅助呼吸	• (配合医生启动呼吸机、调节参数、人机连接等)
① 启动机器	• 通电开机,开氧气阀门,检查机器有无漏气和启动运转情况
② 调节参数	• 根据需要调节呼吸机各项预置参数(表 21-5)
③ 人机连接	• 使呼吸机与患者气道紧密相连,可采用面罩法,气管插管法,气管切开法
(3) 严密观察	• 密切观察病情变化及呼吸机工作是否正常 • 观察神志、面色、脉搏、呼吸、血压、尿量等;通气量是否合适,胸部有无起伏,有无呼吸音,两侧胸廓运动是否对称,是否与呼吸机同步 • 每次使用前观察呼吸机管路连接情况,避免破损漏气,保持呼气口通畅,使用过程中检查呼吸机管道及接头是否漏气

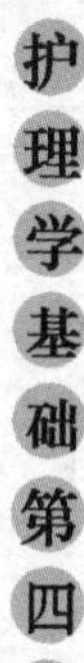

续表

流程	内容与要点说明
(4) 加强护理	• 鼓励并协助患者有效咳嗽、咳痰、深呼吸,适当间隙饮水;协助患者定时翻身、拍背,同时湿化吸入气体;必要时吸痰,以保持呼吸道通畅,防止因气道干燥,分泌物堵塞而诱发的肺部感染 • 注意呼吸机管道的消毒及鼻罩或面罩的清洁,鼻罩或面罩专人专用;定期空气消毒,保持病室清洁 • 报警处理:应及时查找原因、报告医生并及时处理;如呼吸机发生故障或报警未能排除,应断开呼吸机给予简易呼吸器手动通气,待故障解除试机正常后再连接呼吸机
(5) 停机准备	• 自主呼吸恢复后,停机前要做好心理护理 • 应间断进行脱机训练,适当减少呼吸机通气量,避免患者产生呼吸机依赖
(6) 撤机护理	• 遵医嘱执行,分离面罩或拔出气管内插管。撤离呼吸机后,呼吸机和急救物品应暂留置床边,以备急用 • 开始撤离呼吸机时,避免使用镇静剂;应严密观察,防止病情突变
(7) 整理记录	• 协助患者取舒适体位,清理用物,整理床单位 • 记录呼吸机参数、时间、效果及患者反应 • 做好清洁消毒工作及呼吸机的保养

4. 评价

(1) 患者呼吸道通畅。

(2) 患者能维持有效的呼吸,循环得以支持。

(3) 护士操作规范,未发生感染及其他并发症。

【指导要点】

1. 告知患者及家属使用呼吸器的目的、方法,可能出现的不适及如何避免,取得患者和家属的配合。

2. 指导患者进行呼吸功能锻炼及有效排痰。

【注意事项】

1. 密切观察病情变化

观察患者体温、脉搏、呼吸、血压、尿量、意识状态、心肺状况及原发病情况。

2. 做好卫生宣教工作,保持室内环境卫生。

文档 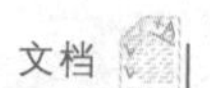

拓展与练习

角色扮演活动——模拟氧气吸入

1. 活动情境

住院患者刘某,男,68岁,诊断为肺心病失代偿期,责任护士遵医嘱为患者进行鼻氧管(双孔)吸氧。

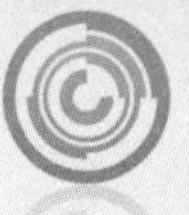

学生分组进行角色扮演，每2~3人为一组，分别轮流扮演护士、患者和家属。

2. 活动指导

(1) 活动目的：掌握吸氧技术及其健康教育内容。

(2) 活动要求：① 活动中注重人文关怀及提高沟通能力。② 按护理程序进行活动；强调对患者缺氧程度的评估及吸氧技术的正确应用。

3. 效果评价(见评价表)

模拟氧气吸入评价表

项目	评分要点	分值	自评	小组评	实得分
评估	患者情况；用氧设备；护士相关知识及能力	15			
准备	用物齐备；环境安全(口述)；患者配合；护士准备符合要求	10			
吸氧技术	细心核对；装氧气表、调节流量、插管、固定记录、停氧拔管、余气处理、卸氧气表、挂标志处理均正确	40			
健康教育	鼓励戒烟，预防感冒；指导患者呼吸锻炼和全身运动锻炼，如腹式呼吸、缩唇呼吸、散步、打太极拳、气功等；指导安全用氧知识，有计划教会患者及家属家庭吸氧方法	15			
人文关怀	举止得体、言谈礼貌；操作前细心解释；操作中及时沟通，正确指导；操作后诚恳致谢，亲切嘱咐	20			
总评分及教师评价：					

(曹晓容)

第二十二单元
临终患者的护理

当人生走到最后时段，死亡即将来临时，患者身体各系统会发生一系列的生理改变，也会产生复杂的心理反应，患者的家属同样将遭受巨大的悲伤和痛苦。什么样的护理才是对临终患者最大的关怀，如何让患者走得安详无遗憾又有尊严；又如何与患者家属沟通，才能提高临终者及其家属的生命质量，做到去者能善终，留者能善留，是临终护理需要解决的问题。

PPT

临终患者的护理

第一节　概　　述

学习要求

- ⊙ 临终关怀的原则
- ⊙ 临终关怀的定义
- ⊙ 死亡的分期
- ● 死亡的概念

临终护理是一种具体的临终关怀服务，临终关怀的目的是帮助临终患者平静、安宁地度过生命的最后阶段。临终患者指诊断明确，无法治愈，预期生命不超过 6 个月的患者，如恶性肿瘤晚期、慢性疾病晚期、意外伤害濒临死亡、衰老伴身体各系统衰竭者。

一、临终关怀

临终关怀始于英国，1967 年，英国的西斯莉 · 桑德斯博士在伦敦郊区创建了世界

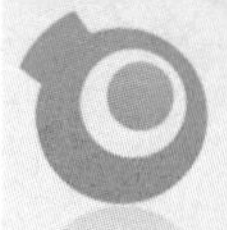

第一家现代临终关怀院——圣克里斯多弗临终关怀院，并提出了向临终患者及其家属实施全面照护的临终关怀模式，被誉为世界临终关怀服务的典范。

（一）临终关怀的定义

临终关怀在不同的国家和地区有不同的名称，如在美国和英国称为终末照顾，我国香港称为善终服务，我国台湾称为安宁照顾。临终关怀指由医护人员、心理学者、社会工作者和志愿者等人员组成的团队对临终患者及其家属所提供的全面照护。其目的是以患者整个人为对象，生理上解除其痛苦；心理上缓和其对死亡的恐惧和不安；社会方面使其具有社会成员的自觉感，并协助其完成社会义务；伦理方面使其提高生命的质量和保持人的尊严；同时减轻患者家属的精神压力。

（二）临终关怀的原则

临终关怀的服务范围主要包括疼痛和其他症状的控制、心理和精神关怀、社会支持、居丧照护四个方面，在服务过程中需要遵循以下三个原则。

1. 人道主义的原则

对临终患者提供更多的同情和理解，维护和保持患者的个人价值，尊重他们做人的权利与尊严，尽可能地了解与满足患者的个性化需要，特别是控制患者的疼痛及其他临终症状，尽可能地使患者处于舒适的状态。

2. 适度治疗的原则

在对临终患者进行症状控制时，不仅要适当延长患者的生存时间，更重要的是把生活质量的改善放在重要位置，解除或减少患者的痛苦、提高临终患者临终阶段的生命质量。因此，临终期应以护理为主，辅以适当的治疗，防止因过度治疗，给患者造成的痛苦，尽量让患者以较小的伤痛，怀着愉悦的心情有尊严地走完人生最后历程。

3. 全面护理的原则

主要包括对临终患者的生理、心理、社会等方面的全面护理；既照护患者，又关心患者家属；既为患者生前服务，又为患者离去后提供尸体护理等丧葬服务。

二、死亡分期和死亡的概念

死亡是人的本质特征的消失，是由生到死的过渡。死亡并不是生命的骤然结束，而是一个连续进展的过程，是物质从量变到质变的过程。迄今为止，尚未有一种明确的方法可以客观记录人的死亡过程。

（一）死亡的分期

按传统观念，死亡被看作是一个连续进展的过程，分为濒死期、临床死亡期、生物学死亡期三期。

1. 濒死期

濒死期指从死亡过程开始到临床死亡到来之前的一段时期。患者表现为意识模

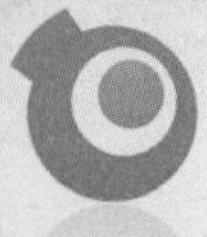

糊或丧失,各种反射减弱或迟钝,肌张力减退或消失,心搏减弱,血压下降,呼吸微弱,出现潮式呼吸或间断呼吸。此期机体各系统的功能发生严重障碍,中枢神经系统脑干以上组织的功能处于深度抑制状态。濒死期的患者可出现希氏面容,即面部呈铅灰色、面肌消瘦、眼眶凹陷、下颌下垂、嘴微张、双眼半睁半滞。濒死期长短不一,慢性病死亡的患者可持续数小时至数天,心搏或呼吸骤停者,可不经过此期直接进入临床死亡期。

2. 临床死亡期

患者经过濒死期,当心搏、呼吸完全停止,出现瞳孔散大,各种反射消失等体征时,为临床死亡期。心搏、呼吸完全停止是临床死亡期的最主要标志。此期中枢神经系统的抑制过程已由大脑皮质扩散到皮质下组织,延髓处于极度抑制和功能丧失状态。临床死亡期的时限一般为 5~6 min。

心搏停止后,大脑所能耐受的缺氧时间,常温下一般为 4~6 min。超过此时间,大脑将发生不可逆的病变,全身各器官先后进入生物学死亡期。

3. 生物学死亡期

此期是死亡过程的最后阶段。神经系统及各器官的新陈代谢相继停止,并出现不可逆的变化,整个机体已不能复苏。机体逐渐出现体温降低、尸冷、尸斑、尸僵、细胞组织腐败分解等改变。

死亡各期的区别与联系见表 22-1。

表 22-1 慢性死亡者死亡各期的区别与联系

项目	濒死期	临床死亡期	生物学死亡期
持续时间	数小时至 3~5 d 或数天	5~6 min	
中枢神经	脑干以上组织功能丧失或深度抑制	延髓深度抑制,功能丧失,但未进入不可逆状态	大脑不可逆病变
临床表现	各种反射减弱或迟钝;意识模糊或丧失;血压下降,心搏减弱,呼吸微弱、出现潮式呼吸或间断呼吸;希氏面容	各种反射消失;意识丧失;瞳孔散大;心搏停止,呼吸停止,血压消失	各种反射消失,体温降低,尸冷、尸斑、尸僵,细胞组织腐败分解
组织代谢	有	微弱	无

(二)死亡的概念

人死亡的概念相当复杂,原因在于所涉及的领域广泛,包括生物、医学、哲学、法律、社会、伦理、宗教等。不同人群如儿童、青少年、成年人、老年人、临终患者、医疗人员等对死亡的态度也有很大的差异。死亡的概念在不同学科有不同的含义。

传统医学领域死亡概念是临床心肺功能的停止。随着医学科学的发展,特别是生

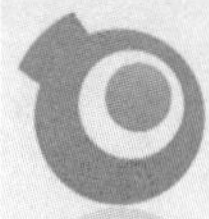

物工程技术的发展,复苏术及器官移植的广泛运用,心肺功能丧失的患者,还可以依靠药物或机器,甚至通过脏器移植技术来维持生命,传统的死亡标准受到了冲击。

1968 年世界第 22 次医学大会上,美国哈佛医学院提出了死亡新概念即脑死亡,又称为全脑死亡,包括大脑、中脑、小脑和脑干的不可逆死亡。不可逆的脑死亡是生命活动结束的象征。脑死亡诊断标准有四条:① 不可逆的深昏迷;② 自发呼吸停止;③ 脑干反射消失;④ 脑电波平坦。

以上四条标准在 24 h 内反复测试,结果无变化,并排除体温过低(低于 32.2 ℃)及中枢神经抑制药的影响,即可做出脑死亡的诊断。

我国虽然也已经有了脑死亡的医疗实践,但是还没有法定标准或者医学界的公开声明,死亡仍然是以传统的心搏和呼吸停止为标准。

第二节　临终患者及其家属的关怀

学习要求

- 临终患者的身心变化
- 临终患者的身心护理
- ⊙ 临终患者家属的关怀

随着科学的发展和人类文明的进步,临终阶段的生命质量问题越来越受到人们的关注,了解临终患者的身心变化,满足他们的各种需要,通过科学的、人性化的护理对临终患者进行全面照顾,力求使临终患者在舒适和安宁的状态下告别人间。将满足临终患者家属的需要置于与患者同样重要的地位,对患者家属予以有力的支持,成为临床关怀的重要服务模式。

一、临终患者的生理改变及症状护理

临终患者身体各系统生理功能发生严重障碍,由于病情不同、持续时间的长短不同等,患者先后产生一系列临床症状。减轻由此带给患者的痛苦,减轻疼痛,是临终护理工作的重要组成部分。

(一) 临终患者常见生理改变

1. 循环与呼吸

临床常见症状有咳嗽,哮吼、咳大量脓痰、胸腔积液等。最终可致皮肤苍白,脉搏细数而不规则、逐渐变弱而消失,血压下降甚至测不出。呼吸频率由快变慢,呼吸深度由深变浅,出现鼻翼翕动、潮式呼吸、张口呼吸,痰鸣音及鼾声呼吸等。

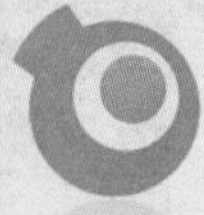

2. 饮食与排泄

临床常见症状有口臭、口干、口炎、食欲缺乏、吞咽困难、呃逆、恶心、呕吐、尿潴留、便秘、大便嵌塞、腹泻、排便失禁、肠胀气等。

3. 感觉与知觉

患者常伴有疼痛，表现出不寻常的姿势和疼痛面容。视觉逐渐减退，由视觉模糊发展到只有光感，最后视力消失；眼睑干燥，分泌物增多。最后消失的感觉是听觉。意识改变可表现为睡眠障碍、嗜睡、意识模糊、昏睡、昏迷、谵妄等。

4. 皮肤与肌肉

常见皮肤问题有皮肤瘙痒、皮肤干或潮湿、压疮、出汗、四肢冰凉、发绀等。患者肌张力丧失，表现为全身肌肉软瘫，患者不能自己改变体位，无法维持良好舒适的功能体位，容易发生压疮。患者可出现希氏面容。

5. 临近死亡的体征

各种反射逐渐消失，肌张力逐渐丧失，脉搏快且弱并逐渐消失，血压降低直至测不出，呼吸困难、出现潮式呼吸、间断呼吸等，瞳孔散大。通常呼吸先停止，随后心搏停止。

6. 其他症状

恶病质、淋巴水肿等。

（二）临终患者的症状护理

临终症状护理又称临终症状控制，是临终护理的基本内容。对临终患者，护士应认真做好生活护理，满足患者的基本生理需要。根据临终患者出现的症状和体征，进行有针对性的护理。

1. 改善循环与呼吸功能

严密观察体温、脉搏、呼吸、血压的变化，以及皮肤颜色和温度。如患者四肢冰冷，应注意保暖，必要时用热水袋；保持室内空气新鲜，定时通风换气；病情允许者，可采取半坐卧位或抬高头及肩；昏迷的患者，可采取侧卧位或仰卧位头偏向一侧，以利于呼吸道分泌物的引流，防止误吸引起窒息及肺部感染；保持呼吸道通畅，加强拍背、雾化，必要时吸痰；如呼吸困难，需立即吸氧。

2. 增进食欲与营养

加强监测，观察患者电解质指标及营养状况，了解患者饮食习惯；注意食物的色、香、味，少食多餐，增进食欲；给予流质或半流质饮食，便于患者吞咽；适当喂食、喂水，保证患者营养供给；创造良好的进食环境，稳定患者情绪。

3. 促进舒适

（1）重视口腔护理：指导并协助患者晨起、餐后和睡前漱口，必要时进行口腔护理，每日 2~3 次，以保持口腔清洁；口唇干燥者可用湿棉签湿润口唇或用湿纱布覆盖；口唇干裂者可涂液状石蜡油，有溃疡或真菌感染者酌情涂药。

（2）加强皮肤护理：定时翻身，按摩受压部位，保持皮肤及床单位的整洁与干燥；如大小便失禁，应注意会阴、肛门的清洁干燥；大量出汗时，应及时擦洗，勤换衣裤。

(3) 保持头发清洁、发型美观。

4. 减轻感知觉改变的影响

(1) 提供舒适的环境：临终患者居住的环境应安静、整洁、空气新鲜，通风良好；适当照明，以避免临终患者因视觉模糊产生害怕、恐惧心理，增加其安全感。

(2) 眼部护理：注意眼部的清洁，如双眼半睁，需定时涂眼药膏，并用生理盐水湿纱布覆盖。

(3) 其他：听觉是临终患者最后消失的感觉，因此护理中要注意语言亲切、柔和，不在患者床旁讨论病情，以避免不良刺激。视力减退时，可配合触摸等非语言性交流，使患者感到即使在生命的最后一刻，仍不感孤独。保证意识障碍患者的安全，必要时使用保护具。

5. 控制疼痛

观察疼痛的程度、性质、部位、持续时间等，使用最有效的方法以控制疼痛。若选择药物止痛，严格遵守给药原则，注意观察用药后的反应。可采用一些非药物控制方法帮助患者减轻疼痛，如松弛术、音乐疗法、针灸疗法、生物反馈法。也可引导患者转移注意力以减轻疼痛。

二、临终患者的心理变化及护理

临终患者面对死亡心理反应非常复杂，20 世纪 60 年代末，不同领域的学者对死亡心理进行了深入研究并取得了许多成果。其中著名的就有临终心理学的创始人库伯勒·罗斯关于临终患者心理发展的五个阶段的理论。

(一) 临终患者的心理变化

1969 年美国精神心理学家库伯勒·罗斯博士出版了《论死亡与濒死》一书，提出临终患者通常经历五个心理反应阶段，即否认期、愤怒期、协议期、忧郁期及接受期。

1. 否认期

患者得知自己将面临死亡，其心理反应是“不，这不会是我，那不是真的！”以此极力否认、拒绝接受事实，并怀着侥幸的心理四处求医，采取复查、转院等方式试图证实诊断是错误的。此反应是一种心理防卫机制，可减少不良信息对患者的刺激，以使患者躲避现实的压力，有较多的时间来调整自己，面对死亡。此期持续时间因人而异，大部分患者很快度过，也有人持续在否认期，直到死亡。

2. 愤怒期

当患者经过短暂的否认而确定无望时，一种愤怒、妒忌、怨恨的情绪油然而起，“为什么是我？这太不公平了”，往往将愤怒的情绪向接近他的医护人员、朋友、家属等人发泄，或对医院的制度、治疗等方面表示不满，以弥补内心的不平。

3. 协议期

患者愤怒情绪消失，开始接受临终的事实。患者希望尽可能延长生命，以满足未尽心愿，患者为了尽量延长生命，做出许多承诺作为交换条件，出现“请让我好起来，我

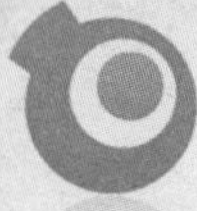

一定……”的心理。此期患者变得和善，对自己的病情抱有希望，能配合治疗。

4. 忧郁期

随着身体状况日趋恶化，患者认识到自己无法阻止死亡来临，产生强烈的失落感，表现为情绪低落、沉默、哭泣等，甚至有轻生念头。患者常要求与亲朋好友见面，希望有他喜爱的人陪伴照顾并开始交代后事。

5. 接受期

此期患者一切未完事宜均已处理好，对死亡已有所准备，因而变得平静、安详。由于精神和肉体的极度疲劳和衰弱，使患者常常处于嗜睡状态，情感减退，等待死亡来临。

由于临终患者的文化背景、社会地位、人生观及年龄、性格、所患疾病、病程长短等不同，故并非所有的患者都经历以上五个阶段，五个阶段的表现顺序也不尽相同，甚至有些患者可能会停留在某一阶段直到离世。

（二）临终患者的心理护理

护士要倾听临终患者的诉求，了解患者的心理需求，满足临终患者文化与信仰方面的需求。给临终患者营造温馨生活氛围，有意识、有计划地组织一些娱乐活动。帮助临终患者与亲人保持联系，鼓励患者与亲友通过电话、信件联系。营造安详和谐的环境让患者和家人交流，以发挥家属对患者的心理安慰作用。针对不同的心理阶段做好相应的心理护理。

1. 否认期的护理

护士要保持与患者的坦诚沟通。既要维护患者的知情权，也不要“揭穿”患者的防卫机制，使患者逐步适应。在与患者沟通中，护理人员要注意自己的言行，可主动地表示愿意和患者一起讨论死亡，在交谈中因势利导，循循善诱，使患者逐步面对现实。同时注意医护人员及家属对患者的病情保持口径一致。经常陪伴患者，坦诚温和地回答患者的询问，倾听患者的诉说，维持其适当的希望。

2. 愤怒期的护理

允许患者发怒、抱怨，以宣泄心中的忧虑和恐惧。认真倾听患者的心理感受，理解其不合作的行为，并预防意外事件的发生。同时做好患者家属的工作，给予其宽容、关爱、理解。必要时，辅以药物，稳定情绪。

3. 协议期的护理

护士要主动关心患者，应鼓励患者说出内心的感受。尽量满足患者的要求，减轻患者的痛苦，尊重患者的信仰，积极引导，减轻压力。指导、协助患者完成角色义务，充实生命的最后历程，以提高生命质量。

4. 忧郁期的护理

护理人员应多给予同情和照顾，经常陪伴患者，允许其用不同方式宣泄情感，表达其悲哀的情绪。尽量满足患者的合理要求，安排亲朋好友见面、相聚，并尽量让家属陪伴身旁。同时，密切观察患者，注意心理疏导及合理的死亡教育，预防自杀倾向。

5. 接受期的护理

护士要尊重患者,不强迫与其交谈;提供一个安静、舒适的环境,减少外界干扰;继续陪伴患者,加强生活护理,使患者平静、安详地离开人间。

三、临终患者家属的关怀

临终患者的家属在亲人死亡来临时,面对巨大压力,也会产生不良的心理反应,甚至发生身心疾病。1986 年,费尔斯特和霍克提出临终患者家属的七种需要:① 了解患者病情、照顾等相关问题的发展的需要;② 了解临终关怀医疗小组中,哪些人擅长照顾患者的需要;③ 参与患者的日常照顾的需要;④ 知道患者是否受到临终关怀医疗小组良好照顾的需要;⑤ 被关怀与支持的需要;⑥ 了解患者死亡后相关事宜(处理后事)的需要;⑦ 了解有关经济补助、社会资源、义工团体等资源的需要。医护人员在做好临终患者护理的同时也要做好对临终患者家属的关怀。

(一) 临终患者家属的心理和行为改变

家属面对即将逝去的亲人,无论其是长辈、平辈、配偶或子女,都是最悲伤的事。家属也和患者一样有着复杂的心理反应历程,包括否认、愤怒、讨价还价、忧郁等。由于家属在情感上很难接受即将失去亲人的现实。常会出现以下心理及行为改变。

1. 个人需求状态改变

临终患者身体各系统趋于衰竭,要维持其相关功能,使患者身心处于舒适状态,需要耗用大量的人力、物力和财力,家属需要根据患者情况来调整自己的生活,延缓自己的需求。

2. 家属角色的调整与再适应

为保持家庭稳定,临终患者原来在家庭中承担的角色,需要家属兼顾或其他人员替代,家属对角色的调整或对其他成员的介入需要适应。

3. 强烈的内疚与罪恶感

照料临终患者期间,家属因精神的悲哀,体力、财力的消耗,而感到心力交瘁,可能会对患者产生欲其生,有时又欲其死的矛盾心理,这也常引起家属的内疚与罪恶感。

临终患者与家属的亲密度,患者病程的长短,死者的年龄,家属的文化水平,家属的心理承受能力等因素,对家属的心理和行为改变有着重大的影响。

(二) 临终患者家属的关怀

在关怀临终患者时,要重视对患者家属的关怀,满足家属本身的生理、心理和社会方面的需求。

1. 满足家属了解临终患者相关情况的需要

护理人员要与家属积极沟通,向家属讲解患者的病情、治疗护理团队、治疗方案、

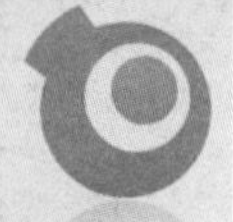

护理措施等，取得家属的信任。鼓励家属说出内心的感受，遇到的困难，用积极的态度给予关心和帮助，减少家属疑虑。

2. 满足家属参与患者日常照顾的需要

护理人员要理解家属的心情，尽量安排家属对临终患者的陪伴与照顾。指导、解释、示范相关护理技巧；协助家属在医院环境中安排日常的家庭活动，维持家庭的完整性；同时帮助家属安排好陪伴患者期间的生活，尽量减轻其实际困难。使家属在照料亲人的过程中获得心理慰藉，同时降低家属在失去亲人之后的悲痛与内疚感，使其感到问心无愧。

3. 满足家属其他需要

第三节 尸体护理

学习要求

○ 尸体护理目的

⊙ 尸体护理的操作方法及注意事项

尸体护理，不仅是一种必要的医学护理操作手段，也是涉及满足死者、丧亲者以及心理学、社会学、宗教学、民俗学等多方面的要求。丧亲者在承受巨大压力和悲伤的情况下，往往惊慌失措，不知道如何尊重死者和安慰自己的心灵。所以我们要有新的尸体护理的理念和方法，才能满足丧亲者的需求以减轻丧亲者的哀痛。

技术 22 尸体护理

【目的】

1. 维持良好的尸体外观，易于识别。

2. 尊重死者，给家属以安慰，使其减轻哀痛。

【操作程序】

1. 评估

（1）患者的诊断、治疗、抢救过程，死亡原因及时间。

（2）死者面容，身体清洁程度，有无伤口或引流管等。

（3）死者的民族、宗教信仰，以及家属对死亡的态度。

2. 计划

（1）用物准备：治疗盘内备衣裤（寿衣）、大单、尸体识别卡 2 张（表 22-2）、血管钳、剪刀、未脱脂棉球适量、绷带、梳子、松节油、擦洗用具。治疗车、手消毒液、医用垃圾桶。

另备：有伤口者准备敷料、胶布；必要时备隔离衣、手套、消毒液和尸袋。

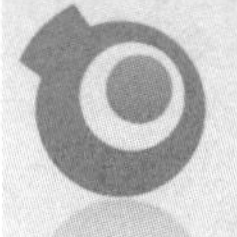

表 22-2　尸体识别卡

姓名______住院号______年龄______性别______	
病室______床号______籍贯______诊断______	
住址______________________________	
死亡时间______年______月______日______时______分	
	护士签名______
	______医院

(2) 环境准备:保持安静、肃穆,请其他人员回避,用隔帘遮挡。

3. 实施

流程	内容与要点说明
(1) 准备	• 护士衣帽整洁、洗手、戴口罩,必要时戴手套 • 填写 2 张尸体识别卡 • 备齐用物,携至床旁,用隔帘遮挡
(2) 劝慰家属	• 劝慰家属,请其暂时离开病房或共同进行尸体护理,家属不在应尽快通知
(3) 撤治疗用物	• 撤去一切治疗用物
(4) 安置体位	• 将床放平,尸体仰卧,头下垫一枕头(以防面部淤血变色) • 将衣裤脱去,留一大单遮盖尸体
(5) 清洁面部	• 洗脸,如有胶布痕迹用松节油擦净
(6) 闭合眼、口	• 如眼睑不能闭合,可用毛巾湿敷或按摩后,将眼睑闭合 • 如嘴不能闭合,可轻揉下颌或用绷带托起。有义齿将其装上
(7) 填塞孔道	• 用棉花将口、鼻、耳、阴道、肛门等孔道塞住,以防体液外溢
(8) 清洁身体	• 擦洗上肢、胸腹部、背部、臀部及下肢 • 有伤口要更换敷料;有引流管要拔出,再缝合或用蝶形胶布封闭并包扎
(9) 穿衣、系卡	• 将衣裤穿上,安放好尸体姿势,梳理头发 • 将第一张尸体识别卡系于尸体右手腕部,盖上大单
(10) 死者善后工作	• 帮助家属做好死者善后工作 • 通知殡仪馆(家属同意者)或送入太平间(家属同意者)
(11) 搬运、置卡	• 移尸体于平车上,盖上大单,将另一张尸体识别卡交于殡仪馆或太平间工作人员(如为传染病患者尸体用一次性裹尸单包裹,装入不透水的袋子中,并做传染性标记)

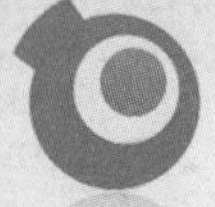

续表

流程	内容与要点说明
	• 由殡仪馆或太平间工作人员将尸体放于停尸屉内,将第2张尸体识别卡置于停尸屉外
(12)整理与记录	• 处理床单位及用物(详见第八单元第二节)
	• 脱手套消毒双手、取下口罩
	• 遵医嘱填写死亡通知单,完成各项记录(体温单上填写死亡时间,注销各种执行单等),整理病历,归档
(13)结账清点遗物	• 通知家属办理手续结账
	• 清点遗物交给家属。如家属不在,要由两人共同清点,并列出清单,交护士长保存

4. 评价

(1)尸体整洁,面容安详,尸体放置良好。

(2)2张尸体识别卡正确放置。

(3)护士态度严肃、认真,家属满意。

【注意事项】

1. 尸体护理应在医生开出死亡证明和家属同意后方可进行。

2. 护士要自觉、严肃地履行应尽义务,按规定的操作程序进行尸体护理。

3. 护士应始终对死者持尊重与爱护态度,动作轻稳。尊重死者生前意愿、宗教信仰、丧葬礼仪及习俗等。如死者留下遗嘱,应移交家属,并保守遗嘱内容。

4. 如为传染病患者,填塞孔道要用浸有1%氯胺溶液的棉球,包裹尸体要用一次性的尸单或尸袍,并做传染标志。

文档 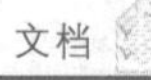

拓展与练习

角色扮演活动——模拟尸体护理

1. 活动情境

汪某,女,回族,45岁,因车祸致脑外伤,经抢救无效死亡,医生已开具死亡诊断书。责任护士为其进行尸体护理。

学生分组在护理示教室进行角色扮演,每2人为一组,分别轮流扮演护士和家属。

2. 活动指导

(1)活动目的:掌握尸体护理技术及对家属的疏导。

(2)活动要求:① 活动中注重人文关怀及提高沟通能力。② 按护理程序进行活动;强调对尸体的评估及尸体护理技术的正确应用。

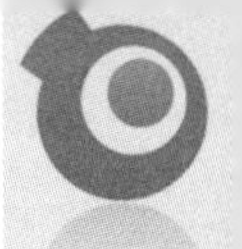

3. 效果评价(见评价表)

模拟尸体护理评价表

项目	评分要点	分值	自评	小组评	实得分
评 估	患者尸体及家属情况;护士相关知识及能力	15			
准 备	用物准备、环境准备、护士准备符合要求	10			
尸体护理	撤治疗用物;安置体位、清洁面部、闭合眼嘴、清洁身体、填塞孔道、穿衣、系卡、尸体姿势、帮助家属做好死者善后工作、操作后处理、病历整理均正确	40			
丧亲者护理	鼓励家属宣泄情绪;进行心理疏导及精神支持;提供生活指导及建议	20			
人文关怀	严肃认真地进行尸体护理,尊重死者和家属的要求及民族习惯,满足其亲属的合理要求	15			
总评分及教师评价:					

(陈　彬)

第二十三单元 医疗与护理文件的书写

医疗与护理文件的书写

医疗与护理文件是指医务人员在医疗、护理活动中形成的文字、符号、图表、影像、切片等资料的总和，也称病历，有纸质和电子病历两种形式。它客观、完整、连续地记录了患者的病情变化、诊疗护理经过、治疗效果及转归，是医疗、教学、科研的原始资料，也是医院和患者的重要档案资料。病历经有关人员整理归档后即成为病案。

我国《医疗机构病历管理规定(2013 年版)》(国卫医发〔2013〕31 号)自 2014 年 1 月 1 日起施行。为了加强医疗与护理文件的管理，保障医疗护理质量与安全，维护医患双方的合法权益，保证医疗护理文件的原始性、正确性和完整性，医务人员必须按《医疗机构病历管理规定》《病历书写基本规范》(卫医政发〔2010〕11 号)的要求及时、规范、准确无误地书写，并妥善保管。

第一节 医疗护理文件的管理

学习要求

- 病历的作用
- 病历的书写要求
- 病历的保管要求

医疗与护理文件包括医疗文件和护理文件两部分，病历中由护理人员书写的部分称为护理文件。护士在护理文件的记录和管理中必须明确正确记录的重要意义，做到认真、细致、规范记录和保管。

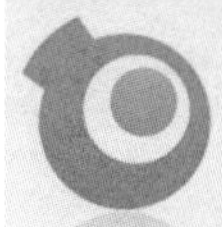

一、病历的作用

1. 提供患者的信息资料

病历记录了患者的病情变化、诊断治疗和护理过程的信息，使医护人员能全面、及时、动态地了解患者情况，确保诊疗、护理工作的完整性和连续性。

2. 提供考核评价依据

病历书写质量直接反映医护人员的学术水平和工作态度，既是评价医护人员工作质量、态度和业务水平的重要依据，也是衡量医院工作和科学管理水平的重要标志之一。

3. 提供教学与科研资料

完整的病案资料是医疗、护理教学的重要资料，也是科研工作的重要资料。同时为疾病调查、传染病管理、流行病研究等提供医学统计的原始资料，成为卫生行政机构制定、实施政策的重要依据。

4. 提供法律依据

病案具有法律效力，在法庭上可作为医疗纠纷、保险索赔、犯罪刑事案件及遗嘱查验的证明。全面、真实、及时、准确的医疗护理记录，不仅反映了医务人员的综合素质，也是保护患者和医务人员双方合法权益的举证依据。

二、病历书写要求

病历书写应客观、真实、准确、及时、完整、规范。

1. 客观、真实、准确

病历记录内容必须准确、真实地记录医护人员观察和测量到的患者的客观信息，避免主观臆断、笼统、含糊不清和过多修辞。病历书写一律使用阿拉伯数字书写日期和时间，采用 24 h 制记录。

2. 及时

医疗与护理文件记录必须及时，不得拖延或提早，更不能漏记，使记录资料保持时效性，维持最新资料。如因抢救急重症患者未能及时记录，有关医护人员应在抢救结束6 h内据实补记。内容包括病情变化情况、抢救时间及措施、参加抢救的医务人员姓名及专业技术职称等。记录抢救时间应当具体到分钟。

3. 完整

病历记录内容应全面、完整，避免遗漏。眉栏、页码逐页逐项填写完整，记录者签全名，以示明确责任。实习及试用期人员书写的各项记录，应当经过本医疗机构注册的医务人员审阅、修改并签名。医疗护理文件不得随意拆散、损坏或外借，以免丢失。

4. 规范

病历书写应规范使用医学术语，要求文字工整、字迹清晰、表述准确、语句通顺、标

点正确。书写时不出格跨行，不得采用刮、粘、涂等方法掩盖或去除原来的字迹，保持版面整洁。勿滥用简化字。在书写过程中出现错字（句）时，应当用同色笔双横线划在错字（句）上，保留原记录清楚、可辨，并注明修改时间，修改人签名。除特殊规定外，须使用蓝色或黑色水笔（钢笔、签字笔）书写，必要时用红色水笔（钢笔、签字笔）书写。计算机打印的病历应当符合病历保存的要求。

三、病历保管要求

病历分门（急）诊病历和住院病历。门（急）诊病历包括首页、病程记录、各项检查报告单及医学影像检查资料。住院病历包括医疗记录、护理记录、手术相关记录、检查记录和各种证明文件等。由于医疗与护理文件对医疗、护理、教学、科研、执法等方面的重要作用，在患者住院期间及出院后都应妥善管理。

（一）病历保管要求

1. 住院病历应按规定放置保管

住院病历放于病历柜中保管，记录和使用后及时放回原处。患者和家属未经医护人员同意不得随意翻阅或擅自将其携带出病区，因医疗活动或者工作需要，或因复印、复制等需要带离病区时，应由病区指定专门人员负责携带和保管。因教学或科研需要查阅病案的，需经相关部门同意，阅后应立即归还，且不得泄露患者隐私。

2. 保持病历整洁

保持病历清洁、整齐、完整，防止污染、破损、拆散、丢失。

3. 患者出院或死亡后的病历保管

患者出院或死亡后医护人员应及时将病历有关内容分别填写完整，由护士按规定顺序排列整理，交医院病案室按卫生行政部门规定的保存期限保管。门（急）诊病历档案的保存时间是从患者最后一次就诊之日起不少于15年；住院病历保存时间自患者最后一次住院出院之日起不少于30年；病区交班报告本由病区保存1年，以备查阅。

4. 病历复印或复制

（1）医疗机构应当受理下列人员和机构复印或复制病历资料的申请：① 患者本人或其代理人。② 死亡患者的法定继承人或其代理人。③ 公安、司法、人力资源社会保障、保险以及负责医疗事故技术鉴定的部门。

（2）医疗机构可以为申请人复印或复制的病历资料包括：门（急）诊病历和住院病历中的体温单、医嘱单、住院志（入院记录）、手术及麻醉同意书、手术及麻醉记录单、病重（病危）患者护理记录、出院记录、输血治疗知情同意书、特殊检查（特殊治疗）同意书、病理报告、检验报告等辅助检查报告单、医学影像检查资料等病历资料。

（3）医疗机构受理复制病历资料申请后，在申请人在场的情况下复制；复制的病历资料经申请人和医疗机构双方确认无误后，加盖医疗机构证明印记。

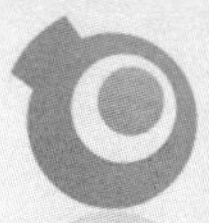

（二）病历排列顺序

病历按规定的顺序排列，使其规格化、标准化，便于管理和查阅。

（1）住院病历的排列顺序：体温单、医嘱单、入院记录、病史及体格检查、病程记录、与手术相关记录、病重（危）患者护理记录、输血治疗知情同意书、特殊检查（特殊治疗）同意书、会诊记录、病危（重）、通知书、特殊检查报告单、检验报告单、住院病案首页、门（急）诊病历。

（2）出院（转科、死亡）病历的排列顺序：住院病案首页、入院记录、病程记录、与手术相关记录、出院或死亡记录、死亡病例讨论记录、输血治疗知情同意书、特殊检查（特殊治疗）同意书、会诊记录、病危（重）通知书、特殊检查报告单、检验报告单、体温单、医嘱单、病重（危）患者护理记录。

第二节　护理文件的书写

学习要求

- ● ★ 体温单的书写内容及方法
- ● 医嘱的处理及书写方法
- ● 护理记录单的书写方法
- ⊙ 病室报告的书写方法

护理文件是护士根据医嘱和病情对患者在住院期间护理过程的客观记录，包括体温单、医嘱单、病重（病危）患者护理记录单、病室报告等。

一、体温单

体温单记录了患者生命体征及其他病情资料。为便于查阅，住院期间将体温单排列在住院病历的最前面。

（一）体温单的书写内容

体温单记录的内容包括患者姓名、科室、床号、入院日期、住院病历号、日期、手术后天数、体温、脉搏、呼吸、血压、大便次数、液体出入量、体重、住院周数、手术、转科或死亡等资料（附表 6、附表 7）。

（二）体温单的填写方法

1. 眉栏

眉栏项目用蓝色或黑色水笔（钢笔、签字笔）填写，用阿拉伯数字记数。

（1）一般资料：姓名、年龄、性别、科别、病室、床号、入院日期和住院病历号等。

（2）“日期”栏：每页第一日填写年、月、日，其余6日只填日。如在6日中遇有新的年度或月份开始时，则应填写年、月、日或月、日。

（3）“住院日数”栏：由住院日开始以阿拉伯数“1、2、3……”连续写至出院日。

（4）“手术后日数”栏：以手术（分娩）后次日为第一日，连续填写至14日止。若在14日内进行第二次手术，则第一次手术日数作为分母，第二次手术日数作为分子填写。

2. 时间栏（40.0~42.0 ℃横线之间）

在体温单40.0~42.0 ℃之间相应时间栏内用红色水笔纵行填写入院、手术、分娩、转入、出院、死亡的时间，时间数字使用中文格式书写。除手术不写具体时间外，所填时间均按24 h制记录，精确到分钟。填写时在入院、手术、转科等项目后写“于”或划一竖线，如“入院于九时三十分”。若时间与体温单上的整点不一致时，应填写在靠近侧的时间栏内。如“九点十分入院”则填写在“10”栏内。

3. 曲线栏（体温、脉搏、呼吸曲线）

（1）体温曲线的绘制

1）将所测量的体温值用蓝色笔绘制在体温单上，符号：口温为蓝实点“●”，腋温为蓝叉“×”，肛温为篮圈加点“⊙”，相邻两次的体温之间用蓝直线相连。

2）物理或药物降温30 min后所测体温，用红圈“○”表示，绘制在降温前体温符号的同一纵格内，并以红虚线与降温前的温度相连，下一次所测体温符号与降温前的体温符号用蓝直线相连。如患者体温在35.0 ℃以下，则在35.0 ℃线以下用蓝笔纵向填写“不升”两字，不与上下两次体温符号相连；或在相应时间的35.0 ℃横线处用蓝色笔划一“●”，并向下划“↓”号，长度占两小格，并将“●”与相邻温度相连（附表7）。人工冬眠（冬眠降温、亚低温治疗）时，在体温单相应日期的空格内填写“人工冬眠”。

3）如患者请假、外出或拒测体温等原因未测体温时，在35.0 ℃线以下用蓝笔注明“请假”“外出”或“拒测”，且前后两次体温断开不相连（附表6）。

4）体温上升或下降幅度较大者应重复测试，无误者在原体温符号上方用蓝色小写英文字母“v”表示核实（附表6、附表7）。

5）需每两小时测一次体温时，应记录在q2h体温专用单上。

（2）脉搏（心率）曲线的绘制

1）脉率符号为红实点“●”，心率符号为红圈“○”，相邻的脉搏或心率用红直线相连；使用心脏起搏器的患者，心率应以红“H”表示，相邻两次心率用红直线相连。

2）脉搏与体温相遇时，先画体温符号，再用红笔在其外画红圈表示。

3）脉搏短绌时，在脉率和心率两曲线之间用红笔沿纵格划直线填满，首次和末次心率分别与相邻的前一次和后一次的脉搏用红直线相连。

（3）呼吸曲线的绘制：呼吸曲线的绘制有两种方法。

1）用蓝笔以数字表示，相邻两次呼吸次数上下交错填写在呼吸栏相应时间格内（附表6）。

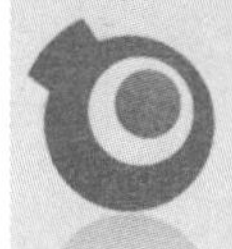

2）以符号蓝“●”绘制，相邻的呼吸符号用蓝直线相连（附表7）。使用机械辅助呼吸的患者，呼吸应以蓝“R”表示，相邻的两次呼吸用蓝直线相连。

4. 底栏

底栏均用蓝色或黑色水笔填写，因各栏已注明计量单位名称，所以可免写计量单位，只需填写阿拉伯数字。

（1）大便次数：每日记录一次，记录前一日的大便次数，如无大便记“0”；灌肠后大便3次以“3/E”表示；如自行排便1次，灌肠后排便3次，则记为“1^3/E”；人工肛门记为“☆”，大便失禁记为“※”。

（2）出入量：记录前一日24 h的液体出入总量，分别填写于相应栏内。填写导尿（持续导尿）以“C”表示，如1 000/C表示患者导尿管引流尿量1 000 mL。

（3）血压：以mmHg为单位记录，新入院患者应记录，住院患者每周至少记录一次，记录为“收缩压/舒张压”。住院患者，如每天测一次血压，则将血压值记录在当天血压栏正中；若每天测两次血压，则将血压值记录在当天血压栏左、右位置；每天测量次数大于两次，可将血压值记录在护理记录单上。如为下肢血压应当标注。

（4）体重：以kg为单位记录。新入院患者，应将测量的体重记录在体温单的相应栏目内。体重应当按医嘱或护理常规进行测量，住院患者每周至少记录一次。入院时、住院期间病情危重或不宜、不能走动者可不测量，用“平车”或“卧床”表示。对特殊情况需观察体重的患者，应遵医嘱执行。

（5）身高：以cm为单位记录。一般新入院患者当日应测量身高并记录。

（6）空格栏：作为机动，根据病情需要记录相关项目，如特殊用药、药物过敏、腹围、人工冬眠、管路情况。如药物过敏须写明过敏试验阳性或过敏反应药物的名称，并用红笔在括号内标注阳性反应“（+）”，同时每次添加体温单时转抄下来。

5. 周数

用蓝色或黑色水笔按周数连续用阿拉伯数字填写。

二、医嘱及其处理

医嘱是医生根据患者的病情需要拟定的书面嘱咐，由医护人员共同执行。目前有的医院直接将医嘱写在医嘱单上，有的医院医生将医嘱直接输入计算机。

（一）医嘱相关表格

1. 医嘱单

医嘱单是医生用来填写医嘱的一种表格，包括长期医嘱单（附录1）和临时医嘱单（附录2），它存放于病历中。医嘱单是患者接受治疗与护理的重要依据，是护士执行医嘱的依据，也是患者出院结算的原始记录和依据。

2. 各种执行单（卡）

包括各种服药单、注射单、治疗单、输液单、饮食单及护理相关卡片，护士将医嘱转

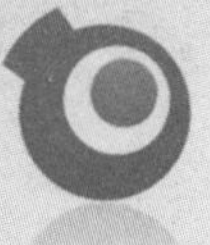

抄于各种执行卡上，既方便治疗和护理的实施，又有利于查对医嘱。

3. 长期医嘱执行单

长期医嘱执行单是护士执行长期医嘱后的记录。包括序号式、表格式（附录 3）和粘贴式 3 种。前两者用于护士执行医嘱后直接书写执行的时间和签全名。后者用于粘贴各种执行卡的原始记录。

（二）医嘱单的内容

1. 长期医嘱单内容包括患者姓名、科别、住院病历号、页码、起始日期和时间、长期医嘱内容（如护理常规、护理级别、隔离种类、饮食、卧位、药物及其剂量、用法和时间）、停止日期和时间、医师签名、执行时间、执行护士签名。

2. 临时医嘱单内容包括医嘱时间、临时医嘱内容（如各种检查、治疗、术前准备）、医师签名、执行时间、执行护士签名等。

（三）医嘱的种类

1. 长期医嘱

长期医嘱指从医生开出医嘱起，至医嘱停止，有效时间在 24 h 以上的医嘱。如二级护理、流质饮食，维生素 B_1 10 mg po tid。当医生注明停止时间后医嘱失效。

2. 临时医嘱

临时医嘱指有效时间在 24 h 以内，应在短时间内执行，一般只执行一次的医嘱。有的临时医嘱有限定执行时间，应按时执行，如手术、会诊、检查、检验；有的临时医嘱需立即执行，如洛贝林 3 mg iv st。另外，出院、转科、死亡等也列入临时医嘱。

3. 备用医嘱

根据患者的病情需要备用医嘱分为长期备用医嘱和临时备用医嘱。

（1）长期备用医嘱（prn 医嘱）：指有效时间在 24 h 以上，必要时使用，两次医嘱执行之间有间隔时间，由医生注明停止时间后方为失效的医嘱。如索米痛片 0.5 po q8h prn。

（2）临时备用医嘱（sos 医嘱）：指从医生开出医嘱起 12 h 内有效，必要时使用，只执行一次的医嘱，过期未执行自动失效。如艾司唑仑 1 mg po sos。

（四）医嘱的处理

1. 处理医嘱的原则

医生开医嘱后，由护士处理、执行。处理医嘱的一般原则包括以下方面。

（1）先急后缓：应首先判断医嘱的轻重缓急，合理、及时地安排执行顺序。

（2）先临时后长期：即先执行临时医嘱，如需立即执行的临时医嘱应立刻安排执行，再执行长期医嘱。

2. 处理医嘱的方法

（1）长期医嘱：医生将医嘱开写在长期医嘱单上，注明开写时间和签名。护士将

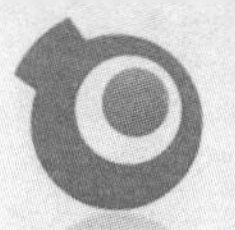

长期医嘱分别处理转抄至各种执行单(卡)上,如服药单(卡)、注射单(卡)、治疗单(卡)、输液单(卡)、饮食单(卡)等,核对后护士在长期医嘱单的护士签名栏内签名。长期医嘱转抄至各种执行单上时应注明具体的执行时间,如硝苯地平 10 mg tid,则应在服药单上注明"硝苯地平 10 mg 8∶00、12∶00、16∶00"。护士执行医嘱后应在长期医嘱执行单上注明执行时间(准确到分钟)并签全名(附录 3)。

(2) 临时医嘱:需立即执行的临时医嘱,处理医嘱护士应安排有关护士立即执行(15 min 内)。护士执行后在临时医嘱单的执行者和执行时间栏内签名和签执行时间。有限定执行时间的临时医嘱,护士应转抄到临时治疗本(单)或交班记录本上,并做好交班。各种申请单(如会诊单、手术单、检查单等)应及时送达有关科室。

(3) 长期备用医嘱(prn):医生开写在长期医嘱单上。每次执行时应由医生在临时医嘱单上记录医嘱内容,护士执行后应及时在临时医嘱单上记录执行时间并签名,供下一次使用时参考。

(4) 临时备用医嘱(sos):医生开写在临时医嘱单上,护士根据患者病情需要使用,执行后按临时医嘱处理。若超过 12 h 未执行的,护士应用红笔在执行时间栏内注明"未用"并签名,在护理记录单内注明原因。

(5) 停止医嘱:医生在长期医嘱单相应医嘱内容的停止栏内写日期、时间和签名。护士先在相应的执行单或卡片上(红笔写"DC")注销该项医嘱,写明停止时间和签名,再在医嘱单相应医嘱内容的终止栏内注明停止时间并签名。

(6) 皮试结果记录:由护士直接记录在临时医嘱单上,并实行双签名制(无其他护士时可由在岗医师签名)。若为阳性结果,用红笔以"+"表示。签名方式以分数表示,分子为做皮试者同时参与皮试结果判断,分母为另一皮试结果判断者(PPD 皮试除外),并在备注栏内注明看结果时间;PPD 皮试执行后填写执行时间及签名,待到 72 h 看皮试结果,在同一栏的备注栏内,看结果者双签名,并注明看结果日期、时间。

(五) 重整医嘱

长期医嘱单超过 3 页,或医嘱调整项目较多时需重整医嘱。重整医嘱由医生进行书写,在长期医嘱单上原医嘱最后一栏下居中处,用蓝色或黑色水笔写上"重整医嘱"四个字,并在四个字下面加划单红线。重整医嘱的开始日期和时间栏按照重整的时间如实书写,并由重整医生在医师栏签名,需继续执行的长期医嘱照抄原医嘱的日期和时间。新开具和变更的医嘱书写实际日期和时间。医师栏均由重整医生签名,原医嘱单上的医嘱在重整医嘱生效后自动废止。变更或者是停用的医嘱不再需要书写停止日期、时间和签名。抄录完毕核对无误后,由医生签上全名。

医生重整医嘱后,由当班护士将重整后的医嘱所有项目与各种治疗护理联络本、各种治疗护理单(卡)进行认真核对,确保准确无误后,在整理之后的有效医嘱护士签名栏内签上全名。

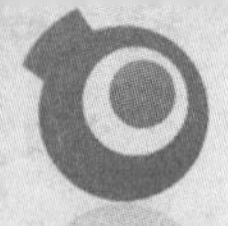

（六）手术、分娩或转科医嘱

当患者手术、分娩或转科后，也需重整医嘱。在原医嘱最后一栏下居中处，用蓝墨水笔或碳素墨水笔写“术后医嘱”“分娩医嘱”“转入医嘱”等，并在四个字下面加划单红线，红线以下由医生开写新医嘱，红线以上的医嘱自动失效。

（七）注意事项

1. 护士抄写及处理医嘱时，集中注意力，做到认真、细致、准确、及时，严格执行医嘱。护士处理、执行医嘱前要认真阅读医嘱，不能机械地处理和执行医嘱，若发现有疑问，必须核对清楚后方可执行。

2. 医嘱必须经医生签名后方为有效。护士一般情况下不执行口头医嘱，在抢救或手术过程中医生提出口头医嘱时，护士必须向医生复诵一遍，双方确认无误后方可执行。术后及抢救结束后，医师应当即刻据实补记医嘱，并注明补记的时间，补记时间具体到分钟。

3. 医嘱不得涂改，需要取消时，应当使用红色水笔标注“取消”字样并签名。

4. 凡需下一班执行的临时医嘱要交班，并在护士交班记录上注明。

5. 严格执行查对制度，防止发生差错。医嘱应每班查对、每日查对、每周总查对，查对后注明查对日期时间并签名记录在案。如发生差错要及时纠正。

6. 电子病历的书写及管理遵循《电子病历基本规范（试行，2010 版）》。

三、病重（病危）患者护理记录单

病重（病危）患者护理记录是指护士根据医嘱和病情对危重患者住院期间实施整体护理过程的客观记录。病重（病危）患者护理记录常用于抢救、危重、大手术或特殊治疗需严密观察病情的患者，目的是及时了解患者病情变化及治疗、护理、抢救后的效果。

1. 记录内容

危重患者护理记录应当根据相应专科的护理特点书写。包括患者姓名、性别、年龄、科别、病区、床号、住院病历号、页码，记录日期和时间，体温、脉搏、呼吸、血压及血氧饱和度等，出入液量，病情、护理措施及效果，护士签名等（附录 4）。

2. 记录要求

（1）基本要求：24 h 均采用蓝色或黑色水笔书写。记录时间应具体到分钟。

（2）记录次数：① 抢救患者随时记录，未能及时书写抢救记录的，当班护士应在抢救结束后 6 h 内如实补记，在补记内容书写完毕后，另起一行在“病情、护理措施及效果”栏内注明补记时间后签全名；补记时间具体到分钟。② 危重患者及需严密观察病情的患者日间至少 2 h 记录 1 次，夜间至少 4 h 记录 1 次，病情有变化随时记录。病情稳定后至少每班记录 1 次。③ 大手术后的患者根据术后情况随时记录，至少连续记录 2~3 d。

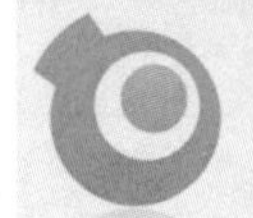

(3) 手术当天记录:应重点记录手术时间、手术名称、麻醉方式、患者返回病房的时间及情况、麻醉清醒时间、伤口情况、引流情况、镇痛药使用情况,详细记录生命体征变化情况及出入液量。

(4) 静脉置管记录:填写 PICC、CVC、静脉留置针等置管类型,管道是否通畅,如有渗出、堵塞、红肿异常情况,应记录在"病情、护理措施及效果"栏中。

(5) 12 h 小结及 24 h 总结:每天 19 时小结 12 h(日间)出入量,次晨 7 时总结 24 h 出入量,不足 12 h 或 24 h 按实际时间记录。并将 24 h 总结结果用蓝色或黑色水笔记录于体温单相应栏目内。

注:卫生部《病历书写基本规范》(2010 年 3 月 1 日起实施)中与护士有关的手术记录包有① 手术安全核查记录:是指由手术医师、麻醉医师和巡回护士三方,在麻醉实施前、手术开始前和患者离室前,共同对患者身份、手术部位、手术方式、麻醉及手术风险、手术使用物品清点等内容进行核对的记录,输血的患者还应对血型、用血量进行核对并记录。应有手术医师、麻醉医师和巡回护士三方核对、确认并签名。② 手术清点记录是指巡回护士对手术患者术中所用血液、器械、敷料等的记录,应当在手术结束后即时完成。手术清点记录应当另页书写,内容包括患者姓名、住院病历号(或病案号)、手术日期、手术名称、术中所用各种器械和敷料数量的清点核对、巡回护士和手术器械护士签名等。

四、病室报告

病室报告是值班护士把值班期间病区内患者的动态变化所作的书面交班记录(附表 5)。接班护士通过阅读病室报告可掌握和了解病室患者动态、身心状况和工作重点。

(一) 书写要求

1. 护士必须在全面深入了解患者病情的基础上书写,于交班前 1 h 书写完成。

2. 书写内容全面、真实、简明扼要、重点突出。

3. 字迹清楚、无粘贴、无涂改。各班均用蓝色或黑色水笔书写,并签全名。

4. 对新入院、转入、手术、分娩患者,在诊断的下方分别用红钢笔注明"新入""转入""手术""分娩"字样,危重患者用红色"※"标记。

(二) 书写顺序

1. 填写眉栏项目

病室、日期、患者总数,入院、出院、转入、转出患者数,危重、手术、分娩、死亡患者数等,如无则写"0"。

2. 书写顺序

根据下列顺序,按床号先后书写报告。

(1) 先书写当日离开病区的患者:出院、转科或转院、死亡的患者。

(2) 再书写入病区的患者:新入院和转入的患者。

(3) 最后书写本班重点护理的患者:手术、分娩、危重及有特殊情况的患者。

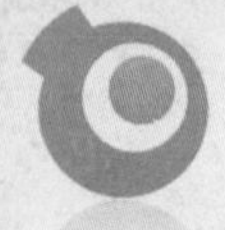

（三）交班内容

1. 出院、转出、死亡患者

说明离开时间，转出患者需注明转往何医院或何科室，死亡患者应注明死亡原因和时间。

2. 新入院和转入的患者

应报告入院或转入的时间、方式（步行、平车、轮椅），报告生命体征及测量时间，患者主诉，发病经过和主要症状、体征，给予的治疗、护理措施及效果等。

3. 危重患者

应报告患者的生命体征、神志、瞳孔、病情动态，特殊治疗、护理措施、治疗效果及注意事项等。

4. 手术后患者

应报告施行麻醉方式、手术名称、手术经过、患者麻醉清醒时间、回病室后的情况如生命体征、切口敷料有无渗血、是否已排尿排气、各种引流管是否通畅及引流液情况，输液、输血及镇痛药的应用等。

5. 准备手术、检查和行特殊治疗的患者

应报告将要进行的手术、治疗和检查项目，术前及检查前用药、准备情况和注意事项等。

6. 产妇

产前应报告胎次、胎心、宫缩及破水情况，产后应报告产式、产程、分娩时间、婴儿情况、出血量、会阴切口、排尿和恶露情况等。

7. 老年、小儿和生活不能自理的患者

应报告生活护理情况，如口腔护理、压疮护理及饮食护理。

此外，还要根据患者具体情况，报告上述患者的心理反应及合作程度、睡眠情况、治疗效果、药物反应和需要重点观察项目、注意事项及完成的事项。

目前我国部分医院不书写交班报告，以交班志的形式进行书面交接班。交班志简明扼要，一目了然。

视频

SBAR 交班

文档

拓展与练习

角色扮演活动——模拟处理、执行医嘱

1. 活动情境

患者王某，男，66 岁，因肺心病失代偿期，II 型呼吸衰竭伴肺部感染入院。医嘱：内科护理常规，一级护理，低盐饮食，持续低流量吸氧 1~2 L/min，5% 葡萄糖 100 mL+舒普深（头孢哌酮钠舒巴坦钠）2g iv gtt bid，氢氯噻嗪 25 mg po qd，螺内酯 20 mg qd，维生素 C 200 mg po tid，维生素 B1 10 mg po tid，10% 氯化钾控释片 0.5 po bid，沐舒坦（盐酸氨溴索）30 mg 雾化吸入 bid，血常规，小便常规，大便常规，痰培养，血气分析，电解质，肝肾功能，心电图，X 线胸片，舒普深皮试，毛花苷 C 0.2 mg+生理盐水 20 mL iv（缓推），氨茶碱控释片 0.1 po bid。

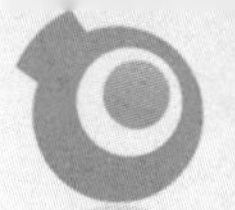

学生分组进行角色扮演，每3~4人为一组，分别轮流扮演医生、办公室护士、治疗护士及家属。

2. 活动指导

(1)活动目的：掌握正确处理、执行医嘱的方法。

(2)活动要求：① 活动中严肃认真，有高度的责任心。② 严格执行三查八对，防止差错发生。③ 加强人文关怀，提高医护、护患沟通能力。

3. 效果评价(评价表)

模拟医嘱处理评价表

项目	评分要点	分值	自评	小组评	实得分
评 估	患者情况；医嘱内容；护士相关知识及能力	15			
准备	用物齐备(各种医嘱单、执行单、红和黑色水笔等)；环境安静；护士准备符合要求	10			
处理医嘱	细心核对；遵循“先急后缓、先临时后长期”的医嘱处理原则；医嘱书写符合要求；长期医嘱的转抄、时间的安排、执行方法、签名均正确；临时医嘱、临时备用医嘱的处理均正确；停止医嘱、重整医嘱、口头医嘱处理方法正确	45			
认真查对确保质量	严格执行三查七对制度；医嘱实行每班查对、每日查对、每周总查对，查对后注明查对时间并签名方法正确；抄写及处理医嘱时注意力集中、认真、细致、准确、及时；处理有疑问的医嘱方法正确	20			
健康教育	鼓励戒烟，预防感冒；指导患者呼吸锻炼和全身运动锻炼，指导安全用药、用氧知识，有计划教会患者及家属家庭吸氧方法	10			
总评分及教师评价：					

(温贤秀　敬　洁)

附　　录

1. 长期医嘱单

姓名　李某　性别　女　年龄　45　科别　心内　病区　二　床号　11　住院病历号　23321

起始		医嘱	医生签名	执行护士签名	处理时间	停止		医生签名	执行者	执行时间
日期	时间					日期	时间			
2013 9.6	8：00	内科护理常规	李力	张红	8：00					
		一级护理								
		病危								
		低盐饮食								
		地高辛　0.25 mg　po qd								
		维生素 B_1　10 mg　po tid								
		维生素 C　200 mg　po tid								
		10%葡萄糖 500 mL								
		10%氯化钾 10 mL								
		胰岛素　12U／iv gtt qd								
		青霉素　80 万 U im bid								
		氧气吸入　prn				9.9	8：00	李力	张红	8：00
2013 9.6	8：00	索米痛片　0.1　q6h prn	李力	张红	8：00	9.9	8：00	李力	王华	8：00
9.9	8：00	肌苷　0.2　po tid	李力	张红	8：00					

第 1 页

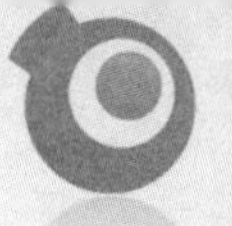

2. 临时医嘱单

姓名 李某 性别 女 年龄 45 科别 心内 病区 二 床号 11 住院病历号 23321

日期	时间	医嘱	医嘱者	执行者	执行时间
2013 9.6	9：00	血常规	李力	王华	9：00
		大便常规		王华	9：00
		小便常规		王华	9：00
		心电图		王华	9：00
		X 线胸片		王华	9：00
		50%葡萄糖 20 ml			9：10
		毛花苷 C 0.2 mg iv st		张红	
		青霉素皮试(-) st		张红/李丽	9：00
		哌替啶 50 mg im	李力	张红	9：05
9.7	8：00	0.9%氯化钠 500 mL			
		复方丹参 10 mL iv gtt st	李力	张红	9：00
9.9	9：00	心电图	李力	王华	10：00
		0.9%氯化钠 500 ml			
		复方丹参 10 ml iv gtt st	李力	张红	10：00
9.10	10：00	心电图	李力	王华	10：00
9.10	21：00	艾司唑仑 1 mg po sos 未用	赵明	刘兰	
9.16	8：00	明日出院	李力	刘兰	9：00

第 1 页

3. 长期医嘱执行单（注射）

姓名________性别____年龄____科别____病区______床号____住院病历号____________

转抄医嘱 日期 时间 签名	医嘱内容	执行医嘱（日期　时间　签名）				
2013-09-06 8：05 张红	青霉素 80 万 U im bid	6/9 8：40 李红	6/9 16：10 方敏	7/9 8：20 黄玲	7/9 16：40 李红	8/9 8：15 刘芳

第 1 页

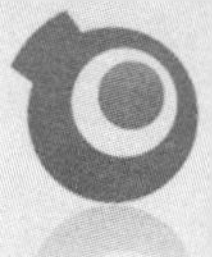

4. 病重（病危）患者护理记录单

姓名________性别____年龄____科别____病区______床号____住院病历号____________

日期／时间	生命体征				S_aO_2 %	入量		出量		其他		卧位	病情、护理措施及效果	签名
	T ℃	P 次/min	R 次/min	BP mmHg		项目	量/mL	项目	量/mL					

第 1 页

5. 病室报告

病区 内科　　　　日期 2013年9月10日

床号	日　班	中　班	夜　班
姓名 诊断	总数40 入院1 转出1 出院1 转入0 死亡0 手术0 分娩0 病危1	总数40 入院0 转出0 出院0 转入0 死亡0 手术1 分娩0 病危1	总数40 入院0 转出0 出院0 转入0 死亡0 手术0 分娩0 病危1
2床 李玉芳 冠心病	于10:00出院		
9床 王国立 腹痛待查	于11:00转外科		
10床 赵静 急性前壁心肌梗死 “新”	于9:00急诊入院，由平车推入，T 37 ℃，P 98次/min，R 24次/min，BP 100/70 mmHg。主诉：胸闷、胸痛2 h。急诊心电图示急性前壁心肌梗死。给予：一级护理，流质饮食，5%葡萄糖500 mL加丹参16 mL静脉点滴，哌替啶50 mg im st，氧气吸入，心电监护。输液于16:00结束，患者胸闷、胸痛减轻，精神较紧张，已做解释。明晨空腹抽血。	20:00 T 37.2 ℃，P 92次/min，R 20次/min，BP 110/70 mmHg。患者主诉：胸闷、胸痛稍减轻，因对病室环境不习惯，难以入睡。20:00医嘱：地西泮5 mg po st，明晨空腹抽血已告知患者。	6:00 T 37.5 ℃，P 88次/min，R 18次/min，BP110 mmHg。患者主诉：仍有胸闷、胸痛，能间断入睡。空腹血已抽。
6床 张明 急性白血病 “※”	16:00 T 38 ℃,P 96次/min，R 22次/min,BP 120/80 mmHg。患者自感心悸、头晕、头痛。今日继续化疗，三尖杉、阿糖胞苷静脉滴注，总补液量2000 mL，尚余800 mL，现感恶心，呕吐一次，量不多，饮食欠佳。请注意观察化疗反应、体温及出血倾向。	22:00 T 38.5 ℃，P100次/min，R 24次/min，患者神清，面色苍白，发热持续不退。输液于21:40结束。目前未见出血倾向，未再呕吐。患者病情危重，精神差。请继续观察病情变化。	6:00 T 37.5 ℃，P 88次/min，R 20次/min，患者主诉头晕，夜间能间断入睡。晨间护理已做，见牙龈出血。患者精神萎靡。

签名 孙小华　　　　签名 王丽　　　　签名 陈芬

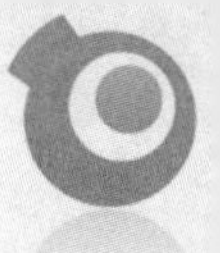

6. 体温单(1)

姓名**李某** 性别 女 年龄 45 科别 心内→外二 病区 二 床号 11→6 **入院日期** 2014-4-8 住院病历号 43526

日期	2014-4-8	9	10	11	12	13	14
住院日数	1	2	3	4	5	6	7
手术后日数						日	1
时间	2 6 10 14 18 22	2 6 10 14 18 22	2 6 10 14 18 22	2 6 10 14 18 22	2 6 10 14 18 22	2 6 10 14 18 22	2 6 10 14 18 22
脉搏 160 / 体温 42 °C 140 / 41 °C 120 / 40 °C 100 / 39 °C 80 / 38 °C 60 / 37 °C 40 / 36 °C 20 / 35 °C	入院——十时四十分			转外科——十一时	请假	手术——八时三十分	
呼吸	19 20 21 21	20 20 20 19 19 18	18 18 18 18 19 18	20 18 17 16 18 19	19 20 21 20 20	21 19 18 18 18 17	20 21 21 22 20
血压/mmHg	140/75	135/75	135/75	145/75	135/75	135/75	135/75
大便次数		1	1	1/E	1	1	1
入量/mL			1 980	1 800	1 750	2 850	3 000
出量/mL			1 400	1 500	1 600	2 500	2 400
体重/kg	62						
腹围/cm							
身高/cm	162						

注:“●”口温,“⊙”肛温,“×”腋温,“●”脉率,“○”心率。

第 1 周

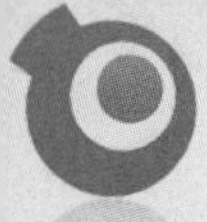

7. 体温单(2)

姓名 王某　性别 女　年龄 52　科别 心外　病区 二　床号 11　入院日期 2014-4-28　住院病历号 23321

日　期	2014-4-28	29	30	31	4-1	2	3
住院日数	1	2	3	4	5	6	7
手术后日数			1	2	3	4	5
时　间	2 6 10 14 18 22	2 6 10 14 18 22	2 6 10 14 18 22	2 6 10 14 18 22	2 6 10 14 18 22	2 6 10 14 18 22	2 6 10 14 18 22
脉搏 160 150 140 130 120 110 100 90 80 70 60 50 40 呼吸 50 45 40 35 30 25 20 15 体温 摄氏 41° 40° 39° 38° 37° 36° 35°	入院于九时十分	手术于九时					出院于十一时
大便次数	0	1/E	1	※	1	1	1
小便量 /mL	1 200	1 180	1 100	1 350	1 400	1 520	1 280
总入量 /mL							
总出量 /mL							
血压 /mmHg	120/78	118/80	118/80 120/80	118/82 120/80	116/78		
体　重 /kg	65						
其　他							

第 1 周

参考文献

1. 李小寒,尚少梅.基础护理学.5 版.北京:人民卫生出版社,2012.
2. 李小妹.护理学导论.3 版.北京:人民卫生出版社,2012.
3. 徐小兰.护理学基础.2 版.北京:高等教育出版社,2010.
4. 庄红.护理学基础.2 版.北京:高等教育出版社,2010.
5. 庄红,赵国琴,王静.护理学基础.2 版.西安:第四军医大学出版社,2011.
6. 胡必杰,刘荣辉,陈文森.SIFIC 医院感染预防与控制临床实践指引(2013 年).上海:上海科学技术出版社,2013.
7. 全国护士执业资格考试用书编写专家委员会.2014 全国护士执业资格考试指导.北京:人民卫生出版社,2012.
8. 李晓玲.护理理论.北京:人民卫生出版社,2003.
9. 冯先琼.护理学导论.2 版.北京:人民卫生出版社,2006.
10. 赵佛容,王玉琼,宋锦平.护理临床案例精选.北京:人民卫生出版社,2012.
11. 李小萍.基础护理学.2 版.北京:人民卫生出版社,2007.
12. 李晓松.护理学基础.2 版.北京:人民卫生出版社,2012.
13. 李晓松.基础护理技术.北京:人民卫生出版社,2011.
14. 姜安丽.新编护理学基础.北京:人民卫生出版社,2012.
15. 程云.护理学导论.北京:人民卫生出版社,2012.
16. 杨潇二.护理学基础.西安:第四军医大学出版社,2011.
17. 牟善芳,邹静,冯凤.护理理论精要.天津:天津科学技术出版社,2010.
18. 兰华,兰萍.常用护理技术.南昌:江西科学技术出版社,2007.
19. 白继荣.基本护理技术.北京:中国人民大学出版社,2008.
20. 余剑珍,季诚.基础护理技术.北京:科学技术出版社,2012.
21. 乔爱珍.安全输液.北京:科学普及出版社,2013.
22. 高燕.护理礼仪与人际沟通.北京:高等教育出版社, 2008.
23. 陈蕾,李伟长.临终关怀与安乐死曙光.北京:中国工人出版社,2004.
24. 刘华,温贤秀.基础护理学.成都:西南交通大学出版社,2012.

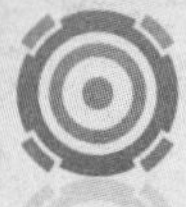

25. 卢根娣.护士服务礼仪规范.上海:第二军医大学出版社,2009.
26. 史宝欣.临终护理.北京:人民卫生出版社,2010.
27. 卫生和健康委员会相关法律法规、行业标准:
(1) 临床护理实践指南,2018.
(2) 医疗机构消毒技术规范(WS/T367-2012),2012.
(3) 医院隔离技术规范(WS/T311-2009),2009.
(4) 医院消毒供应中心管理规范(WS/T310.1-2009),2009.
(5) 医务人员手卫生规范(WS/T313-2009),2009.
(6) 医院消毒卫生标准(GB15982-2012),2012.
(7) 心肺复苏指南,2018.
(8) 临床输血技术规范(卫医发〔2000〕184 号).
(9) 病历书写基本规范(卫医政发〔2010〕11 号).
(10) 医疗机构病历管理规定(2013 年版)(国卫医发〔2013〕31 号).
(11) 电子病历基本规范(试行)(卫医政发〔2010〕24 号).
(12) 医疗事故处理条例(中华人民共和国国务院 2002 年 4 月 4 日发布,2002 年 9 月 1 日施行).
(13)《综合医院分级护理指导原则(试行)》,2009.
28. 国家发布的相关法律和标准
(1) 中华人民共和国侵权责任法(十一届全国人大常委会十二次会议审议于 2009 年 12 月 26 日通过,自 2010 年 7 月 1 日实施).
(2) 中华人民共和国传染病防治法,2013.
(3) 中华人民共和国卫生行业标准·护理分级,2014.

郑重声明

学习卡账号使用说明

一、注册/登录

访问 http://abook.hep.com.cn/sve，点击“注册”，在注册页面输入用户名、密码及常用的邮箱进行注册。已注册的用户直接输入用户名和密码登录即可进入“我的课程”页面。

二、课程绑定

点击“我的课程”页面右上方“绑定课程”，正确输入教材封底防伪标签上的 20 位密码，点击“确定”完成课程绑定。

三、访问课程

在“正在学习”列表中选择已绑定的课程，点击“进入课程”即可浏览或下载与本书配套的课程资源。刚绑定的课程请在“申请学习”列表中选择相应课程并点击“进入课程”。

如有账号问题，请发邮件至：4a_admin_zz@ pub.hep.cn。

体温单（1）

姓名 李某　性别 女　年龄 45　科别 心内→外二　病区 二　床号 11→6　入院日期 2014-4-8　住院病历号 43526

日　期	2014-4-8	9	10	11	12	13	14
住院日数	1	2	3	4	5	6	7
手术后日数						日	1
时　间	2 6 10 14 18 22	2 6 10 14 18 22	2 6 10 14 18 22	2 6 10 14 18 22	2 6 10 14 18 22	2 6 10 14 18 22	2 6 10 14 18 22

脉搏	体温
160	42 ℃
140	41 ℃
120	40 ℃
100	39 ℃
80	38 ℃
60	37 ℃
40	36 ℃
20	35 ℃

入院——十时四十分

转外科——十一时

手术——八时三十分

请假

	2014-4-8	9	10	11	12	13	14
呼　吸	19 20 21 21	20 20 20 19 19 18	18 18 18 18 19 18	20 18 17 16 18 19	19 20 21 20 20	21 19 18 18 18 17	20 21 21 22 20
血压/mmHg	140/75	135/75	135/75	145/75	135/75	135/75	135/75
大便次数		1	1	1/E	1	1	1
入 量/mL			1 980	1 800	1 750	2 850	3 000
出 量/mL			1 400	1 500	1 600	2 500	2 400
体 重/kg	62						
腹 围/cm							
身 高/cm	162						

注：“●”口温，“⊙”肛温，“×”腋温，“●”脉率，“○”心率。

第 1 周

体温单（2）

姓名 王某　性别 女　年龄 52　科别 心外　病区 二　床号 11　入院日期 2014-4-28　住院病历号 23321

日期	2014-4-28	29	30	31	4-1	2	3
住院日数	1	2	3	4	5	6	7
手术后日数			1	2	3	4	5
时间	2 6 10 14 18 22	2 6 10 14 18 22	2 6 10 14 18 22	2 6 10 14 18 22	2 6 10 14 18 22	2 6 10 14 18 22	2 6 10 14 18 22

入院于九时十分　手术于九时　出院于十一时

脉搏 160 150 140 130 120 110 100 90 80 70 60 50 40

呼吸 50 45 40 35 30 25 20 15

体温 摄氏 41° 40° 39° 38° 37° 36° 35°

大便次数	0	1/E	1	※	1	1	1
小便量 /mL	1 200	1 180	1 100	1 350	1 400	1 520	1 280
总入量 /mL							
总出量 /mL							
血压 /mmHg	120/78	118/80	118/80 120/80	118/82 120/80	116/78		
体重 /kg	65						
其他							